# 中华钩活术 治疗

## 脊柱相关疾病

魏玉锁 著

中医古籍出版社

图书在版编目（CIP）数据

中华钩活术治疗脊柱相关疾病/魏玉锁著. —北京：中医古籍出版社，2015.6
ISBN 978-7-5152-0813-8

Ⅰ.①中… Ⅱ.①魏… Ⅲ.①脊柱病-关节疾病-针灸疗法 Ⅳ.①R246.2

中国版本图书馆 CIP 数据核字（2015）第078189号

## 中华钩活术治疗脊柱相关疾病

魏玉锁 著

责任编辑 孙志波
封面设计 张雅娣
出版发行 中医古籍出版社
社　　址 北京东直门内南小街16号（100700）
印　　刷 三河市华东印刷有限公司
开　　本 787mm×1092mm　1/16
印　　张 30.25　彩插16幅
字　　数 725千字
版　　次 2015年6月第1版　2015年6月第1次印刷
印　　数 0001~1500册
书　　号 978-7-5152-0813-8
定　　价 66.00元

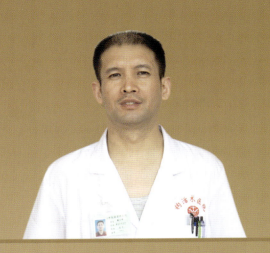

## ■ 作者简介

魏玉锁，副主任中医师，钩鍉针发明人，钩活术创始人。现任石家庄真仁中医钩活术总医院院长，中华中医药学会会员，中国中医药报社理事会理事，河北省中医药学会理事，河北省中医药学会骨伤专业委员会常务委员，河北省中医药学会钩活术专业委员会主任委员，全国钩活术治疗退变性脊柱关节病临床教育基地主任，中国民间中医医药研究开发协会钩活术专业委员会主任委员，国家中医药管理局适宜技术钩活术师资教师，国家中医药管理局医政司中医微创类钩针（钩活术）技术负责专家（2012）。2011年2月获"中华中医药学会科技之星"荣誉称号，2007年11月获"全国优秀民营中医医院院长"称号，2009年7月22日被国家中医药管理局医政司聘为中医药适宜技术钩活术省级师资授课教师，2013年1月被国家中医药管理局医政司聘为中医医疗技术手册（2013普及版）中医微创类技术编委。

研究10年（1986—1996），临床19年（1996—2015），积累了丰富的钩活术临床经验，已为上万名颈腰疾病患者解除了病痛。2009年5月26日钩活术通过了中国中医科学院国家级专家技术鉴定："钩活术具有较高的学术价值，临床体现出较强的科学性、实用性和先进性，一致通过鉴定。"

2009年6月24日，钩活术成为国家中医药管理局第四批在特定医疗条件下的适宜技术推广项目，面向全国培训收徒加盟，至2014年3月正式收徒72名，70家加盟连锁机构，遍及全国23个省，5个自治区，传播钩活术技术，弘扬了祖国传统中医中药的优势和特色。著书9部（专著：《中华钩活术》《中华钩活术治疗颈胸椎退变性及软组织疾病》《中华钩活术治疗腰骶椎退变性及软组织疾病》《中华钩活术治疗脊柱骨关节病及脊椎管狭窄症》《中华钩活术治疗脊柱损伤及强直性脊柱炎》《中华钩活术99问》；著作：《2013普及版中医医疗技术手册》《中医临床基层适宜技术》《基层中医药适宜技术手册》）。钩鍉针为医疗器械准字号产品。获河北省科技成果6项，河北省科技进步奖6项，中华中医药学会科技进步"三等奖"1项，国家专利8项，发表核心期刊论文40余篇，其中钩活术相关论文27篇。

# 第五届全国钩活术学术交流大会

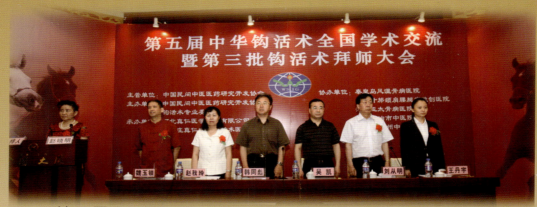

第五届全国钩活术交流暨第三批拜师大会主席台上的领导

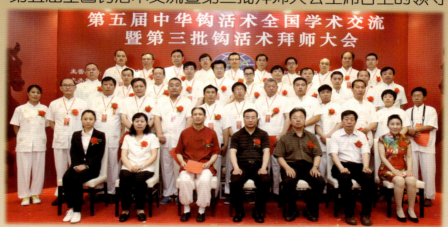

第五届全国钩活术交流暨第三批拜师合影

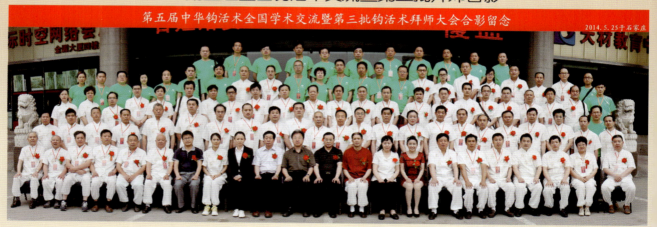

**CHINA GOUHUOSHU** ▶▶▶

钩活术

# 第三批钩活术拜师大会

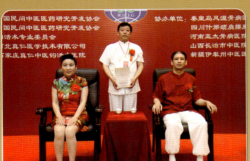
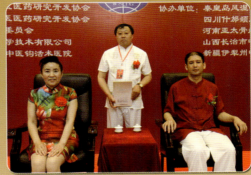
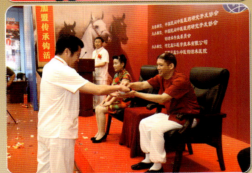
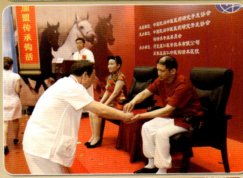
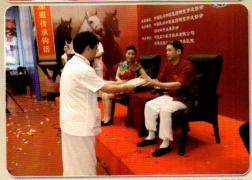
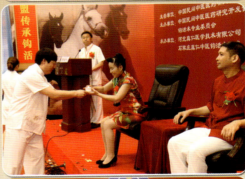
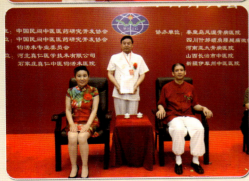
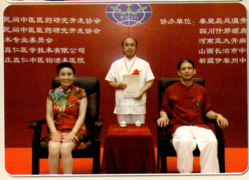

CHINA GOUHUOSHU ▶▶▶　　　　钩活术

## 第五届全国钩活术学术交流大会

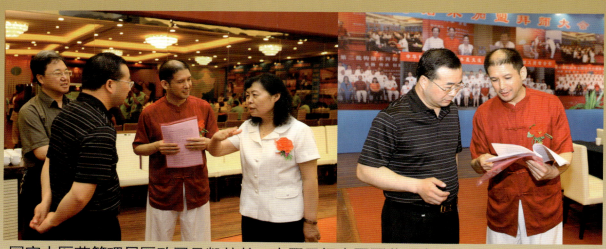

国家中医药管理局医政司吴凯处长、中国民间中医医药研究开发协会赵秋玲副会长、河北省中医药管理局韩同彪副局长在第五届全国钩活术学术交流会上与钩活术创始人魏玉锁老师讨论钩活术的发展前景

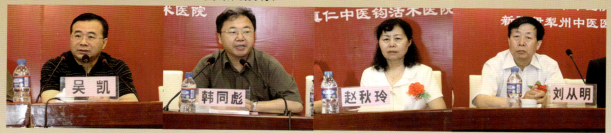

领导们在第五届全国钩活术学术交流大会上推广钩活术适宜技术做重要指示

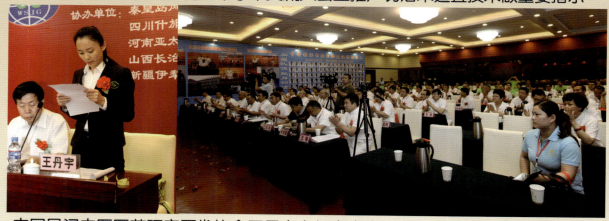

中国民间中医医药研究开发协会王丹宇主任宣布中国民间中医医药研究开发协会钩活术专业委员会新一届成员名单的批复

CHINA GOUHUOSHU ▶▶▶    钩活术

# 第五届全国钩活术学术交流大会

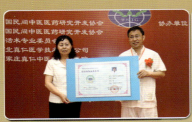
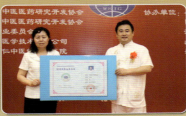
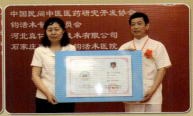

中国民间中医医药研究开发协会沈志祥会长给新一轮钩活术专业委员会的重要成员颁发证书

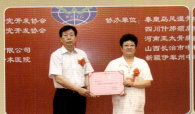
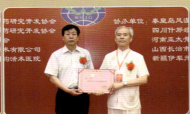
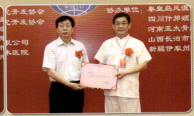

中医古籍出版社刘从明社长颁发《中华钩活术99问》编委证书

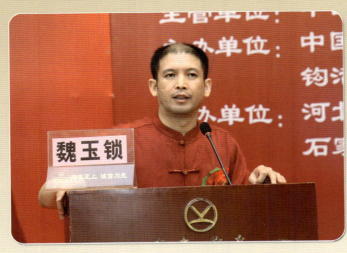

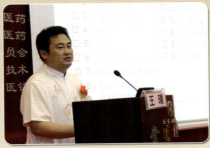

全国钩活术学术经验交流会演讲

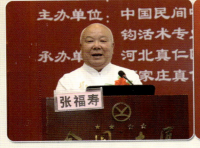
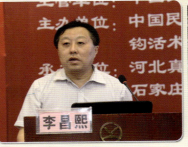
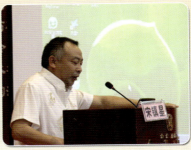

## 全国钩活术首批拜师大会

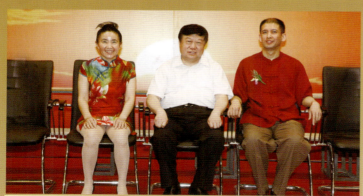

国家中医药管理局副局长吴刚与钩活术创始人魏玉锁和钩活术秘书长赵晓明合影

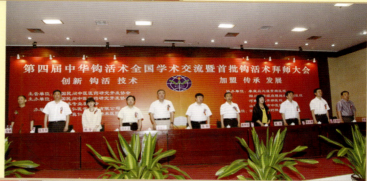

第四届全国钩活术交流暨首批拜师大会主席台上的领导

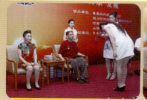 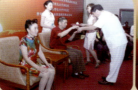 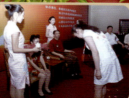 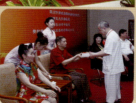

弟子向师傅、师母行礼、敬茶，接受师傅回赠的钩活术专著

CHINA GOUHUOSHU ▶▶▶

钩活术

## 全国钩活术第二批拜师大会

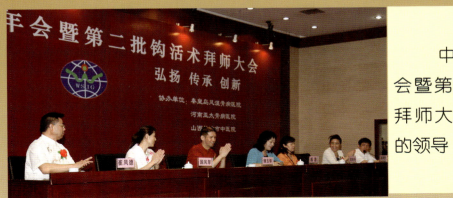

中华钩活术年会暨第二批钩活术拜师大会主席台上的领导

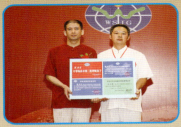
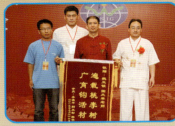
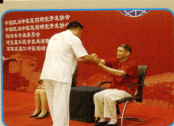
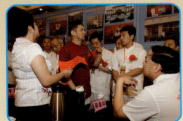
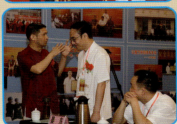
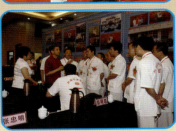

师傅给众多弟子讲解钩活术技术

中华钩活术学术年会暨第二批钩活术拜师大会

CHINA GOUHUOSHU ▶▶▶    钩活术

# 中国民间中医医药研究开发协会

关于同意中国民间中医医药研究开发协会
钩活术专业委员会增补人员请示的批复

中医协字【2014】第 8 号

钩活术专业委员会：

你专业委员会于2014年5月12日上报"关于钩活术专业委员会增补人员的申请"已收悉。经研究同意尹世军、郭玉峰、李昌熙为钩活术专业委员会副主任委员。

钩活术专委会组成人员名单：

主 任 委 员：魏玉锁

常务副主委：李金祥

副主任委员：马卫平、桂忠诚、王　瑞、李卫东、
　　　　　　崔凤德、尹世军、郭玉峰、李昌熙

秘 书 长：赵晓明

副秘书长：国凤琴

特此批复。

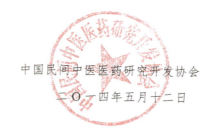

中国民间中医医药研究开发协会
二〇一四年五月十二日

## 钩活术论证会与中医医疗技术协作组

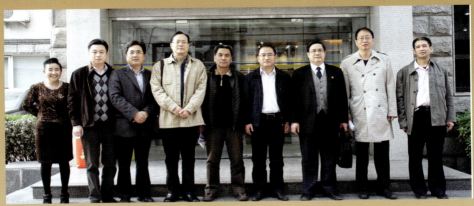

参加钩活术专家论证会的专家与领导从左向右依次为：
赵晓明、范劲松、赵勇、雷仲民、董福慧、杨荣臣、温建民、黄枢、魏玉锁

**魏玉锁 老师：**
您好！您单位承担以下中医医疗技术任务：

| 技术 | 中医医疗技术协作组牵头单位 | 技术负责专家 | 归属类别 | 类别牵头单位 | 秘书 |
|------|--------------------------|------------|---------|------------|------|
| 钩针技术 | 石家庄真仁中医钩活术医院 | 魏玉锁 | 中医微创类 | 中国中医科学院骨伤科研究所、北京黄枢中医医院 | 王萱 |

### 2013年7月11日中医医疗技术协作组在大连会议

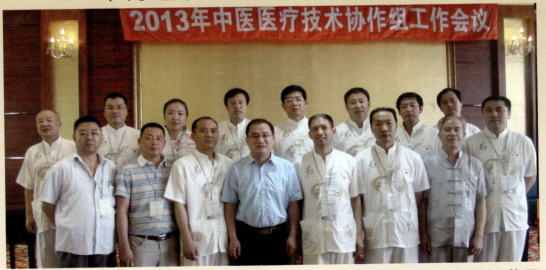

钩活术创始人魏玉锁带领钩活术技术协作组部分人员同杨荣臣处长在大连协作组会议上合影留念

2013年7月11日

## 2014年新申请的第八项专利

证书号第3629437号

# 实用新型专利证书

实用新型名称：钩活术疗法治疗脊柱及四肢关节疾病的钩针

发 明 人：魏玉锁；赵晓明

专 利 号：ZL 2013 2 0819215.7

专利申请日：2013年12月13日

专利权人：魏玉锁

授权公告日：2014年06月18日

本实用新型经过本局依照中华人民共和国专利法进行初步审查，决定授予专利权，颁发本证书并在专利登记簿上予以登记。专利权自授权公告之日起生效。

本专利的专利权期限为十年，自申请日起算。专利权人应当依照专利法及其实施细则规定缴纳年费。本专利的年费应当在每年12月13日前缴纳。未按照规定缴纳年费的，专利权自应当缴纳年费期满之日起终止。

专利证书记载专利权登记时的法律状况。专利权的转移、质押、无效、终止、恢复和专利权人的姓名或名称、国籍、地址变更等事项记载在专利登记簿上。

局长 申长雨

第1页（共1页）

CHINA GOUHUOSHU >>> 钩活术

## 河北省省医保定点批复

# 河北省人力资源和社会保障厅

0311096

石家庄真仁中医钩活术医院：

　　经研究，同意你单位为河北省省直城镇基本医疗保险住院定点医疗机构。请与省医疗保险管理中心签定协议，履行职责，为参保人员提供优质的服务。

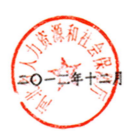

二〇一二年十二月

## 国家中医药管理局医政司授课资质

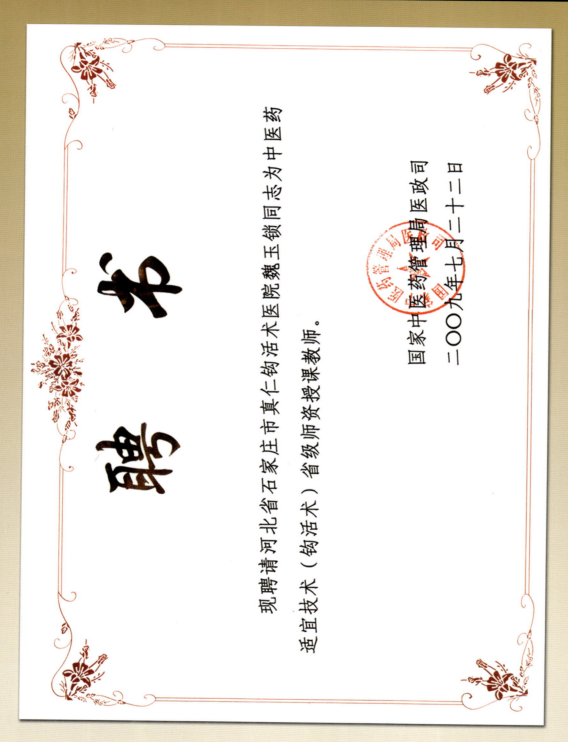

## ★★ 患者赞誉与融洽的医患关系 ★★ 13

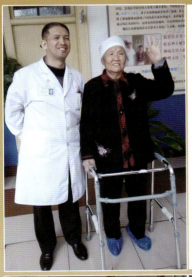

2014年11月20日上午，石家庄真仁中医钩活术总医院收治了一位特殊的患者，梁大妈今年93岁，8年前的2006年第一次听说钩活术，即刻进行了钩活术的治疗，它立竿见影的效果使梁大妈铭记在心，鼓励其儿子3人前来钩活术医院治疗。2009年，梁大妈的腰又不舒服了，立刻想起了钩活术，神奇的疗效又一次震惊了她。经过多家医院医治腰痛不见效果，梁大妈突然想起了钩活术，第三次接受了钩活术创始人魏玉锁院长和他的大徒弟国凤琴副院长的亲自治疗，疗效立竿见影，梁大妈十分激动，非要和魏院长合影，感谢他创造这么好的钩活术技术，给她们这些颈腰椎病患者带来了福音。患者的颈腰椎就像老化的机器零件，钩活术就像是维护零件的工具，能够继续让这些零件正常良好地运转。钩活术治疗机理是减压、减张、松解、疏通、立平衡，钩活术治疗后病人临床症状消失，证明局部组织病理环境得到了改善，随着时间推移，人体自然老化和生活工作中的劳损，病理环境再次产生，不适症状再现，这时仍可再行钩活术治疗，疗效肯定，这就是钩活术疗法的可重复性。

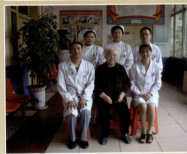
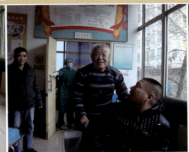
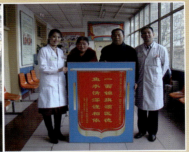

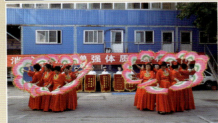
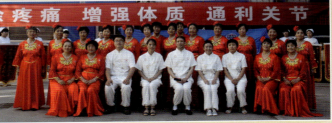

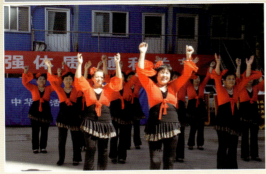

2014年9月3日，钩活术的受益者、颈腰椎病患者解凤荣在经过4次钩活术治疗后效果非常显著，健康的她亲自带领她的"柏康文艺队"的队员，给钩活术医院的全体员工和患者带来了她们自己编排的广场舞。活动现场非常热烈，患者不仅感叹"柏康文艺队"这些60~70岁的大姐跳舞跳得这么好，也感慨钩活术疗法的神奇疗效。

CHINA GOUHUOSHU ▶▶▶　　　　钩活术

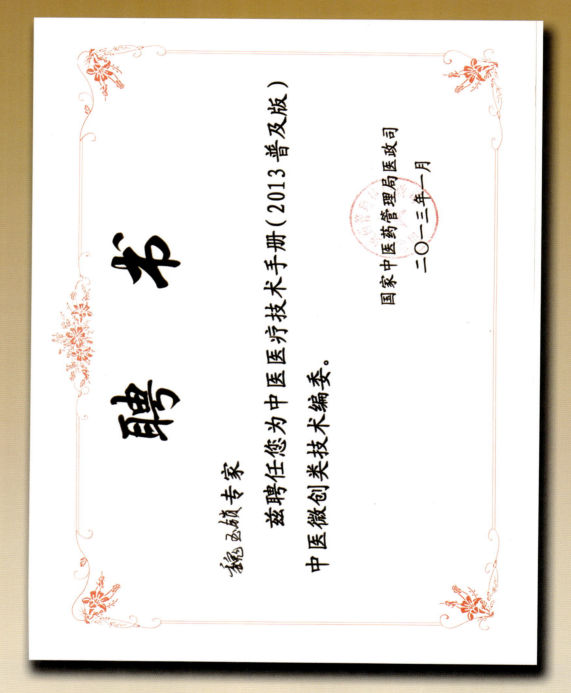

## 新夹脊(魏氏夹脊)穴示意图

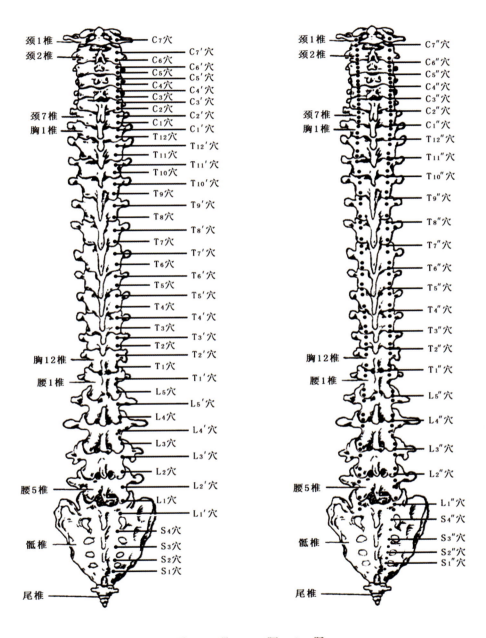

C：颈　T：胸　L：腰　S：骶
$C_1$穴：颈1穴　$C_1'$穴：颈1撤穴

## 新夹脊穴与督脉穴位对照图

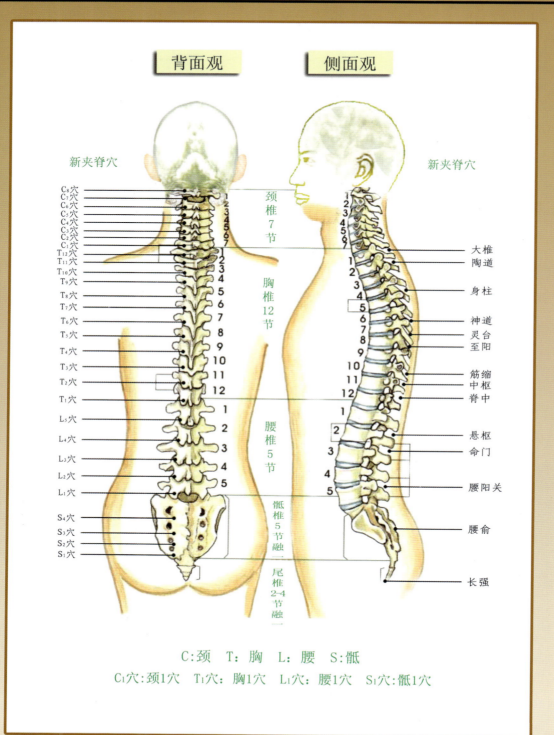

CHINA GOUHUOSHU ▶▶▶ 钩活术

# 钩活术系列丛书
## 内容提要

**钩活术系列丛书共9册，分两大类。**

第一类　总论共1册——中华钩活术：重点介绍了钩活术的发展历程、钩活术所使用的针具钩鍉针、钩活术的坐标定位法、钩活术的特定腧穴、钩活术的治疗原理、钩活术的四位五法、钩活术临床总论等。

第二类　分论共8册（根据治疗部位和病种的不同而分类）
1. 钩活术治疗颈胸椎退变性及软组织疾病
2. 钩活术治疗腰骶椎退变性及软组织疾病
3. 钩活术治疗脊柱骨关节病及脊椎管狭窄症
4. 钩活术治疗脊柱损伤及强直性脊柱炎
5. 钩活术治疗脊柱相关疾病
6. 钩活术治疗四肢关节病
7. 钩活术治疗妇科病及变态反应性疾病
8. 钩活术治疗部分疑难杂症

　　钩活术系列丛书，整体统一，各分册之间也能独立成册，由于本丛书涉及内容广泛，病种较多，加之人的躯体部位、器官系统相互之间生理、解剖密不可分，因此各分册之间难免有重复和交叉及遗漏之处，还望读者、同道及关心钩活术的各界人士不吝予以批评、指正，我将不胜感谢，以便使该丛书再版时加以提高和完善。

# 前　言

脊柱相关疾病学是西医学领域中从脊柱力学角度出发研究脊柱与疾病关系的一门新兴边缘学科。钩活术疗法在2013年国家中医药管理局主编的《中医医疗技术手册》（普及版）中归属于中医微创类技术，充分显示了钩活术这一特异针疗法中医微创的优势。钩活术突出中医理论与治疗特色，应用于临床19年，为上万名脊柱病患者解除病痛，免去了手术之苦。利用特异钩锃针通过影像和临床辨证钩治所对应的穴位点，体现出钩活术这种疗效高、绿色、安全的中医特异针疗法的优势，同一针具，五法并用，钩治法、割治法、挑治法、针刺法、放血法同时实施。通过临床实践发现钩活术对脊柱相关疾病有立竿见影的效果，对其临床经验进行分析归纳梳理总结，参考董福慧主编的《脊柱相关疾病》论述钩活术技术对脊柱相关疾病的治疗，在排序上有所变化，自上而下颈、胸、腰、骶椎涉及到的脊柱相关疾病分段分章叙述。另外，部分脊柱相关疾病的钩活术治疗在其他钩活术专著中叙述，例如：颈髓横断综合征、颈性神经系统综合征等参考《中华钩活术治疗颈胸椎退变性及软组织疾病》的颈椎病的治疗，痛经、不孕、月经不调、哮喘、过敏性鼻炎等在《中华钩活术治疗妇科病及变态反应性疾病》中介绍，无脉症、雷诺氏病、白细胞减少症等在《中华钩活术治疗部分疑难杂症》中介绍，增加了脊柱相关疾病前列腺肥大症。笔者出此书的目的在于扩大交流，能让更多的医务工作者了解、掌握这种治疗方法，为更多的脊柱相关疾病的患者解除病痛，使中医药文化更加丰富多彩。

本书重点介绍了钩活术治疗脊柱相关疾病的方法和内容：①通过X线、CT、MRI诊断技术进行辨证选穴；②钩活术钩治过程及方法；③钩治要点；④钩治的深度和强度；⑤钩治注意事项；⑥4类63型钩锃针在此类疾病中的选择使用规律；⑦预防与康复。分别介绍了相关疾病的定义、诊断、鉴别诊断、病因病机、分型辨证、钩活术分型治疗、病案举例、其他疗法、附方等。

全书共4章，第1章基础概要部分强调了脊柱相关疾病的信息传递、调控、整合机制，脊柱相关疾病的体格检查特点及钩活术的基础内容等。第2~4章重点介绍了与脊柱相关的54种常见病的钩活术治疗，分为颈段，胸段，腰、骶段，涉及内、外、五官等科。本书临床实用，主要供广大从事临床的医务人员，尤其是钩活术拜师弟子参考使用。

赵晓明和国凤琴为本书的资料收集、内容整理、图表设计、文字校对等做了大量工作，在此表示感谢！

由于作者水平有限，书中不足或不当之处难免，恳请专家、医界同人和读者给予批评指正。

魏玉锁

2015年3月于石家庄真仁中医钩活术总医院

# 目 录

## 第一章 基础概要 (1)

### 第一节 脊柱应用解剖 (2)
一、脊柱的生理曲度 (2)
二、脊髓 (4)
三、脊神经 (6)
四、交感神经 (9)

### 第二节 脊柱生物力学 (17)
一、脊柱的生物力学特征 (17)
二、脊柱的运动 (18)
三、脊柱损伤的生物力学 (20)
四、肌肉的生物力学 (21)
五、脊柱的平衡 (22)

### 第三节 脊柱的检查 (23)
一、一般检查 (23)
二、影像学检查 (25)
三、特殊检查 (27)

### 第四节 钩活术的基础内容 (30)
一、适应证和禁忌证 (34)
二、术前检查及注意事项 (35)
三、钩治的基本规律及操作步骤 (36)
四、术时异常情况的处理及预防 (37)
五、术后异常情况的处理与预防 (38)
六、疗程及专用防粘配方 (39)

## 第二章 颈段脊柱相关疾病 (41)

### 第一节 病因病机病理 (41)
一、病因 (41)
二、病机 (43)
三、病理 (46)

### 第二节 西医学病因病机与诊断 (49)
一、颈段脊柱相关病证发病特点 (49)

二、颈段脊柱相关病证的症状 …………………………………… （50）
第三节　辨病与辨证 ………………………………………………… （54）
　　一、辨病 ……………………………………………………………… （54）
　　二、辨证 ……………………………………………………………… （54）
第四节　中医微创钩活术疗法 ……………………………………… （56）
　　一、颈性视力障碍 …………………………………………………… （58）
　　二、屈光不正 ………………………………………………………… （66）
　　三、上睑下垂 ………………………………………………………… （73）
　　四、耳鸣 ……………………………………………………………… （79）
　　五、耳聋 ……………………………………………………………… （86）
　　六、嗅觉异常 ………………………………………………………… （93）
　　七、失音 ……………………………………………………………… （100）
　　八、咽部异物感 ……………………………………………………… （106）
　　九、吞咽困难 ………………………………………………………… （113）
　　十、舌下神经麻痹 …………………………………………………… （120）
　　十一、呃逆 …………………………………………………………… （125）
　　十二、慢性咽炎 ……………………………………………………… （129）
　　十三、梅尼埃病 ……………………………………………………… （136）
　　十四、头痛 …………………………………………………………… （143）
　　十五、偏头痛 ………………………………………………………… （150）
　　十六、三叉神经痛 …………………………………………………… （157）
　　十七、眩晕 …………………………………………………………… （164）
　　十八、霍纳综合征 …………………………………………………… （174）
　　十九、血管神经性水肿 ……………………………………………… （178）
　　二十、脑外伤后综合征 ……………………………………………… （185）
　　二十一、面神经麻痹 ………………………………………………… （190）
　　二十二、晕厥 ………………………………………………………… （195）
　　二十三、睡眠障碍 …………………………………………………… （202）
　　二十四、精神分裂症 ………………………………………………… （209）
　　二十五、排汗异常 …………………………………………………… （215）
　　二十六、震颤 ………………………………………………………… （220）
　　二十七、癫痫 ………………………………………………………… （224）
　　二十八、小舞蹈病 …………………………………………………… （230）
　　二十九、颈性类冠心病 ……………………………………………… （234）
　　三十、颈性心律失常 ………………………………………………… （243）
　　三十一、血压异常 …………………………………………………… （248）

三十二、单纯性甲状腺肿 ……………………………………………（257）
三十三、甲状腺功能亢进 ……………………………………………（262）
三十四、瘫痪 …………………………………………………………（268）
三十五、肩周炎 ………………………………………………………（275）
三十六、网球肘 ………………………………………………………（283）
三十七、抑郁症 ………………………………………………………（290）
第五节　康复预防 …………………………………………………………（295）
一、康复 ………………………………………………………………（295）
二、预防 ………………………………………………………………（296）

第三章　胸段脊柱相关疾病 ……………………………………………………（298）
第一节　病因病机病理 ……………………………………………………（298）
一、病因 ………………………………………………………………（298）
二、病机 ………………………………………………………………（298）
三、病理 ………………………………………………………………（298）
第二节　西医学病因病机与诊断 …………………………………………（298）
一、胸段脊柱相关病证发病特点 ……………………………………（299）
二、胸段脊柱相关病证的症状体征 …………………………………（301）
第三节　辨病与辨证 ………………………………………………………（304）
一、辨病 ………………………………………………………………（304）
二、辨证 ………………………………………………………………（304）
第四节　中医微创钩活术疗法 ……………………………………………（306）
一、胸闷胸痛 …………………………………………………………（307）
二、背痛 ………………………………………………………………（313）
三、慢性胃炎 …………………………………………………………（319）
四、急性胃炎 …………………………………………………………（325）
五、胃、十二指肠溃疡 ………………………………………………（329）
六、腹泻 ………………………………………………………………（336）
七、肠易激综合征（IBS） ……………………………………………（341）
八、功能性便秘 ………………………………………………………（346）
九、慢性非特异性溃疡性结肠炎 ……………………………………（351）
十、胆囊炎 ……………………………………………………………（357）
十一、胃下垂 …………………………………………………………（362）
十二、糖尿病 …………………………………………………………（367）
第五节　康复预防 …………………………………………………………（372）
一、康复 ………………………………………………………………（372）
二、预防 ………………………………………………………………（373）

## 第四章 腰骶段脊柱相关疾病 ……………………………………（375）
### 第一节 病因病机病理 ……………………………………………（375）
 一、病因 …………………………………………………………（375）
 二、病机 …………………………………………………………（375）
 三、病理 …………………………………………………………（375）
### 第二节 西医学病因病机与诊断 …………………………………（375）
 一、腰段脊柱相关病证发病特点 ………………………………（376）
 二、腰段脊柱相关病证的症状体征 ……………………………（376）
 二、骶段相关病证的症状体征 …………………………………（379）
 四、骨盆常见的位移型式 ………………………………………（380）
### 第三节 辨病与辨证 ………………………………………………（382）
 一、辨病 …………………………………………………………（382）
 二、辨证 …………………………………………………………（382）
### 第四节 中医微创钩活术疗法 ……………………………………（384）
 一、腰痛 …………………………………………………………（385）
 二、急性腹痛 ……………………………………………………（389）
 三、男性性功能障碍 ……………………………………………（394）
 四、排尿异常 ……………………………………………………（399）
 五、前列腺肥大症 ………………………………………………（403）
### 第五节 康复预防 …………………………………………………（408）
 一、康复 …………………………………………………………（408）
 二、预防 …………………………………………………………（408）
## 附录1 钩活术所治脊柱相关疾病 ………………………………（410）
## 附录2 脊柱相关疾病中脊柱节段定位及相关病证诊断 ………（412）
## 附录3 脊柱相关疾病所取新夹脊穴的定位和主治 ……………（416）
## 附录4 脊柱相关疾病的穴位组合 ………………………………（430）
## 附录5 脊柱相关疾病所取配穴的定位和主治 …………………（432）
## 附录6 脊柱相关疾病的基本分型 ………………………………（447）
## 附录7 特殊配方索引 ……………………………………………（448）
## 附录8 特殊检查索引 ……………………………………………（450）
## 附录9 钩鍉针的分类 ……………………………………………（463）
## 附录10 督脉、华佗、新夹脊与膀胱经背部腧穴的关系 ………（468）
## 附录11 钩活术的操作步骤 ………………………………………（470）
## 参考文献 …………………………………………………………（471）
## 相关论文 …………………………………………………………（472）
## 魏氏颈保健操 ……………………………………………………（474）

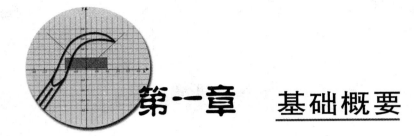

# 第一章 基础概要

脊柱相关疾病学是从脊柱力学观点出发研究脊柱与疾病关系的一门学科。脊柱相关疾病是指由于脊柱力学不平衡而致肌张力失衡，骨关节轻度位移，刺激压迫周围的血管神经（尤其是交感神经），引起身体其他系统的相应症状、体征。发生疾病的脏器或组织均与脊柱相互分离且有各自的功能。

很多疾病在早期诊断时，都没有注意到与脊柱的联系，但通过对脊柱的治疗，这些疾病又奇迹般地获得治愈或好转。所以，脊柱相关疾病的概念是，考虑某些疾病时，不应从单一器官病理角度讨论某一个脏器的病变，而是将其与脊柱的病变联系起来考虑。这种联系的媒介或中间环节有：①神经性，②体液性，③生物电性，④血流动力性，⑤代谢性，⑥生物力学性。钩活术治疗脊柱相关疾病是以中医脏腑表里相关理论为基础的，例如：心主神明，主血脉，与小肠相表里；肺主气，司呼吸，主皮毛，主肃降，与大肠相表里；肝主藏血，主疏泄，主筋，与胆相表里。从整体观念出发，把人体当作一个开放的系统来考虑，即人体与周围环境之间通过摄入和排泄保持动态平衡，人体内脏与脏之间，腑与腑之间，脏与腑之间，通过经络气血的联系，互相依存，互相制约，保持动态平衡。中医对脊柱相关疾病的认识主要来自于对督脉和足太阳膀胱经病证的认识。临床上用捏脊和点穴疗法治疗一些似乎与脊柱无关的疾病，如小儿腹泻、痛经、消化不良、阳痿、带下等，并均收到了良好疗效，钩活术通过钩治新夹脊穴对腹泻、痛经、消化不良、阳痿、带下和高血压、冠心病、心律失常、肋间神经痛、背痛、腰痛、乳腺增生等收到了良好的临床疗效。

将脊柱相关疾病作为一个独立疾病认识，是近年来才开始的。1984年4月，在北京举办的由全国14个省市参加的脊柱相关疾病讨论会的资料报告认为，目前已有54种疾病与脊柱的力学平衡失常有关，涉及到神经、循环、消化、呼吸、泌尿、生殖、内分泌等系统。西医学对脊柱相关性疾病的认识始于20世纪初。Philips（1927）首先指出心绞痛样的胸前区痛可因颈神经根受压而出现。Parisien（1976）在"颈性综合征"一文中提到，颈椎病症状除颈部僵硬、疼痛，并放射到一侧或两侧肩部、上背部或肩胛区外，常伴有头痛、头晕、视力障碍、耳鸣等。据统计，目前国际上文献报道的脊柱相关性疾病很多。病变范围涉及到神经、消化、呼吸、泌尿、生殖、内分泌、循环、运动等多个系统。近年来，随着临床医学不断大量地引入现代科学技术手段，对脊柱相关性疾病的认识也越来越深入，从一般的临床分析，发展到一系列的基础理论研究。例如对颈性心绞痛的认识，Philips在1927年首先指出，心绞痛样心前区疼痛可因颈神经根受压而出现。Gunther、Kerr和Sampson1929年报道了30例颈性心前区疼痛的病例。Reeves 和 Harrison（1958）提出了心绞痛与骨骼痛同时存在的看法，认为后者能诱发反射性冠状动脉收缩。Kapoor 和 Tiwary（1966）通过一系列心电图检查、运动试验、血细胞计数、血液酶测定和血管扩张药的试用，证实颈性心前区疼痛确实存在。

## 第一节 脊柱应用解剖

脊柱是身体的支柱，是由脊椎骨和椎间盘组成。前者占脊柱长度的3/4，后者占1/4；脊柱周围有坚强的韧带相连，还有很多肌肉附着。脊柱不仅能负荷重力，缓冲震荡，而且参与组成胸、腹、盆壁综合保护体系，保护脊髓及神经根，也保护胸、腹、盆腔脏器。为了更好地研究脊柱相关疾病的发病原理，以及相关系统疾病的发生、发展与变化的机制，进一步探讨有效的防治方法，本章介绍一些脊柱的应用解剖知识。

成年人脊柱由26个脊椎骨组成，即7个颈椎，12个胸椎，5个腰椎，1个骶椎（小儿为5块，成人融合成1个），1个尾椎（小儿为3~5块，成人亦融合成1个）。除第1、2颈椎，骶骨及尾骨外，其余各椎骨的解剖结构大致相同，均由椎体、椎弓、关节突（上下各2个）、横突（左右各1个）及棘突所组成。各椎骨上下由椎间盘及坚强的韧带相连接。

椎间盘是椎体间的主要连接结构，协助韧带保持椎体互相紧密连接。自$C_2$至$L_1$，每2个椎骨间均有1个椎间盘，总数为23个。约占脊柱全长的1/4。每个椎间盘由纤维环、髓核及软骨板构成。各椎骨之间由许多富有弹性和韧性的韧带连接，它既能保证椎间活动的灵活性，又维护椎间盘的紧密连接，使脊柱保持相当的稳定性。其韧带连接主要有前纵韧带、后纵韧带、黄韧带、棘上韧带、棘间韧带及横突间韧带等。脊柱的关节包括关节突关节、钩椎关节、胸椎的固有关节。

### 一、脊柱的生理曲度

正常脊柱各段均有一定弧度，称为生理曲度。成人胸段及骶段均向后方，颈段及腰段均向前方（图1-1），胸段、骶段后曲于婴儿出生后即存在，称为原发曲度；颈段及腰段前曲是当幼儿能抬头及站立时方逐渐形成，称为继发曲度。

继发曲度的形成系因各椎体及椎间盘前宽后窄（但以椎间盘为主）所致。这种继发曲度使躯干的重力在站立时更容易向下传达，减少肌肉负担。腰

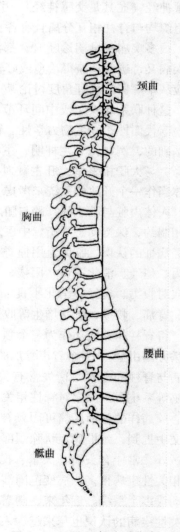

**图1-1 正常脊柱生理曲度**

椎前凸的程度因性别而异，女性一般较男性大。正常情况下，腰椎前凸的顶部为第3和第4腰椎体前面，直立时从侧面观，脊柱的垂直轴应经过各段曲度交界处（图1-2）。

治疗脊柱疾患时需注意保留和维持脊柱生理曲度，否则可引起相应部位的慢性劳损性疼痛。正常颈椎、腰椎的曲度呈前凸，$C_5$后上缘为正常弧度顶点。颈椎侧位X线片上，弧度高度正常为（12±5）mm。测量方法是：椎体后缘的连线与齿状突后上缘到第7颈椎后下缘的连线之间的最大幅度。大于17mm者为曲度增大；小于7mm大于0mm为曲度欠佳；等于0mm为曲度变直；小于0mm为曲度反张。颈椎病患者出现颈曲改变者非常多见。颈曲的消失、变直、反张、成角、中断、滑移及骨质增生都是颈椎内外平衡代偿性改变的表现。$T_3$后缘为腰曲正常弧度顶点，自此顶点至$T_{12}$椎体后下角至$S_1$的后上角连线的距离正常应为1.8~2.2cm。另外，腰椎的前凸指数（$S_1$后上角至$T_{12}$后下角向下的垂线）正常范围应在2.5cm以内。骨盆的前倾角对于脊柱曲度的稳定性亦较重要，如前倾角大于30°，就有发生腰椎前凸或形成病理性凹背的可能。

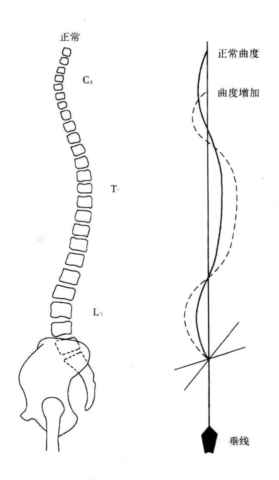

图1-2 重力垂线应通过正常生理曲度各段交界处

## 二、脊髓

脊髓位于椎管中央，呈扁圆柱状，全长 40~50cm。其上端较大，在枕骨大孔处和延髓相接，下端由第 12 胸椎以下逐渐变细，呈圆锥状，故叫脊髓圆锥。圆锥的尖端伸出一条细长的索条，称为终丝，其周围有腰骶神经根伴行，称为马尾。在胚胎 3 个月以前，脊髓占据整个椎管；胚胎 3 个月后，因脊髓生长速度较椎管慢，其上端与脑过渡的地方是固定的，脊髓逐渐上移。新生儿脊髓末端相当于第 3 腰椎水平；成年时，脊髓末端的位置相当于第 1 腰椎体的下缘或第 2 腰椎椎体的上缘。脊髓全长粗细不等，有颈、腰两处膨大，颈膨大位于颈髓第 3 节段至胸髓第 2 节段，在颈髓第 6 节处最粗；腰膨大位于胸髓第 9 节段至脊髓下端，以第 12 胸椎处最粗（图 1-3）。

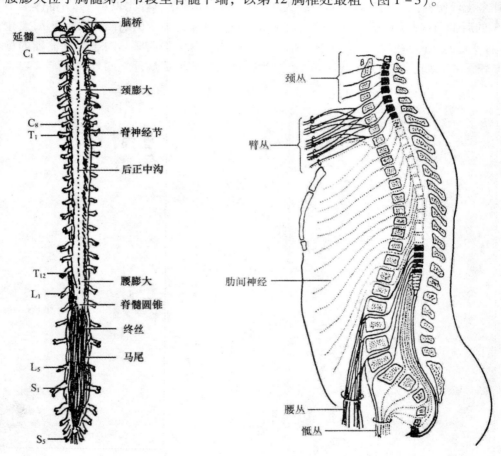

图 1-3 脊髓外形（后面观）　　图 1-4 脊髓与椎骨的关系

脊髓节段与椎骨的关系：与每对脊神经相连的一段脊髓称为一个脊髓节段。其中脊髓颈段 8 节、胸段 12 节、腰段 5 节、骶段 5 节、尾段 1 节。因脊髓和脊柱的长度不等，脊髓节段的位置并不与其相同序数的椎骨相对应。其椎骨和脊髓节的关系自上而下逐步远离。为便于记忆，可粗略归纳为：上颈段脊髓节段与椎骨序数相一致，中、下颈段和上胸段脊髓节较相应椎骨序数相差为 1，在中胸段相差为 2，在下胸部相差为

3，腰节位于 $T_{10～12}$ 处，骶尾节位于第1腰椎处（图1-4）。例如，第5颈节位于第4颈椎水平处，第5胸节位于第3胸椎水平，第11胸节位于第8胸椎水平。脊髓各节段与椎骨的对应关系，对病变的定位诊断具有重要意义。

脊髓包有3层被膜，从外向内为硬脊膜、蛛网膜和软脊膜（图1-5）。

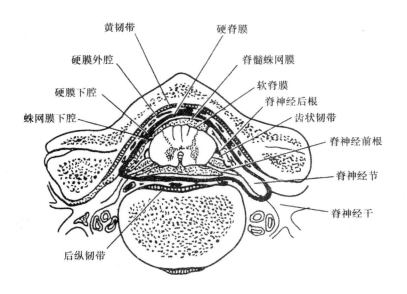

图1-5 脊髓的被膜

脊髓的内部结构：在脊髓的横切面上，中间显H形的灰色区域称为灰质，周围的白色区域称为白质。灰质中心有一小孔，上下相通形成管腔称中央管，上通第4脑室，下方在圆锥内形成一小膨大，即终室。40岁以上，中央管大多数已闭合（图1-6）。

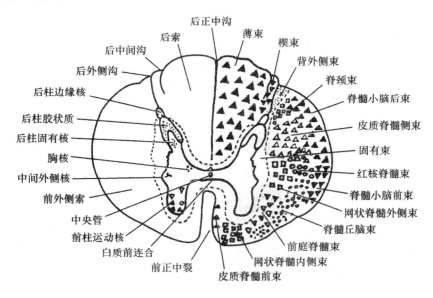

图1-6 脊髓内部结构

脊髓不同平面由于灰质内细胞及白质内纤维数目不同，其面积及灰、白质比例亦不同（图1-7）。颈、腰的灰质有臂丛和腰丛发出，相对体积较大，胸髓的灰质发出的胸神经较小，其灰质亦小。脊髓由上而下，与脑之间的长纤维数目逐渐减少，故其白质亦逐渐减少。

脊髓的血液供应：

1. 动脉　脊髓的动脉包括脊髓前动脉、脊髓后动脉、椎间动脉（节段动脉）共三组。

2. 静脉　脊髓的静脉分布大致与动脉相似。

### 三、脊神经

脊神经共31对，即颈神经8对，胸神经12对，腰神经5对，骶神经5对和尾神经1对。其中第1颈神经从第1颈椎和枕骨之间出椎管。第2~7颈神经从同序数上位椎间孔穿出。第8颈神经由第7颈椎与第1胸椎之间的椎间孔穿出。全部胸神经和腰神经均在同序数椎骨的下位椎间孔出椎管。第1~4骶神经均以前后支分别由相应的骶前、后孔离开骶管。第5骶神经和尾神经共同由骶管裂孔穿出。当脊神经离开椎管的部位（椎间孔）有骨质、韧带的增生性变化或椎间盘脱出时，均可压迫脊神经。脊神经均由前、后根在椎间孔或骶管处合成，前后根位于椎管内，于椎间孔处汇合后称脊神经（图1-8）。

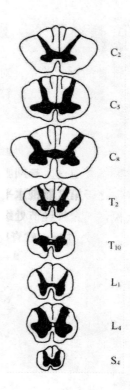

图1-7　不同脊髓

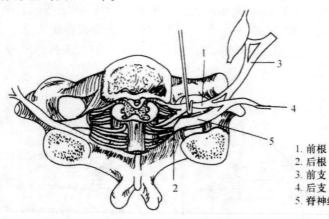

1. 前根
2. 后根
3. 前支
4. 后支
5. 脊神经节

图1-8　脊神经的组成

（1）颈丛：颈丛由上位4个颈神经前支所构成。位于胸锁乳突肌的深面，颈部深层肌肉的浅面，与颈前支、交感神经、副神经、舌下神经等有联系。从颈丛发出5支以感觉为主的皮神经，即枕小神经（$C_{2~3}$）、耳大神经（$C_{2~3}$）、颈皮神经（$C_{2~3}$）、锁骨上神经（$C_{3~4}$）和膈神经（图1-9）。

（2）臂丛：臂丛由第5~8颈神经前支和第1胸神经前支的大部分组成。这些神经从前斜角肌与中斜角肌之间走出，聚集成丛，行走于锁骨下动脉上方。其中第5、6颈神经合为上干，第7颈神经单独成为中干，第8颈神经和第1胸神经合成下干。每干在

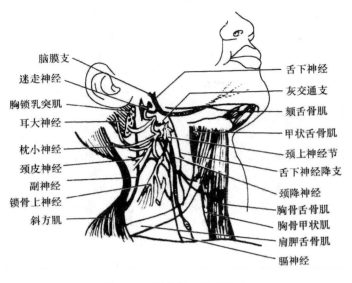

图1-9 颈丛深支及交通支

锁骨上方又各分前、后两股。各股于腋窝内围绕腋动脉，又合成三束。其中三个干的后股于腋动脉后方合成后束，上干和中干的前股在腋动脉外侧合为外侧束，下干的前股于腋动脉的内侧自成内侧束（图1-10）。

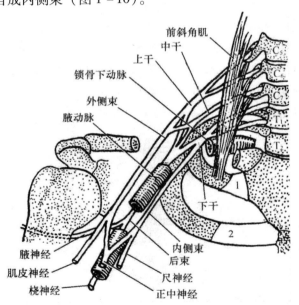

图1-10 臂丛的组成及位置

臂丛神经主要有：肩胛背神经（$C_{3\sim5}$）、胸长神经（$C_{5\sim7}$）、肩胛上神经（$C_{5\sim6}$）、肩胛下神经（$C_{5\sim7}$）、锁骨下神经（$C_{5\sim6}$）、胸前神经（$C_{5\sim8}$）、胸背神经（$C_{7\sim8}$）、臂内侧皮神经（$C_8$、$T_1$）、前臂内侧皮神经（$C_8$、$T_1$）、尺神经（$C_{7\sim8}$、$T_1$）、正中神经（$C_{7\sim8}$、$T_1$）、肌皮神经（$C_{5\sim6}$）、桡神经（$C_{5\sim8}$、$T_1$）、腋神经（$C_{5\sim7}$）（图1-11）。

（3）肋间神经：胸神经前支共12对，除第1和第12对胸神经前支的一部分分别参加臂丛和腰丛外，其余都不形成神经丛。不成丛的第1~12对胸神经前支均位于相应的肋间隙内，故称肋间神经。上6对肋间神经均达各肋间隙前端，只分布于胸壁，

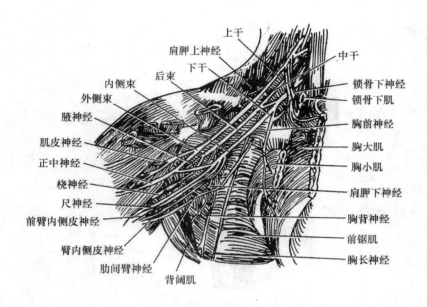

图1-11 臂丛的分支

下6对肋间神经则越过肋弓进入腹壁，行于腹内斜肌和腹横肌之间，分布于胸腹壁，因此下胸段的病变可反射性地引起腹痛。肋间神经在其行程中可发出肌支，支配胸壁深层的肌肉（肋间内、外肌等）和腹壁肌肉。此外尚有分支分布于胸腹膜壁层。

（4）腰丛：腰丛由第1~3腰神经前支的全部和第4腰神经前支的一部分构成，约有半数的人尚有肋下神经参加。腰丛位于腰大肌后方，横突的前方。腰丛除发出短小的肌支分布到髂腰肌和腰方肌等肌外，尚发出较大的分支有：髂腹下神经（$T_{12}$、$L_1$）、髂腹股沟神经（$L_1$）、生殖股神经（$L_{1~2}$）、股外侧皮神经（$L_{2~3}$）、股神经（$L_{2~4}$）、闭孔神经（$L_{2~4}$）（图1-12）。

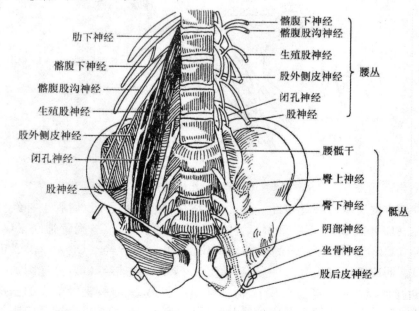

图1-12 腰骶丛的位置和分支

（5）骶丛：骶丛由腰骶干（由第4腰神经前支的一部分和第5腰神经前支合成）、全部骶神经和尾神经的前支组成，位于盆腔后外侧壁、梨状肌的前面。骶丛的分支分布于盆壁、臀部、会阴部、股后部以及小腿和足的肌肉和皮肤。其主要分支有：臀上神经（$T_{4~5}$、$S_1$）、臀下神经（$L_5$、$S_{1~2}$）、阴部神经（$S_{2~4}$）、尾骨神经（$S_{4~5}$、尾）、股后皮神经（$S_{1~3}$）、坐骨神经（$T_{4~5}$、$S_{1~3}$），其中坐骨神经是全身最长最粗的神经。其分支主要为胫神经（$L_{4~5}$、$S_{1~3}$）、腓总神经（$L_{4~5}$、$S_{1~2}$）（图1-13）。

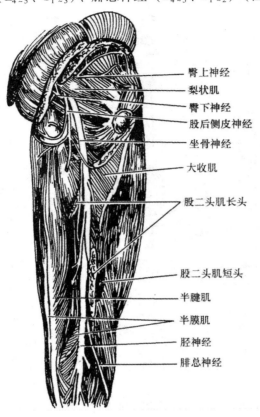

图1-13 坐骨神经本干的走行及其分支

### 四、交感神经

自主神经周围传出纤维的交感部，称为交感神经。交感神经的低级中枢位于第1胸髓至第3腰髓（或第8颈髓至第2腰髓）的灰质侧角内，即上中间外侧核或交感核。交感神经以交感干为中心，向身体各部发出交感神经纤维，到达各个内脏器官（图1-14）。

交感神经的周围部由交感神经干、神经节和神经纤维构成。交感神经干（简称交感干）纵列于脊柱两侧，左右成对，由交感干神经节借节间支相互连接成链状（图1-15）。上端起于颅底，下端达尾骨。此干在颈部位于颈椎横突的前方，在胸部位于肋小头之前，在腹部居椎体的前外侧，在盆腔内位于骶骨的前面、骶前孔的内侧。左右干在尾骨前合于一个节，此节称为尾骨神经节或奇神经节。交感神经节是交感神经中的多数膨大部分，它由交感神经细胞体的集团形成，其中位于脊柱两侧的称为椎旁

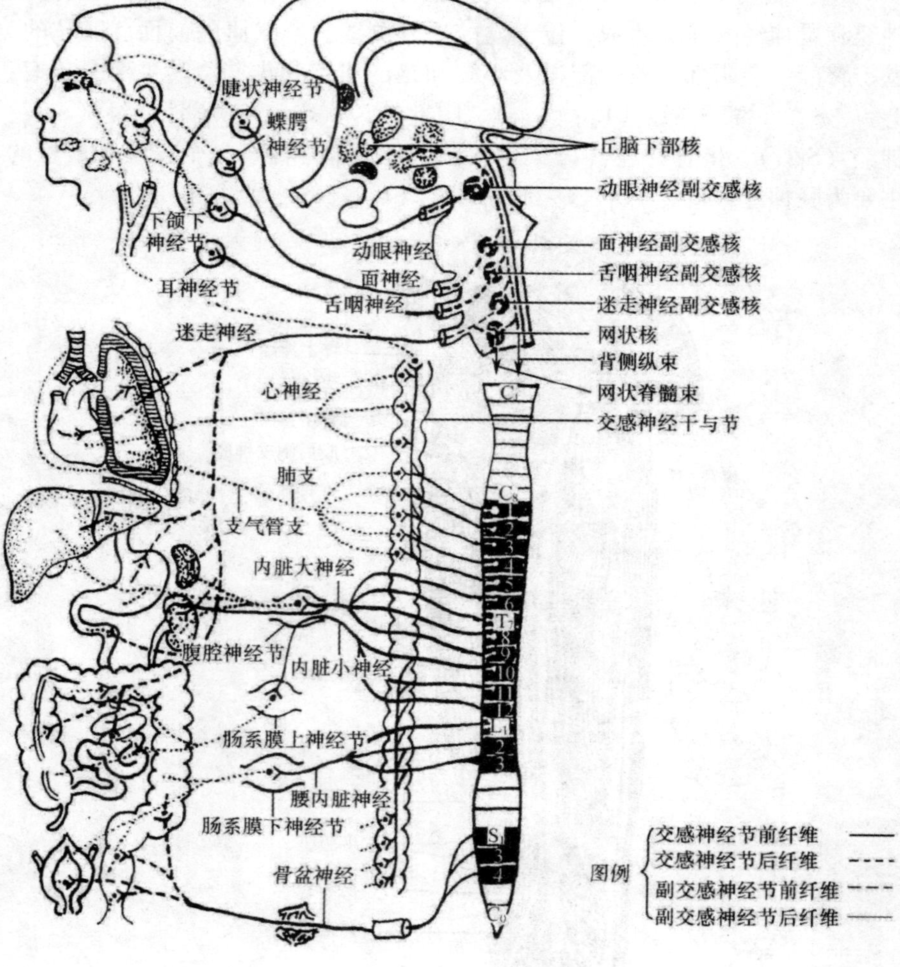

图 1-14 自主神经的分布概况

节（即交感干神经节），位于脊柱前方的称椎前节（即交感丛神经节）。交感干上的神经节每侧有 22~25 个，在颈部有上、中、下 3 个节，胸部有 10~12 个节，腰部有 4~5 个节，骶部有 2~3 个节或有 4~5 个节及尾部的奇神经节。左右干之间有纤维连接。

1. 颈部交感神经

颈部交感干位于颈血管鞘的后方，颈椎横突的前方，颈长肌的浅面和椎前筋膜的深面。干上有上、中、下 3 个神经节，即由颈部第 1~4 节融合成的颈上神经节；第 5、6 节融合成的颈中神经节；第 7、8 节融合成的颈下神经节。它们之间以节间支相连。颈交感干只有灰交通支，分别与颈神经相连。

（1）颈上神经节：呈梭形，为交感干神经节中最大者，位于第 2 至第 3 或第 4 颈椎横突的前方（图 1-16）。神经节的后侧为颈长肌及其筋膜，上端的后侧还有静脉丛及舌下神经。其前侧被覆以椎前筋膜，筋膜之前有颈内动脉、颈内静脉、迷走神经、舌咽神经及副神经。它的节前纤维自脊髓胸节发出后，大多数经最上的胸脊神经及其白交通支，于交感干内上升抵此节。自颈上神经节发出的节后神经纤维（灰交通支）

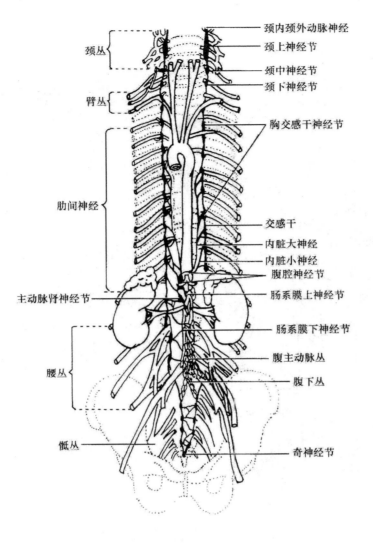

图 1-15 交感干

主要进入上部三个神经节,其节后发出的神经及丛有以下几种:

①颈内动脉神经:起自颈上神经节的上端,沿颈内动脉后侧上升,于颞骨的颈动脉管后分为左右两支,并在管内形成颈内动脉丛。继续上升,形成海绵丛。可与动眼神经、滑车神经、三叉神经的眼神经、外展神经及睫状神经节发生交通。丛的分支分布于颈内动脉壁。至睫状神经节的交通支,起自此丛的前部,经眶上裂入眶,它可直接至睫状神经节,或与眼神经的鼻睫神经相结合,再经上根至神经节。至睫状神经节的交感神经纤维在节内并不中断,只是穿神经节随睫状短神经入眼球,分布于眼球的血管。而分布于眼球内瞳孔开大肌的交感神经纤维,一般是经眼神经、鼻睫神经及睫状神经而来。海绵丛的终末支随大脑前动脉、大脑中动脉、脉络膜动脉及眼动脉而形成这些动脉的神经丛,并随这些血管的分支分布。如眼动脉丛,则随眼动脉入眶内,亦随眼动脉的分支而分布。分布至眼球内的交感神经节前纤维来自同侧脊的第1胸节,也可能有第2胸节来的纤维,经白交通支交感干,直接至颈上神经节,在节内交换神经元。节后神经纤维经颈内动脉丛、海绵丛,再经上述交通支,至动眼神经、眼神经

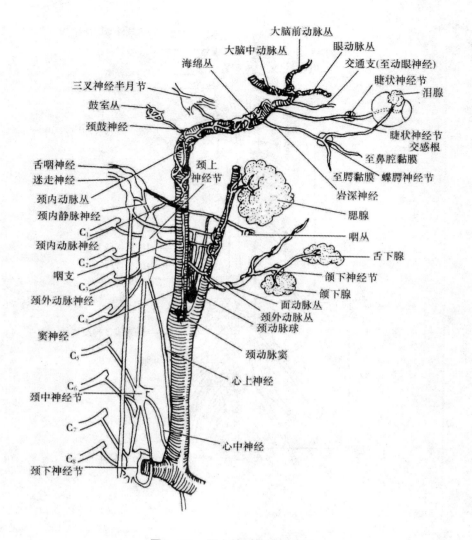

图 1-16 颈上神经节及其分支

及睫状神经节等路径入眼球及其他结构。眼睑内平滑肌的交感神经支配，来自海绵丛至动眼神经的交通支，经动眼神经而分布。眶底平滑肌（米勒眶肌）的交感神经支配，有人认为是由颈内动脉周围丛发出，经岩深神经、翼管神经、蝶腭神经节、蝶腭神经而进入上颌神经，经眼下裂入眶，支配眶底平滑肌。也有人认为架于眶下裂的眶肌直接接受来自海绵丛的小支支配。

②颈内静脉神经：是一小支，起于颈上神经节的上端或颈内动脉神经，分布于颈静脉上部及后颅窝的脑膜。

③颈外动脉神经：自颈上神经节前面发出，由细小分支构成颈外动脉丛，并从中发出甲状腺丛、舌丛等。

④交通支：颈上神经节与舌下神经，迷走神经及舌咽神经都有交通。与椎动脉丛、膈神经、第1~3颈神经间有灰交通支。

⑤喉咽支：部分随迷走神经、喉上神经至喉，另一部分与迷走神经、舌咽神经的分支共同构成咽丛或食道丛。

⑥心上神经：在交感神经干的内侧下行，横过甲状腺下动脉之后，右侧经锁骨下动脉前侧或后侧入胸腔，沿头臂干（无名动脉）向下至主动脉弓的后侧加入心深丛。左侧进入胸腔，沿左颈总动脉的前侧下降，经主动脉弓及迷走神经前侧加入心浅丛。心上神经只有传出纤维，此神经内没有来自心脏的任何痛觉纤维。

（2）颈中神经节：位于第6颈椎高度，紧靠甲状腺下动脉弓，此节发出的节后神经纤维主要进入第4、5颈神经。有时缺如（图1-17）。其节后发出神经主要有：

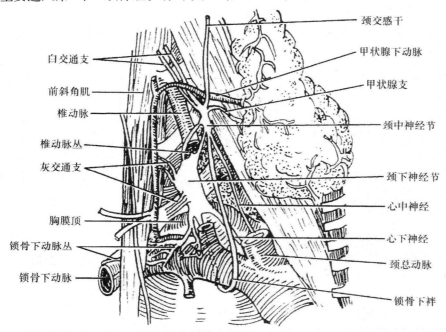

图1-17 颈中、下神经节及其分支

①颈总动脉丛：自颈中神经节发出的多数细支包围颈总动脉。

②心中神经：右侧在右颈总动脉后方下行至心深丛后侧。左侧心中神经，在左颈总动脉与锁骨下动脉之间入胸。

③甲状腺丛：至甲状腺下动脉的细支与心上神经、心中神经及颈下神经节来的分支结合，形成甲状腺丛。此丛发支至甲状腺，并与心上神经、喉上神经及喉返神经相交通。

（3）颈中间的神经节：亦称椎动脉神经节，位于椎动脉根部的前方或前内方，相当于第7颈椎高度。有时与颈中神经节同时存在，此节发出节后神经纤维亦进入第4、5颈神经。

（4）颈下神经节：位于第7颈椎横突与第1肋骨颈之间，连第8颈神经前支的前侧（颈长肌的外侧缘上）。颈下神经节与第1胸神经节合并而成颈胸神经节。此节发出的节后神经纤维主要进入下部三个颈神经。其节后发出的神经主要有：心下神经、锁骨下丛及有时星状神经的节后神经纤维合并成一条椎神经与椎动脉伴行，再分支进入第4～7颈神经。颈部交感神经的数个节后神经纤维可合并成心脏支，有的且可与迷走神经的分支相吻合至心脏和主动脉弓，形成心神经丛，支配心脏。因心脏受颈上、中、下整个交感神经的支配，故有颈椎病时，常可出现心脏症状。

2. 胸部交感神经

胸交感干位于胸椎两侧，由10～12对胸神经节及其节间支连接而成。因为第1胸神经节常与颈下神经节合并，融合为颈胸神经节。最末胸神经节有时与第1腰椎神经节合并。胸交感干由外上方向内下方斜行，并有如下主要分支和神经丛：

（1）交通支：所有胸交感神经节都有灰、白交通支，连接相应的肋间神经。但交通支并不一定都至相应的胸神经，而常可越过相应的胸神经，到上位或下位的胸神经。

（2）至胸腔器官的内脏支：

①胸心神经：起自上5个胸交感干神经节到达心深丛。组成心丛的神经除胸心神经外，尚包括由颈交感神经节发出的心上、中、下神经和迷走神经心支。心丛主要分布于心脏。它可分为深、浅两丛，心浅丛位于主动脉弓的凹侧，心深丛则在气管分叉部的前面。

②肺支：由第2至第4胸交感神经节发出，与迷走神经的肺支以及由心丛伸延来的部分分支在肺门处共同组成肺丛。肺丛分前、后两丛，随支气管入肺，分布于支气管平滑肌。

③主动脉支：自下位5～6个胸交感干神经节分出，与来自心丛及内脏神经的分支共同组成主动脉神经丛。

（3）内脏神经和腹腔神经丛：

①内脏大神经：由第5～9（或第10）胸交感神经节发出的节前纤维组成，沿椎体外侧行向下前方，穿过膈肌脚，终于腹腔神经节。但也有一部分终于主动脉肾节和肾上腺髓质。

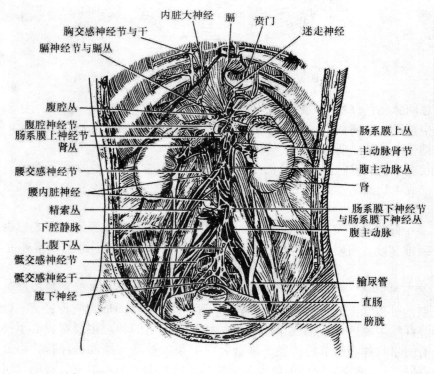

图1-18 腹腔的自主神经

②内脏小神经：可起自第10、11胸神经节，它是由节前纤维组成，于内脏大神经的外侧，穿过膈肌脚而终止于主动脉肾神经节。

③内脏最小神经：如存在则发自第11或12胸交感神经节，穿过膈肌脚，终止于主动脉肾节。

④腹腔神经丛（太阳丛）：位于腹腔动脉和肠系膜上动脉根部周围（图1-18）。丛内有成对的腹腔神经节（属椎前神经节）围绕腹腔动脉根部，接受内脏大神经的节前纤维。腹腔神经节的下外端特别突出，叫肾神经节，接受内脏小神经和最小神经的节前纤维。由腹腔神经节发出的多数分支与迷走神经的分支共同组成腹腔神经丛，此丛随腹主动脉的分支构成许多副丛，分布于腹腔脏器。由腹腔神经丛分出的副丛，成对的有膈丛、肾上腺丛、肾丛和精索丛。精索丛沿精索内动脉分布到生殖器；不成对的有胃丛，肝丛，脾丛，肠系膜上、下丛。肠系膜上丛的分支至胰、小肠、盲肠、升结肠和横结肠的右半。肠系膜下丛的分支至横结肠的左半、降结肠、乙状结肠和直肠的上段。

3. 腰部交感神经

腰交感干由4~5对腰神经节及其节间支组成。腰交感干神经节可以互相融合，尚可以出现副节，其位置与数目多有变异。腰交感干位于腰椎体的前外侧，沿腰大肌内缘下降。右侧腰交感干被下腔静脉遮盖，左侧腰交感干与腹主动脉左缘毗邻。腰交感干发出下列分支：

（1）交通支：灰交通支连接相应的腰神经，白交通支只存在于上位2~3腰神经中。

（2）腰内脏神经：是发自腰段脊髓

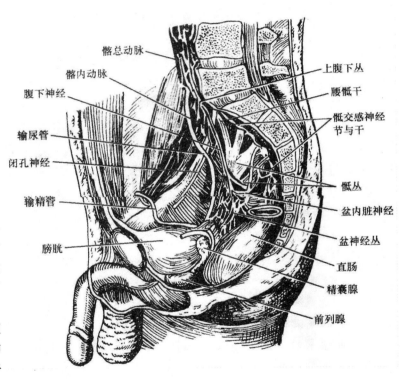

图1-19 盆神经丛

侧柱的节前纤维，为2~4短支，于第1~3腰椎水平，起自腰交感干神经节，向前下内方走行，至腹主动脉周围，与腹腔神经丛下延的部分共同组成腹主动脉丛（肠系膜间神经），并在此丛中换神经元，其节后纤维分布于结肠左曲以下的消化管道及盆腔内脏。腹主动脉丛的分支一部分沿髂总动脉走行，分布于下肢，另一部分垂直向下延续为（上）腹下丛（骶前丛），位于左、右髂总动脉之间，第4、5腰椎和第1骶椎的前面。（上）腹下丛的下端分成左、右两索，即腹下神经，降入骨盆，续于盆神经丛。

4. 盆部交感神经

盆部交感干由4对骶交感干神经节和1个尾交感神经节及其节间支组成。位于骶骨盆面,骶前孔的内侧(图1-19)。骶部交感干的节前纤维是发自最下3个胸节和上3个腰节的侧柱,经白交通支在交感干内下降至骶神经节,在节内换元后,以灰交通支至骶神经和尾神经。骶尾神经节除发出灰交通支与相应的骶神经相连外,尚发出内脏支,与(上)腹下丛的分支(腹下神经)和盆内脏神经(为副交感神经)共同组成盆神经丛(下腹下丛)。盆神经丛在男性位于直肠两侧,在女性则位于直肠和阴道两侧。由盆神经丛发出的纤维随髂内动脉的分支组成许多副丛,分布于盆腔脏器。副丛有直肠丛、膀胱丛、输精管丛、前列腺丛、子宫阴道丛和阴茎(阴蒂)海绵丛。

综上所述,交感神经节前、后纤维分布均有一定规律。来自脊髓胸节以上的纤维,换神经元后,其节后纤维支配头、颈、胸腔内脏和上肢。来自脊髓 $T_{5-12}$ 节的纤维,换神经元后,其节后纤维支配肝、脾、肾、胰等实质器官及腹腔的结肠左曲以上的消化管道。来自脊髓下部胸节及腰节的纤维,换神经元后,其节后纤维支配结肠左曲以下的消化管道、盆腔内脏和下肢(图1-20)。

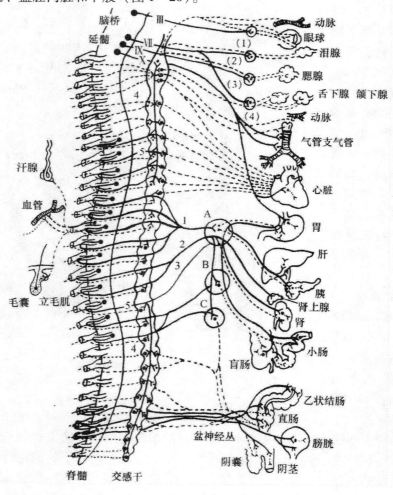

图1-20 自主神经系统

## 第二节 脊柱生物力学

脊柱自身的力学特性及脊柱非生理范围的运动，是造成脊椎旋转、倾斜和错位，引起脊柱相关疾病的重要原因。脊柱相关疾病的治疗钩活术、手法和器械也是不同方式的外力刺激，通过其变形效应和速度效应而起到治疗作用。本节介绍一些有关脊柱生物力学的基本概念、部分脊椎损伤的力学分析方法，以及对脊椎相关疾病力学因素的探讨。

### 一、脊柱的生物力学特征

脊柱是一个力学的结构，它有以下基本的生物力学机能：首先，将头和躯干的重力经弯曲传递给骨盆；其次，保证机体这三部分间充分的生理活动；最后，也是最重要的，保护脊髓免遭外力损伤。

1. 与生物力学有关的解剖特点

脊柱由7块颈椎、12块胸椎、5块腰椎、5块融合在一起的骶椎和3~4块融合在一起的尾椎，通过椎间盘和强健的韧带连接在一起。从正面看，它是正直的、对称的，个别人有轻度的向右侧弯，这可能是由于主动脉的位置或右手活动较多所致。从侧方看，有4个生理弯曲，即颈曲向前、胸曲向后、腰曲向前、骶曲向后，这些正常的生理弯曲增加了脊柱承载的适应性及吸收冲击的能力，同时，也有利于维持椎间关节的强度及稳定性。

2. 椎骨的生物力学特性

最早关于人类椎骨生物力学的研究大约是一百年前 Messerer 对椎体强度的测试，从那时起，人们对椎骨力学性能的认识不断深入，大部分研究集中在椎体的力学性能研究上。

椎体、皮质骨壳、松质骨核、终板、椎弓、关节突等都有不同程度的载荷（图1-21）。

3. 椎间盘的生物力学特点

椎间盘在相邻椎体间起着缓冲垫的作用，在各种不同的载荷下，它产生相应的变形，椎间盘具有的特性有：受压、受拉、受弯、受扭、受剪、松弛和蠕变、滞后性能、疲劳的耐受性能、自动封闭现象等，来吸收冲击、稳定脊柱。

4. 脊椎韧带的生物力学特点

脊柱的韧带有不同的功能，首先，要保证准确的生理运动及固定相邻椎体的位置姿势。其次，限制过度的活动以保护脊髓。最后，在快速高载荷的创伤环境中保护脊髓。这些不仅需要韧带限制椎体的位移，而且需要吸收突然施加的大量能量。

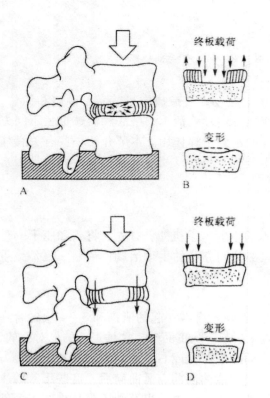
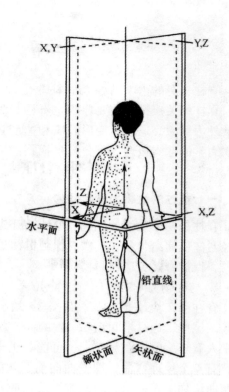

图1-21 终板的断裂机制　　　　图1-22 以骶骨角作原点的直角坐标系

## 二、脊柱的运动

脊柱是人体的中轴，无论是静态姿势的维持还是剧烈运动的完成，均需要脊柱的参与，对于脊柱运动生物力学的了解，有助于脊柱临床问题的分析、疾病的处理、X线片的评价，也有助于对脊柱稳定性、脊柱创伤、脊柱畸形、脊柱融合及其他外科方法的理解。

1. 运动　是不考虑外力作用的刚体运动现象的研究。

2. 坐标系统　建立坐标系统有利于精确地描述脊柱的运动，我们采用直角坐标系来描述人体在空间的方向和位置及新夹脊穴定位（图1-22）。

3. 运动节段　脊柱的运动节段系指上下椎体及其相连的软组织，运动一般是相对于下位椎体而言。

4. 旋转　旋转是指某一物体所有的质点都围绕一个轴线运动，或是某些物体绕一固定轴运动并发生角位移。转轴可以位于物体的外部或内部。钩活术新夹脊穴对旋转脊椎利用坐标定位法定位。

5. 平移　某物体在运动时，所有质点相对一固定点在同一时间内其运动方向不变。

6. 自由度　决定一物体的空间中的位置所需要的独立坐标数，称为该物体的自由度数。椎体在三维直角坐标系中，沿三个坐标轴的平动和绕三个坐标轴的转动有6个自由度（图1-23）。

7. 运动范围（ROM）　运动范围是指平动和转动的生理极限。平动用米或英寸表示，转动用角度表示。运动范围可以用于表示6个自由度中的任何一个。

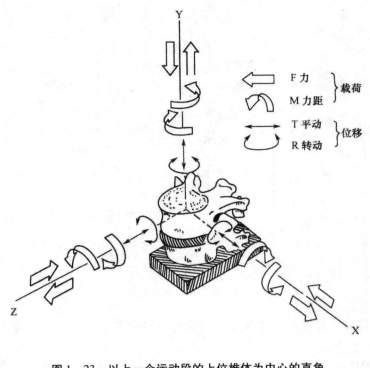

图1-23 以上一个运动段的上位椎体为中心的直角坐标系，显示椎体在空间的移位

8. 耦合运动 耦合运动是指一个物体围绕或沿着一个轴平移或转动的同时，也围绕另一个轴平移或转动。

9. 运动方式 系指人体的几何中心在其运动范围内的轨迹形状。

10. 瞬时旋转轴（IAR） 对于一个在平面上运动的刚体，任一瞬间，它的内部必有一条线或这条线的假想延伸线不发生运动，瞬时旋转轴就是这条线。平面运动完全由瞬时旋转轴的位置及围绕它旋转的数量所决定。

11. 运动的螺旋轴（HAM） 刚体在三维空间的瞬时运动可用一个简化的螺旋运动来解释。它是在围绕和沿着同一轴旋转和平移基础上叠加而成的。它与围绕X、Y、Z轴旋转的三个力的合力方向一致。对于一个给定的空间运动刚体，这个轴的位置，平移和旋转的量可以完全精确地解释三维空间的运动（图1-24）。运动学曾被定义为关于刚体运动力学的研究，而不考虑引起运动的原因。动力学涉及产生运动的力的研究。肌肉是椎骨运动的原始动力，这个问题在生物力学方面看是非常复杂的问题，这里先不讨论它。使脊柱产生运动的肌肉包括椎骨前侧的前群肌肉，后侧的后群肌肉及两侧的侧方肌群。前群肌肉包括腹肌和髂肌，它们使脊柱屈曲，如果一块前群肌肉单独斜向收缩，而对侧的肌肉不收缩，那么它就会使脊柱前屈同时绕Y轴做轴向旋转。同样，一块后群肌肉使脊柱后伸，如果它单纯斜向收缩，而对侧的拮抗肌不收缩，脊柱将发生绕Y轴的轴向旋转和后伸，如果侧方肌群收缩，脊柱则产生侧弯。

12. 枕－寰－枢椎复合体 无论是解剖学还是运动学方面，枕－寰－枢椎的关节是人体最复杂的关节。这个最复杂的关节运动失稳或失衡是诊断寰枢关节紊乱综合征的

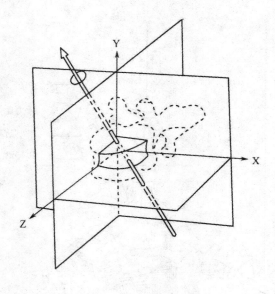

图1-24 运动的螺旋轴

依据。尽管对这部分脊柱有过比较透彻的研究,但在其生物力学特征方面还有一些问题需要进一步的研究。

13. 下位颈椎运动 枢椎是枕-寰-枢复合体与下位椎体间的重要过渡节段(在三维坐标系的运动轴)。下位椎骨的运动较枕-寰-枢复合体的差别较大。在运动范围、运动方式、耦合特征、瞬时旋转轴、解剖单位的功能等方面有较大差异。

14. 胸脊柱和腰脊柱在运动范围、运动方式、耦合特征、瞬时旋转轴、解剖单位的功能等方面各有不同,不再详述。

### 三、脊柱损伤的生物力学

脊柱损伤涉及了比较复杂的生物力学问题,需要从骨科、神经科和放射科几个方面合作,对患者的损伤机制、解剖结构和稳定性等方面进行估计。迅速采取急救措施,如保持呼吸道通畅、止血、抗休克和对损伤部位的固定,对患者的排尿、生命体征及神经系统的症状进行观察,选择安全、可靠的方法处理骨折脱位及脊髓损伤。

1. 损伤机制

损伤机制是了解脊柱损伤的首要问题。分析损伤机制有助于选择复位方法及治疗各种损伤。脊柱的损伤有屈曲型、伸直型、旋转型、侧弯型和压缩型,但在脊柱运动学和运动节段受力分析的研究中显示,这些传统的关于脊柱运动的说法不能透彻地阐明脊柱的力学和损伤机制。传统的屈伸并不是单一的运动。它包含着两种运动方式,即在一个平面内的平移和旋转。所以,只用一种位移评价损伤机制就显得过于简单了。一个运动节段的6个自由度中的任何一个都有伴随的力或弯矩。运动学的研究表明,耦合形式在脊柱的大部分区域都是固有的,发生损伤时,不同运动节段在三维空间的方向改变了这些耦合的类型。分析作用力的关键是确定旋转的瞬时中心。瞬时中心指示了运动节段在受力时发生变形的特点。

2. 脊髓损伤

脊髓损伤后主要的病理变化是神经细胞、脊髓纤维和灰质内出血、白质水肿。灰质出血程度与挫伤暴力有关。Dohrman 的电镜研究表明，脊髓损伤的出血与位于灰质内小静脉壁的撕裂有关。Turnbull 注意到，脊髓的中央静脉所处位置很容易为后前位暴力牵拉或压迫。这提示脊髓在矢状面的 Z 轴上更易受到损伤。换句话说，椎骨的前后方平移更容易引起脊髓静脉的损伤，进而累及脊髓。

3. 颈椎损伤

为了清楚地表达脊柱损伤的发病机制，我们首先引入"主要损伤力矢量"（major injuring vector，MIV）的概念。任何损伤都是由一系列复杂的力和力矩通过不同的方式作用于机体，最后传达到发生损伤的脊柱运动节段。把各损伤力矢量加以合成得出最主要的损伤矢量并且用 MIV 加以表示，配合三维的直角坐标系，来表示作用力的方向。

4. 胸腰椎损伤

（1）软骨终板破裂：软骨终板破裂有 3 种类型：①软骨终板中央破裂；②软骨终板边缘破裂并伴有小块椎体皮质骨撕脱骨折；③椎体骨折伴整个软骨终板横形断裂。有些患者可能伴发纤维环拉伸断裂，软骨终板挤入椎体。在实验条件下，向脊柱的运动节段缓慢施加垂直载荷，可能发生纤维环膨出和软骨终板垂直移位。当施加的载荷超过软骨终板的最大容许应力时，终板发生断裂。继续施加载荷，原始的裂纹向不同方向扩展，逐渐碎裂，破裂的纤维环和软骨终板向松质骨内移位。所以，软骨终板破裂是由于垂直的压缩载荷作用于椎体，其类型取决于损伤力矢量的大小及方向、椎体的力学特性及个体差异。

（2）弹射损伤：飞行员在紧急情况下跳伞常发生椎体压缩骨折和软骨终板破裂，这种损伤的机制是由于飞行员从座位上被弹射出机舱后产生的加速度。损伤的主要影响因素有以下几点：加速度的大小及上升的时间，座椅的硬度及减振性能、座椅的结构设计，脊柱在损伤时的特殊体位如弯曲、过伸等，飞行员的训练及应变能力。

（3）压缩骨折：这是胸腰段脊柱最常见的损伤，表现为椎体不同程度的楔形变，损伤机制主要是由于轴向的垂直力（Y 轴）和矢状面的弯矩（围绕 X 轴），或者是这两种力的结合。

（4）侧方楔形骨折：造成这种损伤的主要力矢量是侧方弯曲，伴有某些屈曲。可能有单侧关节突骨折，受压侧可能还伴有附件和椎板骨折，受拉侧可能伴有横突骨折。

（5）单纯后侧附件骨折：这类损伤包括后纵韧带以后的任何骨折，多由于过度屈曲和轴向旋转造成。这种损伤容易漏诊，所以要做详细的检查，拍出比较好的 X 线片才能做出准确的判断。

（6）安全带损伤：这种损伤也发生于快速的加速度，当乘客在座席上坐好、系好安全带，在高速行驶过程中突然刹车，就会在腰段脊柱的中上部分产生一个过屈的力矢，可能发生单纯韧带损伤，也可能伴发骨折和脱位。

## 四、肌肉的生物力学

肌肉在神经的控制下通过自身主动收缩而造成人体的机械运动，它不但可以被动地承载，而且能主动地做功。人体的肌肉有三类：骨骼肌、平滑肌和心肌，前者只有由中枢神经系统经运动神经纤维传来的动作电位到达时，兴奋和收缩才得以发生，故又称随意肌。而后二者则不受此神经支配，有其自动的节律性。骨骼肌是人体的主要构成材料，约占人体重量的 40%，肌肉不但为脊柱的运动提供动力，而且也是脊柱稳定的重要因素。临床脊柱相关疾病治疗手法接触的主要是骨骼肌。从某种意义上讲，治疗手法的主要对象是肌肉，钩活术疗法也主要针对肌肉。

## 五、脊柱的平衡

脊柱相关疾病经常涉及到在临床的脊柱平衡问题，实际是涉及了静力学和动力学两个基本问题。不但对钩活术治疗的作用和机理有理论意义，而且对功能训练和康复更有指导价值。这里就临床联系最密切的静力平衡和功能适应两方面问题加以介绍。

### 1. 静力平衡

对人体静力平衡规律的研究来源于大量的解剖观察、生理实验和临床实践。应用静力平衡规律不但可以确定人体所受的外力作用，而且可以确定人体自身的肌肉力量及其对脊柱运动的影响，帮助理解临床症状、体征和设计合理治疗方法及康复器具。

静力学是研究物体在力系的作用下的平衡规律，涉及到"物体""力系"和"平衡"等。

（1）质点和刚体：物体是客观存在的物质实体，任何物体都有一定的大小。但是，如果一个物体的大小和其他的量相比很小而可以忽略不计时，可以把这个物体看作一个几何点。在力学中，把具有一定质量的几何点叫作质点。

任何物体受到力的作用后，都或多或少产生变形。但是，如果在所讨论的问题中变形可以忽略不计，那么这个物体可以认为是不变形的物体，在力学中把在力作用下而不变形的物体称为刚体。临床分析骨骼受力时便把骨视为刚体。

（2）力系：在力学中，把作用在物体上的若干力的集合称为力系。如人体关节运动时要受到肌肉的牵拉和骨端的支撑等诸多力的作用。按照力的作用线的情况，力系可以分为以下几类：各力作用线相交于一点的力系称为汇交力系或共点力系。共点力系中所有力的作用线都位于同一平面内的叫平面共点力系，否则，称为空间共点力系。各力作用线互相平行的力系称为平行力系。各力作用线既不平行又不汇交于一点的力系称为一般力系。平行力系和一般力系又都可分为平面和空间两类。若两个力系在同样条件下作用于同一物体产生相同的效应，则称这两个力系为邓晓力系。

（3）平衡：物体相对于地面处于静止或匀速直线运动状态称为物体的平衡状态，简称为物体的平衡。如人躺在床上或站在匀速上升的电梯里，都是处于平衡状态。但应指出，这种平衡是相对的，有条件的，当平衡条件发生变化时，就可能产生不平衡。

（4）力的可传性：力作用于物体时，它的作用点在物体上的位置是确定的，在研究力的运动效应时，力的作用点可以沿其作用线任意移动而不会改变它的运动效应，这就是力的可传性。但是对于力的变形效应来说，力不具有可传性。

（5）力的平衡：物体只受两个力或三个力的作用而平衡，称为二力平衡或三力平衡，是物体平衡的最简单情形。二力平衡的充分必要条件是二力的大小相等、方向相反、作用线相同。如果物体受三个力的作用而平衡，且其中两个力的作用线相交于一点，那么这三个力的作用线必在同一平面，并都汇交于一点，且三个力矢量组成封闭的力三角形。这就是三力平衡的必要条件。

## 第三节 脊柱的检查

根据患者的病史、临床症状和体征，对脊柱相关性疾病可做出初步诊断，但最后明确诊断还要依靠系统的、周密的、准确的临床检查。有时甚至要做一些特殊的检查，才能最后确定诊断。尤其要强调指出的是中医"望、闻、问、切"四诊合参的学术观点、临床诊法和排除其他疾病在脊柱相关疾病的诊断过程中还是处于指导地位的。

### 一、一般检查

一般检查系指对脊柱的外观姿势、肌肉张力、椎间序列及功能活动范围的检查。最常用的检查手段就是望诊和触诊。

1. 望诊　先从背后进行检查，观察脊柱有无侧凸。脊柱侧凸是指脊柱中线向侧方弯曲。脊柱侧凸的类型有：一侧单纯性脊柱侧凸，脊柱仅向一侧弯曲；"S"形脊柱侧凸，一般有三个弯曲，居中的侧凸如向右侧凸，则上下两端为向左侧凸，居中的弯曲为原发性，上下则为代偿性弯曲。根据弯曲的部位可分为腰部侧凸、胸腰部联合侧凸和胸部侧凸。颈部则应注意有否斜颈。检查完背面，再检查侧面。正常脊柱颈、腰段有生理前凸，胸、骶段为后凸，同时注意骨盆倾角的增减和脊椎有无前凸或后凸畸形。脊柱在腰椎部过分前凸，呈挺腹抬臀的姿势，其原因可能是背肌无力或代偿性腹内重量增加。第4、5腰椎滑脱时，前凸也可增加。脊柱后凸畸形多为胸腔部分过度后凸，常称驼背。

2. 触诊　首先确定压痛点的位置，根据压痛点位置的深浅，再进行浅压痛和深压痛的检查。检查时自上而下用拇指顺序轻压棘突、棘间韧带和两旁的腰背筋膜、肌肉、椎间关节、腰骶关节、骶髂关节、髂腰韧带、骶部背面以及臀部的好发压痛部位。当发现压痛点时，即在局部做一记录，再重复检查一次，看压痛点的位置是否固定，然后做好记录。使患者椎旁肌肉放松，然后做间接按压、叩打等检查，使力量达到深层组织。

3. 脊椎活动范围的检查　包括头颈部、胸椎、腰椎活动范围的检查，如下颌可接近或贴胸（约45°）；后伸时额与鼻尖近乎水平位（约45°）；左右旋转时下颌骨可接近同侧肩部（约80°）；当膝关节伸直，腰前屈时两手指可触地（约90°）；后伸时两手指接近腘窝上缘（约30°）；左右侧屈时两手指可触及膝关节外侧（20°~30°）。

4. 脊椎棘突偏歪　沿纵轴逐个检查患者的颈、胸、腰椎棘突，可发现一个或多个脊椎棘突排列错乱，偏离脊椎中轴线移向一侧。究竟棘突偏歪有无临床意义，历来分歧较大。有人从健康人群调查的数据或椎体标本棘突骨结构形态的偏歪，认为是"发育性棘突偏歪"，从而否定棘突偏歪的临床意义。有人则认为棘突发生偏歪，是脊椎内外失衡的结果，并以此作为一些疾病的诊断和手法治疗依据。我们认为，查体时发现棘突偏歪，可有下面三种情况。

（1）发育性棘突偏歪：人体在生长发育过程中，因先天或后天因素的作用，棘突在其发育过程中，其骨性结构偏离中轴线而移向一侧，棘突棘呈不对称性。这类型的棘突偏歪，是发育性骨结构解剖变异，因而无临床意义。

（2）代偿性棘突偏歪：骨结构发育正常的棘突，在外力作用下偏离脊椎中轴线，棘旁软组织有轻微的炎性反应（如肌紧张、有或无轻度压痛）。由于机械代偿机制的作用而未产生临床症状。因此也无直接的临床意义。

（3）病理性棘突偏歪：发育正常的棘突，在外力作用下偏离脊椎中轴线，棘旁软组织有明显的肌紧张和压痛并有相对应的临床症状。这类棘突偏歪，是临床诊断和手法治疗的依据。

由此可见，临床诊断棘突偏歪，需具备下列条件：触诊发现病损处棘突偏离中轴线；棘突偏歪一侧软组织局限性压痛、肌紧张；与病变局部相关联的神经、血管分布区的临床症状。例如，寰枢椎半脱位（注：寰椎以横突为标志）易引起同侧头面部或脑血管神经症状；$T_{1～4}$棘突偏歪或后突，产生心血管或呼吸系统以及相应肋间神经分布区的症状；$T_{8～10}$棘突偏歪可产生与偏歪同侧的季肋部疼痛和不适的症状。这些症状的产生均与病损局部病理改变密切相关。针对性地施以复位手法，临床症状得以缓解或消除。下文论述的脊椎棘突偏歪，均属于病理性棘突偏歪。

5. **骶髂关节错动位置的检查** 骶髂关节属微动关节。脊椎前屈后伸运动时，骶骨的关节面可随骨盆的前倾后仰，沿关节横轴做轻度的旋转活动。在妊娠期和产后妇女，慢性腰腿痛、骶髂关节劳损患者，关节周围韧带松弛，骶髂关节旋转活动范围可以增加。

6. **皮肤的检查** 由于皮肤内有大量的汗腺，皮下有丰富的血管，借助于排汗和血管的舒缩，对调节体温有重要作用。检查皮肤温度时检查者以自己温暖的指背或手背皮肤切触患者的皮肤，以测试其温度。并同对侧相应部位做对比。这种方法简单而粗糙，但对有经验的检查者仍可觉察出0.5℃的温度差异。正常人体的皮肤温度各部略有差异，一般躯干温度较四肢末端略为高，手部温度较足稍高。

7. **筋膜触诊** 筋膜层的触诊比较皮肤层的触诊稍难些，要通过皮肤层后才能感知筋膜，而且还要区分浅筋膜和深筋膜。筋膜层触诊的要点是检查者的手与被检查者的皮肤之间不发生相对摩擦运动（即所谓的皮动肉不动），稍加用力揉动即可感知皮下脂肪层的厚度。在脂肪层的深面可触及完整的肌肉表面轮廓，这便是筋膜层的表面。筋膜层在软组织疼痛性疾病的诊疗中占有重要位置，在触诊的过程中应该注意其厚度、表面张力、弹性、有无结节、包块、条索等。

8. **局部高张力** 各种因素引起的筋膜间室内压力增高，如炎性渗出、肌肉痉挛或筋膜挛缩，这种压力在引起肌肉发生缺血性挛缩之前就对各种神经末梢产生了病理性刺激，筋膜表面张力的增高和筋膜间室内压的增高均可对分布于其表面或穿过其间的皮神经产生牵拉或压迫。我们通过这样一种假设来理解筋膜间室内高压造成的皮神经卡压，致密的深筋膜表面形成了一个封闭的系统，好像充满了水或空气的气球，各种感觉神经纤维的末梢分布在这个气球的表面。当气球内的气体或液体增多，压力加大时，气球的体积增大表面张力也随之增大，分布在其表面的神经纤维末梢也被动受拉，产生了各种疼痛及感觉异常。应用按摩手法治疗筋膜间室内压力增高的机理也就是针对这种软组织减压设计的，目前，这种软组织张力性皮神经卡压在慢性劳损性疾病所产生的疼痛中已经成为主要的病因。

9. **痛性结节** 痛性结节在慢性劳损性软组织损伤患者中的发生率特别高，仔细的触诊可以辨别其所处的解剖层次，多在深筋膜层。质地柔软，表面光滑，活动度好，与周围组织界限清楚，轻柔地按压3～5分钟可自行消散或使其体积缩小。产生的原因目前尚不清楚，可能为增生肥厚的筋膜与其下方紧张痉挛的肌肉的复合体。

10. 条索状包块　条索状包块是慢性劳损性软组织损伤患者的另一个特殊体征，其解剖层次也多位于深筋膜层。四肢关节的骨突部位多见。包块的表面比较光滑，活动度好，与周围组织界限清楚，有明显的压痛，有时向远近端放射痛，为增生的纤维结缔组织。在关节周围需注意与肌腱及韧带区别。

11. 骨关节　骨是体内坚硬的器官，主要由骨组织构成。脊椎骨属于不规则骨，由于椎骨间的连接组织及其运动情况的不同，椎骨的连结可分为不动关节（椎间盘）和关节（关节突关节）两种。形成关节的基本要素是对应的骨端及其上面覆盖的关节软骨，包裹上述结构的关节囊（含滑膜层及纤维层）和韧带。脊椎骨关节在解剖层次方面处于最深层，但由于所处的部位不同，表面覆盖的软组织厚度不同，其触诊的要求亦不尽相同。有些骨突、骨棘位于皮下，是很好的骨性标志，在这些部位触诊就要注意其周围的解剖关系。有些骨骼位于肌肉的深层，如椎板、横突、上下关节突等，依靠直接触诊就比较困难，需要一些特殊的轴向敲击或牵拉来进行检测。

12. 运动范围　当我们对脊柱的运动做分析时，一般总是以脊柱的某一部分或整个脊柱甚至把脊柱和骨盆作为一个整体来分析。脊柱的运动包括屈、伸、侧屈和旋转。根据关节生理学的材料：

脊柱腰部曲屈可达60°，伸为35°；脊柱侧屈运动发生在额状面，脊柱腰段侧屈可达20°，颈部为30°~45°，整个脊柱侧屈的幅度为75°~85°。脊柱腰段回旋幅度很小，仅有5°；胸部幅度较大为35°；颈部则更大，可达45°~50°；寰椎甚至可达90°。整个脊柱回旋的幅度可达或超过90°。

13. 动量检查　脊柱的活动胸腰段常是联合行动。和颈椎一样也有前屈、后伸、侧弯和旋转4种运动。胸椎因受胸廓限制，活动度极小。主要的动作发生在腰段。

①前屈主要发生在下腰段，正常可达90°（此时有髋关节参加）。

②背伸主要发生在腰段，约有20°~30°。背伸肌主要是骶棘肌。

③侧弯主要发生在下胸段及腰段。同时伴有一定的旋转。正常时使脊柱变成一均匀的弯弧，约30°。侧弯肌主要是腹内、外斜肌，腰方肌。腰方肌检查：取站立位，病员做主动腰部侧弯运动。

④旋转主要发生在胸腰段及腰骶段，其余腰椎因关节面呈矢状面，故旋转活动范围很少。躯干正常的旋转范围约30°。

14. 其他各项检查　颈压轴及拔伸试验，转头闭气试验，臂丛神经牵拉试验，头颈伸屈、旋转试验，跟膝试验，单髋后伸试验，骶髂关节旋转试验，拇趾背伸试验，颈静脉压迫试验，腱反射试验，颈屈曲试验，风府穴按压试验等。

## 二、影像学检查

影像学检查在脊柱相关疾病的诊疗中不可或缺，尤其是在某些疾病的鉴别诊断中起到"金标准"的作用。尤其是近年来数字化影像技术的实施，CT、MRI及超声技术的普及运用，使得脊柱相关疾病的诊疗手段更加丰富。

（一）X线检查

脊椎各节段的X线平片检查是一项重要的辅助检查，它不仅能显示脊椎骨的各种改变，还可除外结核、类风湿、肿瘤和畸形。X线平片是脊椎结构立体形态的平面投影，尽管影像重叠紊乱，仍可直接、间接反映脊椎的既往和现状，有较丰富的内涵。对于X线平片检查的价值，要结合病史和体征，客观予以评价。脊椎各节段的常规或特殊投照位置的X线平片检查，各有关专著已做详尽的论述，本章不再重复。重点介绍与钩活术治疗脊柱相关疾病关系密切的几个问题。

1. 寰枢椎半脱位X线征的临床意义　寰枢椎开口位片若发现寰椎侧块偏移、齿状突不居中，两侧寰枢关节间隙不等宽，则是寰枢椎半脱位的X线征。侧位片上常可见寰椎后弓呈"环状"（正常呈重叠影像）。临床症状有：与寰椎侧块偏移方向同一侧的头痛或偏头痛和眼部症状。可伴头昏、眩晕、血压异常、失眠等。查体发现一侧寰椎横突隆起（与另一侧对比）、压痛，局部肌肉紧张、压痛或有$C_2$棘突偏移错位。

2. 钩椎关节增生X线征的临床意义　此征象多发生在中下段颈椎。钩椎关节增生的程度与该椎间盘退变、间隙狭窄的程度成正比。单个间隙钩椎关节增生者，常有明显的根性刺激症状或交感神经压症状。多个椎体钩椎关节的增生性改变，因是一个慢性的渐进过程，患者一般已较适应。所以临床症状不明显，一般以颈、肩、上肢的麻胀劳累、乏力为主，多见于老年患者，由于往往自认为是"老年病"而不予重视。

3. 胸椎正、侧位片单个间隙相对应椎体增生的X线征的临床意义　此征象多发生在中下段胸椎，提示该部曾有损伤或异常应力存在。临床症状有：增生同侧相对应的肋间神经分布区的疼痛和不适以及相应节段交感神经支配脏器的功能紊乱症状。$T_8$、$T_9$间隙右侧增生性改变，则有右季肋部的慢性疼痛不适和胃肠功能紊乱症状。查体见该部棘突偏歪，棘旁压痛、肌紧张。

4. "水平骶椎"与腰前凸曲线加深X线征的临床意义　X线平片显示腰骶角增大（>43°）即为"水平骶椎"，常见腰曲加深征象，临床症状有站立、端坐、平卧和行走时因腰骶部胀痛甚至下肢麻胀而不能持久，患者需叩打骶部或采取下蹲位以缓解腰骶部和下肢的症状。严重者可出现间歇性跛行和马尾神经受激压的症状。查体见腰曲明显加深，骶部后凸隆起，两侧腰肌紧张和代偿性肥厚。

5. 骶髂关节密度增高X线征的临床意义　骶髂关节密度增高，提示关节存在慢性劳损或炎性改变，见于慢性腰腿痛或类风湿关节炎（中枢型）早期的患者。一侧骶髂关节密度增高或同时伴有关节间隙增宽（与另一侧对比）征象者，示该关节存在损伤或关节错位。临床症状有：一侧腰骶部疼痛不适，并且往同侧下肢牵扯。部分患者还可有同侧下腹的隐痛、触痛和盆腔脏器功能紊乱症状。少数患者有骶尾部痛和下肢怕冷、多汗或无汗症状。查体见该侧腰肌代偿性紧张，骶髂关节压痛或叩痛。或者该侧骶髂关节前错位或后错位。

（二）CT和MRI检查

X线计算机体层成像（X-ray computed tomography，CT）和磁共振成像（magnetic resonance image，MRI）出现于20世纪七八十年代，这两项影像学技术的临床应用使脊柱相关疾病的诊断和鉴别诊断水平大为提高。

1. CT检查

CT是用X线束对人体层面进行扫描，取得信息，经计算机处理后获得重建图像。所显示的是断面解剖图像，其密度分辨率优于X线图像。CT检查分平扫、造影增强扫描和造影扫描。在观察分析时，应首先了解成像的技术条件，是平扫还是增强扫描；再对每祯图像进行观察。结合一系列多祯图像的观察，可立体地了解器官的大小、形状和器官间的解剖关系。病变组织与周围组织的密度差是诊断的主要依据，依据病变密度高于、低于或等于所在器官的密度而分为高密度、低密度或等密度病变。如果密度不均匀，有高有低，则为混杂密度病变。还要观察邻近组织和器官的受压、移位和浸润、破坏等。CT检查对中枢神经系统疾病的诊断价值较高，应用普遍。对颅内肿瘤、脓肿与肉芽肿、寄生虫病、外伤性血肿与脑脊髓损伤，椎管内肿瘤与椎间盘脱出等疾病诊断效果好，诊断较为可靠。螺旋CT扫描可获得比较精细和清晰的血管重建图像，而且可以做到三维实时显示，有望取代常规的血管造影。

2. MRI检查

MRI（磁共振成像）是利用原子核在磁场内共振所产生的信号经重建成像的一种技术。可获得人体横断面、冠状面、矢状面及任何方向断面的图像。有利于病变的三维定位。MRI显示解剖结构清晰而逼真，可很好地观察器官大小、形状和位置等方面的情况，对引起器官形态变化的疾病能快速做出诊断。在良好的解剖背景上显示病变是MRI诊断的突出优点。在观察病变时要注意病变的位置、大小、形状、边缘轮廓及与有关脏器的关系。MRI诊断已广泛用于临床，尤其在神经系统较为成熟。对脑干、幕下区、枕大孔区、脊髓与椎间盘的显示明显优于CT。对神经脱髓鞘疾病、多发性硬化、脑梗死、脑与脊髓肿瘤、血肿、脊髓先天异常与脊髓空洞症的诊断价值较高。对腹部与盆腔器官如肝、肾、膀胱、前列腺、子宫颈部和乳腺MRI检查也有相当价值。在恶性肿瘤早期对血管的侵犯和肿瘤分期方面优于CT。骨髓在MRI上表现为高信号区，侵及骨髓的病变如肿瘤、感染及代谢性疾病，MRI可清楚显示。在显示关节内病变及软组织方面也有其不可替代的优势。

### 三、特殊检查

脊椎损伤性病变的诊断，主要依据临床征象和X线平片检查。若诊断不能确定或为了进一步明确病变的性质、部位、程度和范围，在条件许可时，可做一些辅助检查。

1. 椎管造影检查

目的在于鉴别脊髓症状是由于脊髓变性、粘连性蛛网膜炎、脊髓肿瘤或椎间盘向椎体后方疝出所致。常用的造影剂为碘油或碘苯脂之类。由于碘油黏稠度较大，吸收很慢，长期滞留有引起异物反应、肉芽肿或化学性蛛网膜炎的可能，因此，最后在已确定手术适应证后方行碘油造影，便于在术中吸出。碘苯脂比较稀，易注入也易抽出，短期内能自行吸收，所以有人主张采用。椎管造影的方法简介如下：腰穿后，往蛛网膜下腔注入造影剂2~5ml。患者仰卧（显示脊髓后方受压情况）或俯卧（显示脊髓前方受压情况）位。在透视下观察造影剂流动情况。徐倾斜检查台。检查腰椎病变时，先使头端升高，使造影剂往下流至椎管第1骶椎平面，然后再使造影剂向上回流。检查颈、胸椎病变时，倾斜检查台呈头低脚高位。在椎管正常无梗阻情况下，造影剂通过速度相等，均匀顺利，没有不对称的缺口或滞留。椎管有部分梗阻者，当加大倾斜角度时，可见造影剂通过缓慢并且不对称或分流而过，呈"L"或"U"形。椎管完全梗阻者，可见造影剂在梗阻处滞留不前，虽加大倾斜度亦不能通过。如果造影剂不能通过颈椎达于颅内，为了解颈椎阻梗上界及其节段数，则加做脑池穿池下行造影。为多发性颈椎间盘病变的彻底治疗提供诊断依据。椎间盘突出者呈小而规则的充盈缺损或压迹，压迹位置对着椎间隙平面。脊髓肿瘤视其大小，可造成椎管的部分或完全性梗阻，形成杯状缺口或充盈缺损，缺损常对着椎体平面，其范围可延及或超过邻近椎间隙或椎体。

**2. 椎间盘髓核造影检查**

即将造影剂注入可疑病变的椎间盘内，观察其形状以确定有无病变。椎间盘髓核造影只能了解椎间盘本身的情况，不能全面了解椎间盘以外的病变，且操作繁琐，有可能损伤神经和引起感染，患者痛苦较大，一般不宜采用。仅在手术过程中，为了明确定位以及了解椎间盘是否存在病变时酌情使用。

**3. 椎动脉彩色多普勒检查**

通过动脉穿刺或动脉插管，注入适量造影剂，了解椎动脉有无畸形、迂曲、阻塞、受压、变细以及椎动脉的形态学改变与颈椎活动的关系，适用于椎动脉型颈椎病的确诊。由于椎动脉造影的技术条件要求较高，一些患者可能出现严重的并发症，而椎动脉型颈椎病的诊断，通过临床及其他各项辅助检查一般可以确诊，因此宜慎重使用。近年来由于微创技术和数字成像技术的发展，椎动脉彩色多普勒检查开始用于临床检查。比较常用的是激光多普勒和超声多普勒两种方法。

**4. 脉象图**

脉象图是使用仪器来描记脉搏搏动图形的一种方法。脉诊是中医诊断学的重要内容，是中医诊断疾病特有的方法。应用仪器记录脉象图，就可以使人的主观感觉成为客观的脉象图形，因而确定了脉象性质和数量概念的客观指标，掌握了正常和疾病过程中脉象变化的客观规律。对于脊柱相关疾病应用脉象图观察，可帮助了解疾病状态下心血管系统的循环状态，血管壁的张力、弹性、柔顺性，间接地推测支配血管的神经的功能。脉象图是一种摄取人体动脉血管搏动信息的电子仪器。它的原理是用传感器将人体动脉血管脉搏信息转变成与之相对应的电阻改变量，通过转换电路将其转换成便于记录的模拟电压信号，用心电图机描记脉图供定量分析。脉象图的取图方法是根据传统中医学切脉的原理，先切取左、右侧寸口脉象，然后患者取仰卧位，平静呼吸，准确测量左、右肱动脉血压，按照中医学切脉的方法将患者手心向上，手臂外展，触及桡动脉搏动后，将传感器置于关脉部位取图，按照已确定的各标志点，测量其初始数据，进行统计学处理。运用切脉的方法来诊断疾病在中医学已有很久的历史。《素问·脉要精微论》指出："切脉动静，而视精明，察五色，观五脏有余不足，六腑强弱，形之盛衰，以此参伍，决生死之分。""阴阳有时，与脉为期，期而相失，知脉所分，分之有期，故知死时，微妙在脉，不可不察。"脉象本身是一种信息，由切脉所掌握的不是脉管本身的变化，而是脉象所负载的信息。对于不同的与脊柱有关的疾病，大量的反复统计这些信息，对之进行分类和对比观察，就可以发现它和特定疾病的联系。运用脉象仪观察脉象，反映了动脉的压强和容积的瞬时变化，客观地记录和反映了脉象的情况，说明脊柱相关疾病发生后，人体循环系统和神经系统的功能改变，得出脉象质和量的变化，为疾病的治疗和预后提供客观依据。

**5. 血流图**

血流图亦名电阻图或电阻式血管容积描记，即给人体被检部位通过一种无损伤的微弱高频电流，检测两个电极之器官电阻抗的综合变化，来测定颅内、肢体和心、肺、肝、肾等部位体液的生物阻抗、循环功能和血流动力学变化的生物物理方法，是目前应用得较简单的一种无创性检查方法。本方法能间接诊断和评价被检部位的循环功能状态、血流供应强度、血管紧张度及血管解剖状态等。血流图检查的基本原理是体液导电能力最强，而皮肤导电能力很差。所有组织的电阻率均决定于含水量和相对密度。含水量和离子多的电阻率小，为良导体；含水量和离子少、密度大、电阻率大的为不良导体。前者如含水量肌肉可达72%～75%，脑的含水量为68%，是良导体。肌腱、脂肪和骨骼为不良导体。当测定某种器官的阻抗变化时，电极之间所测部位不同，分别存在皮肤、皮下组织、肌肉、脂肪、腱膜、神经、腺体、体液、血液等组织。因此，凡是随心脏搏动而引至有血液搏动部分的组织，发生相应变化的瞬间，以电极引出，加以放大记录时即可描绘出所测部位的血流图波形。概括地说，血流图方法就是给人体待检查部位通过以对机体无害的微弱高频电流时，测量出该部位的电阻抗的变化和大小，利用此种生物物理方法反映出被检部位的体液、血流量的变化情况，以供医生参考，使其对疾病做出正确诊断。血流图可作为临床研究及其他检查的补充资料，观察某些疾病的血流动力学改变具有一定的意义。在脊柱相关疾病中，如颅脑疾患，某些心血管系统疾病，肢体血流障碍，反映某些血管的病理解剖及机能状态，应用血流图检查可协助对疾病的诊断并进行治疗前后的对比观察和判断预后。脊柱相关疾病中常用的血流图检查有脑血流图、肢体血流图，以及心、肺血流图等。脑血流图是描记测量电极间头部组织电阻抗随着心动周期而发生的波动性变化，借以了解脑血管的结构、功能和血流动力学的改变，对脊柱引起的头痛、头晕、失眠和视力下降、听力减退等有一定的价值。肢体血流图在一定条件下可以反映被检部位搏动性血液供应状态、血管壁弹性变化，间接地反映脊柱相关疾病时神经对血管支配的受累状况，借以客观评定肢体血流循环在病理状态下的大致情况。

6. 诱发电位

诱发电位是指人工刺激感受器或传入神经，在感觉传入冲动激发下，脊髓和大脑皮层某一特定的区域产生较为局限的电位变化。这种电位变化是短暂的，很微弱，运用电子计算机叠加技术，将微弱的信号叠加，即可在体表记录到诱发电位。周围神经受刺激时，电冲动沿神经传导到中枢神经系统。这种活动可以通过神经系统的各种不同组织的电活动而检测出来。电活动出现的时间、波形、波幅可用来估计神经系统的状况。目前已在脊神经后根、脊髓和大脑皮层记录到了诱发电位，根据诱发电位的结果可以对脊柱相关疾病进行解剖学定位及估价其功能状态。刺激周围神经时，冲动沿神经传导至后根、后角、后索直至皮层感觉区，凡以上部位病变影响神经传导功能，诱发电位即可出现异常。故诱发电位是感觉传入功能完整性定量的客观指标。当脊髓、神经根缺血、受压、炎症、水肿等因素作用时，神经传导功能障碍，此时会出现相应脊柱节段神经支配脏器的症状，同时也会出现诱发电位的异常，包括诱发电位的潜伏期和神经传导速度的改变。经过治疗后，消除了脊柱的病理因素，恢复了脊柱的内在平衡，缓解了脊髓、神经的压迫、炎症或缺血，因而诱发电位也恢复正常。所以诱发电位是感觉神经功能完整性和判断脊柱相关疾病时神经受累程度及预后的定量客观指标。

7. 肌电图

肌电图是研究或检测肌肉生物电活动，借以判断神经肌肉系统机能及形态学变化，并有助于神经肌肉系统的研究或提供临床诊断的科学。肌电图的检查方法是应用同心针极插入肌肉内引出肌肉在不同状态下的生物电位，比较精确地的区分下运动神经之病变部位和性质，对肌肉的力量、收缩、感觉状况以及疼痛和神经传导速度提供客观的依据，有助于判断病变的部位、程度，推测其恢复情况和预后。骨骼肌的兴奋和收缩是肌电图形成的基础。肌电图是记录不同机能状态下骨骼肌的电位变化，这种电位变化与肌肉的结构、收缩力学、收缩时的化学变化有关，而骨骼肌的收缩是靠神经支配的，通过肌电图的变化，有助于了解相应脊髓节段或神经根的病变部位、程度及其与内脏疾病的关系。肌电图的检查方法是将引导电极插入到骨骼肌。首先要选择适当的肌肉，将电极插入后一般肌电图按以下三步进行观察：①肌静息状态的肌电变化，②随意收缩时肌电变化，③被动牵张时的肌电变化。然后将肌电信号往前置放大器输入，在示波屏上可观察到肌电图或直接纸描记录。脊柱相关疾病时，由于脊髓或神经根受到压迫或刺激，失去对所支配肌肉的控制作用，这样的肌纤维由于体内少量乙酰胆碱的刺激而产生自发收缩，因此四肢肌肉中可出现纤颤电位，偶尔出现束颤电位。小力呈主动收缩时，多相电位正常，不出现巨大电位；大力收缩时，呈完全干扰相。运动单位的平均时限和平均电压正常。在病变晚期和病程较长的患者，主动用力收缩时，可出现波数减少和波幅降低，失神经支配的肌肉范围呈节段性分布。

8. 括约肌肌电图

括约肌肌电图对于阳痿诊断的适应证很有限，但对疑有多系统变性的患者具有较高的诊断价值。绝大多数多系统变性患者具有勃起功能减退症状，有些甚至出现于其他神经系统症状之前1~2年。支配括约肌的脊髓前角细胞位于骶段脊髓内形成一致密核，称为Onuf核。病理研究发现多系统变性患者Onuf核中前角细胞选择性丢失，引起肛门括约肌及尿道括约肌的失神经改变。大多数男性患者阳痿症状出现于膀胱症状之前。

## 第四节 钩活术的基础内容

中医微创钩活术技术是利用中医特异钩鍉针在新夹脊穴（魏氏夹脊穴）、华佗夹脊穴、骨关节特定穴、阿是穴、十二正经腧穴、奇经八脉腧穴、经外奇穴等全身可钩治穴位点按照不同部位采用不同型号的钩鍉针钩治，达到钩治法、割治法、挑治法、针刺法、放血法五法并用的无菌操作技术。

1. 钩活术治疗脊柱相关疾病的机制

本书介绍了作者从事脊柱相关疾病治疗的临床经验及机制探讨。有的是前辈经验的总结，有的是系统的临床治疗及长期的随访研究，有的是偶然的发现。但通过生理、病理及生物力学等方面的机制探讨，我们认为脊柱相关性疾病还是有其内在规律的，有些规律已为人们所认识，还有待人们去探索。目前，比较公认的通过钩活术治疗脊柱相关性疾病的机制有如下几点：

（1）纠正解剖位置的失常

急性损伤或慢性劳损均可造成脊柱"骨错缝，筋出槽"，进而引起一系列复杂的临床症状，如前所述的多种疾病，通过手法或钩活术将"骨复位，筋归槽"，即可使其他相应的疾病得到治疗。

（2）恢复动态平衡机制

脊柱与内脏有着密切的联系，脊柱自身也靠椎间盘、椎间韧带和周围附着的肌肉保持动态平衡，这种平衡又直接影响、维系着脊柱与周围脏器间的联系。脊柱任一稳定结构失去动态平衡，均会导致相应症状的出现（这将在各论疾病中详细论及）。通过各种治疗方法，恢复脊柱的动态平衡，就可以使一些被破坏和阻断了的联系再恢复起来，达到治愈相关疾病的目的。

（3）调整紊乱的信息通道

人体的各个脏器都有特定的生物信息（各脏器固有频率及生物电等），当脊柱发生病变时，就会使它的生物信息发生变化，从而造成有关组织器官的病变。如第8、9胸椎后关节紊乱，可造成第8、9交感神经支配的Oddi氏括约肌痉挛，引起胆囊炎或胆绞痛。用钩活术或手法纠正了第8、9胸椎后关节的紊乱，就可以消除因解剖位置失常而引起的病变信息，使症状得到解除。

（4）减压恢复动态压力机制

脊柱和脊柱的每一个组成部分都在压力的空间里，脊柱与内脏有着密切的联系，这种压力空间的压力保持动态平衡，这种平衡又直接影响、维系着脊柱与周围脏器间的联系。通过钩活术疗法钩弧减压，恢复脊柱的动态压力平衡，就可以恢复脊柱与脏器的关系，达到治愈相关疾病的目的。

（5）减张恢复动态张力机制

同样，脊柱和脊柱的每一个组成部分都在张力的空间里，脊柱与内脏有着密切的联系，这种张力空间的张力保持动态平衡，这种平衡又直接影响、维系着脊柱与周围脏器间的联系。通过钩活术疗法钩刃减张，恢复脊柱的动态张力平衡，就可以恢复脊柱与脏器的关系，达到治愈相关疾病的目的。

以上几点，还远不能透彻地解释脊柱相关疾病的内在联系，同道们还需要付出艰辛的努力。

2. 钩活术治疗脊柱相关疾病在选择钩鍉针方面和操作的注意事项

①钩鍉针选择以巨类内板、中类内板钩鍉针为为主。
②操作手法以轻单软为主。
③针尖的方向与神经走行一致。
④手法轻柔，切忌用蛮力，以免损伤正常组织，浅而慢为原则。
⑤深度不能超过颈椎横突后结节和胸椎的横突。
⑥一人次一消毒，规范灭菌，注意保护钩尖，防卷刃及变形。
⑦钩尖变形后，切忌打磨（因钩尖为一次成型），否则会造成事故。
⑧颈胸部的神经血管非常丰富，一定要熟悉其解剖位置，定位要准确无误，防止事故。
⑨如果钩针不慎落地或其他原因损伤钩针，无论表面有无裂痕，都不得使用，应当废弃，防止钩头部的钩弧在钩治时断裂，引起事故。

3. 钩活术治疗脊柱相关疾病选穴法

选择坐标定位取穴法：

坐标定位取穴法：利用脊柱的X线正位像（1:1）为标准，结合其固有的骨性标志，在本脊椎体上缘线（以椎体上缘两端点引出的直线）、下缘线（以椎体下缘两端点引出的直线）和棘突下缘点形成的X线影像平面上，以棘突下缘为基准点（O点），引一条平行于椎体下缘的平行线，建立平面直角坐标系，所引之线为坐标系的X轴（图1-25），箭头方向为正值，相反为负值，正值方向代表本脊椎的左侧（L），负值方向代表本脊椎的右侧（R）。在此平面上以基准点（O点）为中心，引一条垂直于X轴的垂直线为此坐标系的Y轴，方向向上，Y轴的正向（正值）为脊椎的上向，反向（负值）为脊椎的下向，由此推出坐标定位取穴法公式：

$$X = \frac{a+b}{2}$$

X值代表坐标系平移值
a值代表棘突至脊椎右侧下关节突外缘值
b值代表棘突至脊椎左侧下关节突外缘值

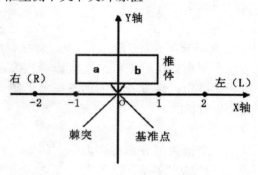

图1-25 坐标定位取穴法示意图

坐标定位取穴法取正常脊椎旁腧穴

正常脊椎是没有旋转，没有侧摆，X值为"O"，脊椎旁定位，按照坐标定位取穴法能够准确测量棘突和所定穴位及脊椎体左缘、右缘的准确数值。

测量方法：通过脊柱的X线正位像（1:1）来测定棘突到脊椎左右下关节突外缘和所定穴位的数值关系，选定准确的穴位位置（图1-26）。

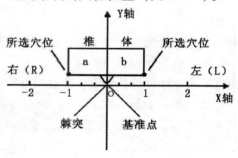

图1-26 正常脊椎坐标定位取穴图

关于坐标定位取穴法取水平旋转脊椎旁腧穴、侧摆脊椎的椎旁腧穴定位、脊柱侧弯脊椎旁腧穴定位在中华钩活术治疗颈腰、脊柱骨关节及脊椎管狭窄症三册书中已有介绍。下面简要介绍一下脊柱侧弯脊椎椎旁腧穴定位：

水平旋转继而侧摆形成侧弯，定位取穴同旋转加侧摆（图1-27）。

新夹脊穴的定位是以脊柱的骨形标志为基准，以关节突关节为准绳，随骨形标志的变化而变化，利用坐标定位取穴法定位。

垂线
Y轴
Y'
椎
体
X轴
2
1
右（R）
左（L）
O
15°
X'
-1
O
-2
β
基准点（棘突）

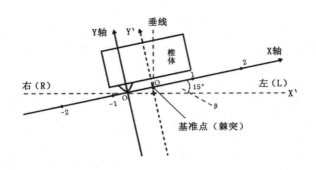

图 1－27　旋转加侧摆脊椎坐标取穴图

4. 钩活术治疗脊柱相关疾病的钩度

根据疾病的不同在钩度手法上分为五钩法：浅单软、单软（轻、中、重）、双软、深双软、重深双软，但是“中病即钩，基通即止”仍然是原则。下面介绍五软钩度数轴图及与疼痛数轴的关系（图 1－28、图 1－29）。

手感模拟钩度法（Wei Shi Shou Gan Shi Jue Mo Ni Ping Fen Fa，WGD）钩度数轴

手感模拟钩度法（钩度数轴）

（The simulation Method of hand Hook 简称TMH）

零分钩
轻　中　重
拾分钩
0　1　2　3　4　5　6　7　8　9　10
微类 中类 浅单 轻单 中单 重单 双软　过度钩

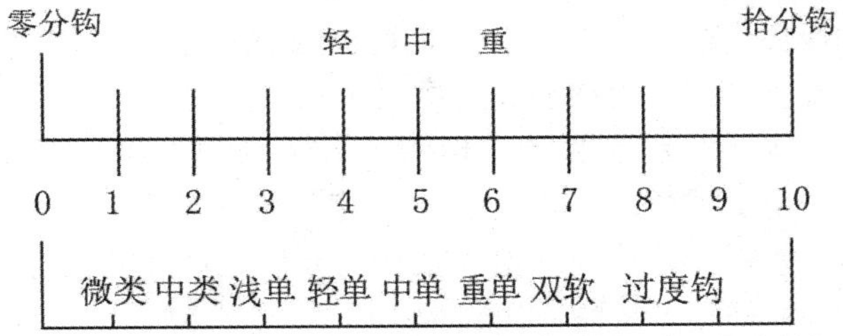

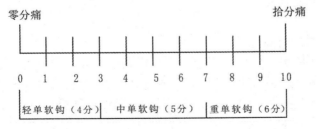

图 1－28　钩度与手法的关系

手感模拟疼痛钩度法（Handle analog Pain hook degree Method，HPM）又称为数字疼痛强度量表

手感模拟疼痛钩度法

（Handle analog Pain hook degree Method 简称HPM）

零分痛
拾分痛
0　1　2　3　4　5　6　7　8　9　10
轻单软钩（4分）
中单软钩（5分）
重单软钩（6分）

图 1－29　疼痛评分与钩度的关系

浅单软：同类钩鍉针钩治的深度相同，钩提的力度最小，割治的组织最少，刺激量最小，适用于各型、各期胸椎相关疾病。

轻单软：同类钩鍉针钩治的深度相同，钩提的力度较小，割治的组织少，刺激量

小，适用于年龄较小、病程较短、病情轻、影像学检查改变较轻，或年龄较大、病程较短、轻度影像学改变，初次或再次发病的发作期，即脊柱相关疾病发作期但相对较轻或疼痛期但疼痛较轻。

中单软：同类钩锃针钩治的深度相同，钩提的力度相对较大，割治的组织较多，刺激量较大，适用于年龄较小、病程较长、病情较重、影像学检查改变较重，或年龄较大、病程较长、中度影像学改变，初次或再次发病的持续期，即脊柱相关疾病发作期但相对较重或疼痛期但疼痛较重。

重单软：同类钩锃针钩治的深度相同，钩提的力度大，割治的组织多，刺激量大，适用于中青年发病、病程较长、病情重、重度影像学改变，或年龄较大、病程较长、重度影像学改变，初次或再次（多次）发病的持续期，即脊柱相关疾病发作期但相对最重或疼痛期但疼痛最重。

双软：同类钩锃针钩治的深度相同，钩提的力度最大，割治的组织最多，刺激量最大，适用于中青年发病、病程较长、病情重、重度影像学改变，或年龄大、病程长、重度影像学改变有脊椎管狭窄存在，再次或多次发病的持续期而兼有麻木者，即脊柱相关疾病病程长、重度影像学改变，或疼痛兼有麻木。脊柱相关疾病应用较少。

深双软：同类钩锃针钩治的深度相同，钩提的力度最大、割治的组织最多、刺激量最大的基础上加用了补法，适用于中老年发病、病程较长、病情重、重度影像学改变，或年龄大、病程长、重度影像学改变有脊椎管狭窄存在，再次或多次发作的脊柱相关疾病，或麻木兼有冷凉。脊柱相关疾病应用较少。

重深双软：同类钩锃针钩治的深度相同，钩提的力度最大、割治的组织最多、刺激量最大的基础上加用了重补法，适用于中老年发病、病程较长、病情重、重度影像学改变，或年龄大、病程长、重度影像学改变有严重腰椎管狭窄存在，再次或多次发病的脊柱相关疾病。脊柱相关疾病应用较少。

在治疗脊柱相关疾病中。以平补平泻或泻法为主或补法为主。新夹脊穴钩治时辨证选择浅单软、轻单软、中单软、重单软、深双软，重深双软应用较少。

### 一、适应证和禁忌证

钩活术治疗脊柱相关疾病有其适应证和禁忌证，适应证当中包括绝对适应证和相对适应证，禁忌证当中还包括不适应期和禁忌期。

1. 钩活术疗法适应证

脊柱相关疾病。

2. 钩活术疗法绝对适应证

无禁忌证的脊柱相关疾病，或急性脊柱震荡性损伤后7天、急性脊柱损伤术后3个月、脊柱退变性疾病手术后3个月（脊柱手术失败综合征，FBSS）、先天性脊柱疾病手术后3个月、脊柱良性肿瘤手术后3个月、陈旧性脊柱损伤的脊柱相关疾病。

3. 钩活术疗法相对适应期

年老体弱而无他疾，高血压、冠心病、糖尿病相对稳定期，或其他疾病控制较好，不影响钩活术治疗脊柱相关疾病期。

4. 钩活术疗法禁忌期

急性脊柱震荡性损伤后前24小时内、脊柱损伤后30天内、急性脊柱损伤术后30天内、脊柱退变性疾病手术（脊柱手术失败综合征，FBSS）60天内、先天性脊柱疾病手术后30天内、脊柱良性肿瘤手术后30天内。

5. 钩活术疗法禁忌证

（1）各种结核、肿瘤及扩散、转移。
（2）心脑血管病急性期。
（3）急慢性其他感染性疾病。
（4）各种代谢紊乱综合征。
（5）血友病或血小板减少性紫癜等凝血功能障碍的血液病患者。
（6）各脏器功能的衰竭。
（7）风湿性、类风湿疾病的急性期。
（8）其他全身性疾病的急性期，伴有血象异常或发热者。
（9）糖尿病患者血糖未能控制者。
（10）肝肾功能不全、慢性消耗性疾病。
（11）妇女妊娠期、围产期。
（12）青光眼发作期、癫痫病发作期、精神分裂症发作期。
（13）施钩部位神经血管不能避开者。或局部溃疡、皮损、感染、肿物等。
（14）年老体弱和高血压冠心病患者要慎重使用。
（15）妇女哺乳期、月经期要慎重使用。
（16）脊柱损伤和强直性脊柱炎。

## 二、术前检查及注意事项

钩活术术前检查排除其他病和禁忌证是非常有必要的，包括常规检查和影像学检查两部分；注意事项包括治疗前、治疗中、治疗后。

1. 钩活术术前检查

（1）血、尿常规检查，凝血功能、血糖、心电的检查。
（2）中医四诊和西医四诊的检查。
（3）颈、胸、腰椎局部及骨性标志的检查。
（4）激发点、疼痛点、敏感点的检查。
（5）颈、背、腰部软组织、结节、条索状物的检查。
（6）影像学检查：X线（颈椎4或6位片）、CT、MRI检查。

2. 注意事项

包括各类各型钩锟针的使用保养及操作步骤、术前辨证、术中操作、术后处理，在《中华钩活术》中已有介绍，下面重点介绍钩活术治疗脊柱相关疾病的前、中、后有关注意事项。

（1）治疗前：
①必须选择绝对适应证，综合判断确定钩治穴位点。
②了解穴位点或激发点的局部解剖，排除其他不利因素。
③注意相关的体位，充分暴露钩活位置，清除局部异物及毛发。
（2）治疗中：
①在钩治过程中，操作者必须精力集中，全身心投入。
②钩提法以平补平泻为主导手法。
③操作手法要轻、柔、灵、活、快捷、准确，绝对不能蛮干，尤其是背部腧穴。

④严格无菌操作，规范操作，防止感染和损伤。
⑤防止滞针、断针、折针、晕针、伤其正常组织和器官等，如有发生，全力抢救。
（3）治疗后：
①注意加压包扎，防止渗血，局部避风。
②注意针孔注射活血防粘混合液。
③颈胸椎治疗后4天内不能做保健操。
④密切观察其反弹情况。

### 三、钩治的基本规律及操作步骤

由于脊柱生理解剖的特点，通过钩活术治疗脊柱相关疾病是有一定规律的，在颈胸段钩治新夹脊穴时，为"倒八字形"钩活，腰椎垂直钩活，这是钩活安全的首要条件。其他规律如下。

1. 选钩规律

脊柱相关疾病是因经络不畅、闭塞不通而形成的，对局部的主要穴位，根据局部解剖特点选用巨、中、微类钩鍉针，如颈部新夹脊穴的脊穴和脊撒穴选用巨类钩鍉针；对病情相对较轻的选用中类钩鍉针；对病情较轻的选用微类钩鍉针。

2. 手法规律

钩活术治疗脊柱相关疾病采用的手法是钩提法（垂直钩提法、倒八字钩提法）和钩割法（垂直钩割法、倒八字钩割法），一般不用分离法、捣碎法、强刺法。

3. 钩活步骤

根据骨性标志采用适宜的体位，准确定位后，术野充分消毒，在选定的穴位点局部麻醉后进行钩治，按无菌操作进行。具体步骤如下。

第一步：局部消毒

根据骨性标志，确定相应腧穴位置，对腧穴局部进行常规局部消毒。

第二步：局部麻醉，用0.25%~0.50%的盐酸利多卡因局部浸润麻醉，视穴位点的深浅，每个穴位点局部应用稀释后的麻药2~4ml，3~5分钟后即可操作，同时注意观察有无过敏反应。

第三步：无菌操作

按照常规无菌操作技术戴无菌帽及口罩，常规刷手，穿无菌衣，戴无菌手套，打开手术包，常规铺盖洞巾，准备钩活操作。

第四步：进入皮肤

在无菌操作的前提下，左手固定腧穴局部皮肤，确保刺入的准确位置，右手持已消毒后的钩鍉针，使钩鍉针的钩尖垂直穿透表皮真皮，进入皮下组织，然后使钩鍉针直立做好钩提准备。

第五步：进行钩治

对于进入皮下组织的钩鍉针，做钩提动作，边钩提边深入，使腧穴的局部基本畅通，为之钩度，其深度视相应腧穴而定，之后即可退针。钩提之外的手法，按要求采用其他手法。

第六步：退出皮肤

手法完成后，左手固定腧穴局部皮肤，使钩鍉针在皮肤内稳定的按照进针路线原路返回，退出皮肤表面。

第七步：排出瘀血（放血疗法）

对于钩治后的腧穴，采取放血疗法，排出局部针孔内瘀血，术者双手"倒八字法"挤压腧穴周围的组织，使腧穴针孔内的所有瘀血排出，达到瘀血祛新血生的目的。

第八步：局部注药

排出瘀血后，针孔内局部注射防粘活血混合液，每一针孔内局部阻滞 0.5~1ml 混合液，达到防粘、活血、营养、防栓塞的有效作用。

第九步：无菌包扎

对排出瘀血和局部注射防粘混合液的针孔进行局部加压包扎，加强局部药物吸收和局部组织修复，防止渗血和局部血肿形成。4 天后去除局部敷料，中间不用换药。之后热敷局部针孔即可。

4. 再次钩治的标准

第二次钩治或第三次钩治，或第二疗程中每一次的钩治，都属于再次钩治。再次钩治的标准是根据脊柱相关疾病整体好转情况，包括体征和自感症状及其他检查指标。7 天后好转≥90% 不做下一次，好转<90% 应做下一次。

脊柱相关疾病如反弹，钩治标准依然是好转<90%，再钩治下一次。

**四、术时异常情况的处理及预防**

钩活术治疗疾病选定相关的腧穴，大部分是特定穴和经外奇穴，尤其是新夹脊穴，全部位于不安全的脊椎旁，最容易刺钩于椎管内、胸腔内、纵隔内，损伤脊髓、神经根、神经干、血管等重要器官。再则，使用的针具都是特异钩鍉针，比毫针粗、大、宽，而且还带一个钩。在操作技巧方面要求比较高，虽然有一个钩弧，阻止了针具前进的速度，给操作者一个警示，相对比较安全，但如操作不慎，疏忽大意，或违规操作，或钩活手法不得当，或对人体解剖部位缺乏全面的了解等，有时就会出现一些不良反应。一旦发生，应妥善处理，否则将会给患者带来不必要的痛苦，甚至危及生命。为此应规范操作，预防不良反应发生。现将钩治时常见的异常情况分述如下。

1. 晕针

晕针是在钩治过程中患者发生的晕厥现象，患者突然出现头晕目眩，面色苍白，心慌气短，出冷汗，恶心欲吐，精神疲倦，血压下降，脉象沉细。严重者会出现四肢厥冷，神志昏迷，二便失禁，唇甲青紫，脉细微欲绝。原因是紧张、体质虚弱、过度劳累、饥饿等，发现后及时进行相应处理，停止操作，给予糖水等，针对病因必须加强预防。

2. 滞针

滞针是指在钩治过程中钩针下方有涩滞的感觉，勉强钩治，或不能正常退出，而患者则感觉疼痛的现象。由于巨、中、微类钩鍉针的针体较毫针巨大，此现象的发生率很低，但也必须引起注意。

3. 弯针

弯针是指进钩时或钩治入腧穴后，钩身或钩头在体内形成弯曲的现象，原因是进钩手法不熟练，用力过猛、过速，钩下碰到坚硬组织，患者体位不适，钩柄受外力碰击，滞针处理不当等，而造成弯针，操作手法不能正常进行，其钩治的角度和方向发生了变化，达不到治疗的目的，甚至损伤正常组织。巨类钩鍉针发生率较低，中、微类钩鍉针操作过程都可能发生，长钩身的钩鍉针更易发生，如有发生及时做好处理：

停止操作,轻度弯曲慢慢退针,重度弯曲可进一步局麻慢慢退针,施术者动作轻巧,使患者体位要舒适,预防弯针的出现。另外退出弯曲的钩鍉针一定不能再使用,严防断裂。

4. 断针

断针又称折针,是指钩鍉针钩头或钩身折断在人体内,原因是钩鍉针本身的寿命或操作者操作不当,如有此事发生医者态度必须镇静,并嘱患者不要惊慌,保持原有体位,以防残端向深层陷入。若折断处钩身尚有部分露于皮肤之外,可用持针器钳出。若折断钩身残端与皮肤相平或稍低,而尚可见到残端者,可用左手拇、食两指在钩身旁按压皮肤,使残端露出皮肤之外,随即右手用持针器将折断部分全部拔出。若折断部分全部深入皮下须在C臂下定位,施行外科手术取出。钩治前必须认真仔细检查针具,操作时必须谨慎小心,防止断针的发生。

5. 操作损伤

操作不当钩伤正常的肌肉、韧带、筋膜,或损伤神经、血管,刺伤重要脏器,重则造成创伤性气胸、钩伤骨骼。如有此情况发生,及时进行相应的处理,要求操作者严格规范操作,防止损伤的发生。

**五、术后异常情况的处理与预防**

钩活术治疗中,如果操作不当、定位不准、适应证选择不准确、兼症未能准确预料、兼症治疗不到位、钩治后包扎不到位、钩活术前检查不到位、个体差异、相对禁忌证不稳定等情况下进行了钩活治疗,会有钩活治疗后异常情况出现。

1. 局部疼痛

治疗后24~48小时,针孔局部胀痛不适为正常表现,一般过48小时后自然消失。5天后的皮肤表面看不到异常情况,也摸不到异常征象而自感局部轻微疼痛为正常表现。经局部热敷后,症状即可消失。如48小时内疼痛比较剧烈或5天后局部疼痛明显都属于非正常疼痛,原因为使用代用品钩鍉针、过期钩鍉针、退役钩鍉针、带病钩鍉针、操作不规范等所致,根据病因采用局部轻度按揉的方法、局部湿热敷、口服抗炎活血药、毫针刺激局部穴位点等治疗,症状可缓解。应严格无菌轻柔准确操作,杜绝使用过期及"退役"钩鍉针,局麻到位。

2. 局部皮肤青紫

治疗后5天,局部皮肤没有任何异常感觉,而出现青紫现象,青紫处无硬结肿痛,不影响正常功能。原因为局部止血不到位,或未能排出针孔内的积血而造成皮下瘀血,或使用过期钩鍉针而损伤周围组织及血管所致。采取局部热敷加快瘀血吸收的措施。应认真排出针孔内积血,杜绝使用过期及"退役"钩鍉针。

3. 血肿和局部硬结

治疗后5~7天,针孔部出现血肿小硬结疙瘩,按之坚硬疼痛,影响或不影响正常功能,自感局部稍有不适。原因为操作时钩治不当,加压包扎不到位,治疗后活动度太大等。如血肿过大需要抽出瘀血后,局部轻按揉每日1次,一次1~2分钟,局部热敷每日1~2次,一次1~15分钟,口服抗炎活血药,正确处理一般15~30天吸收。

4. 局部化脓

治疗3~5天后,局部针孔红肿热痛甚至有脓液渗出,属局部感染现象。原因为消毒或无菌操作不到位,局部清洁不到位,治疗前局部或全身有感染现象。应有效排脓,局部和全身抗感染治疗。应严格消毒。

5. 局部瘙痒

治疗后几小时或更长时间局部皮肤瘙痒、发红、丘疹等现象。原因为过敏反应，首先排除过敏源，相应对症处理。

6. 伤口迟缓愈合

治疗后 5 天，伤口不愈合，或有渗液外溢。原因为糖尿病、免疫力低下、局部轻度感染、脂肪液化等。根据情况有效控制血糖，局部热疗，或使用提高免疫力药物加抗感染治疗。应详细询问既往史，严格术前检查。

7. 伤口局部凹陷

治疗 5 天后，局部针孔出现凹陷现象，或有渗液溢出，无痛不影响正常功能，一般出现在比较肥胖的人群中。原因为脂肪液化或皮肤结核。处理脂肪液化者要进行理疗、皮肤结核抗结核治疗。应认真检查有无结核史，对肥胖病人操作要轻柔。

8. 伤口局部皮肤变白

治疗后 14 天或更长时间，针孔局部皮肤慢慢地变为白色，不影响正常功能，病人无任何感觉。原因为白癜风患者钩活刺激皮肤后，局部皮肤白癜风发作；或皮肤免疫功能低下的患者，钩活刺激皮肤后，局部黑色素脱失。应按白癜风治疗。预防的方法应动作轻柔，尽量减少对表皮真皮的刺激。

9. 发热

治疗后 12~48 小时病人发生不同程度的体温升高（腋下 37~38℃），48 小时以后，体温大部分恢复正常，如 48 小时不能恢复者，考虑有感染情况发生，视为钩活后发热。原因为钩活的刺激，病人精神紧张等而产生生理性发热，属正常反应，48 小时之后体温不能自然恢复正常者，视为感染，寻找感染源或致热源进行相应处理，在治疗前应排除其他感染，严格无菌操作。

10. 症状加重或过时反弹

治疗后所表现的症状较治疗前明显加重，或过时反弹，24 小时后又逐渐缓解，48 小时后较治疗前症状减轻，此属于自然反弹现象，1 天、2 天、4 天、7 天、14 天反弹属正常现象，反弹后症状的轻重是再次钩活术的指标。96 小时后症状不缓解，或第二次治疗仍然症状不缓解者，一为治疗不对症，二为技术不到位，三为有其他原因，四为少数无效病人。

11. 痉挛性抽搐

钩活治疗前无抽搐现象，钩活治疗后四肢或腹部出现痉挛性抽搐。原因为精神紧张所致者，过时即刻缓解。如过时症状不能缓解，或有伤及脊髓、神经或重要脏器，或兼有他病发作，查明原因及时对症处理。

### 六、疗程及专用防粘配方

脊柱损伤老年人较多，强直性脊柱炎体质相对较差，阳气不足，肾气亏虚，因此在疗程上时间应拉长，用药的剂量上应相对减少。

1. 疗程　钩治的疗程和间隔的时间，在《中华钩活术》中已有叙述，两次钩治间隔时间 7~14 天，3 次一个疗程，两疗程间隔 21 天，钩活不能太频、太多，局部组织彻底修复后才能再操作。达到好转≥90% 的疗效时，不再做下一次，观察有无反弹情况再决定下次钩活与否。如果需要脊柱双部位（颈、胸、腰）钩活术治疗，在两次之间可穿插进行其他部位,也就是在钩活术治疗后的第 4 天可治疗脊柱其他部位。但是每个部位本身第二次钩活和第一次钩活相差时间≥7 天,15 天内脊柱最多钩治 4 次。

2. 防粘配方

配方:牛痘疫苗致炎兔皮提取物注射液($1 \times 3ml$)2ml + 500μg 维生素 $B_{12}$ 注射液($1 \times 1ml$)0.5ml = 钩活防粘活血混合液。

方法及注意:根据钩治穴位点的不同,每个针孔酌情使用钩活防粘活血混合液 0.5~0.8ml,深度为钩活治疗的深度,在无菌操作前提下,排出针管内的空气,进入相应的深度,抽无回血方可注药。注射的部位必须在钩治的穴位孔内,不能注射于周围组织,在操作过程中要注意三慢:慢进针、慢推药、慢退针,严防注射于其他部位,造成误伤。

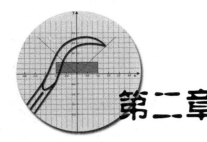

# 第二章 颈段脊柱相关疾病

颈段脊柱相关疾病是指由于脊柱颈段力学不平衡而致肌张力失衡,骨关节轻度位移,刺激压迫周围的血管、神经(尤其是交感神经),引起身体其他系统的相应症状、体征。

## 第一节 病因病机病理

脊柱相关疾病是一种多因素、多系统、多脏器互相影响,不断由量的积累到质的改变的复杂病理解剖和病理生理过程。有些已经有明确的实验室依据,有些还在艰辛的探索和研究中。尤其是近年来人们的生产生活方式发生了急剧的变化,人体内外环境的影响因素日趋复杂,给脊柱相关疾病的病因、病机和病理研究不断提出新的课题和挑战。

### 一、病因

病因是指导致疾病发生发展的原因。病因学说是阐述致病因素的性质、特点和发病的临床表现的学说。脊柱相关疾病的病因是以中医的病因学说为基础,结合现代脊柱的病理解剖和病理生理来阐述各种相关疾病的病因及发病特点的学说。引起脊柱相关疾病的原因多种多样,各种病因可能单一作用于脊柱,也可能同时作用于脊柱,还可能交互作用于脊柱,导致脊柱及其相关脏腑、经络、气血的功能异常,产生疾病。

《黄帝内经》对病因的性质进行了早期的分类,《素问·调经论》指出:"夫邪之生地,或生于阳,或生于阴。其生于阳者,得之风雨寒暑;其生于阴者,得之饮食居处,阴阳喜怒。"在汉代张仲景的《金匮要略》一书中明确指出了疾病发生的三个途径:"一者,经络受邪,入脏腑,为内所因也;二者,四肢九窍,血脉相传,壅塞不通,为外皮肤所中也;三者,房室、金刃、虫兽所伤。"此后,宋代陈无择又引申《金匮要略》千般疢难,不越三条之意,提出"三因"学说,即六淫邪气入侵为外因,七情所伤为内因,饮食劳倦、跌仆金刃及虫兽所伤为不内外因。同时,三因之间是相互联系的,《三因极一病证方论·三因论》指出:"如欲救疗,就中寻其类例,别其三因,或内外兼并,淫情交错,推其深浅,断其所因为病源,然后配合诸证,随因施治,药石针艾,无施不可。"三种病因可能单独致病,也可以互相交错,兼并在一起。中医这些病因学的学说,至今仍对脊柱相关疾病的辨证有深远的指导意义。脊柱相关疾病的病因有其特殊性。各种病因必须作用在脊柱上,通过脊柱反映到相应的肢体、脏腑以及气血经络而产生疾病。人体对各种有害因素的反应，虽然有其共同规律，但由于脊柱特殊的解剖结构和生理功能，人们所处的环境、地点不同，人体体质因素，致伤外力、感受外邪程度等的差异，从而产生了人体对各种病因反应的特殊性，需要从外因和内因两个方面进行探索。

（一）急性损伤

急性损伤是由于外力作用于脊柱，使脊柱的组织结构受到破坏，生理功能失常所引起的一系列证候。急性损伤的特点是受伤程度与外力有关。外力可因大小、方向、性质、程度、接触部位等的不同而有差异，总的可分为直接外力和间接外力两类。

1. 直接外力　直接外力所致的损伤发生在外力作用的部位。如撞击、挤压、跌仆、金刃、枪弹等所引起的损伤。

2. 间接外力　间接外力是指外力作用于人体后，损伤不是发生在外力接触的部位，而是远离外力作用的部位。根据损伤外力的不同性质又可分为：传达外力、扭转外力、杠杆外力、肌肉牵拉力。

（二）慢性劳损

慢性劳损造成的脊柱相关疾病是一个缓慢、渐进、累积的过程，是近年来造成脊柱相关疾病的主要原因。慢性劳损是由于超越生理能力的活动或在生理范围内反复的活动使应力过分集中于脊柱的某一节段，长期、反复、持续的应力集中于脊柱的椎体、椎间盘、韧带、关节突关节、肌肉及筋膜等组织，超过了上述组织所能承受的代偿能力，产生一系列的病理解剖和病理生理变化，如骨质增生、关节退变、肌肉劳损、筋膜肥厚等，导致不同程度的脊柱损伤。正如《素问·宣明五气》指出的："五劳所伤，久视伤血，久卧伤气，久坐伤肉，久立伤骨，久行伤筋，是谓五劳所伤。"在这里值得重视的一个问题是"久"字表述的时间因素和重复动作形成的累积作用，即所谓的积劳成疾。

（三）外邪侵袭

人体是一个开放系统，人体的内环境与外环境保持着动态平衡，外感六淫的风、寒、暑、湿、燥、火是自然界六种不同的气候变化。如果人体内的变化不能适应气候变化，或六淫太过伤及人体，都可导致疾病，外感六淫诸邪或邪毒感染均可侵及脊柱，使脊柱的骨、关节、韧带、椎间盘、筋膜、周围肌肉的内在平衡失调；也可以在劳伤的基础上，外邪侵袭而致病。正如《诸病源候论·卒腰痛候》指出："夫劳伤之人，肾气虚损，而肾主腰脚，其经贯肾络脊，风邪乘虚，卒入肾经，故卒然而患腰痛。"

（四）内在因素

内在因素是指人体内部影响脊柱疾病的因素。无论是急性损伤还是慢性劳损，尽管其致病因素不同，但都有它的各种不同的内在因素和一定的发病规律。《素问·评热病论》指出："邪之所凑，其气必虚。"《灵枢·百病始生》说："风雨寒热，不得虚，邪不能独伤人。卒然逢疾风暴雨而不病者，盖无虚，故邪不能独伤人。此必因虚邪之风，与其身形，两虚相得，乃克其形。"因此，任何外界致病因素只要超过了人体所能耐受的程度，就会导致疾病的产生。另外还与解剖结构、年龄、体质、职业等有关。

（五）七情内伤

七情即喜、怒、忧、思、悲、恐、惊七种情志的变化。在一般情况下，七情是人体对客观外界事物的不同反映，是人的正常生理活动。只有突然、强烈或长期持久的情志刺激，才能影响人体的生理功能，使脏腑气血功能紊乱，导致疾病的发生。《素问·疏五过论》说："故贵脱势，虽不中邪，精神内伤，身必败之。"精神内伤，即七情过度引起内伤气机，导致气血紊乱引起病变。人的情志活动与内脏有着密切的关系，因为情志活动必须以五脏精气作为物质基础，而外界的各种精神刺激只有作用于有关的内脏，才能表现出情志的变化。所以《素问·阴阳应象大论》说："人有五脏化五气，以生喜怒悲忧恐。"不同的情志变化，对内脏有不同的影响，如喜伤心，怒伤肝，思伤脾，忧伤肺，恐伤肾。另一方面是因病致郁，即与七情相关的脏腑病变，引起情志异常，导致气机的升降失常，气血功能紊乱。在脊柱相关疾病中，有关内脏的病变与情志变化密切相关。如脊柱的骨关节痹证中，如果情志郁结，则内耗气血，肺气不足则喘促气微；心血不足则心悸怔忡；肝失疏泄则烦躁易怒，视物不明；肾精虚少则耳鸣耳聋，腰膝痿软；脾运化无力则肌肉萎缩。反之情志异常影响脏腑，也会导致脊柱功能紊乱，如大怒伤肝，肝血耗伤，筋脉失养，拘挛收缩；肾精不足则无以充养，骨枯髓减，易于病变及骨质增生。

### 二、病机

病机，是指疾病发生、发展、变化及其结局的机理。以阴阳五行、气血津液、藏象、经络、病因和发病等基础理论，探讨和阐述疾病发生、发展、变化和结局的机理及其基本规律，即病机学说。病机之名，首见于《素问·至真要大论》的"审查病机，无失气宜"和"谨守病机，各司其属"。病机的理论在《黄帝内经》中已奠定了基础。如《素问·至真要大论》的"诸风掉眩，皆属于肝……"等"病机十九条"，是以"五运六气"的"六气"与五脏相应的理论，将临床常见的诸多症状，分别归属于心、肺、脾、肝、肾之疾患，风、寒、湿、热、火之疾患，病变部位是在"上"或"下"等。《黄帝内经》关于病机的论述，内容非常广泛，并不局限于"病机十九条"，广泛地涉及到邪正和阴阳的盛衰，气血和脏腑的虚实，以及某些病证（如疼痛、痿、痹、厥、痈疽等）的病机，均有详尽的论述。

病机学说在脊柱相关疾病的临床应用范围广泛，从整体、系统、器官、组织到细胞，都有其不可或缺的指导价值。在临床常见的病证有痛证、痹证、痿证、气滞证、血瘀证等。

#### （一）痛证

疼痛是脊柱相关疾病的主证，是人类医学永恒的课题。在《素问·举痛论》中就提出："其痛或卒然而止者，或痛甚不休者，或痛甚不可按者，或按之而痛者……或腹痛引阴股者，或痛宿昔而成积者，或卒然痛死不知人，有少间复生者，或痛而呕者，或腹痛而后泄者，或痛而闭不通者。凡此诸痛，各不同形，别之奈何？"这可能是比较早的疼痛分类。

脊柱相关性疾病的疼痛特点是躯体疼痛与内脏疼痛混合存在，临床症状复杂，定位较差，持续时间久，有时呈难以忍受的疼痛。

在临床上对脊柱相关性疾病的疼痛进行分析时要注意疼痛的部位、时间、性质及组织特征，在纷杂的临床症状中理出一个清晰的诊断治疗思路，从而做出正确的诊断和鉴别诊断。

1. 疼痛的部位

脊柱相关性疾病的疼痛的好发部位多见于颈、肩、腰、背、臀及胸腹部。这些部位长时间承受较高的应力,容易产生局部软组织高张力状态。这与人们现代生活和工作方式的改变密切相关。比如从事电脑及网络工作人员,长时间低头伏案工作,极易造成颈肩部的疼痛等。通过神经反射,引起相关的脏器功能紊乱,或系统的平衡失调。

2. 疼痛的时间

脊柱相关性疾病的疼痛时间难以确定。因为疼痛是以单个神经元神经冲动的时间模式传达信息,当刺激感受野激活该神经元时,即可显示特征性的发放模式,Melzack 和 Wall(1962)提出了由中枢神经细胞辨认的时间模式类型。第一类时间模式:发放频率迅速地突然增加和减少是对轻度压迫发生反应的纤维所具有的特征,高阈中枢细胞迅速适应,或后兴奋抑制,仅对时间模式发生反应。第二类时间模式:持续的、比较稳的低频反应是对温度敏感纤维的特征,低阈中枢细胞缓慢适应,对时间模式没有反应。第三类时间模式:反应频率迅速升高,随后缓慢降低是对重压或组织损伤发生反应的感受器-纤维的特征。仅在持续爆发后发生反应,并不迅速适应的高阈中枢细胞对时间模式发生反应。脊柱相关性疾病在临床表现的疼痛具备了这三类时间模式。

3. 疼痛的性质

疼痛作为一种感觉,与触、压、冷和热感觉不同,它不是一个独立的可明确下定义的感觉。疼痛的出现总是伴有一种或多种感觉,例如刺痛、灼痛、胀痛、酸痛、绞痛、撕裂痛等,脊柱相关疾病的疼痛多属于酸痛、胀痛和灼痛,有时伴有不同程度的情绪反应,甚者有时达到不能忍受的程度。

4. 疼痛的组织特征

几乎任何组织遭受刺激、损伤、炎症或感染时,都能引起疼痛。脊柱相关性疾病的疼痛的组织特征在于:构成脊柱的各种组织成分均可引起不同种类的疼痛,这就给疼痛的鉴别诊断带来了一定困难。但如椎间盘源性疼痛(discogenic pain)、刺激颈椎间盘引起的肩胛部疼痛、神经根受压后的疼痛、关节疼痛、头痛、肌源性疼痛、皮肤疼痛等各有其疼痛特点。

(二)痹证

痹证在脊柱相关疾病中为发病的初期,多由六淫外邪所致,造成脊柱相关疾病有其共同特点。早在《素问·刺节真邪论》中就有"卫气不行,则为不仁"的记载。在《素问·痹论》中对痹证的病因、病机、证候分类以及演变等内容做了详细的论述。如论病因"风寒湿三气杂至""所谓痹者,各以其时,重感于风寒湿之气也";在论述病机上指出痹证虽然是感受风寒湿邪而致,亦随人体阴阳盛衰而有寒热不同见证,如《素问·痹论》谓"痹,或痛,或不痛,或不仁,或寒,或燥,或湿,其故何也"?"岐伯曰:'痛者,寒气多也,有寒故痛也。其不痛不仁者,病久如深,荣卫之行涩,经络时疏,故不痛,皮肤不荣,故为不仁。其寒者,阳气少,阴气多,与病相益,故寒也。其热者,阳气多,阴气少,病胜气,故为痹热。'"在论证候分类时说,"其风气胜者为行痹;寒气胜者为痛痹;湿气胜者为着痹也"。此外在《素问·痹论》中还指出痹证的发生与人之正气有关,如"逆其气则病,从其气则愈,不与风寒湿气合,故不为痹"。

（三）痿证

痿证在脊柱相关疾病中属于较重阶段，如《素问·痿论》提出："五藏使人痿何也？""岐伯对曰：'肺主身之皮毛，心主身之血脉，肝主身之筋膜，脾主身之肌肉，肾主身之骨髓。故肺热叶焦，则皮毛虚弱急薄，著则生痿躄也。心气热，则下脉厥而上，上则下脉虚，虚则生脉痿，枢折挈，胫纵而不任地也。肝气热，则胆泄口苦筋膜干，筋膜干则筋急而挛，发为筋痿。脾气热，则胃干而渴，肌肉不仁，发为肉痿。肾气热，则腰脊不举，骨枯而髓减，发为骨痿。'"中医对痿证的认识与现代关于一些系统、器官、组织的退行性病变很接近。有些现代的实验室检查及临床积累的数据也能很好地诠释这些古训。比如不同年龄的血管弹性指数所反映的脉痿，肌肉的0~5级评价指数所反映的肌痿，骨密度反映的骨痿等。而且这些组织的性能与相关的脏器功能又有直接的联系。

（四）气滞血瘀证

气血是构成人体的基本物质。《灵枢·刺节真邪》说："真气者，所受于天，与谷气并而充身也。"《灵枢·营卫生会》说："中焦亦并胃中，出上焦之后，此所受气也，泌糟粕，蒸津液，化其精微，上注于肺脉，乃化而为血。"气血运行于全身，周流不息，外而充养皮肉筋骨，内而灌溉五脏六腑，全身的脏腑、皮肉、筋骨，都需要气血的温煦、推动、滋养、濡润作用，才能发挥正常的生理功能。气与血的关系非常密切，气以行血，血以载气，相互依附，周流不息。《血证论》指出："气为血之帅，血随之而运行；血为气之守，气得之静谧。"脊柱相关疾病与气血有密切关系。当脊柱受到损伤后，常可导致气血功能紊乱而产生一系列的病理变化。同时，气血阻滞也会影响脊柱的功能而百病丛生。《杂病源流犀烛》指出："跌仆闪挫，卒然身受，由外及内，气血俱伤病也。"《正体类要》说："肢体损于外，则气血伤于内，营卫有所不贯，脏腑由之不和。"脊柱是人体的主干，也是气血运行的通路，气滞血瘀，则脊柱气血运行不畅，气机不畅。《素问·阴阳应象大论》说："气伤痛，形伤肿，气本无形，故瘀滞则气聚，聚则似有形而无质，气机不通，则闷胀疼痛。血有形，形伤肿，瘀血阻滞，不通则痛。"气滞与血瘀每多同时并见，《素问·阴阳应象大论》指出："故先痛而后肿者，气伤形也；先肿而后痛者，形伤气也。"气血运行不畅，脊柱气血运行阻滞，筋脉失养，功能失常，由外及内，内及脏腑，故见诸症。《杂病源流犀烛》曾明确指出："气行于血，血本随气以周流，气凝则血亦凝矣，气凝在何处，则血亦凝在何处矣，夫至气滞血瘀则作肿作痛，诸变百出。"

（五）病机学说在脊柱相关疾病中的应用

1. 从整体上探讨脊柱相关疾病的发生、发展、变化和结局的基本规律。如邪正盛衰、阴阳消长、内外平衡、代偿失调、气血运行、津液代谢等。

2. 从脏腑、经络、神经、体液等某一系统研究脊柱相关疾病的发生、发展、变化和结局的基本规律。如脏腑病机、经络病机等。

3. 探讨某一类脊柱相关疾病的发生、发展、变化和结局的基本规律，如六经传变病机、卫气营血传变病机和三焦传变病机等。

4. 研究某一种脊柱相关病证的发生、发展、变化和结局的基本规律。如脊源性疼痛的病机、脊源性眩晕的病机、脊源性感觉异常的病机、脊源性消化不良的病机等。

5. 研究某一种脊柱相关症状的发生、发展的病机。如颈源性头痛的机理、椎间盘源性腰痛的机理、脊源性腹痛的机理等等。

### 三、病理

病理是对疾病发生、发展与变化机理的研究。脊柱相关疾病的病理是探索在各种病因作用下，脊柱功能紊乱所引起相关疾病的机理。脊柱相关疾病的发生、发展、变化与脊柱内在的平衡功能、患者的体质和致病因素的性质极为相关。外因作用于脊柱，引起脊柱失稳，内外平衡失调，因而导致脏腑气机升降失常，气血功能紊乱，从而产生了一系列的病证。所以脊柱相关疾病错综复杂，千变万化，其病理过程涉及应力集中、平衡失调、代偿紊乱、脏腑不和、气滞血瘀、痰湿瘀阻等几个方面。而在病变过程中，这几个方面又常互相影响，密切联系。

1. 应力集中

应力是物体抵抗外力造成变形的内力。当一个力作用于一个物体时，力使物体产生变形，但物体内部的材料也有抵抗变形的能力，这种物体内部材料抵抗变形的内力在力学上称为应力。它的大小与外力相等而方向相反。人体各种组织器官在承受外力时同样也产生应力，根据应力的方向可归纳为压应力、拉应力和剪应力。当某个方向的应力远远大于其他方向或其他方向为零应力时，称为应力集中。应力集中在工程方面可以引起材料或结构的破坏，在人体则由于应力适应性而引起一系列复杂的生理和病理反应。如骨骼为了在主应力方向承担更大的载荷，便在骨的质量和结构两个方面得到加强，结果便形成了我们常说的骨质增生、骨刺形成。在软组织方面，应力的集中或超限的载荷使筋膜和肌肉产生代偿性增生肥大，这种筋膜肥厚、肌肉肥大改变不仅使组织结构和功能发生改变，也是造成脊柱相关疾病的潜在因素或直接因素。

脊柱的应力集中部位在颈、胸、腰和骶曲的弧顶。这些部位从生理功能到解剖结构上都处于"关键部位"。以颈椎为例，颈椎的活动范围最大，颈椎前屈时，椎间盘腹侧压缩，背侧张开，整个椎间盘向背侧移动，后关节和棘突分离。颈椎极度前屈时，后关节几乎呈半脱位，椎体的倾斜与滑移同时发生，此种姿式下活动易造成脊柱内在平衡的失调，发生超越生理范围的活动，椎间盘内某个方向产生应力集中，造成相应的变形，也即"骨错缝，筋出槽"，引起脊柱和脊神经的损伤。脊神经根在脊柱相关疾病中占有重要地位。神经根位于神经根管内，神经根本身占椎间管内径的35%～60%，周围还有脊髓前后动脉、静脉、淋巴管、窦椎神经及疏松结缔组织和脂肪组织。同时神经根内还含有交感神经纤维。当脊柱有损伤、错缝、炎症、充血、水肿，以及在骨质增生、黄韧带肥厚、椎间盘突出的综合作用下，椎管内的解剖成分增加，容积减少；再加上脊柱活动时神经根在椎间孔的摩擦、牵扯或粘连，加重了神经根的损伤。神经根受压迫或刺激后，其传导功能障碍，此时不但出现该神经支配区域的症状，还会通过节段间神经在脊髓内的联系和自主神经而相应影响内脏，导致脊柱相关疾病的产生。关节突关节是脊柱活动和负重的重要组成部分。关节囊可以限制关节活动在2～3mm的范围内，关节内滑膜丰富，受脊神经后支、前支的返支和窦椎神经支配，关节囊内还有丰富的机械感受器。脊柱的错缝多是以椎体为中心，表现在关节突关节上的位移，也可由肌肉及其他组织的张力对关节囊的持续压力，使该节段脊神经和脊髓反射性地产生脊柱相关的疾病。

2. 平衡失调

脊柱本身是一个整体，构成脊柱的各个组成部分之间和脊柱与内脏功能之间在结构上有联系，在功能上相互协调，在病理上相互影响。

（1）脊柱的静态稳定：脊柱是靠椎体、关节突、椎间盘、韧带、关节囊等组织来维持其稳定的。上述组织的弹性力量较肌肉高，承受外力时变形小，所以又称为脊柱的静态稳定系统。

（2）脊柱的动态稳定：肌肉既是维持脊柱稳定的因素，也是脊柱活动的原动力。在静态下靠自身张力维持脊柱的姿态，受力时靠主动收缩来增强脊柱的稳定，所以又称脊柱的动态稳定系统。

（3）脊柱的平衡失调：脊柱及其所联系的各个组织器官之间，都有各自不同的功能，而这些不同的功能，又都是整体活动的一个组成部分，从而决定了脊柱和各组织器官之间在生理上是相互联系的，在病理上则是相互影响的。这种相互联系，是以脊柱为中心，通过神经、血管、经络等联络作用而实现的。它体现在脊柱与四肢，脊柱与脏腑、组织之间的生理与病理各个方面。在病理上，脊柱与脏腑等存在着有机的联系。在发生病变的时候，脊柱的功能失常，可以通过神经体液因素反映于脏腑、肢体，肢体、脏腑的病变也可通过脊柱而表现出来。脊柱是人体的支柱，脊柱及其周围软组织是一个人体内的平衡系统。这个平衡系统相互协调，相互为用，保持了人体正常的生命活动。脊柱的正常生理活动是在肌肉舒缩的推动和椎间盘、韧带、小关节的稳定作用下来完成的，以上各个组织成分发生异常，都可使脊柱的平衡功能失调，不协调的脊柱活动就会扰乱脊柱正常的解剖生理关系，因而影响相应的组织器官，导致疾病。

脊柱平衡失调既可发生在脊柱关节，也可表现在肌肉、韧带、关节、筋膜等上，而脊柱平衡失调导致的关节骨错缝最为常见。骨错缝是指脊柱关节的不完全脱位，关节面的关系改变，关节本身有轻微的排列异常，但关节面仍保持接触。骨错缝实际上是一种脊柱关节正常的解剖、力学和生理关系的改变，是由于外力使关节的一部分韧带损伤而致关节移位。移位的关节可使一部分未断的韧带受到牵拉而发生紧张，韧带的弹性可将脊柱关节交锁在一个不正常的位置上，于是在脊柱上就产生了骨错缝的临床表现，不仅在脊柱的相应部位出现症状，也可直接刺激神经、血管或间接通过神经反射影响四肢和内脏器官。脊柱结构的改变导致人体功能的改变，同时内脏功能的改变也可影响脊柱的结构。因为人体的各个组织器官都要通过神经与脊柱发生联系，内脏器官有病变也会在脊柱上有所表现，通过反射性的肌肉舒缩功能的改变以及脊柱周围韧带、关节囊等发生适应性的调节而导致脊柱功能的异常。

脊柱椎体可以沿横轴、纵轴和矢状轴旋转和平移。脊柱的活动通常是多个节段多个方向的联合动作。所以脊柱失稳后发生的骨错缝也是可以在水平轴上平移，冠状轴上的前倾、后仰和在矢状轴上左右旋转。脊柱的位移发生后，会使脊椎管内容积减少，同时还可使神经根管以及椎动脉受到压迫或/和刺激；脊柱小关节排列异常产生对肌肉、肌腱、韧带、筋膜、硬膜等软组织的异常张力，以上各种因素综合作用的结果使被损伤组织接受伤害性刺激，传入冲动增多，既可引起受累的神经根、脊髓、椎动脉本身的病变，也可通过血管、神经的反射作用使相应的脊髓节段支配的内脏产生功能上的异常。

3. 代偿紊乱

人体的某一部分机能受到损伤，可以通过其他部分的功能来替代。在致病因子作用下，某器官、组织的结构遭受破坏，代谢和功能发生障碍时，由该器官、组织正常部分或别的器官、组织来代替、补偿的过程称为代偿。这种代偿过程主要是通过神经体液调节来实现的，是机体的一种重要的抗病功能。代偿可分为功能代偿、结构代偿和代谢代偿三种形式，但三者往往是互相联系的。

功能、结构及代谢的代偿常同时存在，互相影响。一般来讲，功能代偿发生得快，长期功能代偿会引起结构的变化，因此结构代偿出现比较晚。结构代偿能使功能持久增强，而代谢代偿则是功能与结构代偿的基础。但另一方面，机体的代偿能力又是有限的，如果某器官的功能障碍超过了机体的代偿能力，新建立的器官间的平衡关系又被打破，即发生代偿失调。

当脊柱处于静力状态时，持续性肌肉收缩会导致紧张性肌炎。等长收缩时，所有参与动作的肌肉同时收缩。不论肌肉紧张的原因是什么，是由于精神紧张，还是由于不良姿势，疼痛的原因都是缺血。肌肉收缩时，肌内压增高，血管被压缩并阻断肌肉的血循环，而收缩的肌肉还在做功，代谢产物堆积，组织缺血、缺氧，产生疼痛。

众所周知，剧烈的肌肉锻炼能使肌肉产生疼痛。停止锻炼后，疼痛可持续数小时甚至数日。实验证明，肌肉强力收缩时，用高灵敏度的肌电图仪能描绘出"疲劳曲线"，曲线显示最大的自由收缩波幅减低，肌纤维不能松弛。后一现象据认为系肌肉细胞处于兴奋或应激状态之故。肌肉一旦全部收缩，自动的松弛便不能发生，因而肌肉处于持续收缩状态，使肌肉高压不能缓解。这种不间断的压力使缺血加重，并进一步产生代谢产物，后者进一步引起刺激，并进一步促进肌肉收缩，形成恶性循环。

痛性痉挛是肌肉收缩的一种形式，由一个运动单元和附近其他运动单元同时放电引起，由脊髓兴奋引起的可能性要大于周围神经。持续拉紧受累的肌肉达到其最大长度，并维持两分钟以上，就能使疼痛减轻或消失。这是肌腱感受器（高尔基腱器）被拉长而产生中枢性反射，从而解除肌梭细胞的"负荷"，并使肌纤维松弛。

肌肉收缩、舒张需要氧和血液清除其代谢产物，然而持续肌肉收缩反而切断其自身的血供。在生理状态下，每一收缩期后必须有一个舒张期。在舒张期血流经开放的毛细血管带进新鲜氧，并清除聚集的代谢产物。交替的收缩和舒张能使肌肉活动无疼痛且不至于疲劳。而持续不间断的肌肉收缩打破了这种正常循环，肌肉内氧化不全和代谢产物堆积，最终导致缺血性肌痛。

缺血性肌痛的原因不仅是缺血，刺激性的代谢产物，如 $H^+$、$K^+$ 和乳酸聚集都能致痛。组织缺氧和代谢产物淤积的联合作用使组织发生炎症，最终将导致肌肉和邻近组织的纤维化反应，从而形成一种疼痛和功能障碍的循环。

4. 脏腑不和

脏腑是化生气血、通调经络、濡养皮肉筋骨、完成人体生命活动的主要器官。人体的脏腑均通过经络与脊柱发生联系。经络是运行气血、联络脏腑脊柱、沟通上下内外、调节脊柱各部分平衡的通路。每一经脉按其特定的配属表里关系与脊柱相关。故脊柱与脏腑在疾病的发生和传变上亦可互相影响。人体是一个统一的整体，表里内外之间有着密切的联系，不同的脏腑归属于脊柱不同的节段。脊柱发生病变，必然会通过有关的经络反映于内脏；而内脏本身的病变，同样也可影响其所属的脏腑。如足太阳膀胱经从头顶部向后夹脊下行，其上各个脏腑的腧穴均可反映内脏的病变。与腧穴相应节段的脊柱失稳，会影响相应的脏腑；内在脏腑的病变，也会从脊柱和腧穴的异常表现出来。

5. 气滞血瘀

脊柱相关疾病的气滞证多表现为肢体麻木窜痛，痛无定处，为疾病的早期。血瘀证多表现为局部酸胀刺痛，痛有定处，指下按之常有痛性结节或条索状物，为脊柱相关性疾病的中晚期。

6. 痰湿瘀阻

痰湿既是病因，也是病理产物，主要关系到肺、脾、肾三脏。由于肺、脾、肾三脏功能失调，加之寒热气火等原因，影响了津液的正常敷布和运行，使其聚而生湿，变而为痰为饮。肾阳虚衰，不能蒸化水液，也是造成痰湿病变的原因之一。痰形成之后，可随气流行，外而筋骨，内而脏腑，上下左右无所不至。若影响了机体脏腑的气机升降和气血的运行，便会发生种种痰湿病变。

湿有外湿和内湿的区别，外湿就是指存在于自然界的湿气，四季中以长夏时期湿气最盛。外湿伤人，除与季节有关外，还与工作、生活环境有关。如水上作业，涉水淋雨，居处潮湿等都可能成为感受湿邪的条件。内湿是由于脾失健运，水谷精微的运化转输功能失常，蓄积停聚而成。如《素问·至真要大论》所说："诸湿肿满，皆属于脾。"湿性重浊黏腻，凡湿邪致病，常见肢体沉重酸困的症状。如头部有湿，清阳不升，则头重而昏，有似以巾裹头，箍而发紧的感觉。即《素问·生气通天论》所说"因于湿，首如裹"。若湿留关节，则滞着不移，沉重难举。湿性黏腻，病程较长，缠绵难愈。湿为阴邪，遏伤阳气，阻碍气机。其证为肢节酸痛沉重，甚则难以转侧或肿满，痛有定处，肌肤麻木等。

## 第二节　西医学病因病机与诊断

脊柱颈段的疾患除可产生自身功能范围的改变外，还可引起脊髓、神经、血管及周围软组织损伤等临床综合征。颈段脊柱源性疾患与颈椎损伤节段的病理变化有关，尤其是各相关系统脏器的功能紊乱，疾病和亚健康状态交互存在，使其临床表现错综复杂，给诊断和鉴别诊断带来一定困难。但也有一定的内在规律可以遵循，比如神经系统疾病的定位诊断就有很重要的参考价值，现就颈段的一般临床表现做简要介绍。

头颈部的解剖结构复杂，对外界的感受器比较集中，其病理解剖和病理生理变化也相对复杂。尤其是近年来人们生产和生活方式的转变，长期低头伏案的机会增多，使得颈椎相关疾病的发病率呈不断增高、发病年龄不断下降的趋势。颈段脊椎损伤在临床以头面部五官症状和颅脑神经症状为主要表现。

### 一、颈段脊柱相关病证发病特点

颈段脊柱的结构复杂，是重要的生命通道，颈脊髓上连延髓和脑干，其间分布有呼吸、循环等生命中枢和12对脑神经，颈段脊柱的活动范围大，活动方向多，脊柱周围分布的血管、神经、食道、呼吸道关系非常复杂，结构的复杂性决定了颈段脊柱相关疾病的多样性，几乎涵盖了全身各系统的病证。

（一）多级神经调控

1. **脊髓调节**　我国学者应用荧光双标技术分别对心神经、内脏神经、膀胱和外周躯体神经进行双标记追踪，用双苯酰亚胺分别标记心神经和第2肋间神经，在$T_{2\sim5}$出现了双标细胞。用快蓝（fast blue，FB）和核黄（nuclear yellow，NY）分别标记膀胱壁和胫神经，在$L_6$后根节出现了快蓝和核黄双标细胞。由于在后根节、脊髓后角内存在双标细胞的事实，不仅使牵涉痛的机制得到进一步的解释，而且可以设想针刺对内脏功能的调节，可能在低级中枢（脊髓）就能进行调节，针刺穴位（或外周神经）的感觉冲动通过分支的传入轴突影响内脏功能和感觉。

2. 脑干调节　用电灼损毁三叉神经尾侧脊束核或切断三叉神经眶下支，针刺颜面穴位（"四白""颊车"）镇痛效应减弱或消失，当切断三叉神经根其溃变的一级纤维传入投射至三叉神经感觉核、颈段脊髓后角、脑干网状结构、孤束核、中缝大核、楔束核等；损毁三叉神经脊束核，其溃变纤维投射到丘脑腹后内侧核、板内核及内侧膝状体、脑干网状结构等核团。这些形态资料证明，三叉神经一级传入纤维和三叉神经脊束核与脑内许多核团发生了汇聚，这种汇聚可能是面部穴位调整内脏功能和镇痛的神经学基础。

3. 下丘脑调节　在急性心肌缺血（AMI）的动物模型身上以微电极记录细胞外单位放电方法，系统观察到了AMI和针刺"内关"穴对下丘脑不同脑区电活动的影响。发现视前区－下丘脑前部（PO－AH）和下丘脑后区（PHA）神经元的电活动都能被来自内脏性的AMI刺激和电针"内关"穴以及各种躯体刺激激活或抑制。即AMI的信息和电针"内关"穴的信息在下丘脑有关部位发生汇聚，AMI对下丘脑电活动的影响可被电针"内关"穴信息逆转。毁损PO－AH后，电针"内关"穴效应则大为减弱，提示电针"内关"穴使心脏功能正常化效应有赖于下丘脑的完整性。研究结果证明，下丘脑在电针"内关"穴促进心肌缺血性损伤恢复中起着重要作用。

（二）双重血液供应

颈部通过颈内动脉和椎动脉双重血液供应来保证中枢神经系统的功能活动。这一供血方式有其重要的生物学价值，是人类进化的结果，但也伴随了一些相应的问题，它们要通过活动范围大、走行相对较长的软组织床和骨性管道，影响供血的因素多，近年已经有大量的研究工作注意到这方面的问题。

二、颈段脊柱相关病证的症状

（一）眩晕

一般认为，眩晕多由于颈椎错位，局部软组织水肿，炎性渗出，肌肉痉挛，刺激压迫椎动脉及其周围的交感神经纤维或颈上神经节，反射性引起椎－基底动脉系缺血，临床常由于头颈部位置改变而发生，故又称"位置性眩晕"，轻者呈一过性发作，过后无任何不适，重则天旋地转，卧床不起，稍改变头颈部位置则症状加剧。眩晕发作时伴有恶心、呕吐、出冷汗、心悸心慌、四肢冰冷等自主神经功能紊乱症状。多节颈椎的错位均可诱发眩晕，但据我们观察，$C_4$以上椎体的错位更多引起眩晕。

（二）头痛

疼痛的部位可局限于眶周、颞部、枕部、顶部或一侧头部，疼痛的程度可从轻微隐痛、不适到刺痛或跳痛。常伴有眩晕、眼胀、心悸、鼻塞、出冷汗等自主神经功能紊乱症状，有人称之为"颈性偏头痛"。我们体会，头痛的部位与颈椎椎体错位的方向有关。寰椎错位多引起同侧头面部疼痛，枢椎错位多引起同侧枕颞部的疼痛。

(三) 眼部症状

以眼胀、视力疲劳症状较多见。患者在阅读或看电视时，因眼胀、眼涩、流泪、昏花而不能持久，多伴有同侧头痛，很多中年患者配镜后，上述症状不能缓解，严重者表现为视力明显下降甚至失明。有的则表现屈光不正，眼睑下垂等。

(四) 鼻部症状

常见症状有鼻塞、流清涕、鼻孔内异样感觉，以单侧为多，与环境、气候变化有关。发病与寰枢椎错位有密切关系，多为错位方向的同侧。可能是由于颈交感神经受刺激后，鼻黏膜的血管处于敏感状态，对正常的物理、化学刺激因素反应强烈，血管的舒缩功能失调，而使鼻黏膜肿胀、充血及出现卡他性渗出。有的患者出现嗅觉异常，甚至形成过敏性鼻炎。

(五) 咽喉部症状

主要表现为失音、声音嘶哑、咽部异物感（即中医的梅核气）、吞咽困难，甚至引起慢性咽炎而出现咽部不适，分泌物增多，刺激性咳嗽，咽部疼痛、充血。其原因主要为颈交感神经受刺激后，通过颈上节的分支——咽支而引发的症状。

(六) 耳部症状

耳部症状主要表现为耳鸣、耳聋。耳鸣可发生在单侧或双侧，声如蝉鸣，甚如机器轰鸣，病情严重者，连日常声调较高的讲话声、金属碰撞声都难以忍受。头颈部位置改变时症状可减轻或加剧。有些患者表现为耳胀、听力减退，伴同侧枕部牵拉痛。重者可出现耳聋。

(七) 颅神经症状

以第9、12对颅神经损伤症状多见。表现为呛咳、喑哑、伸舌障碍、语言不清、软腭麻痹等。

(八) 循环系统症状

颈部交感神经受刺激可出现血压异常（高血压、低血压），周围血管机能失调如雷诺氏症，以及类冠心病症状，如胸闷、胸痛、气短、心悸等，甚至出现心律失常。

(九) 其他症状

颈、肩、臂疼痛或感觉异常如麻木、感觉过敏、感觉减退、感觉缺失等，肌肉萎缩，肌力减退，功能障碍，失眠，嗜睡，记忆力减退，二便失调，共济失调，肢体震颤、麻痹，三叉神经痛，血管神经性水肿，精神分裂症，癫痫，哮喘，以及消化、内分泌、泌尿生殖等系统的疾病。

(十) 头颈部压痛点

检查压痛点应熟知被检查部位的局部解剖，明确体表标志及分区等，先让患者指明疼痛的部位和范围，然后检查者用拇指指腹按压，一般从外围健康组织逐渐向病变区触诊，手法上应先轻后重，由浅入深，检查时，勿使用暴力，以减轻患者的痛苦和防止并以症的发生，注意分析压痛点反应的部位、方向、深度、范围、程度和性质。局部的浅压痛点常与较表浅的筋膜炎一致，深部的压痛常与深层的损伤部位相符合。因此确定压痛部位对诊断和治疗十分重要。

根据受试者自己的痛觉来判断疼痛程度。

颈部压痛点多与颈部软组织劳损、外伤、颈脊椎位移等因素有关，其特点：①某些部位压痛可放射至相关部位。②压痛点的分布与患者主诉的疼痛区域不完全一致。

（1）枕后腱弓压痛点：枕后腱弓位于胸锁乳突肌与斜方肌在枕后部止点之间。由于枕后腱弓内从外向内分别有枕大神经、枕动脉及枕小神经通过，压迫时除局部胀痛较明显外，还可诱发不同支配区疼痛症状的出现。压痛点以乳突与枕后粗隆连线中段下2cm向四周扩散的部位，浅压痛，压痛方向斜向头顶约45°角，可放射至同侧枕顶及偏头侧。是偏头痛患者最常见的压痛点。

（2）枕下三角肌群压痛点：枕下三角肌群压痛点是头后大、小直肌及头上斜肌及头下斜肌的体表投影处，位于乳突向下1cm，向内3cm处，并向周边辐射1cm左右的面积，深压痛斜向头顶约45°方向，多为胀痛，病因多为枕下三角肌群紧张、劳损，枕下神经卡压或枕-寰-枢关节功能紊乱等病理改变。常可诱发头晕，转头时症状加重及头痛，同时影响颈部活动。

（3）枕缘处压痛点：位于枕骨隆突下方软组织，主要是头夹肌及头半棘肌在枕后的止点处，其皮肤由第3枕神经支配，多与第3枕神经受压或头夹肌及头半棘肌长期劳损有关，临床最大特点是不能低头，压痛点深、面积大，压痛以45°斜向前额方向更明显。

（4）寰椎侧块处压痛：压痛点位于乳突下后1cm处，颈部较长患者可触第1颈椎横突尖部，压痛局限，颈部旋转活动受限，多见于枕、寰、枢关节功能紊乱者。

（5）$C_{2,3}$后关节压痛点：位于第2颈椎棘突旁开2~3cm处，为滑膜关节，压痛局限，偶可触到捻发样的感觉，见于$C_{2,3}$关节囊壁增厚或炎症期。多由于$C_{2,3}$椎间关节失稳。

（6）下颈段后关节压痛点：下颈段后关节由上一颈椎的下关节和下一颈椎的上关节组成，左右各一，为滑膜关节，压痛多位于颈后各脊椎骨棘突旁开2~3cm处，垂直深压痛，压痛点局限，偶可触及关节囊增厚等感觉，多见于颈椎后关节功能紊乱及关节炎。

（7）项韧带压痛点：项韧带为三角形，底部向上，附着于枕外隆突和枕外嵴，尖向下，附着于寰椎后结节及$C_{2-7}$棘突的尖部，后缘游离而肥厚，斜方肌、头夹肌附着其上，项韧带将两侧颈肌分隔，项韧带以弹性纤维为主组成。易损伤部位多见于$C_{4,5}$棘突间，局部有局限性深压痛，可在颈椎X线侧位片上观察到钙化影。

（8）颈肌挛缩压痛点：由于颈后肌群长期紧张、挛缩、肌肉粘连，出现条索样变，压痛点因劳损部位的不同而有不同的变化，急性期压痛明显，慢性期除压痛外，还可触及深部有条索样硬结，对于炎症不明显者触及条索样硬结而无压痛现象，但颈部活动明显受限。

（9）肩胛内上角压痛点：位于肩胛骨内上角的稍上方，为肩胛提肌在肩胛骨的附丽端。检查时先摸到肩胛内上角，在其稍内上方至同侧上颈段脊椎横突方向可摸到斜向内上的索状物，即为肩胛提肌。压迫此点除局部疼痛外，并常向同侧颈部放射，少数可放射至枕部、头顶，甚至同侧眶部。疼痛亦常向同侧肩及上臂前外侧放射，少数可放射至前臂桡侧。压痛点多位于肩胛内上角稍外方，以45°角向肩胛区深压，可在肩胛内上角的上方触到硬的条索状物，是肩胛提肌应力最高也是压痛最明显的部位。

（10）肩胛腋窝缘压痛点：位于肩胛骨腋窝缘的稍外侧，为小圆肌及大圆肌在肩胛骨的附丽端，一部分背阔肌纤维亦经过此处。做此压痛点检查时，手指应向前向内压向前肩胛骨腋窝缘。压迫此点时放射痛及发麻感可至臂及手的尺侧。

（11）头前屈旋转试验：又称 Fenz 试验。先使患者头部缓慢前屈，然后再向左和向右旋转。若活动时出现颈部疼痛为试验阳性，提示颈椎有骨关节病。

（12）转身看物试验：嘱患者观看自己肩部或身旁某物，若患者不能或不敢贸然转头，或转动全身观看，说明颈椎或颈肌有疾患，如颈椎结核、颈椎强直、落枕等。

（13）拉斯特征：又名 Rust 征，患者常用双手抱着头部，避免头部活动加重颈部疼痛，临床常见于颈椎结核患者。

（14）吞咽试验：嘱患者进行吞咽动作，观察其有无吞咽障碍和咽部疼痛现象。颈椎骨质增生、颈椎前血肿、炎症或肿瘤导致的软组织肿胀患者，常出现试验阳性。

（15）风府穴按压试验：取坐位，用医者的左手固定于前额（图2-1），右手的大拇指按揉风府穴，然后猛然松开，病人如果出现眼睛发亮，眼目清晰为之阳性，否则为之阴性。原理是用医者的大拇指按揉基底动脉的根部，马上松开后相对调理了小脑和大脑的后三分之一的供血，因眼睛是对供血最敏感的器官，所以眼目有清晰感，在脑供血不足的情况下，感觉比较灵敏，阳性反应，有基底动脉供血不足的可能，可作为钩治风府穴的依据。

（16）风池穴按压试验：取坐位，用医者的左手固定于前额（图2-2），右手的大拇指和食指按揉双风池穴，然后猛然松开，病人如果出现头脑清晰，或头痛缓解，或头脑较前舒适为之阳性，否则为之阴性。原理是通过医者的大拇指和食指对枕大、枕小神经根部的刺激来判断腧穴瘀滞所在，可作为钩治风池穴的依据。

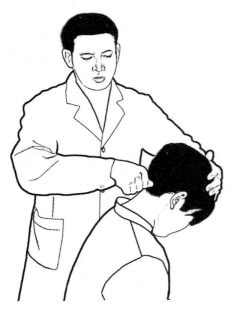 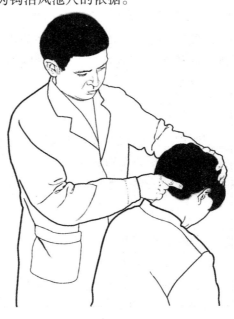

图2-1　风府穴按压试验　　　　图2-2　风池穴按压试验

（17）抬头试验：患者慢慢地抬头（图2-3），至最大幅度，同时观察病人的局部和四肢反应，如果头部在抬高过程中由于抬头的压迫而局部和四肢症状加重者为阳性。

（18）低头试验：患者头部慢慢地低下，至最大幅度，同时观察病人的局部和四肢症状，如果头部在低下过程中由于低头的压迫而症状加重者为阳性（图2-4）。

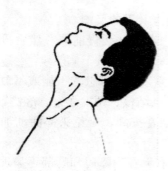
图2-3 抬头试验

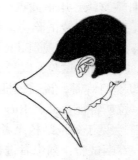
图2-4 低头试验

(19) 椎动脉扭曲试验：又称旋转试验。患者头部略后仰，然后自主地向左右旋转，若出现头晕、恶心、呕吐、晕厥、猝倒等椎动脉供血不足的表现即为阳性。

(20) 相关区域检查：头面部病变可在颈部出现异常，如颅脑损伤可引起颈部强直。下颌关节病变，牙齿和口腔的感染可引起颈部疼痛。颈部病变又常常波及到上肢，引起上肢某部的运动、感觉和反射等的异常。因此，头面部检查时应注意颈肩检查，颈部检查时应注意上肢的检查，通过上肢的异常来确定颈椎病变部位和颈脊髓病变平面。

## 第三节 辨病与辨证

颈段脊柱相关疾病在临床诊断治疗时，应将西医学的辨病和中医学的辨证相结合，做到明确诊断、明确辨证。两者结合有利于选钩、选穴、定位、选手法，准确钩活，对症治疗。

### 一、辨病

按照颈段脊柱相关疾病定义准确地辨认其病，为颈段脊柱相关疾病的辨病。首先符合颈段脊柱相关疾病的病史、症状、体征、影像学检查，其次是排除其他病即鉴别诊断，为准确治疗打下基础。

### 二、辨证

1. 病因病机辨证

颈段脊柱相关疾病的中医辨证，主要是根据临床上出现的主要的症状如"颈痛、四肢疼痛、麻木，甚则四肢痿弱不用等"，用中医理论来指导，详加分析和鉴别，以求得本病的病因、病位及病势，指导临床治疗，判断疾病的发展及预后。

(1) 疼痛的辨证：疼痛按性质可分成虚实两类。实者，疼痛拒按，剧烈而不缓解，病程较短；虚痛喜按，按则痛减，其痛绵绵，时断时续，病程较长。此外可辨伤气伤血。伤气者，痛无定处，呈胀痛闷痛感；伤血者，痛有定处，呈刺痛感。

颈段脊柱相关疾病引起的疼痛多在四肢和颈项或单纯颈项痛，或单上肢痛，或单下肢痛，或二者、三者兼而有之。

单纯项部疼痛，一般在本病早期即可出现，多属足太阳经脉不利，多为风寒之邪侵袭，所致痛在颈椎部位，同时伴有恶风寒。如痛在颈椎中央，则为督脉经气循行不利，可由于瘀血，或肾阳不足所致。瘀血者，刺痛，痛有定处，拒按，脉涩。肾虚者，其痛绵绵，活动不利，痛的位置难以确定，脉沉迟无力。

（2）四肢麻木的辨证：本病引起的四肢麻木主要有以下几种证型。

风寒入络：四肢麻木伴有疼痛，遇天阴冷时加重，兼有恶风寒，手足发凉，腰膝酸沉，舌质暗淡，舌白润，脉浮或弦。

气滞血瘀：四肢麻木伴有郁闷、胀、疼痛，面色晦暗，口唇发紫，舌质可有紫瘀斑，舌苔薄干，脉涩。

气血失荣：四肢麻木，抬举无力，面色萎黄无华，伴有气短心慌，头晕失眠，健忘，舌质淡红，苔薄白，脉细弱。

风痰阻络：四肢麻木伴有痒感，或兼有不时震颤，并有头晕，肩背沉重，或有呕恶痰多等，舌质偏暗，苔薄腻，脉弦滑或濡。

（3）肢体痿废的辨证：肢体痿废和脊髓受压有非常密切的关系，退变、狭窄压迫脊髓致使四肢痿软无力，缓纵不收，甚至肌萎缩，而使肢体运动功能障碍或功能丧失。本病的肢体痿废主要有以下证型。

肺热津伤：症见四肢痿弱无力，渐致萎废不用，肢体变形。或伴有发热咳嗽，鼻干咽燥，心烦口渴，小便短赤，舌质红，舌苔黄，脉细数。

肝肾亏损：证见双侧面部或一侧下肢感觉障碍，或痛觉消失，渐致下肢痿废不用，腰脊痿软，或头晕耳鸣，遗精滑泄，或月经不调。

脾胃气虚：证见四肢软弱无力，渐致缓纵不收，肌肉枯萎瘦削，伴有神疲倦怠，食少便溏，或久泻不止。面目虚浮无华，心悸失眠，舌质淡，脉细弱。

瘀血阻滞：症见四肢软弱无力，或麻木不仁，筋脉抽掣，甚者萎缩不用，四肢络脉青紫，唇青，舌质紫暗，或舌生瘀点瘀斑，脉涩滞。

湿热浸淫：初起表现为四肢感觉异常，继而手足痿软无力，手足下垂，不堪任用，肢体困重麻木，胸脘痞闷，大便黏浊，小便赤涩热痛，舌苔黄腻，脉滑而数。

2. 经络辨证

颈段脊柱相关疾病的各种症状和经络有着非常密切的关系。各种致病因素，致使人体部分经脉痹阻，气血运行失常，经脉周围组织失去气血濡养，导致功能失常而产生各种相应症状。本病的发生和发展主要和以下经络有关。

（1）督脉：起于会阴部，行于腰背后正中脊柱，上达风府，进入脑内，属脑，由项沿头部正中线达头顶，经前额下行鼻柱，下入上唇。和本病有关证候：头项疼痛。

（2）手阳明大肠经：起自食指桡侧，沿前臂外前侧上肩，会于大椎穴；复向前入缺盆，经颈在人中交叉，达鼻旁。本病引起的肩前与腰部作痛，拇指、食指痛多与此经脉有关。

（3）手少阴心经：起于心，上行至肺，经腋下，沿上肢内侧到达小指。本病症状如上肢疼痛、麻木主要在上肢内侧后缘，小指麻木、屈伸不能则多属心经病变。

（4）手太阳小肠经：起于小指尖端，沿上肢背侧尺侧缘上行，经肩胛、颈前到耳，络心属小肠。本病引起的肩部、上肢背侧尺侧缘的疼痛，属此经病证。

（5）足太阳膀胱经：起于眼内眦，沿额上行，会于巅顶，入里络脑；后分二行夹脊柱，达腰络肾属膀胱，经臀入腘窝中，再向下行至小腿外侧，至小趾外侧尖。本病致腿后侧足太阳膀胱经循行部位的疼痛、麻木等属膀胱经脉病证。

颈段脊柱相关疾病临床表现除了疼痛麻木等主要症状外，还有近视、远视、老视、视物昏花、偏盲、视物不正、眼睑不能抬起、耳鸣、耳聋、嗅觉异常、失音、咽部异物感、吞咽困难、舌运动障碍、头痛、偏头痛、三叉神经痛、眩晕、水肿、四肢运动障碍、面神经麻痹、晕厥、失眠、狂躁、无汗、多汗、震颤、抽搐、胸闷、胸痛、心悸、心动过速、心动过缓、高血压、低血压、四肢冷凉发白、无脉症、甲状腺肿、甲亢、瘫痪、精神心理障碍、肩关节功能障碍、肘关节功能障碍等症状，以经络辨证时，除参考上述经脉外，还应参考其他经脉综合分析，全面掌握疾病本质，以便更好实施治疗。

通过上述辨证可知，颈段脊柱相关疾病引起的中医证候不外乎虚实两大类，属实证的有外邪侵袭、气滞血瘀、湿热浸淫、风痰阻络等证，属虚证的有气血亏虚、肝肾虚损、肺热津伤和脾胃气虚等证。

3. 分型辨证

（1）实证型：内风绕动（诸风掉眩，皆属于肝）、经络阻滞、气滞血瘀等所引起的四肢不自主运动、震颤、四肢抽搐、四肢麻木不仁、舞蹈动作、耳鸣、耳聋、嗅觉异常、失音、咽部异物感、吞咽困难、偏头痛、三叉神经痛、水肿、精神分裂、癫痫、冠心病、心律失常、血压升高等。舌淡红，或薄黄，脉沉或弦。

（2）虚证型：年迈体弱、久劳伤筋、素体肝肾不足、外伤日久不愈、损伤肝肾，筋脉失去气血濡养所致的一侧或两侧上肢或下肢麻木、无力、隐痛，其痛绵绵、时断时续、走路不稳、打软腿、双足踩棉感、二便障碍、肌萎、瘫痪、耳鸣、耳聋、嗅觉异常、失音、咽部异物感、吞咽困难、头痛、水肿、晕厥、精神分裂、震颤、心律失常、血压异常、视力障碍、上睑下垂、雷诺氏病、无脉症等。舌淡，脉虚弱。

4. 分度辨证

（1）轻度：年龄小，病程短，初次发病，影像学检查轻度退变。

（2）中度：青壮年，或年龄较小多次发病，病程相对较长（1~2年），初次或再次发病，影像学检查中度退变。

（3）重度：年龄较大，或年龄较小而多次发病，病程长，反复发作，影像学检查重度退变（多节段），压迫症状明显，功能下降。

## 第四节 中医微创钩活术疗法

利用中医理论将颈段脊柱相关疾病的颈性视力障碍、屈光不正、上睑下垂、耳鸣、耳聋、嗅觉异常、失音、咽部异物感、吞咽困难、舌下神经麻痹、过敏性鼻炎、慢性咽炎、梅尼埃病、头痛、偏头痛、三叉神经痛、眩晕、霍纳综合征、血管神经性水肿、脑外伤综合征、面神经麻痹、晕厥、睡眠障碍、精神分裂症、排汗异常、震颤、癫痫、小舞蹈病、颈性类冠心病、颈性心律失常、血压异常、雷诺氏病、无脉症、单纯性甲状腺肿、甲状腺功能亢进、瘫痪、肩周炎、网球肘、抑郁症分为实证型、虚证型等。

根据中医分型的证候特点选用相应的穴位,运用钩活术的各种钩法进行综合治疗。

颈段脊柱相关疾病是钩活术的适应证,要排除禁忌证,同时进行相关的各种检查,检查的结果符合颈段脊柱相关疾病的诊断,未发现其他疾病引起的相关症状,综合辨证分析后确定所选穴位点。

1. 选穴原则

根据影像学检查颈段脊柱相关疾病的结果,进行病位选穴,并结合临床症状。二者相符,确定病位,准确选取穴位。(所取穴位的定位主治见附录3)

局部取穴

第一组颈穴:

颈1穴+颈2穴=$C_1$穴+$C_2$穴,颈2穴+颈3穴=$C_2$穴+$C_3$穴

颈3穴+颈4穴=$C_3$穴+$C_4$穴,颈4穴+颈5穴=$C_4$穴+$C_5$穴

颈5穴+颈6穴=$C_5$穴+$C_6$穴,颈6穴+颈7穴=$C_6$穴+$C_7$穴

第二组颈撇穴:

颈1′穴+颈2′穴=$C_{1'}$穴+$C_{2'}$穴,颈2′穴+颈3′穴=$C_{2'}$穴+$C_{3'}$穴

颈3′穴+颈4′穴=$C_{3'}$穴+$C_{4'}$穴,颈4′穴+颈5′穴=$C_{4'}$穴+$C_{5'}$穴

颈5′穴+颈6′穴=$C_{5'}$穴+$C_{6'}$穴,颈6′穴+颈7′穴=$C_{6'}$穴+$C_{7'}$穴

以上穴位点根据具体辨证采用平补平泻(通补兼施),或以泻法为主,或以补法为主。

根据病情的需要选择巨类颈胸型钩鍉针、中类2.5内板或内刃型钩鍉针、微类2.5内板或内刃型钩。

2. 选针注意事项

脊柱相关疾病选针的原则是宁小勿大:

(1)"颈胸型"代表巨类颈胸型钩鍉针;下面出现的"中内板3.5双或单,补、泻或平"代表中类内板3.5cm型钩鍉针双取穴或单取穴,补法或泻法、平补平泻;"微内刃2.5双或单,补、泻或平"代表微类内刃2.5cm型钩鍉针双取穴或单取穴,补法或泻法、平补平泻。"微内板1.2"代表微类内板1.2cm型钩鍉针,依此类推。可辨证选用巨类、中类、微类钩鍉针。

(2)用巨类颈胸型钩鍉针,在必要情况下也可以考虑使用肛门型巨类钩鍉针,因肛门型巨类钩鍉针属巨类内刃,本身就为补法而设计。中、微类内板和内刃也可辨证使用。

(3)颈段脊柱相关疾病有虚实之分,根据具体情况,采用平补平泻,或用补法而使用内刃钩鍉针,或用泻法使用内板钩鍉针。

3. 选穴注意事项

根据影像学和临床表现综合辨证选取相应穴位组合,由于脊柱的变形在取穴定位时必须使用坐标定位法定位。但主穴只选一个组合。一般不取$C_5$穴+$C_6$穴、$C_6$穴+$C_7$穴、$C_6$穴+$C_3$穴、$C_7$穴+$C_4$穴、$C_8$穴+$C_5$穴、$C_{5'}$穴+$C_{6'}$穴、$C_{6'}$穴+$C_{7'}$穴、$C_{6'}$穴+$C_{3'}$穴、$C_{7'}$穴+$C_{4'}$穴、$C_{8'}$穴+$C_{5'}$穴。因为,这些组合掌握难度大,风险大,发病率低。根据临床症状缓解情况,综合分析酌情做第二次钩活术,第二次钩活术应选取对应的撇穴组合。在特殊情况下,第二、三次钩活术也可选择十二正经腧穴或阿是穴。

根据临床情况，如需辅以配穴，选2~3穴为宜，四肢穴位点为主，也可不选。

**4. 钩治注意事项**

钩治时进针的方向，必须是倒八字钩提法；钩治的深度宁浅勿深，达到病灶的深度即可，但不能损伤正常组织；钩割的量度宁少勿多，手法轻柔，医者感到钩头部位有紧、困、阻力消失时，即达到了应钩治的量度，可退针。根据具体症状、体征、影像的辨证，采用轻单软、中单软、重单软、双软钩法，同时注意补法和泻法的使用。

## 一、颈性视力障碍

定义：颈性视力障碍系指由于颈椎病或颈部软组织损伤后所致的失明、视力下降、视力模糊、眼痛、眼干、眼球震颤、复视以及引起眼底、眼肌、屈光等改变的病变。

**1. 中医病因病机** 中医学认为眼部与人体的五脏六腑、气血津液密切相关，脏腑本身的病变会直接导致眼部发病。《黄帝内经》说："正气存内，邪不可干。"人体正气亏虚，身体的阴阳失去平衡，脏腑、气血津液功能紊乱，从而导致眼部疾患的发生发展。同时眼部周围的病变也直接地反映了脏腑功能的盛衰。实证：①七情内伤：中医认为，五志过极皆可化火，肝郁气滞，郁久化火，肝火上炎于目，而眼干眼涩；心阴不足，心火上炎，而眼痛、视力下降。②痰热互结：嗜食辛辣刺激，损伤脾胃，津液不得疏布，痰湿内生，滞于眼内，发为本病。③外伤瘀血：眼部外伤，损伤经络，或瘀血不去，新血不生，不能濡养眼部，发为本病。虚证：①气血不足：思虑过度，损伤脾胃，气血生化不足，不能上荣于眼，发为本病。②肾精亏虚：先天不足，或房劳过度，年老体衰，肾精亏虚，不能上荣清窍，发为本病。

**2. 西医的病因病理**

（1）自主神经功能紊乱：颈部外伤或颈椎椎体、椎间盘、椎间韧带等组织，由于积累性劳损和退行性改变，可使其稳定性相应减退，如受外伤，甚至在不明显的外力作用下，便可导致椎体在额状轴、矢状轴、纵轴上的前倾后仰，左右侧屈，左右旋转以及三个轴位上的不同联合改变。这种解剖位置的改变可刺激颈上神经节及分布在椎动脉、关节囊、项韧带等组织的交感神经末梢及椎管内的脊膜返支形成病理性刺激，而引起一系列的反射性症状。

（2）供血不良：由于第5颈椎的横突孔距离椎体较近，加之$C_{4,5}$的解剖结构薄弱，生物力学分析正应力、扭转力、剪力最大，当椎体发生位移时，椎动脉可直接受压或受刺激发生血管痉挛，出现椎-基底动脉血流量减低，当大脑皮层视觉投影中枢血流量低于视区脑组织正常代谢过程中的需要量时，则造成中枢性的视力障碍。Mulle认为创伤直接累及颈椎血管，或间接地使颈椎排列改变压迫血管。Spillane认为视力障碍等显然是由于缺血所致。Ivanov认为是由于椎-基底动脉供血障碍，引起视觉通路及视皮层缺血所致。我们在患者的血管γ照相血流量测定中发现，手法治疗后大脑半球血流量明显改善，动物试验也获得同样结果。引起缺血的原因，除椎动脉直接受压之外，与伴随颈内动脉支配大脑和眼部血管、眼睑平滑肌以及伴随椎动脉进入颅内支配小脑、脑干的节后交感神经纤维受累有关。

（3）颈椎骨的改变：颈椎协调的内外平衡是完成人体各种功能活动的重要条件。颈椎轻度移位，造成脊柱内外平衡的破坏或失调，是损伤性脊柱疾病的重要病理改变。

(4) 椎间盘的病理改变：髓核、纤维环、软骨板一般从20~30岁开始变性，主要表现为髓核中水分减少，髓核内纤维网和黏液样基质逐渐为纤维组织和软骨细胞所代替，最后成为一个纤维软骨性实体而导致椎间盘变薄、椎间隙变窄。各椎间盘的退变发展不平衡，活动多、负重大的部位退化变性明显。

(5) 关节突及韧带的改变：由于椎间盘的变性，椎间隙变窄，其附近的组织，如小关节的关节囊、前后纵韧带、棘上韧带（项韧带）均有相应的改变。

(6) 椎体骨质增生：颈椎骨质增生较常见，1932年Schmorl和Tanhans做了4253例脊椎的尸体解剖，发现50岁以上的男性和60岁以上的女性，有90%存在椎体骨质增生。颈椎由于积累性劳损、外伤、退变等造成椎体位移是骨质增生的主要原因。我们将2000例颈椎病患者中不同年龄组骨质增生人数的百分比与100例无颈椎病症状的对照组进行比较，发现颈椎病患者的骨质增生出现得早，比正常人提前了6~7年。慢性劳损椎间盘变性塌陷后，其两端椎体周围的韧带是松弛的。此时，前、后纵韧带松弛变性，失去防止颈椎过度活动的能力，椎体的异常活动可刺激骨膜下新骨形成而呈增生。另外，由于损伤椎间盘韧带间隙出血、机化、骨化，椎体前后缘受韧带关节囊的牵拉而出现代偿性骨质增生和椎间韧带损伤（肥厚、钙化、骨化等）。骨质增生是机体的一种保护反应，它是颈椎内外平衡失调的代偿性改变。由于骨质增生的大小、生长部位不同，临床症状也不同，若骨质增生对周围组织无明显的刺激和压迫现象，可不出现或不加重颈椎病的临床表现，若对周围组织产生了刺激或压迫作用，则出现不同的颈椎病表现。

(7) 神经根的改变：根袖发生纤维化及增生肥厚和神经根受压是颈椎病常出现的病理改变。

(8) 颈脊髓改变：在颈脊髓受压后出现功能障碍是脊髓受压的早期表现，其症状为劳累后加重，休息后减轻，如果治疗及时，早期解除症状，脊髓的病理改变是可恢复的。这在保守及手术治疗方面都得到了证实。颈椎病出现脊髓受压症状以后，长期未得到合理的治疗，病变逐渐发展可出现脊髓变性、软化及腔隙状形成，导致难以恢复的损害。

3. 诊断

(1) 症状：

1) 颈椎病引起失明或视力下降常在颈部外伤后出现，也有的在颈椎退变或发生颈曲改变之后出现。

2) 初期视物模糊为常见主诉，多数呈间歇出现，许多患者诉说一只眼或双眼疼痛或眼球后部痛，也有的患者说眼球有向后拉或向外（前）推的感觉。

3) 眼部症状和头颈姿势改变有明显的关系，不少患者感到头部在某一特殊姿势时眼部和颈椎病症状均减轻，而另外一种姿势时则加重，所以有的患者常保持一定的强制姿势。

4) 颈椎病伴发视力障碍，临床上有视力模糊、眼胀、眼痛、眼干、眼涩、怕光、流泪、眼睑下垂、斜视、复视、瞳孔不等大、眼球震颤、视野缩小、视野内冒金星、出现黑红点、眨眼、眼发雾、幻视、视力下降，甚至失明及眼底、眼压、屈光度等的改变。

颈性视力障碍的诊断有以下特点。

①有颈椎病或头部外伤史，视力障碍与颈椎病症状同时发生，或继发于颈椎病之后。

②视力障碍的轻重与颈椎病的轻重有直接关系，且多与颈椎病损部位同侧。

③眼科视觉系统检查，排除其他疾病。

④颈部钩活术或手法治疗后，视力障碍的症状有所缓解。

（2）舌脉：舌淡、苔薄白或薄黄，脉细或弦。

（3）体征：颈部僵硬、肌紧张、活动受限，部分棘突压痛，或椎旁压痛可向远隔部位放射。

（4）影像学检查：X 线表现为生理曲度变直、椎间隙变窄，或有骨赘形成、棘突偏歪等退变性表现，CT 及 MRI 检查符合颈椎病的诊断。

（5）排除其他病：综合判断排除其他原因引起的视力障碍症状。

符合以上 5 条并排除其他疾病即可确诊为颈性视力障碍。

包括现代医学颈椎病引起的视力障碍。

诊断要点：在影像学检查结果的支持下，有颈椎病的症状，有视力障碍的症状，视力障碍的症状为主，但是随颈椎病症状的加重视力障碍的症状也同时加重。

4. 鉴别诊断

（1）白内障：是由于各种原因如老化、遗传、局部营养障碍、免疫与代谢异常等能引起晶状体代谢紊乱，导致晶状体蛋白质变性而发生浑浊，光线被浑浊晶状体阻扰无法投射在视网膜上，导致视物模糊，多见于 40 岁以上中老年人。

（2）干燥综合征：是一个主要累及外分泌腺体的慢性炎症性自身免疫病，临床除唾液腺和泪腺受损功能下降而出现口干、眼干外，尚有其他外分泌腺及腺体外其他器官的受累而出现多系统损害的症状，其血清中含多种自身抗体和高免疫球蛋白血症。

（3）青光眼：是眼内压间断或持续升高的一种眼病，持续的高眼压可以给眼球各部组织和视功能带来损害，如不及时治疗，视野可以全部丧失而至失明，早期多有视物模糊、眼睛干涩、视疲劳等症状，后期出现剧烈眼胀、疼痛、视力锐减，眼科检查可鉴别诊断。

（4）脑部肿瘤：有视力障碍、视野缺损等症状，并且出现头痛、呕吐、视盘水肿等症状，或消耗性全身症状，通过影像学 X 线片、CT、MRI 检查可鉴别。

5. 分型辨证

（1）实证：眼痛眼胀，视物模糊，急躁易怒，口干口苦，头痛眩晕。

（2）虚证：视物不清，眼干眼涩，腰膝酸软，头昏健忘，失眠多梦。

6. 钩活术分型治疗

（1）选穴：

主穴：根据影像学检查选择相应穴位组合（见基本公式）。

　　　　穴位组合（$C_4$ 穴 + $C_3$ 穴较多）是根据影像和临床症状而定的，与证型无关。

配穴：实证：风池（微内板1.2）　　风府（微内板1.2）　　大椎（微内板2.5）

　　　　　　　睛明（微内板1.2）　　鱼腰（微内板1.2）　　四白（微内板1.2）

　　　虚证：风池（微内刃1.2）　　风府（微内刃1.2）　　大椎（微内刃2.5）

睛明（微内刃1.2）　　鱼腰（微内刃1.2）　　四白（微内刃1.2）

以上配穴根据具体情况，取双侧穴或单侧穴，单侧取患侧穴位点。

方义提要：局部取穴和循经取穴。局部取穴，以颈部新夹脊穴为所取穴位点。循经取穴主要根据疾病所在的经络循行部位选穴，旨在明目和血，调和营卫。并针对视力障碍的性质进行补泻。实证取风府、风池、大椎、睛明、鱼腰、四白用微内板泻法，虚证取风府、风池、大椎、睛明、鱼腰、四白用微内刃补法。

（2）分型选钩：

实证：重度视力障碍，精神好，选巨类内板颈胸型钩鍉针；中度视力障碍，精神好，选中类内板2.5钩鍉针；轻度视力障碍，精神好，选微类内板2.5钩鍉针。

虚证：精神极差、少气无力、年老体弱，或久病刚愈、视力障碍，选巨类内刃肛门型钩鍉针，此类情况较少；精神差、年老体弱，或久病刚愈、视力障碍，选中类内刃2.5钩鍉针；精神稍差，或久病刚愈、视力障碍，选微类内刃2.5钩鍉针。

（3）分型钩法：

实证：大部分利用单软钩法。体质好症状较重者，选重单软；体质好中等程度者，选中单软；体质好症状较轻者，选轻单软；兼有颈椎管狭窄症状者选双软。

虚证：大部分需要轻单软钩法，同时根据体质和病程的长短调整钩进的速度，充分体现"进补"，并以速度和程度相结合体现轻补、中补、重补。主要在针具型号方面体现补法。

（4）钩治步骤：

常规九步钩活法，无菌操作，动作灵巧。

（参考附录11钩活术的操作步骤）

7. 病案举例

（1）[失明　上肢障碍]

刘某某，男，38岁，石家庄人，司机。

初诊：2013年7月10日。

主诉：左眼失明10天。

现病史：10天前高处坠落，头部着地，昏迷1小时，未发现明显皮外伤和骨折，眼科检查未发现特异性表现，醒后持续头痛，固定不移，拒按，左眼失明，左上肢无力，活动受限，经住院按脑震荡治疗头痛无效，左上肢功能稍有改善，视力没有任何改善，经人介绍，于2013年7月10日来我院就诊。

既往史：既往体健。

分析：患者男性，38岁，司机职业，头颈外伤，未发现明显皮外伤和骨折，醒后持续头痛，固定不移，拒按，左眼失明，左上肢无力，活动受限，此视力障碍符合中医实证型失明的发病过程。

检查：颈部僵硬，转头不利，$C_{4,5}$棘上压痛，椎旁压痛，$C_4$棘突左偏，左上肢无力，活动受限，左手握力消失，视力：左眼无光感，右眼1.5，心、肺、腹未见异常，血压120/80mmHg。舌淡有瘀斑，苔薄白，脉弦。

辅助检查：血常规、尿常规、心电图、血糖检查无异常。

影像学检查：X线（2-5）（2-6）（2-7）（2-8）。

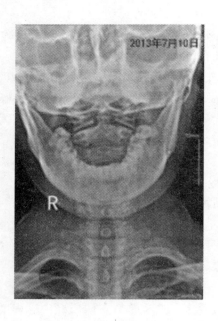

图2-5　X线正位片

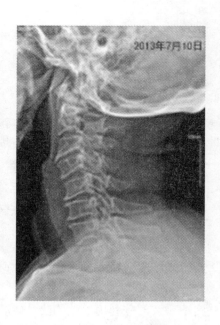

图2-6　X线侧位片

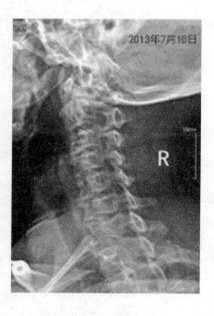

图2-7　X线右斜位片

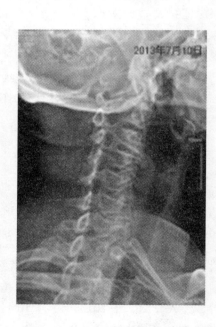

图2-8　X线左斜位片

X线表现：颈椎序列欠整齐，生理曲度变直，$C_{3~4}$、$C_{4~5}$、$C_{5~6}$椎间隙变窄，椎前可见点状前纵韧带骨化影，$C_3$以下椎体前下缘增生变尖，右侧$C_{3~4}$、$C_{4~5}$、$C_{5~6}$椎间孔变小狭窄，项后软组织未见异常密度影。

印象：颈椎病

诊断：实证型（瘀血）失明（中医）

　　　颈性视力障碍（西医）

治则：通利关节，疏通经脉。
治法：钩活术疗法。
选穴：主穴：$C_3$穴＋$C_4$穴（巨类颈胸型钩鍉针）
　　　配穴：风府（微内板1.2）平补平泻
　　　　　　双风池（微内板1.2）平补平泻
常规钩活：利用中度单软钩活法，常规九步钩活逐一完成。保健枕保健。
10分钟钩活术，患者自述左眼前有动感，左手手指可做屈伸动作。10日后复诊。
二诊：2013年7月20日，患者自述左眼前有动感，左手手指可做屈伸动作，握力Ⅱ级，愿做第二次钩活术治疗。
选穴：主穴：$C_3'$穴＋$C_4'$穴（巨类颈胸型钩鍉针）
　　　配穴：大椎（微内板2.5）平补平泻
　　　　　　双睛明（微内板1.2）平补平泻
常规钩活：利用轻度单软钩活法，常规九步钩活逐一完成。
10分钟钩活术，患者自述左眼有光感，左手握力Ⅲ级，嘱患者15天后复诊。
三诊：2013年8月5日，患者自述左眼能看到1m内事物，左手握力Ⅳ级，嘱患者15日后复诊。
四诊：2013年8月20日，患者自述左眼基本恢复，视力1.0，左手握力Ⅳ级。
随访：2014年8月20日电话随访，上述症状无反复。
【按语】此病例系外伤瘀血、经络受阻，导致功能、视力障碍，属瘀血实证。采用新夹脊$C_3$穴＋$C_4$穴（巨类颈胸型钩鍉针），辅配风府（微内板1.2）、双风池（微内板1.2）、大椎（微内板2.5）、双睛明（微内板1.2）平补平泻（因属虚实夹杂证），常规中单软、轻单软两次钩活治愈。

（2）［视物不清　左上肢麻木］
师某某，女，50岁，石家庄人，无业。
初诊：2011年4月3日。
主诉：视物不清，左上肢麻木2年，加重1个月。
现病史：2年前出现视物模糊，间歇性发作，1个月前症状加重，只能看清1m内的事物，伴左上肢麻木，夜晚加重，睡眠欠佳，头昏乏力，经眼科检查无异常，脑MRI无异常，经人介绍，于2011年4月3日来我院就诊。
既往史：既往体健。
分析：患者女性，50岁，无职业，慢性发病，视物模糊，只能看清1m内的事物，伴左上肢麻木，夜晚加重，睡眠欠佳，头昏乏力，经眼科检查无异常，此视力障碍符合中医虚证的发病过程。
检查：颈部僵硬，$C_4$棘上压痛，椎旁压痛，$C_4$棘突左偏，左臂丛神经牵拉试验（+），左歪头试验（+），视力：左眼0.6，右眼0.8，心、肺、腹未见异常，血压120/80mmHg。舌淡、苔薄，脉细。
辅助检查：血常规、尿常规、心电图、血糖检查无异常。
影像学检查：X线（2-9）（2-10）（2-11）（2-12）。

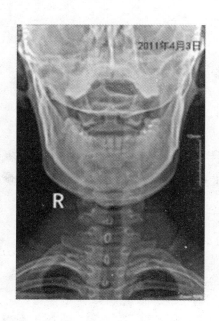

图2-9　X线正位片

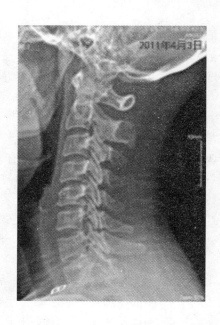

图2-10　X线侧位片

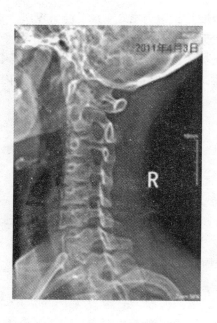

图2-11　X线右斜位片

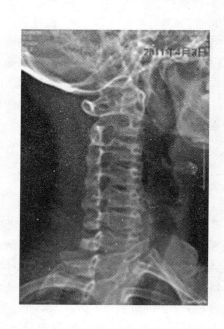

图2-12　X线左斜位片

X线表现：颈椎序列尚整齐，生理曲度欠佳，$C_4$棘突左偏，$C_{5\sim6}$椎间隙变窄，$C_{5\sim6}$以下椎体后缘增生，双侧$C_{5\sim6}$椎间孔变小，$C_5$椎小关节可见双边双突征，项后软组织未见异常密度影。

印象：颈椎病

诊断：虚证型失明（中医）

颈性视力障碍（西医）

治则：通利关节，疏通经脉。
治法：钩活术疗法。
选穴：主穴：$C_3$穴 + $C_4$穴（巨类颈胸型钩鍉针）
　　　配穴：风府（微内板1.2）以补法为主
　　　　　　双风池（微内板1.2）以补法为主
常规钩活：利用中度单软钩活法，常规九步钩活逐一完成。保健枕保健。
10分钟钩活术，患者自述双眼视物较前清晰，左上肢麻木无变化。10日后复诊。
二诊：2011年4月13日，患者自述已能看清3m内事物，左上肢麻木好转，愿做第二次钩活术治疗。
选穴：主穴：$C_3'$穴 + $C_4'$穴（巨类颈胸型钩鍉针）
　　　配穴：大椎（微内刃2.5）以补法为主
　　　　　　双睛明（微内刃1.2）以补法为主
常规钩活：利用轻度单软钩活法，常规九步钩活逐一完成。
10分钟钩活术，患者自述病情无明显变化，嘱患者15天后复诊。
三诊：2011年4月28日，患者自述已能看清5m内事物，左上肢麻木明显好转，嘱患者15日后复诊。
选穴：主穴：$C_2$穴 + $C_3$穴（中类内刃2.5型钩鍉针）
　　　配穴：双四白（微内刃1.2）以补法为主
　　　　　　双鱼腰（微内刃1.2）以补法为主
常规钩活：利用轻度单软钩活法，常规九步钩活逐一完成。
10分钟钩活术，患者自述病情无明显变化，嘱患者15天后复诊。
三诊：2011年5月15日，患者自述双眼视力基本正常，左上肢麻木消失，嘱患者15日后复诊。
四诊：2011年5月30日，患者自述双眼视力正常，左上肢麻木消失。
随访：2012年5月30日电话随访，上述症状无反复。
【按语】此病例系气血两虚、经脉失养而不通、肝不得血，导致视力障碍。采用新夹脊$C_3$穴 + $C_4$穴（巨类颈胸型钩鍉针）用中度、轻度单软补法，因虚有瘀，则用巨钩补法，补气补血，辅配风府（微内板1.2）、双风池（微内板1.2）、大椎（微内刃2.5）、双睛明（微内刃1.2），以补法为主，直达病位，调理气血。两次钩活后，上肢功能恢复，视力明显好转，自感精神好。第三次采用新夹脊$C_2$穴 + $C_3$穴（中类内刃2.5型钩鍉针），轻度单软钩法，辅配双四白（微内刃1.2）、双鱼腰（微内刃1.2）以补法为主，主穴和配穴全部补虚，故三次治愈。

8. 其他治疗
药物内服法、中药外用法、推拿、针灸、熏蒸疗法、手术疗法。
附方：
（1）实证：
龙胆泻肝汤（《医方集解》）化裁：
柴胡9g，龙胆草9g，黄芩12g，栀子9g，当归9g，木通6g，生地12g，车前草10g，泽泻9g，炙甘草6g，菊花10g，薄荷10g。
（2）虚证：

杞菊地黄丸(《麻疹全书》) 化裁:

生地 12g, 山药 12g, 山萸肉 12g, 枸杞子 10g, 菊花 10g, 泽泻 10g, 丹皮 10g, 茯苓 12g, 当归 10g。

### 二、屈光不正

定义:近视眼和远视眼都属于屈光不正,中医称能近怯远、能远怯近。本章节主要讨论由于颈椎病引起的屈光不正。

我们能看清楚外界物体,是由于该物体反射出的光线,通过角膜、房水、晶状体及玻璃体的屈折作用在视网膜黄斑部聚焦成像,刺激视网膜上的锥体与杆状细胞,产生神经冲动,由视神经传导至大脑皮层视觉中枢而产生视觉。因此,要获得正常视力,必须具备以下三个条件:①眼的屈光系统包括角膜、房水、晶状体及玻璃体必须保持其透明性和正常的解剖位置;②视网膜和视神经的感光与传导功能必须健全;③大脑皮层中枢的功能必须正常。这三个环节的任何部位由于各种原因引起病变,都可引起屈光不正。眼球在无调节状态下,对来自无限远或5m以外的平行光线(5m以外的光线,一般认为是平行光线),经过眼球屈光系统折射后,焦点恰好落在视网膜上,构成清晰的物像,称为正视眼。如果平行光线经过屈光系统集合焦点在视网膜之前,近视力正常,远视力不好,称为近视眼,中医称"能近怯远"症。如果平行光线经过屈光系统集合焦点在视网膜之后,外界的物体在视网膜上只能形成一个弥散圈,不能清晰成像,称为远视眼。

1. 中医的病因病机

中医学认为眼部与人体的五脏六腑、气血津液密切相关,脏腑本身的病变会直接导致眼部发病。五脏中与眼部有关的脏器主要是肝脏。肝开窍于目,肝得血则能视。肝旺、痰火、外伤则为实证屈光不正;肝虚、津液不足、气血双亏则为虚证屈光不正。

2. 西医的病因病理

(1) 椎-基底动脉供血不良:椎-基底动脉是供应脑部血液循环的来源之一(占脑部供血的2/5),供应脑部枕叶(视觉皮层)的血液。椎动脉从颈总动脉的后上方上升,进入$C_6$的横突孔,由寰椎横突孔上方穿出,并在其侧块部拐弯向后上方于枕骨大孔的外缘进入颅腔,穿透硬膜后走行很短一段即汇合成基底动脉。在正常情况下转头时,同侧椎动脉血运减少,对侧椎动脉可以代偿。当颈椎、椎间盘、椎间韧带等组织由于积累性劳损和退行性改变可使其稳定性相应变差,如果受到外伤,甚至不明显外力的作用,便可导致单个(或多个)椎体发生移位,由于这种解剖位置的改变,椎动脉可因机械性压迫或刺激发生血管痉挛,因而出现椎-基底动脉血流量减少。如有些患者视物模糊甚至发生一过性黑矇,当头部姿势改变后症状减轻。Jackson (1977) 在颈性综合征关于眼睛一章中提到,颈部外伤和颈椎关节的退行性变常伴有眼症状,而视力模糊是常见的主诉,且可因更换头位而使此症状改善。Spiuone (1975) 在他所著的《临床神经病图谱》一书中谈到在颈椎病患者中,颈部的转动可引起复视、视力丧失或偏盲。Hardin 在手术直视下行椎动脉造影,动态地观察了骨赘对椎动脉的直接压迫情况,并成功地为这位患有语言含糊、步态不稳、视觉模糊、头痛等长期诊断不明的患者做了骨赘切除,使上述症状明显好转。据观察第5颈椎的横突孔距离椎体较近,故当$C_{4,5}$错位时更易引起椎动脉直接受压,ХаЈщкоъ Т 等的颈血管造影327人中有4例因造影剂误入左椎动脉引起血管痉挛,立即发生眩晕、枕部痛、呕吐、视物模糊。由于椎动脉供血不良，可使大脑皮质视觉投影中枢血流量减低，当低于视区脑组织正常代谢过程中的需要量时，则造成中枢性的视力障碍。有个别患者，因颈椎复位后不巩固，发生再次错位，改善的视力又下降到原有的水平，此点亦可证实颈椎错位与视力下降有直接关系。

（2）交感神经功能紊乱：支配头颈部的交感神经一般位于脊髓的 $T_{1,2}$ 节段，但也可能发生变异，向上可达 $C_8$，向下可达 $T_4$。其中有一组节后纤维伴随颈内动脉支配大脑及眼部血管，另一组节后纤维伴随椎动脉进入颅内。临床上许多事实说明颈椎病出现椎动脉缺血症状，并非都是骨赘或颈椎错位直接压迫椎动脉所致，而是因交感神经功能紊乱引起。临床上交感神经受刺激出现的症状与椎－基底动脉缺血的表现往往同时存在。近年来，不少人做了深入探讨，认为交感神经受刺激是原发性的原因，而椎动脉痉挛缺血是继发性的。Barfe-Lieou 综合征或颈后交感性综合征、颈椎综合征、椎动脉供血不足，潘之清等认为称椎动脉缺血综合征较妥。颈椎骨赘、椎间盘病变、小关节紊乱直接压迫椎动脉或颈交感神经受刺激，反射性地引起椎动脉痉挛，导致椎动脉慢性缺血，有的可出现雾、复视等征，多呈慢性持续性，但可阵发性加重。严重者可失明或弱视。这是由于大脑枕叶视觉中枢缺血引起，故可称为皮层性视觉障碍。脑干内的动眼、滑车、外展神经核缺血或内层纵束缺血，可出现复视，复视多为短暂的，阵发性出现，自然恢复，亦可持续数月至数年。交感神经受刺激是发病的主要原因，其依据是：①做颈胸神经节封闭、神经根封闭（神经根周围有交感神经）等，症状即可明显减轻或消失。②有学者对某些椎动脉走行异常、存在扭转屈曲者，经椎动脉周围切除后，血管扭曲虽无改变，但术后症状减轻。③金山曾试验，为一患者在手术中用镊子刺激颈胸神经节，即引起症状，但当用普鲁卡因将颈胸神经节浸润麻醉后，再刺激该神经即不引起症状。本组对颈椎病同时伴有上睑下垂、眼球固定、视力下降的 8 例患者，通过新斯的明试验，颈上交感神经节封闭均为（＋），但只能维持 30~70 分钟。再经过手法治疗后睑裂增大，眼球活动自如，视力增进。以及本组资料中治疗后屈光度的变化，有 19 例 27 只眼度数减少，复视、近视及散光均系球镜片度数的减少，而柱镜片无变化，其中有 4 例 6 只眼治后不能接受原来屈光度数，而裸眼视力恢复到 1.0 以上。这可能由于颈椎错位直接影响椎动脉壁交感神经丛或间接通过后纵韧带、椎间关节囊的脊膜返回支，反射性刺激椎旁颈交感干。

3. 诊断

（1）症状：近视或远视，兼有一过性黑蒙，视物模糊，有时头部姿势改变则视力即可恢复一些；其次为眼干涩、眼痛、眼胀流泪、怕光、眼肌无力、复视、视野缩小、瞳孔不等大、眼球后退。眼部这些症状均在颈椎病的同时或先后出现。

颈性屈光不正的诊断有以下特点。

①有颈椎病或头部外伤史，近视或远视与颈椎病症状同时发生，或继发于颈椎病之后。

②近视或远视的轻重与颈椎病的轻重有直接关系，且多与颈椎病损部位同侧。

③眼科视觉系统检查，排除其他疾病。

④颈部钩活术或手法治疗后，屈光不正的症状有所缓解。

（2）舌脉：舌淡、苔薄白或薄黄，脉细或弦。

（3）体征：颈部僵硬，肌紧张，活动受限，部分棘突压痛，或椎旁压痛可向远隔部位放射。

（4）影像学检查：颈椎X线正侧位、过伸过屈位摄片及颈椎动态观察，发现颈曲改变，有成角畸形及钩椎关节不对称，CT及MRI检查符合颈椎病的诊断。

（5）排除其他病：综合判断排除其他原因引起的近视或远视症状。

符合以上5条并排除其他疾病即可确诊为颈性屈光不正。

包括现代医学颈椎病引起的屈光不正。

诊断要点：在影像学检查结果的支持下，有颈椎病的症状，有近视或远视的症状，近视或远视的症状为主，但是随颈椎病症状的加重近视或远视的症状也同时加重。

4. 鉴别诊断

（1）白内障：是由于各种原因如老化、遗传、局部营养障碍、免疫与代谢异常等能引起晶状体代谢紊乱，导致晶状体蛋白质变性而发生浑浊，光线被浑浊晶状体阻扰无法投射在视网膜上，导致视物模糊，多见于40岁以上中老年人。

（2）脑部肿瘤：有视力障碍、视野缺损等症状，并且出现头痛、呕吐、视盘水肿等症状，或消耗性全身症状，通过影像学X线片、CT、MRI检查可鉴别。

5. 分型辨证

（1）实证：近视或远视，视物模糊，急躁易怒，口干口苦，头痛眩晕。

（2）虚证：近视或远视，视物不清，眼干眼涩，腰膝酸软，头昏健忘，失眠多梦。

6. 钩活术分型治疗

（1）选穴：

主穴：根据影像学检查选择相应穴位组合（见基本公式）。

穴位组合（$C_4$穴 + $C_3$穴较多）是根据影像和临床症状而定的，与证型无关。

配穴：实证：风池（微内板1.2）　风府（微内板1.2）　大椎（微内板2.5）
　　　　　　睛明（微内板1.2）　鱼腰（微内板1.2）　四白（微内板1.2）

虚证：风池（微内刃1.2）　风府（微内刃1.2）　大椎（微内刃2.5）
　　　睛明（微内刃1.2）　鱼腰（微内刃1.2）　四白（微内刃1.2）

以上配穴根据具体情况，取双侧穴或单侧穴，单侧取患侧穴位点。

方义提要：局部取穴和循经取穴。局部取穴，以颈部新夹脊穴为所取穴位点。循经取穴主要根据疾病所在的经络循行部位选穴，旨在通络明目，调和气血。并针对屈光不正的性质进行补泻。实证取风府、风池、大椎、睛明、鱼腰、四白用微内板泻法，虚证取风府、风池、大椎、睛明、鱼腰、四白用微内刃补法。

（2）分型选钩：

实证：重度屈光不正，精神好，选巨类内板颈胸型钩锃针；中度屈光不正，精神好，选中类内板2.5钩锃针；轻度屈光不正，精神好，选微类内板2.5钩锃针。

虚证：①精神尚可，病程长，屈光不正，一般情况选中类内板2.5钩锃针。②精神极差、少气无力、年老体弱，或久病刚愈、屈光不正，选巨类内刃肛门型钩锃针，此类情况较少；精神差、年老体弱，或久病刚愈、屈光不正，选中类内刃2.5钩锃针；精神稍差，或久病刚愈、屈光不正，选微类内刃2.5钩锃针。

（3）分型钩法：

实证：大部分利用单软钩法。体质好症状较重者，选重单软；体质好症状中等度者，选中单软；体质好症状较轻者，选轻单软；兼有颈椎管狭窄症状者选双软。

虚证：大部分需要轻单软钩法，同时根据体质和病程的长短调整钩进的速度，充分体现"进补"，并以速度和程度相结合体现轻补、中补、重补。主要在针具型号方面体现补法。

（4）钩治步骤：

常规九步钩活法，无菌操作，动作灵巧。

（参考附录 11 钩活术的操作步骤）

7. 病案举例

（1）[视物模糊　颈痛]

剧某某，女，28 岁，石家庄人，个体。

初诊：2012 年 9 月 10 日。

主诉：右眼视物不清，颈部疼痛 3 个月。

现病史：3 个月前骑车跌倒，肩部着地，皮肤擦伤，颈部疼痛，经治疗后皮肤擦伤愈合，颈痛好转，2 个月前出现右眼视物不清，固定姿势时加重，伴胸闷、头晕耳鸣、情志郁结，眼科检查结果为屈光不正，头颅 CT 无异常，经人介绍，于 2012 年 9 月 10 日来我院就诊。

既往史：既往体健。

分析：患者女性，28 岁，个体职业，右眼视物不清，固定姿势时加重，伴胸闷、头晕耳鸣、情志郁结，眼科检查结果为屈光不正，头颅 CT 无异常，此屈光不正符合中医实证型能近怯远的发病过程。

检查：颈部僵硬，转头不利，颈 $C_{4,5}$ 棘上压痛，$C_4$ 棘突右偏，风府穴按压试验（+），视力：左眼 1.2，右眼 0.6，心、肺、腹未见异常，血压 120/80mmHg。舌质紫暗、苔薄，脉细。

辅助检查：血常规、尿常规、心电图、血糖检查无异常。

影像学检查：X 线（2-13）（2-14）（2-15）（2-16）。

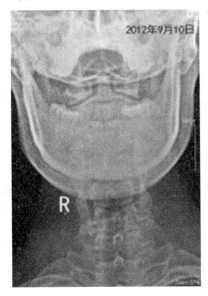 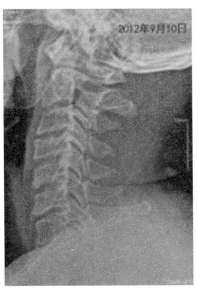

图 2-13　X 线正位片　　　　　　　　图 2-14　X 线侧位片

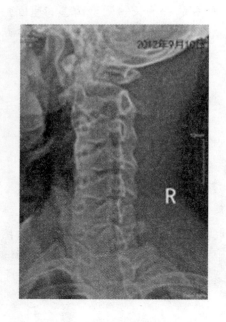
图2-15 X线右斜位片

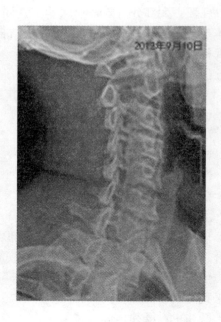
图2-16 X线左斜位片

X线表现：颈椎序列欠整齐，生理曲度变直，$C_4$棘突右偏，双侧$C_{3\sim4}$、$C_{4\sim5}$、$C_{5\sim6}$、$C_{6\sim7}$椎间隙变窄，椎前可见点状前纵韧带骨化影，$C_{3\sim4}$以下椎体后缘增生，项后软组织未见异常密度影。

印象：颈椎病

诊断：实证型能近怯远（中医）

颈性屈光不正（西医）

治则：通利关节，疏通经脉。

治法：钩活术疗法。

选穴：主穴：$C_3$穴 + $C_4$穴（巨类颈胸型钩鍉针）

配穴：风府（微内板1.2）平补平泻

双风池（微内板1.2）平补平泻

常规钩活：利用中度单软钩活法，常规九步钩活逐一完成。保健枕保健。

10分钟钩活术，患者自述右眼视物较前清晰、颈痛好转。10日后复诊。

二诊：2012年9月20日，患者自述右眼视物较前清晰、颈痛好转。愿做第二次钩活术治疗。

选穴：主穴：$C_3'$穴 + $C_4'$穴（巨类颈胸型钩鍉针）

配穴：大椎（微内板2.5）平补平泻

睛明（微内板1.2）平补平泻

常规钩活：利用轻度单软钩活法，常规九步钩活逐一完成。

10分钟钩活术，患者自述右眼视物明显清晰，嘱患者15天后复诊。

三诊：2012年10月5日，患者自述右眼视物清晰、颈痛消失，胸闷、头晕、耳鸣基本消失，嘱患者15日后复诊。

四诊：2012年10月20日，患者自述右眼视物清晰、颈痛消失，胸闷、头晕、耳鸣消失。

随访：2013年10月20日电话随访，上述症状无反复。

【按语】此病例系外伤瘀血、经络受阻，导致功能障碍、视力障碍，属瘀血实证。采用新夹脊$C_3$穴+$C_4$穴（巨类颈胸型钩鍉针），辅配风府（微内板1.2）、双风池（微内板1.2）、大椎（微内板2.5）、双睛明（微内板1.2）平补平泻（因属虚实夹杂证），常规两次钩活治愈。

(2)［视力下降　上肢麻木］

齐某某，男，50岁，石家庄人，个体。

初诊：2010年11月5日。

主诉：视力下降2年，双上肢麻木4个月。

现病史：2年前不明原因出现视力下降，视物模糊，头晕乏力，4个月前又出现双上肢麻木，夜晚加重，劳累后加重，大便稀，小便频，眼科检查无异常，头颅CT无异常，经人介绍，于2010年11月5日来我院就诊。

既往史：既往体健。

分析：患者男性，50岁，个体职业，视物模糊，头晕乏力，双上肢麻木，夜晚加重，劳累后加重，大便稀，小便频，此屈光不正符合中医虚证型能近怯远的发病过程。

检查：$C_5$棘上压痛，$C_5$棘突右偏，风府穴按压试验（+），抬头试验（+），视力：左眼0.8，右眼0.6，心、肺、腹未见异常，血压130/90mmHg。舌淡、苔薄白、脉细。

辅助检查：血常规、尿常规、心电图、血糖检查无异常。

影像学检查：X线（2-17）（2-18）（2-19）（2-20）。

X线表现：颈椎序列尚整齐，生理曲度欠佳，$C_5$棘突右偏，$C_{4\sim5}$、$C_{5\sim6}$椎间隙略变窄，$C_{5\sim6}$椎前可见点状前纵韧带骨化影，项后软组织可见条索状异常密度影。

印象：颈椎病

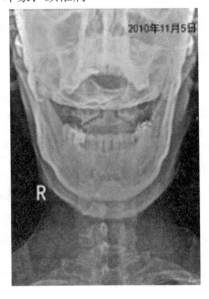
图2-17　X线正位片

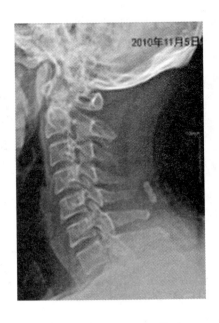
图2-18　X线侧位片

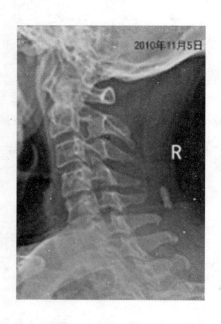
图2-19 X线右斜位片

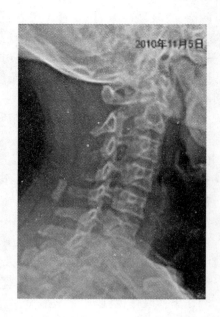
图2-20 X线左斜位片

诊断：虚证型能近怯远（中医）
　　　颈性屈光不正（西医）
治则：通利关节，疏通经脉。
治法：钩活术疗法。
选穴：主穴：$C_2$穴 + $C_3$穴（巨类颈胸型钩鍉针）
　　　配穴：风府（微内板1.2）以补法为主
　　　　　　双风池（微内板1.2）以补法为主
常规钩活：利用中度单软钩活法，常规九步钩活逐一完成。保健枕保健。
10分钟钩活术，患者自述双眼较前视物清晰，双上肢麻木无变化，10日后复诊。
二诊：2010年10月15日，患者自述双眼视力好转，能看清2m内事物，双上肢麻木稍好转，愿做第二次钩活术治疗。
选穴：主穴：$C_2'$穴 + $C_3'$穴（巨类颈胸型钩鍉针）
　　　配穴：大椎（微内刃2.5）以补法为主
　　　　　　双睛明（微内刃1.2）以补法为主
常规钩活：利用轻度单软钩活法，常规九步钩活逐一完成。
10分钟钩活术，患者自述双眼视力进一步好转，嘱患者15天后复诊。
三诊：2010年10月30日，患者自述双眼能看到3m内事物，双上肢麻木明显好转，愿做第三次钩活术治疗。
选穴：主穴：$C_3$穴 + $C_4$穴（中类内刃2.5型钩鍉针）
　　　配穴：双四白（微内刃1.2）以补法为主
　　　　　　双鱼腰（微内刃1.2）以补法为主
常规钩活：利用轻度单软钩活法，常规九步钩活逐一完成。
10分钟钩活术，患者自述病情无明显变化，嘱患者15天后复诊。
四诊：2010年11月15日，患者自述双眼视力正常，能看到5m内事物，双眼视力

1.2，双上肢麻木消失。

随访：2011年11月15日电话随访，上述症状无反复。

【按语】此病例系气血两虚、经脉失养而不通、肝不得血，导致视力障碍。采用新夹脊 $C_2$ 穴 + $C_3$ 穴（巨类颈胸型钩锃针）用中度、轻度单软补法，因虚有瘀，则用巨钩补法，补气补血，辅配风府（微内板1.2）、双风池（微内板1.2）、大椎（微内刃2.5）、双睛明（微内刃1.2），以补法为主，直达病位，调理气血。两次钩活后，上肢功能恢复，视力明显好转，自感精神好。第三次采用新夹脊用 $C_3$ 穴 + $C_4$ 穴（中类内刃2.5型钩锃针），轻度单软钩法，辅配双四白（微内刃1.2）、双鱼腰（微内刃1.2）以补法为主，主穴和配穴全部补虚，故三次治愈。

8. 其他治疗

药物内服法、中药外用法、推拿、针灸、激光疗法、手术疗法。

附方：

（1）实证：

血府逐瘀汤（《医林改错》）化裁：

柴胡9g，枳壳6g，桃仁6g，红花6g，当归9g，赤芍9g，川芎9g，葛根15g，牛膝9g，炙甘草6g，羌活9g，桂枝6g，天麻6g，菊花10g。

（2）虚证：

麦味地黄丸（《医部全录》）化裁：

麦门冬12g，山药12g，山萸肉12g，枸杞子10g，菊花10g，泽泻10g，丹皮10g，茯苓12g，当归10g。

### 三、上睑下垂

定义：上睑不能上提、掩盖部分或全部瞳仁而影响视力。单侧或双侧均可发生，而颈椎疾患引起者多为双侧性。中医学称为"睢目""睑皮垂缓"等。《诸病源候论》称为"睢目"，亦名"侵风"；《普济方》称为"眼睑垂缓"；《目经大成》称为"睑废"。此外尚有"睥倦""胞垂"之称。

1. 病因病理　中医学认为先天性眼睑下垂，多由于先天禀赋不足，脾肾两虚，睑肌发育不全所致。先天性眼睑下垂，每因脾虚气弱，气血不和，脉络失养，血不荣筋，而致肌肤松弛；或因脾失健运，聚湿成痰，外夹风邪，风痰阻塞经络以致筋脉失养而成；也可因情绪不畅，肝气郁结引起。

2. 西医的病因病理

（1）椎-基底动脉供血不足：因外伤或积累性劳损及退变，均可使椎体及小关节失稳，而导致椎体错位，发生移位。当颈椎正常解剖位置发生轻微错位后，椎动脉可因机械压迫或刺激血管痉挛，使椎-基底动脉系统血流减少。引起缺血的原因，还有与伴随颈内动脉支配大脑和眼部血管、眼睑平滑肌及伴随椎动脉进入颅内支配小脑、脑干的节后交感神经纤维受累有关。

（2）交感神经功能紊乱：由于颈椎错位，直接影响椎动脉壁的交感神经丛或间接通过后纵韧带、椎间关节的关节囊的脊膜返回支，反射性刺激椎旁颈交感干，通过颈内动脉丛至动眼神经交通支，在穿过海绵窦的外侧壁与滑车神经相连，在眼神经内侧有一支连于外展神经，至睫状神经节的交感神经纤维随睫状短神经入眼，分布在眼球的血管或经海绵丛的终末支随眼动脉入眶内，亦随眼动脉分布而分布。当交感神经功能紊乱时，可使神经末梢效应器官的 a、b 受体类型的反应发生失常而产生临床症状。我们对颈椎病引起上睑下垂、眼球固定、活动受限、视力下降的患者，用注射新斯的明封闭颈上交感神经等方法治疗，虽可取得增宽眼裂、眼球活动好转和提高视力等效果，但疗效只能维持 30～70 分钟；又采用 1% 利多卡因颈椎硬膜外封闭的方法治疗，希望通过麻醉交感神经纤维以打破其病理反射弧，但治疗结果只能暂时缓解症状 1～2 小时。实验造成恒猴第 4 颈椎向右侧移位及左侧颈上交感神经节切除，临床立即表现为左上睑下垂。用荧光组化法观察猴脑底动脉的交感神经纤维分布情况，右侧颈内动脉系统的动脉（大脑前、中动脉，后交感动脉）和大脑后动脉都含有丰富的绿色荧光纤维，纵横交错成网状。左侧颈内动脉、后交感动脉仅残存稀疏荧光纤维，亮度暗淡。左大脑中动脉、大脑前动脉上的荧光纤维基本消失，与右侧各动脉形成明显对照。以上结果支持颈椎移位及复位后脑血流动力学改变与交感神经是密切相关的这一说法。

3. 诊断

（1）症状：

①轻者上睑半掩瞳仁，重者遮盖整个黑睛，无力睁开。患者为了瞻视，常需借额肌之牵引而睁眼，日久则额皮皱褶，眉毛高耸。双侧下垂者影响瞻视更甚，每需仰首张口，使眼珠轻度下转，甚至需用手指拉起上睑方能视物。

②除眼睑下垂外，尚伴有眼部其他症状，如视力不同程度减退、眼睛疼痛、怕光、视野缩小、流泪、眼球活动受限等。

③伴有自主神经系统紊乱症状，头痛、头晕、耳鸣、恶心等。

④颈部活动受限，尤其仰头或向棘突偏歪侧转头时明显受限，眼部症状与颈部姿势改变有关，颈及枕部疼痛、肢体活动不便、麻木等。

颈性上睑下垂的诊断有以下特点。

①有颈椎病或头部外伤史，上睑下垂与颈椎病症状同时发生，或继发于颈椎病之后。

②上睑下垂的轻重与颈椎病的轻重有直接关系，且多与颈椎病损部位同侧。

③眼科视觉系统检查，排除其他疾病。

④颈部钩活术或手法治疗后，上睑下垂的症状有所缓解。

（2）舌脉：舌淡、苔薄白或薄黄，脉沉。

（3）体征：颈部僵硬、肌紧张、活动受限，部分棘突旁压痛。

（4）影像学检查：X 线生理曲度变直、椎间隙变窄、棘突偏歪等退变性表现，CT 及 MRI 检查符合颈椎病的诊断。

（5）排除其他病：综合判断排除其他原因引起的上睑下垂症状。

符合以上 5 条并排除其他疾病即可确诊为颈性上睑下垂。

包括现代医学颈椎病引起的上睑下垂。

诊断要点：在影像学检查结果的支持下，有颈椎病的症状，有上睑下垂的症状，上睑下垂的症状为主，但是随颈椎病症状的加重上睑下垂的症状也同时加重。

4. 鉴别诊断

（1）面瘫：面神经麻痹，上睑下垂，同时下睑也下垂，病侧面部表情肌瘫痪，前额皱纹消失，眼裂扩大，鼻唇沟平坦，口角下垂，面部被牵向健侧。

（2）脑部肿瘤：上睑下垂，视力障碍、视野缺损，并且出现头痛、呕吐、视盘水肿等症状，或消耗性全身症状，通过影像学 X 线片、CT、MRI 检查可鉴别。

5. 分型辨证

（1）实证：上睑下垂，眼痛眼胀，急躁易怒，口干口苦，头痛眩晕。

（2）虚证：上睑下垂，视物不清，眼干眼涩，腰膝酸软，头昏健忘，失眠多梦。

6. 钩活术分型治疗

（1）选穴

主穴：根据影像学检查选择相应穴位组合（见基本公式）。

穴位组合（$C_4$穴 + $C_3$穴较多）是根据影像和临床症状而定的，与证型无关。

配穴：实证：风池（微内板1.2）　风府（微内板1.2）　阳白（微内板1.2）

睛明（微内板1.2）　激发点（微内板2.5）

虚证：风池（微内刃1.2）　风府（微内刃1.2）　阳白（微内刃1.2）

睛明（微内刃1.2）　激发点（微内刃2.5）

以上配穴根据具体情况，取双侧穴或单侧穴，单侧取患侧穴位点。

方义提要：局部取穴和循经取穴。局部取穴，以颈部新夹脊穴为所取穴位点。循经取穴主要根据疾病所在的经络循行部位选穴，旨在疏通经络气血，调和营卫。并针对上睑下垂的性质进行补泻，实证取风池、风府、阳白、睛明、激发点用微内板泻法，虚证取风池、风府、阳白、睛明、激发点用微内刃补法。

（2）分型选钩：

实证：重度上睑下垂，精神好，选巨类内板颈胸型钩鍉针；中度上睑下垂，精神好，选中类内板2.5钩鍉针；轻度上睑下垂，精神好，选微类内板2.5钩鍉针。

虚证：精神极差、少气无力、年老体弱，或久病刚愈、上睑下垂，选巨类内刃肛门型钩鍉针，此类情况较少；精神差、年老体弱，或久病刚愈、上睑下垂，选中类内刃2.5钩鍉针；精神稍差，或久病刚愈、上睑下垂，选微类内刃2.5钩鍉针。

（3）分型钩法：

实证：大部分利用单软钩法。体质好症状较重者，选重单软；体质好中等程度者，选中单软；体质好症状较轻者，选轻单软；兼有颈椎管狭窄症状者选双软。

虚证：大部分需要轻单软钩法，同时根据体质和病程的长短调整钩进的速度，充分体现"进补"，并以速度和程度相结合体现轻补、中补、重补。上睑下垂虚证多，实证少，主要在针具型号方面体现补法。

（4）钩治步骤：

常规九步钩活法，无菌操作，动作灵巧。

（参考附录11 钩活术的操作步骤）

7. 病案举例

（1）[双睑下垂　视力障碍]

孙某某，男，12岁，石家庄人，学生。

初诊：2011年7月1日。

主诉：视力下降3年。

现病史：3年前骑车跌倒后颈痛，右肩疼痛，伴右肩功能障碍，当即入某医院治疗，诊断为右肩外伤性脱位，经复位后右肩功能正常，2个月后逐渐出现双睑下垂，眼球活动受限，视力明显下降，颈痛、颈部僵硬、颈部压沉感，眼科检查外眼、眼底无异常，经人介绍于2011年7月1日来我院就诊。

既往史：既往体健。

分析：患者男性，12岁，学生，外伤病史，瘀血内停，逐渐出现双睑下垂，眼球活动受限，视力明显下降，颈痛、颈部僵硬、颈部压沉感，眼科检查外眼、眼底无异常，此上睑下垂符合中医实证型睑皮垂缓的发病过程。

检查：颈部僵硬，转头不利，$C_{4,5}$棘上压痛，椎旁压痛，$C_4$棘突右偏，外眼无异常，上睑下垂，睑裂左0.5cm，右0.6cm，双眼球固定，视力左眼0.5，右眼0.6，眼底无异常，心、肺、腹未见异常，血压120/80mmHg。舌淡、苔薄白、脉弦。

辅助检查：血常规、尿常规、心电图、血糖检查无异常。

影像学检查：X线（2-21）（2-22）（2-23）（2-24）。

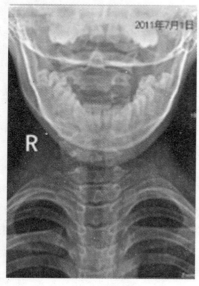

图2-21　X线正位片

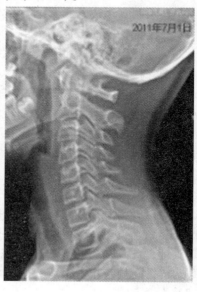

图2-22　X线侧位片

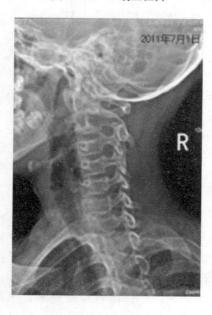

图2-23　X线右斜位片

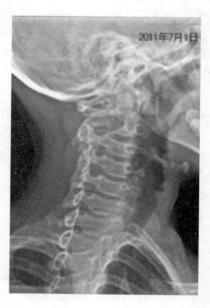

图2-24　X线左斜位片

X线表现：颈椎序列欠整齐，生理曲度欠佳，$C_4$棘突右偏，左侧$C_{3\sim 4}$椎间孔变小，项后软组织未见异常密度影。

印象：颈椎病

诊断：虚证型睑皮垂缓（中医）
　　　颈性上睑下垂（西医）

治则：通利关节，疏通经脉。

治法：钩活术疗法。

选穴：主穴：$C_3$穴+$C_4$穴（巨类颈胸型钩鍉针）
　　　配穴：风府（微内板1.2）平补平泻
　　　　　　双风池（微内板1.2）平补平泻

常规钩活：利用中度单软钩活法，常规九步钩活逐一完成。保健枕保健。

10分钟钩活术，患者自述双眼睑能抬起，眼球活动自如，睑裂左0.8cm，右1.0cm，10日后复诊。

二诊：2011年7月10日，患者自述双眼睑抬起较前有力，视物较治疗前明显清晰，愿做第二次钩活术治疗。

选穴：主穴：$C_3'$穴+$C_4'$穴（巨类颈胸型钩鍉针）
　　　配穴：双阳白（微内板1.2）平补平泻
　　　　　　双睛明（微内板1.2）平补平泻

常规钩活：利用轻度单软钩活法，常规九步钩活逐一完成。

10分钟钩活术，患者自述双眼睑活动轻松、视力进一步好转，嘱患者15天后复诊。

三诊：2011年7月25日，患者自述双眼睑抬起自如，视物清晰，睑裂左1.0cm，右1.2cm，视力1.5，右1.2，嘱患者15日后复诊。

四诊：2011年8月10日，患者自述双眼睑抬起自如，视物清晰，无其他不适。

随访：2012年8月10日电话随访，上述症状无反复。

【按语】此病例系外伤瘀血、经络受阻，导致功能障碍、上睑下垂，属瘀血实证。采用新夹脊$C_3$穴+$C_4$穴（巨类颈胸型钩鍉针），辅配风府（微内板1.2）、双风池（微内板1.2）、双阳白（微内板2.5）、双睛明（微内板1.2）平补平泻（因属虚实夹杂证），常规两次钩活治愈。

(2) ［左睑下垂　视力障碍］

布某某，女，56岁，石家庄人，退休。

初诊：2012年6月17日。

主诉：左睑下垂，视力下降2年，加重15天。

现病史：2年前因劳作1天，夜晚感觉视物模糊，自以为"上火"，2天后出现左睑下垂，眼科检查无异常，脑MRI检查无异常，15天前视力进一步下降，2m内事物看不清，视疲劳，闭目舒服，伴头晕、乏力、食欲下降，经人介绍于2012年6月17日来我院就诊。

既往史：既往体健。

分析：患者女性，56岁，退休，年龄已长，慢性发病，视物模糊，视疲劳，闭目舒服，伴头晕、乏力、食欲下降，此上睑下垂符合中医虚证型睑皮垂缓的发病过程。

检查：颈部僵硬，转头不利，$C_{4,5}$棘上压痛，椎旁压痛，$C_4$棘突右偏，外眼无异常，上睑下垂，睑裂左0.4cm，右1.2cm，视力左眼0.6，右眼1.2，眼底无异常，心、肺、腹未见异常，血压130/80mmHg。舌淡、苔薄白，脉细。

辅助检查：血常规、尿常规、心电图、血糖检查无异常。

影像学检查：X线（2-25）（2-26）（2-27）（2-28）。

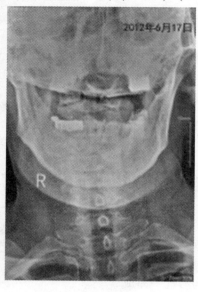

图2-25　X线正位片

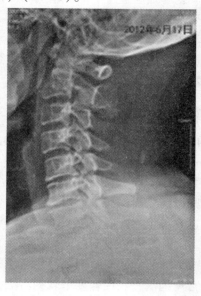

图2-26　X线侧位片

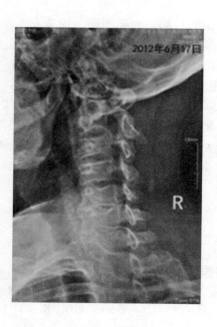

图2-27　X线右斜位片

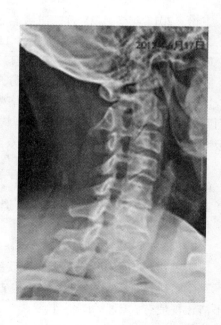

图2-28　X线左斜位片

X线表现：颈椎序列欠整齐，生理曲度欠佳，$C_4$棘突右偏，$C_{5\sim6}$、$C_{6\sim7}$椎间隙变窄，$C_{5\sim6}$、$C_{6\sim7}$椎体前后缘增生变尖，右侧$C_{5\sim6}$椎间孔变小狭窄，项后软组织可见条索状异常密度影。

印象：颈椎病

诊断：虚证型睑皮垂缓（中医）

颈性上睑下垂（西医）

治则：通利关节，疏通经脉。

治法：钩活术疗法。

选穴：主穴：$C_3$穴＋$C_4$穴（巨类颈胸型钩鍉针）

配穴：风府（微内板1.2）平补平泻

左风池（微内板1.2）平补平泻

常规钩活：利用中度单软钩活法，常规九步钩活逐一完成。保健枕保健。

10分钟钩活术，患者自述左眼睑能抬起，睑裂左0.6cm，10日后复诊。

二诊：2012年6月27日，患者自述左眼视力明显好转，查睑裂左0.8cm，视力0.8，愿做第二次钩活术治疗。

选穴：主穴：$C_3'$穴＋$C_4'$穴（巨类颈胸型钩鍉针）

配穴：左阳白（微内刃1.2）以补法为主

左睛明（微内刃1.2）以补法为主

常规钩活：利用轻度单软钩活法，常规九步钩活逐一完成。

10分钟钩活术，患者自述左侧眼睑活动轻松、视力进一步好转，嘱患者15天后复诊。

三诊：2012年7月13日，患者自述左侧眼睑活动自如，视物清晰，睑裂左1.0cm，视力1.2，嘱患者15日后复诊。

四诊：2012年7月28日，患者自述左眼睑活动自如，视物清晰，头晕、乏力消失，食欲佳，夜寐可，无其他不适。

随访：2013年7月28日电话随访，上述症状无反复。

【按语】此病例系气血两虚、经脉失养而不通、肝不得血，导致上睑下垂。采用新夹脊$C_3$穴＋$C_4$穴（巨类颈胸型钩鍉针）用中度、轻度单软补法，因虚有瘀，则用巨钩补法，补气补血，辅配风府（微内板1.2）、左风池（微内板1.2）、左阳白（微内刃2.5）、左睛明（微内刃1.2），以补法为主，直达病位，调理气血，两次钩活治愈。

8. 其他治疗

药物内服法、中药外用法、推拿、针灸、热敷、手术疗法。

手法治疗：手法纠正偏歪棘突，使患椎恢复其原来的解剖位置，促使受损的软组织修复，恢复颈椎正常或代偿性内外平衡关系，解除因患椎错位对血管、神经、脊髓的刺激或压迫，使临床症状消失或减轻。

附方：

牵正散（《杨氏家藏方》）化裁：

白附子9g，白僵蚕10g，全蝎6g，红花6g，当归9g，赤芍9g，川芎9g，葛根15g。

### 四、耳鸣

定义：耳鸣为患者耳内或头内似有声音的主观感觉，但环境中并无相应的声源。患者常在安静环境下，自感耳鸣更重。如感声音在头内，亦称为头鸣。患主观性耳鸣者，常诉其声如蝉鸣、铃声、"嘶嘶"声、漏气声、汽机声、浪涛声等。耳鸣可为持续性或间歇性。其响度不一，严重者可扰人不安，致影响工作及睡眠。本章节讨论的耳鸣是由于脊柱（颈椎）的退变和外伤而形成的耳鸣。

1. 中医病因病机

（1）实证：①风热侵袭：耳位于人体上部，风邪易侵犯上部器官。风邪伤肺，肺气失宣，蒙蔽耳窍，则致耳鸣。风邪又常与热邪或寒邪兼夹为患，风热外袭，邪窜耳窍，蕴而不散，则耳鸣益甚。②肝火上扰：若情志不遂，肝气郁结，久而化火，或暴怒伤肝，肝火上扰清窍，则致耳鸣。③痰火郁结：饮食不节，过食肥甘，酿成痰湿，或思虑劳倦，损伤脾胃，运化失健，津液不行，水湿停聚，乃成痰湿，痰湿久郁，化火上扰，蒙蔽清窍，以致耳鸣。

（2）虚证：①脾气亏虚：饮食不节，或劳逸过度，思虑太甚，脾气受伤，则运化不健，水谷精微不能上升以荣养耳窍，耳窍失养，经脉空虚，乃致耳鸣。②心血亏虚：大病之后，耗伤心血，心血亏虚则耳窍失于濡养，或血虚不行，滞涩脉络，而致耳鸣。③肾精亏虚：素体不足，或久病伤肾，或恣情纵欲，耗损肾精，或年高之体，天癸已竭，肾精不足，髓海空虚，耳窍失养，皆可致耳鸣。④肾元亏虚：寒邪入里，折热伤阳，或大病、久病，房劳过度，均可耗伤肾元，致耳窍失于肾阳温煦，而致耳鸣。

2. 西医病因病理

主观性耳鸣的发生机制尚未十分明确，据历年各家所论，可概分于：①有关神经的活动异常：Davis（1954）认为周围性耳鸣的原因为听神经自发性放电活动所致。②听功能异常：Goodhiu（1954）对耳鸣提出以下两种解说：一是神经性耳鸣不论属于耳蜗性还是中枢性，可视为一种阈上听觉异常，此为耳蜗机械性变形在大脑引起的听刺激反应，或听觉中径路的电化学反应引起神经过敏所致。二是声源来自鼓室，如外界噪声的正常掩蔽作用降低，致使患者能听到鼓室内的血管性及肌性微弱声音。

颈性耳鸣是由颈椎的急慢性损伤和退行性改变，引起颈椎内外平衡失调，易发生颈椎解剖位置的改变，可刺激或压迫颈交感神经或椎动脉。交感神经的鼓室丛受刺激后，而产生耳鸣，椎-基底动脉的供血不足或迷路动脉血管反射性痉挛，致内耳血循环急慢性障碍引起耳鸣。颈性耳鸣患者，耳鸣的产生往往与颈部的活动有关，当颈椎病复发时，即可产生耳鸣，若颈椎病经治疗好转，耳鸣也随之消失。

3. 诊断

（1）症状：耳鸣是颈椎病的常见症状之一，但极少单独存在，耳鸣发作期常伴有自主神经功能紊乱及颈椎病的各种表现，如头痛、头晕、恶心、心慌、失眠、视物模糊、颈部疼痛、活动受限、双上肢的麻木、无力等症状。颈椎急性损伤引起的耳鸣，音调较高，属感音性耳鸣，多伴有重听，同时伴有自主神经功能紊乱症状，多呈间歇发作，颈部的压痛点多与耳鸣在同侧，而慢性损伤引起的耳鸣，多呈持续性，时轻时重，继而出现重听，多为双侧（或一侧较重）感音性耳鸣。

颈性耳鸣的诊断有以下特点。

①有颈椎病或头部外伤史，耳鸣症状与颈椎病症状同时发生，或继发于颈椎病之后。

②耳鸣症状的轻重与颈椎病的轻重有直接关系，且多与颈椎病损部位同侧。

③耳科听觉系统检查，排除其他疾病。

④颈部钩活术或手法治疗后，耳鸣症状有所缓解。

（2）舌脉：舌淡、苔薄白或薄黄，脉弦紧。

（3）体征：颈部僵硬、肌紧张、活动受限，部分棘突压痛，或椎旁压痛可向远隔部位放射。臂丛神经牵拉试验、抬头试验、低头试验、歪头试验、头顶捶击试验多为阳性，局部按揉、理疗、热疗后缓解。

（4）影像学检查：X线、CT及MRI检查符合颈椎病的诊断，或发现脊髓的水肿、退变、变性等。

（5）排除其他病：综合判断排除其他原因引起的耳鸣症状。

符合以上5条并排除其他疾病即可确诊为耳鸣。

包括现代医学颈椎病引起的神经性耳鸣。

诊断要点：在影像学检查结果的支持下，有颈椎病的症状，有耳鸣症状，耳鸣症状为主，但是随颈椎病症状的加重耳鸣症状也同时加重。

4. 鉴别诊断

（1）耳聋：耳聋是听力下降，听不到声音，或听到微弱的声音，或听不到正常声音反而听到嘈杂音。通过听力测试可以分辨其轻重，有先天和后天之分。耳鸣和耳聋（后天）有一定的连带关系，耳鸣是耳聋的先兆，耳鸣久则可能形成听力下降。

（2）脑鸣：脑鸣是一种症状，自感脑内有鸣声，是由于交感神经的紊乱、脑血管老化、脑供血不足等原因引起的一种自感症状，有时和耳鸣难以分辨，或相互交叉出现。

（3）头晕：头晕是头目晕眩的症状，站立不稳，头重脚轻，重则天旋地转。晕和眩又有程度的区别，耳鸣和头晕有时单一出现、交叉出现或同时出现。

（4）肿瘤：有耳鸣症状，并且出现消耗性全身症状，或耳鸣头晕、恶心呕吐等颅压升高的症状，考虑颅内或颈部肿瘤，通过影像学X线片、CT、MRI检查可鉴别。

5. 分型辨证

（1）实证：体质强壮，语音高亢，情绪暴躁，轰轰耳鸣如炮声，时作时止。

（2）虚证：体质虚弱，语音低微，少气懒言，耳鸣如蝉声，鸣声低调而连续不断。

6. 钩活术分型治疗

（1）选穴：

主穴：根据影像学检查选择相应穴位组合（见基本公式）。

穴位组合（$C_2$穴+$C_3$穴较多）是根据影像和临床症状而定的，与证型无关。

配穴：实证：风府（微内板1.2）　　风池（微内板1.2）　　听宫（微内板1.2）

翳风（微内板1.2）　　激发点（微内板2.5）

虚证：风府（微内刃1.2）　　风池（微内刃1.2）　　听宫（微内刃1.2）

翳风（微内刃1.2）　　激发点（微内刃2.5）

以上配穴根据具体情况，取双侧穴或单侧穴，单侧取患侧穴位点。

方义提要：局部取穴和循经取穴。局部取穴，以颈部新夹脊穴为所取穴位点。循经取穴主要根据疾病所在的经络循行部位选穴，旨在疏通经络气血，调和营卫。并针对耳鸣的性质进行补泻，实证取风池、风府、听宫、翳风、激发点用微内板泻法，虚证取风池、风府、听宫、翳风、激发点用微内刃补法。

(2) 分型选钩：

实证：重度耳鸣，精神好，选巨类内板颈胸型钩鍉针；中度耳鸣，精神好，选中类内板2.5钩鍉针；轻度耳鸣，精神好，选微类内板2.5钩鍉针。

虚证：精神极差、少气无力、年老体弱，或久病刚愈、耳鸣头晕，选巨类内刃肛门型钩鍉针，此类情况较少；精神差、年老体弱，或久病刚愈、耳鸣耳聋，选中类内刃2.5钩鍉针；精神稍差，或久病刚愈、轻度耳鸣，选微类内刃2.5钩鍉针。

(3) 分型钩法：

实证：大部分利用单软钩法，体质好、耳鸣隆隆较重者，选重单软；体质好、耳鸣嗡嗡症状中等者，选中单软；体质好、耳鸣蝉声症状较轻者，选轻单软。兼有颈椎管狭窄症状者选双软。

虚证：大部分需要轻单软钩法，同时根据体质和病程的长短调整钩进的速度，充分体现"进补"，并以速度和程度相结合体现轻补、中补、重补。主要在针具型号方面体现补法。

(4) 钩治步骤：

常规九步钩活法，无菌操作，动作灵巧。

(参考附录11钩活术的操作步骤)

7. 病案举例

(1) [耳鸣 右手麻木]

花某某，女，22岁，石家庄市人，个体。

初诊：2012年9月1日。

主诉：耳鸣，右手麻木3个月。

现病史：患者3个月前因交通事故撞击头部出现头痛、恶心、呕吐，某医院查头颅MRI无异常，诊断为脑震荡，经休息、输液、对症治疗后头痛、恶心、呕吐消失，3个月前出现耳鸣如"汽笛声"，右手麻木，头晕，胸闷，情志郁结，影响睡眠，于2012年9月1日来本院求治。

既往史：既往体健。

分析：患者女性，22岁，个体职业，头颈外伤后发病，出现耳鸣如"汽笛声"，右手麻木，头晕，胸闷，情志郁结，影响睡眠，此耳鸣符合中医实证型耳鸣的发病过程。

检查：颈部僵硬，$C_{4,5}$棘突左偏，棘上压痛，可触及条索，风府穴按压试验（+），抬头试验（+），神经系统检查无阳性体征发现。心、肺、腹未见异常，血压120/80mmHg。舌质暗红，脉涩。

辅助检查：血常规、尿常规、心电图、血糖检查无异常。

影像学检查：X线（2-29）（2-30）（2-31）（2-32）。

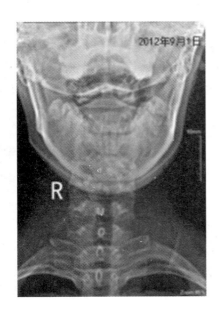
图2-29 X线正位片

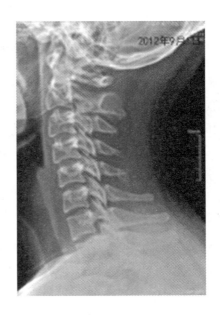
图2-30 X线侧位片

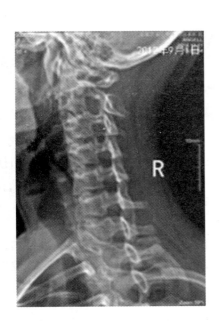
图2-31 X线右斜位片

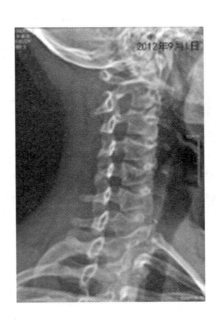
图2-32 X线左斜位片

X线表现：颈椎序列欠整齐，生理曲度欠佳，$C_{4~5}$棘突左偏，$C_{4~5}$、$C_{5~6}$椎间隙略变窄，$C_{4~6}$以下椎体后缘增生，项后软组织未见异常密度影。

印象：颈椎病

诊断：实证型耳鸣（中医）

　　　颈性耳鸣（西医）

治则：通利关节，疏通经脉。

治法：钩活术疗法。
选穴：主穴：$C_3$穴＋$C_4$穴（巨类颈胸型钩鍉针）
　　　配穴：风府（微内板1.2）以泻法为主
　　　　　　双听宫（微内板1.2）以泻法为主
常规钩活：利用中度单软钩活法，常规九步钩活逐一完成。保健枕保健。
10分钟钩活术，患者自述耳鸣减轻、右手麻木无变化，嘱其10日后复诊。
二诊：2012年9月11日，患者自述耳鸣间歇性发作，鸣声较治疗前减轻，头晕眼花好转。颈部活动轻松，愿做第二次钩活术治疗。
选穴：主穴：$C_3'$穴＋$C_4'$穴（巨类颈胸型钩鍉针）
　　　配穴：双风池（微内板1.2）以泻法为主
　　　　　　双翳风（微内板1.2）以泻法为主
常规钩活：利用轻度单软钩活法，常规九步钩活逐一完成。
10分钟钩活术，患者自述耳鸣进一步好转，嘱其15天后复诊。
三诊：2012年9月26日，患者自述耳鸣消失，头晕眼花、四肢倦怠、颈痛消失，颈部活动自如。
随访：2013年9月26日电话随访，上述症状无反复。
【按语】此病例系外伤瘀血、经络受阻，导致功能障碍、耳鸣，属瘀血实证。采用新夹脊$C_3$穴＋$C_4$穴（巨类颈胸型钩鍉针），辅配风府（微内板1.2）、双风池（微内板1.2）、双听宫（微内板1.2）、双翳风（微内板1.2）以泻法为主，常规两次钩活治愈。

(2) ［耳鸣如蝉　颈痛绵绵］
来某某，女，48岁，石家庄市人，个体。
初诊：2012年3月5日。
主诉：颈痛5年，耳鸣3个月。
现病史：患者颈椎病史5年，颈痛反复发作，时轻时重，重则影响睡眠，3个月前出现右侧耳鸣如蝉，时发时止，近一个月耳鸣不停，伴颈部活动受限、头晕眼花、四肢倦怠，于2012年3月5日来本院求治。
既往史：颈椎病史5年。
分析：患者女性，48岁，个体职业，慢性发病，时轻时重的颈痛，之后出现右侧耳鸣如蝉，时发时止，近一个月耳鸣不停，伴颈部活动受限、头晕眼花、四肢倦怠，此耳鸣符合中医虚证型耳鸣的发病过程。
检查：颈部僵硬，活动受限，右侧转头时耳鸣加重，$C_4$棘突偏歪，棘上压痛、椎旁压痛，可触及条索，神经系统检查无阳性体征发现。心、肺、腹未见异常，血压120/80mmHg。舌淡、苔薄，脉细弱。
辅助检查：血常规、尿常规、心电图、血糖检查无异常。
影像学检查：X线（2-33）（2-34）（2-35）（2-36）。

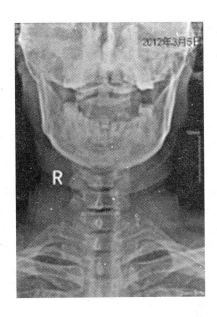

图 2-33　X 线正位片

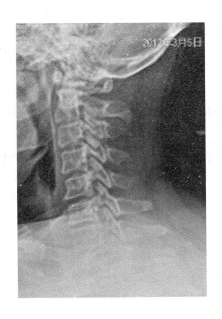

图 2-34　X 线侧位片

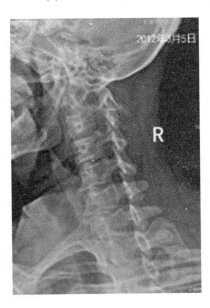

图 2-35　X 线右斜位片

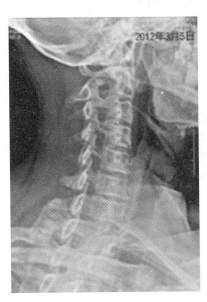

图 2-36　X 线左斜位片

X 线表现：颈椎序列欠整齐，生理曲度变直，$C_4$ 棘突偏歪，$C_{5~6}$、$C_{6~7}$ 椎间隙略变窄，$C_{5~6}$ 椎前可见点状前纵韧带骨化影，项后软组织未见异常密度影。

印象：颈椎病

诊断：虚证型耳鸣（中医）

　　　颈性耳鸣（西医）

治则：通利关节，疏通经脉。

治法：钩活术疗法。

选穴：主穴：$C_3$穴+$C_4$穴（巨类颈胸型钩锃针）
　　　配穴：风府（微内刃1.2）以补法为主
　　　　　　右听宫（微内刃1.2）以补法为主
常规钩活：利用中度单软钩活法，常规九步钩活逐一完成。保健枕保健。
10分钟钩活术，患者自述耳鸣减轻、颈痛好转，嘱其10日后复诊。
二诊：2012年3月15日，患者自述耳鸣间歇性发作，鸣声较治疗前减轻，颈痛、头晕好转。颈部活动轻松，愿做第二次钩活术治疗。
选穴：主穴：$C_3'$穴+$C_4'$穴（中类内板2.5钩锃针）
　　　配穴：右风池（微内刃1.2）以补法为主
　　　　　　右翳风（微内刃1.2）以补法为主
常规钩活：利用轻度单软钩活法，常规九步钩活逐一完成。
10分钟钩活术，患者自述耳鸣进一步好转，嘱其15天后复诊。
三诊：2012年3月30日，患者自述耳鸣消失，头晕眼花、四肢倦怠、颈痛消失，颈部活动自如。
随访：2013年3月30日电话随访，上述症状无反复。

【按语】此病例系气血两虚、经脉失养而不通、肝不得血，导致耳鸣。采用新夹脊$C_3$穴+$C_4$穴（巨类颈胸型钩锃针）用中度、轻度单软补法，因虚有瘀，则用巨钩补法，补气补血，辅配风府（微内板1.2）、右听宫（微内刃1.2），以补法为主，直达病位，调理气血，钩活后，颈痛恢复，视力明显好转，自感精神好。第二次采用新夹脊用$C_3'$穴+$C_4'$穴（中类内板2.5钩锃针），轻度单软钩法，主穴中类内板，辅配右风池（微内板1.2）、右翳风（微内刃1.2）以补法为主，故两次治愈。

8. 其他治疗

药物内服法、中药外用法、推拿、针灸、熏蒸疗法、小针刀疗法、牵引疗法、电疗、热疗、封闭、手术疗法。

推拿手法治疗：采用颈椎旋转复位手法，纠正偏歪棘突，恢复脊柱内外平衡，以解除对交感神经及椎动脉的刺激或压迫。在临床上随着偏歪棘突的纠正，耳鸣症状也随之消失，所伴随的自主神经功能紊乱的各种临床表现也都消失。因此，可以证实，颈性耳鸣产生的原理是由于交感神经受刺激引起。

附方：
（1）实证：
血府逐瘀汤（《医林改错》）化裁：
柴胡9g，枳壳6g，桃仁6g，红花6g，当归9g，赤芍9g，川芎9g，葛根15g，牛膝9g，炙甘草6g，羌活9g，桂枝6g，天麻6g，菊花10g。
（2）虚证：
左归丸（《景岳全书》）化裁：
熟地20g，山药20g，山萸肉10g，菟丝子30g，枸杞子10g，川牛膝20g，鹿角胶15g，人参10g，黄芪20g，白术20g，当归10g。

## 五、耳聋

定义：耳聋是指听力减退或听不真切，甚则丧失听觉。耳聋为临床常见症状，轻微者可称为"重听"，较重者称为"耳聋"。为了便于叙述，凡听力弱于正常者，统称为耳聋。听力减弱者，妨碍交谈，影响工作、生活，耳聋占重要地位。儿童患耳聋者尤为重要，其较重者可阻碍正常语言之发育，形成"聋哑症"，贻害一生，更须注意。耳聋可按病变位置分为以下3种：①传导性耳聋：病变位于外耳及中耳，使音波无法传入内耳。②神经性耳聋：病变位于内耳、听神经或脑部中枢，音波传入途径虽无阻碍，但因神经组织发生病变，故亦无法接受。颈性耳聋为神经性耳聋。③混合性耳聋：耳部各传导声音部分及神经组织均有病变，故音波之传入与接受均有障碍。本章节讨论的耳聋是由于脊柱（颈椎）的退变和外伤而形成的耳聋。

1. 中医病因病机

（1）内因：①肾精亏损：小儿禀赋不足，先天之气亏损，"肾常虚"，肾气未充，肾精未满。②脾气虚弱：小儿先天之气不足，脏腑娇嫩，形气未充，寒暖不能自调，饮食不知自节，故"脾常不足"，脾气虚弱，运化失健。③肝火上扰清窍：小儿脏腑娇嫩，内脏精气不足，"肝常有余"，感邪易于从阳化热，由温化火，引动肝火，肝火上炎，扰乱清窍。

（2）外因：①时令外邪或疫疠侵袭：小儿乃"稚阴稚阳"之体，阴阳之气皆不足，腠理不密，卫外不固，时令外邪、疫疠易于乘虚入侵，上壅耳窍。②另有外伤，异物、耵聍、虫类入耳等。

2. 西医病因病理

引起神经性耳聋的病因甚多，现就颈性耳聋的机制探讨如下。

（1）自主神经功能紊乱：颈部的外伤、劳损和退行性变，破坏了脊柱的内外平衡，易发生颈椎解剖位置的改变。由于机体代偿机制的作用，颈椎解剖位置的这种改变，可自行缓解，尚不致产生明显的临床症状。若在一定的外因作用下，机体失去代偿功能，这种解剖位移，就能刺激或压迫颈交感神经，使内耳的生理功能受到干扰，而产生神经性耳聋。

（2）血液供应障碍：内耳之血液大部借内听动脉供给，间有耳后动脉之茎乳支分布于半规管。内听动脉从基底动脉分出，入内耳道。当小关节错位，刺激或压迫椎动脉，或由于刺激了颈椎关节囊韧带或椎动脉壁周围的交感神经，反射性地引起椎动脉痉挛而导致椎-基底动脉供血不足，而引起内听动脉血流减少，而发生耳聋。

（3）其他：由于颈椎病可引起梅尼埃病，此病也可引起神经性耳聋。

3. 诊断

（1）症状：耳聋可在颈部外伤后突然发生，多伴有耳鸣、头晕、恶心等自主神经系统紊乱症状。也可为逐渐发生，但时轻时重，与颈椎病的病情发展呈正比。耳聋多为一侧性，也有两侧性。

颈性耳聋的诊断有以下特点。

①有颈椎病或头、颈部外伤史，耳聋症状与颈椎病症状同时发生，或继发于颈椎病之后，也有少部分患者先出现耳聋。

②耳聋症状的轻重与颈椎病的病情变化有直接关系。

③耳部和听觉系统检查排除其他疾病。

④按颈椎病钩活术或手法治疗后，随着颈椎病症状的缓解，耳聋症状也明显缓解或消失。

（2）舌脉：舌淡、苔薄白或薄黄，脉细弱或弦数。

(3) 体征：颈部活动不受限，$C_4$左偏，棘上韧带压痛，$C_4$棘旁明显压痛。耳科检查，外耳正常，经电测听检查，呈神经性耳聋。

(4) 影像学检查：X线、CT及MRI检查符合颈椎病的诊断。

(5) 排除其他病：综合判断排除其他原因引起的耳聋症状。

符合以上5条并排除其他疾病即可确诊为耳聋。

包括现代医学的颈椎病引起的神经性耳聋。

诊断要点：在影像学检查结果及客观听力检查的支持下，有颈椎病的症状，有耳聋症状，耳聋症状为主，但是随颈椎病症状的加重耳聋症状也同时加重，随颈椎病症状的减轻耳聋也随之减轻。

4. 鉴别诊断

(1) 耳鸣：耳鸣为患者耳内或头内似有声音的主观感觉，但环境中并无相应的声源；耳聋是听力下降，听不到声音，或听到微弱的声音，或听不到正常声音反而听到嘈杂音。通过听力测试可以分辨其轻重，有先天和后天之分。耳鸣和耳聋（后天）有一定的连带关系，耳鸣是耳聋的先兆，耳鸣久则可能形成听力下降。

(2) 混合性耳聋：是由于传音和感音机构同时有病变存在，如长期慢性化脓性中耳炎、耳硬化症晚期、爆震性耳聋等原因引起的耳聋但无明显的颈部症状。

(3) 肿瘤：有耳聋症状，并且出现消耗性全身症状，或耳鸣头晕、恶心呕吐等颅压升高的症状，考虑颅内或颈部肿瘤，通过影像学X线片、CT、MRI可鉴别。

5. 分型辨证

(1) 虚证：头昏健忘，耳鸣、耳聋，腰腿酸软，低热虚烦。

(2) 实证：身体强壮，经络损伤，听力下降，逐渐加重或突然耳聋。

6. 钩活术分型治疗

(1) 选穴：

主穴：根据影像学检查选择相应穴位组合（见基本公式）。

　　　穴位组合（$C_4$穴+$C_3$穴较多）是根据影像和临床症状而定的，与证型无关。

配穴：实证：风府（微内板1.2）　风池（微内板1.2）　听宫（微内板1.2）

　　　　　　翳风（微内板1.2）　听会（微内板1.2）　激发点（微内板2.5）

　　　虚证：风府（微内刃1.2）　风池（微内刃1.2）　听宫风池（微内刃1.2）

　　　　　　翳风（微内刃1.2）　激发点（微内刃2.5）

以上配穴根据具体情况，取双侧穴或单侧穴，单侧取患侧穴位点。

方义提要：局部取穴和循经取穴。局部取穴，以颈部新夹脊穴为所取穴位点。循经取穴主要根据疾病所在的经络循行部位选穴，旨在疏通经络气血，调和营卫，调理肝肾。并针对耳聋的性质进行补泻。实证取风池、风府、听宫、听会、翳风、激发点用微内板泻法，虚证取风池、风府、听宫、翳风、激发点用微内刃补法。

以上配穴根据具体情况，取双侧穴或单侧穴，单侧取患侧穴位点。

(2) 分型选钩：

实证：重度耳聋，精神好，选巨类内板颈胸型钩鍉针；中度耳聋，精神好，选中类内板2.5钩鍉针；轻度耳聋，精神好，选微类内板2.5钩鍉针。

虚证：精神极差、少气无力、年老体弱，或久病刚愈、耳聋头晕，选巨类内刃肛门型钩鍉针，此类情况较少；精神差、年老体弱，或久病刚愈、耳鸣耳聋，选中类内刃2.5钩鍉针；精神稍差，或久病刚愈、轻度耳聋，选微类内刃2.5钩鍉针。

（3）分型钩法：

实证：大部分利用单软钩法。体质好、重度耳聋者，选重单软；体质好、中度耳聋者，选中单软；体质好、轻度耳聋者，选轻单软。兼有颈椎管狭窄症状者选双软。

虚证：大部分需要轻单软钩法，同时根据体质和病程的长短调整钩进的速度，充分体现"进补"，并以速度和程度相结合体现轻补、中补、重补。主要在针具型号方面体现补法，虚证明显兼有颈椎管狭窄症状者也可考虑选双软。

（4）钩治步骤：

常规九步钩活法，无菌操作，动作灵巧。

（参考附录11钩活术的操作步骤）

7. 病案举例

（1）[颈痛　耳聋]

剧某某，女，32岁，石家庄市人，个体。

初诊：2012年9月10日。

主诉：颈痛1年，耳聋6个月。

现病史：患者因交通事故出现颈痛，经住院治疗后颈痛逐渐好转，出院回家休养，但颈痛并未完全消失，6个月前突然出现左侧耳聋，左耳闷胀感，心情烦躁，头目不清，耳科检查无特异性发现，为求进一步治疗，于2012年9月10日来本院求治。

既往史：1年前有颈部外伤史。

分析：患者女性，32岁，个体，头颈外伤后发病，突然出现左侧耳聋，左耳闷胀感，心情烦躁，头目不清，此耳聋符合中医实证型暴聋的发病过程。

检查：颈部僵硬，活动受限，$C_{4,5}$棘突右偏，棘上压痛、椎旁压痛，可触及条索，神经系统检查无阳性体征发现。心、肺、腹未见异常，血压120/80mmHg。舌质暗红，脉涩。

辅助检查：血常规、尿常规、心电图、血糖检查无异常。

影像学检查：X线（2-37）（2-38）（2-39）（2-40）。

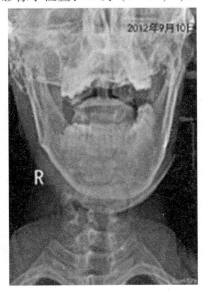

图2-37　X线正位片

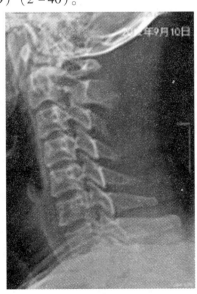

图2-38　X线侧位片

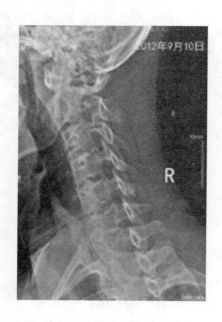 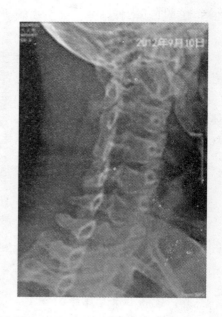

图2-39　X线右斜位片　　　　　图2-40　X线左斜位片

　　X线表现：颈椎序列欠整齐，生理曲度变直，$C_{4~5}$棘突右偏，$C_{4~5}$、$C_{5~6}$椎间隙略变窄，项后软组织未见异常密度影。

　　印象：颈椎病

　　诊断：实证型暴聋（中医）

　　　　　颈性耳聋（西医）

　　治则：通利关节，疏通经脉。

　　治法：钩活术疗法。

　　选穴：主穴：$C_3$穴＋$C_4$穴（巨类颈胸型钩鍉针）

　　　　　配穴：风府（微内板1.2）以泻法为主

　　　　　　　　左听宫（微内板1.2）以泻法为主

　　常规钩活：利用中度单软钩活法，常规九步钩活逐一完成。保健枕保健。

　　10分钟钩活术，患者自述左耳有阻塞感，20分钟后逐渐好转，嘱其10日后复诊。

　　二诊：2012年9月20日，患者自述左侧耳聋间歇性发作，头晕、心悸、失眠较治疗前减轻，颈部活动轻松，愿做第二次钩活术治疗。

　　选穴：主穴：$C_3'$穴＋$C_4'$穴（巨类颈胸型钩鍉针）

　　　　　配穴：左风池（微内板1.2）以泻法为主

　　　　　　　　左翳风（微内板1.2）以泻法为主

　　常规钩活：利用轻度单软钩活法，常规九步钩活逐一完成。

　　10分钟钩活术，患者自述耳聋进一步好转，嘱其15天后复诊。

　　三诊：2012年10月5日，患者自述左侧耳聋消失，头晕、心悸消失，睡眠佳、颈部活动自如。

　　随访：2013年10月5日电话随访，上述症状无反复。

　　【按语】此病例系外伤瘀血、经络受阻，导致功能障碍、耳聋，属瘀血实证。采用

新夹脊 $C_3$ 穴 + $C_4$ 穴（巨类颈胸型钩锃针），辅配风府（微内板 1.2）、左风池（微内板 1.2）、左翳风（微内板 1.2）、左听宫（微内板 1.2）以泻法为主，常规两次钩活治愈。

(2)［耳聋　头晕］

郑某某，女，52 岁，石家庄市人，个体。

初诊：2013 年 1 月 18 日。

主诉：耳聋、头晕 2 年，加重 20 天。

现病史：2 年前晨起即感耳聋、头晕，体位变化时加重，重则恶心欲呕，口服"氟桂利嗪"症状能缓解，20 天前不明原因上述症状加重，伴双耳闷胀，语声无力，四肢倦怠，为求治疗，于 2013 年 1 月 18 日来本院求治。

既往史：既往体健。

分析：患者女性，52 岁，个体，慢性发病，耳聋头晕，伴双耳闷胀，语声无力，四肢倦怠，此耳聋符合中医虚证型耳聋的发病过程。

检查：颈部僵硬，活动受限，$C_3$ 棘突右偏，椎旁压痛，可触及条索，风府穴按压试验（+），引颈试验（+），神经系统检查无阳性体征发现。心、肺、腹未见异常，血压 130/80mmHg。舌淡、苔薄，脉细弱。

辅助检查：血常规、尿常规、心电图、血糖检查无异常。

影像学检查：X 线（2-41）（2-42）（2-43）（2-44）。

X 线表现：颈椎序列欠整齐，生理曲度变直，$C_3$ 棘突右偏，$C_{4-5}$ 椎间隙变窄，$C_2$ 以下椎体下缘增生变尖，左侧 $C_{4-6}$ 椎体前下缘增生变尖，项后软组织可见条索状异常密度影。

印象：颈椎病

诊断：虚证型耳聋（中医）
　　　颈性耳聋（西医）

治则：通利关节，疏通经脉。

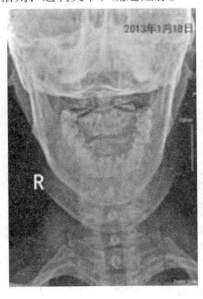

图 2-41　X 线正位片

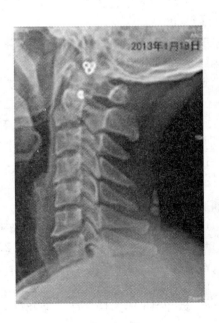

图 2-42　X 线侧位片

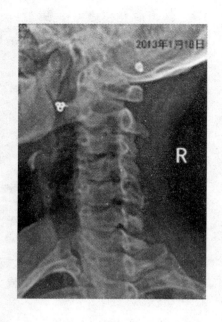
图2-43 X线右斜位片

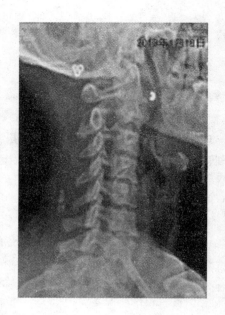
图2-44 X线左斜位片

治法：钩活术疗法。

选穴：主穴：$C_4$穴+$C_5$穴（巨类颈胸型钩鍉针）

配穴：风府（微内刃1.2）以补法为主

双听宫（微刃刃1.2）以补法为主

常规钩活：利用中度单软钩活法，常规九步钩活逐一完成。保健枕保健。

10分钟钩活术，患者自述双耳有发热感，10分钟后消失，耳聋、闷胀好转，嘱其10日后复诊。

二诊：2013年1月28日，患者自述耳聋间歇性发作，间歇期听到的声音清楚，愿做第二次钩活术治疗。

选穴：主穴：$C_4'$穴+$C_5'$穴（巨类颈胸型钩鍉针）

配穴：双风池（微内板1.2）以补法为主

双翳风（微内刃1.2）以补法为主

常规钩活：利用轻度单软钩活法，常规九步钩活逐一完成。

10分钟钩活术，患者自述耳聋进一步好转，嘱其15天后复诊。

三诊：2013年2月15日，患者自述耳聋明显好转，双耳闷胀基本消失，颈部活动自如。愿做第三次钩活术治疗。

选穴：主穴：$C_3$穴+$C_4$穴（中类内刃2.5型钩鍉针）

配穴：双听会（微内刃1.2）以补法为主

常规钩活：利用轻度单软钩活法，常规九步钩活逐一完成。

10分钟钩活术，患者自述无变化，嘱其15天后复诊。

四诊：2013年3月2日，患者自述耳聋、闷胀消失，已能听清外界声音，语声高亢，四肢有力，颈部活动自如。

随访：2014年3月2日电话随访，上述症状无反复。

【按语】此病例系气血两虚、经脉失养而不通、肝不得血，导致耳聋。采用新夹脊 $C_4$ 穴 + $C_5$ 穴（巨类颈胸型钩鍉针）用中度、轻度单软补法，因虚有瘀，则用巨钩补法，补气补血，辅配风府（微内板1.2）、双风池（微内板1.2）、双听宫（微内刃2.5）、双翳风（微内刃1.2），以补法为主，直达病位，调理气血。两次钩活后，听力和头晕明显好转，自感精神好。第三次采用新夹脊用 $C_3$ 穴 + $C_4$ 穴（中类内刃2.5型钩鍉针），轻度单软钩法，辅配双听宫（微内刃1.2）以补法为主，主穴和配穴全部补虚，故三次治愈。

9. 其他治疗

药物内服法、中药外用法、推拿、针灸、小针刀疗法、封闭、手术疗法。

推拿手法治疗：根据临床检查及X线片显示，诊断明确后，即可实行手法纠正错位之小关节，恢复椎-基底动脉的正常血液供应，和解除对交感神经的刺激和压迫，以恢复临床的各种症状。

附方：

（1）实证：

龙胆泻肝汤(《医方集解》) 化裁：

龙胆草6g，黄芩9g，栀子9g，泽泻12g，木通6g，当归3g，生地黄9g，柴胡6g，车前子9g。

（2）虚证：

六味地黄丸(《小儿药证直诀》) 化裁：

熟地15g，山药20g，山萸肉10g，牡丹皮10g，泽泻10g，云苓20g，生地15g。

## 六、嗅觉异常

定义：患者闻到一种虚幻之气味，其实并无此种气味存在。嗅觉是生物的重要生理功能。动物在寻食、求偶和避敌等行为中，都需要靠嗅觉去发现和辨别，因而嗅觉相当敏锐。在人类，由于中枢神经系统的高度发展，嗅觉功能有所退化，但仍然在人与周围环境的关系中，尤其在认识世界方面起着十分重要的作用。本章节讨论的嗅觉异常是由于脊柱（颈椎）的退变和外伤而形成的嗅觉异常。

1. 中医病因病机

嗅觉由肺脏所主，肺开窍于鼻，鼻为嗅之器，与肝、肾、脾脏密切相关，外邪之气侵犯肺脏，或直接侵犯嗅器于鼻，使嗅器异常。由于肝、肾、脾脏功能下降，土不能生金，或肺金自虚，嗅觉异常。

2. 西医病因病理

由于颈部的外伤、退变造成小关节的失稳，破坏了脊柱的内外平衡，直接或间接刺激、压迫颈交感神经和椎动脉，反映到嗅觉中枢海马旁回和钩回，使之产生各种症状。

3. 诊断

（1）症状：

①嗅觉过敏：表现为嗅觉亢进，患者感到极度不适。

②嗅觉倒错：将一种气味误认为是另一种气味，常常是一些不愉快的气味。

③幻嗅：患者闻到一种虚幻之气味，其实并无此种气味存在，通常是很难闻的气味，例如"烧胶皮""烧羊毛""臭鸡蛋"味等。

④伴有自主神经系统紊乱的症状，同时有颈椎病的症状和体征。临床检查及辅助检查符合颈椎病诊断。

(2) 舌脉：舌质青紫或有瘀点，脉细涩。

(3) 体征：双鼻嗅觉异常，其他颅神经正常，神经系统检查未发现异常，颈部肌肉僵硬，活动不受限，$C_3$左偏，颈椎棘上韧带压痛，臂丛神经牵拉试验（±）。

(4) 影像学检查：X线、CT及MRI检查符合颈椎病的诊断。

(5) 排除其他病：综合判断排除其他原因引起的嗅觉异常的症状。

符合以上5条并排除其他疾病即可确诊为嗅觉异常。

包括现代医学的颈性嗅觉异常。

诊断注意事项：临床上对出现嗅觉异常的患者，要仔细认真地询问病史及查体，因有些颅内器质性病变的早期，患者往往出现嗅觉异常，因此，遇有嗅觉异常的患者，不要轻易下颈性嗅觉异常的诊断，一定要通过详细的临床检查，必要时可进行颅脑CT及磁共振检查以排除颅内占位性病变。对于确实排除颅内器质性病变后，方可诊断为颈性嗅觉异常。

诊断要点：在影像学检查结果的支持下，排除颅内病变，有颈椎病的症状，嗅觉异常症状为主，但是随颈椎病症状的加重嗅觉异常的症状也同时加重。

4. 鉴别诊断

(1) 萎缩性鼻炎：可有鼻腔异常宽大，嗅觉异常，鼻腔内存在大量黄绿色脓痂。五官科检查可见鼻腔黏膜呈慢性炎症改变，继而进展为进行性萎缩可明确诊断。

(2) 鼻腔的解剖结构变异：如先天性鼻中隔偏曲、泡性中鼻甲等也可引起嗅觉异常，五官科检查可明确诊断，行手术矫正偏曲的鼻中隔，可明显好转。

(3) 脑部或鼻内肿瘤：有嗅觉异常的症状，出现鼻腔阻塞，并且出现痿证现象，或消耗性全身症状，通过影像学检查可以鉴别。

5. 分型辨证

(1) 虚证：鼻内或咽部干燥，少气乏力，病程较长，嗅觉异常。

(2) 实证：素体强壮，多因外力损伤经络，失治误治，出现嗅觉异常，闻到不存在的气味。

6. 钩活术分型治疗

(1) 选穴：

主穴：根据影像学检查选择相应穴位组合（见基本公式）。

穴位组合（$C_4$穴 + $C_5$穴较多）是根据影像和临床症状而定的，与证型无关。

配穴：实证：风府（微内板1.2）　风池（微内板1.2）　肺俞（微内板2.5）
　　　　　　迎香（微内板1.2）　口禾髎（微内板1.2）　激发点（微内板2.5）
　　　虚证：风府（微内刃1.2）　风池（微内刃1.2）　肺俞（微内刃2.5）
　　　　　　迎香（微内刃1.2）　口禾髎（微内刃1.2）　激发点（微内刃2.5）

以上配穴根据具体情况，取双侧穴或单侧穴，单侧取患侧穴位点。

方义提要：局部取穴和循经取穴。局部取穴，以颈部新夹脊穴为所取穴位点。循经取穴主要根据疾病所在的经络循行部位选穴，旨在疏通经络气血，调理肺脏，调和营卫。并针对嗅觉异常的性质进行补泻。实证取风府、风池、肺俞、迎香、口禾髎、激发点用微内板泻法，虚证取风府、风池、肺俞、迎香、口禾髎、激发点用微内刃补法。

（2）分型选钩：

实证：症状较重者选巨类内板颈胸型钩鍉针，中等程度者选中类内板2.5钩鍉针，症状较轻或好转80%以上者选微类内板2.5钩鍉针。实证多于虚证。

虚证：体质差、病程长、症状较重者选巨类内刃肛门型钩鍉针，体质差、症状中等程度者选中类内刃2.5钩鍉针，病程长、症状较轻或好转80%以上者选微类内刃2.5钩鍉针。

（3）分型钩法：

实证：大部分利用单软钩法。症状重、体质好、颈椎退变程度相对重者，选重单软；症状重、体质好、颈椎退变程度相对中等者，选中单软；症状轻、体质好、颈椎退变程度相对轻者，选轻单软；兼有颈椎管狭窄症状者选双软。

虚证：大部分是虚实夹杂证，需要轻单软钩法。根据虚的程度也可选用巨刃肛门型钩鍉针、中类内板内刃、微类内板内刃，通过针具调节补泻法，同时根据体质和病程的长短调整钩进的速度，充分体现"进补"，并以速度和程度相结合体现轻补、中补、重补。

（4）钩治步骤：

常规九步钩活法，无菌操作，动作灵巧。

（参考附录11钩活术的操作步骤）

7. 病案举例

（1）[幻嗅 上肢麻木]

钟某某，男，18岁，石家庄人，学生。

初诊：2013年11月17日。

主诉：左上肢麻木，经常嗅到"烧羊毛"味3个月。

现病史：1年前与同学打闹过程中跌倒在地，左肩及左侧头面部擦伤，经休息后皮外伤愈合，3个月前出现左上肢麻木，经常嗅到"烧羊毛"味。伴头昏、耳鸣、烦躁、大便干，鼻科检查无异常，头颅MRI检查无异常，经人介绍，于2013年11月17日来我院就诊。

既往史：1年前有跌倒史。

分析：患者男性，18岁，学生，头颈外伤后发病，嗅觉异常，伴头昏、耳鸣、烦躁、大便干，此嗅觉异常符合中医实证型异嗅的发病过程。

检查：颈部僵硬，$C_{3,4}$棘上压痛，椎旁压痛，$C_3$棘突左偏，双鼻嗅觉正常，左臂丛神经牵拉试验（+），神经系统无异常，心、肺、腹未见异常，血压120/80mmHg。舌质暗，脉涩。

辅助检查：血常规、尿常规、心电图、血糖检查无异常。

影像学检查：X线（2-45）（2-46）（2-47）（2-48）。

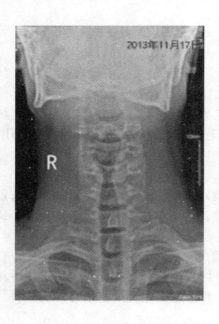

图2-45 X线正位片

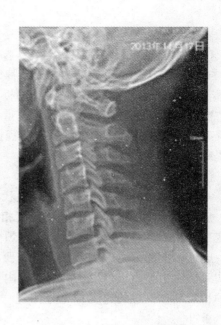

图2-46 X线侧位片

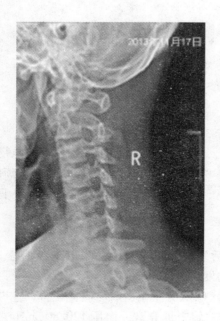

图2-47 X线右斜位片

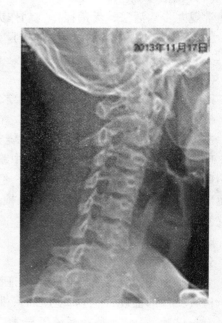

图2-48 X线左斜位片

X线表现：颈椎序列欠整齐，生理曲度反张，$C_3$棘突左偏，$C_6$椎体后上缘增生变尖，项后软组织未见异常密度影。

印象：颈椎病

诊断：实证型异嗅（中医）

　　　颈性嗅觉异常（西医）

治则：通利关节，疏通经脉。

治法：钩活术疗法。

选穴：主穴：$C_4$穴 + $C_5$穴（巨类颈胸型钩鍉针）

配穴：风府（微内板1.2）以泻法为主

双迎香（微内板1.2）以泻法为主

常规钩活：利用中度单软钩活法，常规九步钩活逐一完成。保健枕保健。

10分钟钩活术，患者自述左上肢麻木好转，嗅觉无改变，嘱其10日复诊。

二诊：2013年11月27日，患者自述3天后闻到"烧羊毛"味逐渐减少，左上肢麻木明显好转，愿做第二次钩活术治疗。

选穴：主穴：$C_4'$穴 + $C_5'$穴（巨类颈胸型钩鍉针）

配穴：双风池（微内板1.2）平补平泻

双肺俞（微内板2.5）平补平泻

常规钩活：利用轻度单软钩活法，常规九步钩活逐一完成。

10分钟钩活术，患者自述病情无明显变化，嘱其15天后复诊。

三诊：2013年12月15日，患者自述近一周"烧羊毛"味、头晕、耳鸣消失，左上肢麻木消失，无其他不适。

随访：2014年12月15日电话随访，上述症状无反复。

【按语】此病例系外伤瘀血、经络受阻，导致功能障碍、嗅觉障碍，属瘀血实证。采用新夹脊$C_4$穴 + $C_5$穴（巨类颈胸型钩鍉针），辅配风府（微内板1.2）、双迎香（微内板2.5）以泻法为主，双风池（微内板1.2）、双肺俞（微内板2.5）平补平泻（因属虚实夹杂证），常规两次钩活治愈。

(2) [幻嗅　头痛头晕]

陆某某，女，50岁，石家庄人，无业。

初诊：2011年4月4日。

主诉：头痛，头晕，经常嗅到"臭鸡蛋"味1年。

现病史：头痛，头晕，嗅觉丧失，经常嗅到"臭鸡蛋"味，神疲乏力，食少，便溏，病史1年，耳鼻喉科检查无异常，头颅MRI检查无异常，经人介绍，于2011年4月4日来我院就诊。

既往史：既往体健。

分析：患者女性，50岁，无职业，慢性发病，头痛，头晕，嗅觉丧失，经常嗅到"臭鸡蛋"味，神疲乏力，食少，便溏，此嗅觉异常符合中医虚证型异嗅的发病过程。

检查：颈部僵硬，$C_{4,5}$棘上压痛，$C_4$棘突右偏，双鼻嗅觉正常，风府穴按压试验(+)，神经系统无异常，心、肺、腹未见异常，血压130/90mmHg。舌淡、苔白润，脉细弱。

辅助检查：血常规、尿常规、心电图、血糖检查无异常。

影像学检查：X线（2-49）（2-50）（2-51）（2-52）。

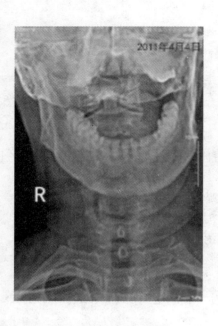

图 2-49　X 线正位片

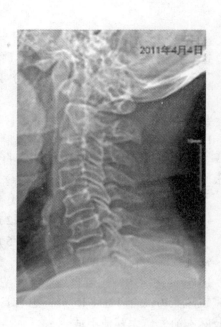

图 2-50　X 线侧位片

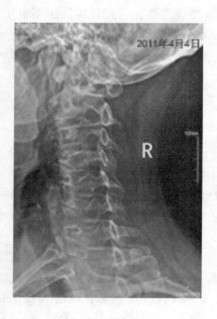

图 2-51　X 线右斜位片

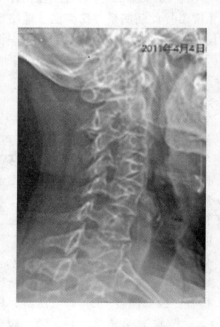

图 2-52　X 线左斜位片

X线表现：颈椎序列欠整齐，生理曲度存在，$C_4$棘突右偏，$C_{5\sim6}$、$C_{6\sim7}$椎间隙前可见点状前纵韧带骨化影，右侧$C_{2\sim3}$、$C_{3\sim4}$、$C_{5\sim6}$椎间孔略变小，项后软组织未见异常密度影。

印象：颈椎病

诊断：虚证型异嗅（中医）

　　　颈性嗅觉异常（西医）

治则：通利关节，疏通经脉。
治法：钩活术疗法。
选穴：主穴：$C_3$穴 + $C_4$穴（巨类颈胸型钩鍉针）
　　　配穴：风府（微内刃1.2）以补法为主
　　　　　　双迎香（微内刃1.2）以补法为主
常规钩活：利用中度单软钩活法，常规九步钩活逐一完成。保健枕保健。
10分钟钩活术，患者自述头痛、头晕好转，嗅觉无改变，嘱其10日后复诊。
二诊：2011年4月14日，患者自述5天后闻到"臭鸡蛋"味逐渐减少，头晕、头痛明显好转，愿做第二次钩活术治疗。
选穴：主穴：$C_3'$穴 + $C_4'$穴（巨类颈胸型钩鍉针）
　　　配穴：双风池（微内刃1.2）以补法为主
　　　　　　双肺俞（微内刃2.5）以补法为主
常规钩活：利用轻度单软钩活法，常规九步钩活逐一完成。
10分钟钩活术，患者自述病情无明显变化，嘱其15天后复诊。
三诊：2011年4月30日，患者自述偶尔闻到"臭鸡蛋"味，头痛、头晕明显减轻，愿做第三次钩活术治疗。
选穴：主穴：$C_2$穴 + $C_3$穴（中类内刃2.5型钩鍉针）
　　　配穴：双口禾髎（微内刃1.2）以补法为主
常规钩活：利用轻度单软钩活法，常规九步钩活逐一完成。
10分钟钩活术，患者自述病情无明显变化，嘱其15天后复诊。
四诊：2011年5月15日，患者不再闻到"臭鸡蛋"味，嗅觉正常，头痛、头晕消失，纳寐可，大便正常。
随访：2012年5月15日电话随访，上述症状无反复。

【按语】此病例系气血两虚、经脉失养而不通，导致嗅觉异常。采用新夹脊$C_3$穴 + $C_4$穴（巨类颈胸型钩鍉针）用中度、轻度单软补法，因虚有实，则用巨钩补法，补气补血，辅配风府（微内刃1.2）、双风池（微内刃1.2）、双肺俞（微内刃2.5）、双迎香（微内刃1.2），以补法为主，直达病位，调理气血。两次钩活后，头晕头痛消失，嗅觉明显好转，自感精神好。第三次采用新夹脊用$C_2$穴 + $C_3$穴（中类内刃2.5型钩鍉针），轻度单软钩法，辅配双口禾髎（微内刃1.2）以补法为主，主穴和配穴全部补虚，故三次治愈。

8. 其他治疗

药物内服法、中药外用法、推拿、针灸、熏蒸疗法、小针刀疗法、牵引疗法、电疗、热疗、封闭、手术疗法。

附方：

（1）实证：

血府逐瘀汤（《医林改错》）化裁：

柴胡9g，枳壳6g，桃仁6g，红花6g，当归9g，赤芍9g，川芎9g，葛根15g，牛膝9g，炙甘草6g，羌活9g，桂枝6g，天麻6g，菊花10g，辛夷10g，薄荷10g。

（2）虚证：

补中益气汤（《内外伤辨惑论》）化裁：

黄芪20g,甘草9g,人参10g,枸杞子10g,橘皮6g,升麻10g,柴胡10g,白术12g,当归10g,辛夷10g。

## 七、失音

定义:颈部外伤、劳损及退变引起发音障碍,称为颈性失音。中医认为多由气阴耗伤所致,与肺肾有密切关系。《直指方》说:"肺为声音之门,肾为声音之根。"《灵枢》亦认为:"会厌为声音之门户。"本章节讨论的失音是由于脊柱(颈椎)的退变和外伤而形成的失音。

### 1. 中医病因病机

失音有暴瘖和久瘖之别。暴瘖多属外感,猝然起病。由于风寒风热之邪侵袭肺卫,肺气不能宣散;或感受燥热之邪,熏灼津液;或嗜食肥甘厚味、饮酒吸烟,而致痰热内生,肺失清肃,皆可使声音不出。久瘖多属内伤,缓慢起病,多由久病体虚,肺燥津伤,或肺肾阴虚,精气内夺,声道燥涩而致。

### 2. 西医病因病理

副神经发自延髓外侧部,由椎动脉或小脑后下动脉发出的短周边动脉支配延髓外侧部的血循环,这些细小的营养动脉交通支少,多为终末微血管。由于各种原因导致的颈椎病引起椎-基底动脉血循环障碍,可出现后组颅神经损害的症状。迷走神经损害,表现为喉神经(主要是喉返神经)功能不全,其运动支支配的喉肌发生功能障碍,引起声带麻痹。多由$C_{2,3}$颈椎病变引起。颈性失音患者,失音的产生往往与颈部的活动有关,当颈椎病复发时,即可产生失音,若颈椎病经治疗好转,失音也随之好转或消失。

### 3. 诊断

(1)症状:本病为临床常见病证,轻者仅发高音费力,发音不持久,声音变哑,重者声音嘶哑或完全不能发音,说话声音极小,听不清,患者以笔写述病情。可有后组颅神经损害的表现及椎体束症状。

颈性失音的诊断有以下特点。

①有颈椎病或头部外伤史,失音症状与颈椎病症状同时发生,或继发于颈椎病之后。

②失音症状的轻重与颈椎病的轻重有直接关系,且多与颈椎病损部位同侧。

③耳科听觉系统检查,排除其他疾病。

④颈部钩活术或手法治疗后,失音症状有所缓解。

(2)舌脉:舌红、苔薄或黄,脉弱或细数。

(3)体征:颈肌僵硬,活动受限,左右旋转、前屈、后伸不到位,棘突明显偏歪、压痛。

(4)影像学检查:若为颈椎椎间盘突出者,X线平片中一般无明显变化;若为颈椎椎间盘脱出者,颈椎X线平片可显示生理曲度消失、椎间隙狭窄及阶梯形变;若为椎体侧后方骨刺所致者,则X线平片显示椎体后缘有骨赘形成;若为钩椎关节骨刺所致者,则X线片在正位上显示钩椎增生明显,斜位片除显示骨质增生外,椎间孔矢径与上下径均减小,其部位与临床表现相一致。CT及MRI检查符合颈椎病的诊断。

(5)排除其他病:综合判断排除其他原因引起的失音症状。

符合以上5条并排除其他疾病即可确诊为颈性失音。

包括现代医学的颈椎病性失音。

诊断要点：在影像学检查结果的支持下，有颈椎病的症状，有失音症状，失音症状为主，但是随颈椎病症状的加重失音症状也同时加重。

4. 鉴别诊断

（1）白喉：可有声音嘶哑或不能发声。兼见发热，喉间出现白膜不易剥去。清热解毒利咽可有明显的疗效。

（2）功能性失音：多由于情绪激动，如过度紧张或极度悲伤突然失音，但咳嗽等仍可发声，检查声带正常，心理暗示等疗法可有明显效果。

（3）甲状腺疾病：肿大的甲状腺累及喉返神经可引起声音嘶哑，言语失音，多伴有其他压迫症状，B超、CT、MRI检查可鉴别。

（4）甲状腺术后：甲状腺术后可引起声音嘶哑，言语失音，伴随时间的延长症状逐渐好转，是手术引发失音。

（5）喉咽部肿瘤：有失音症状，并且出现喉痛、喉部阻塞感及颈部包块现象，或消耗性全身症状，通过影像学检查可以鉴别。

5. 分型辨证

（1）虚证：声音嘶哑，咽喉不利，少气懒言，神疲乏力。

（2）实证：声音嘶哑，发声困难，素体强壮，烦躁口干，咳嗽咽痛。

6. 钩活术分型治疗

（1）选穴：

主穴：根据影像学检查选择相应穴位组合（见基本公式）。

穴位组合（$C_4$穴＋$C_3$穴较多）是根据影像学和临床症状选定的，与证型无关。

配穴：实证：风府（微内板1.2）　　风池（微内板1.2）　　廉泉（微内板1.2）
　　　　　　合谷（微内板2.5）　　人迎（微内板1.2）　　激发点（微内板2.5）
　　　虚证：风府（微内刃1.2）　　风池（微内刃1.2）　　廉泉（微内刃1.2）
　　　　　　合谷（微内刃2.5）　　人迎（微内刃1.2）　　激发点（微内刃2.5）

以上配穴根据具体情况，取双侧穴或单侧穴，单侧取患侧穴位点。

方义提要：局部取穴和循经取穴。局部取穴，以颈部新夹脊穴为所取穴位点。循经取穴主要根据疾病所在的经络循行部位选穴，旨在调和营卫，宣肺利音，并针对失音的性质进行补泻。实证取风府、风池、廉泉、合谷、人迎、激发点用微内板泻法，虚证取风府、风池、廉泉、合谷、人迎、激发点用微内刃补法。

（2）分型选钩：

实证：症状较重者选巨类内板颈胸型钩鍉针，症状中等程度者选中类内板2.5钩鍉针，症状较轻或好转80%以上者选微类内板2.5钩鍉针。

虚证：体质差、病程长、症状较重者选巨类内刃肛门型钩鍉针；体质差、症状中等程度者选中类内刃2.5钩鍉针，根据恢复情况酌情选用中内板型钩鍉针；病程长、症状较轻或好转80%以上者选微类内刃2.5钩鍉针。

（3）分型钩法：

实证：大部分利用单软手法。症状较重者选重单软，症状中等程度者中单软，症状较轻者选轻单软，兼有颈椎管狭窄症状者选双软。

虚证：大部分需要轻单软手法，同时根据体质和病程的长短调整钩进的速度，充分体现"进补",并以速度和程度相结合体现轻补、中补、重补。

(4) 钩治步骤:

常规九步钩活法,无菌操作,动作灵巧。

(参考附录11 钩活术的操作步骤)

7. 病案举例

(1) [失音　颈痛]

侯某某,女,40岁,石家庄市人,公务员。

初诊:2013年4月8日。

主诉:失音、颈痛2个月。

现病史:患者因2013年春节前打扫室内卫生,由爬梯上跌落,当时只感颈部不适,休息2天后消失,之后偶有头晕没在意,2个月前出现颈痛,头晕加重,突然声音嘶哑,发音困难,多言后喉中觉痛,痛处不移,胸胁胀闷,经五官科检查无异常,头颅MRI检查无异常,颈椎X线片明显异常,于2013年4月8日来本院求治。

既往史:5个月前有高处跌落史。

分析:患者女性,40岁,公务员职业,头颈外伤后发病,突然声音嘶哑,发音困难,多言后喉中觉痛,痛处不移,胸胁胀闷,经五官科检查无异常,此失音符合中医实证型暴音的发病过程。

检查:颈部僵硬,活动受限,$C_4$棘突右偏,棘上压痛、椎旁压痛,可触及条索,声嘶微弱,几乎听不到,神经系统检查无阳性体征发现。心、肺、腹未见异常,血压120/80mmHg。舌质紫暗,脉涩。

辅助检查:血常规、尿常规、心电图、血糖检查无异常。

影像学检查:X线(2-53)(2-54)(2-55)(2-56)。

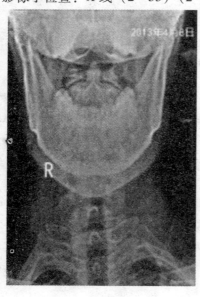

图2-53　X线正位片

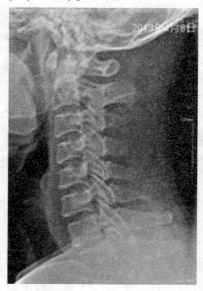

图2-54　X线侧位片

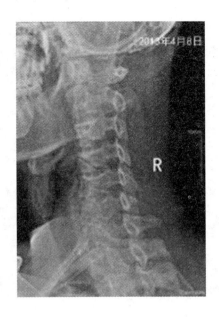

图2-55 X线右斜位片

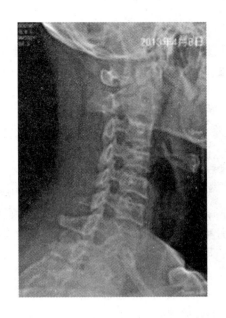

图2-56 X线左斜位片

X线表现：颈椎序列尚整齐，生理曲度欠佳，$C_4$棘突偏歪，椎前可见点状前纵韧带骨化影，$C_2$以下椎体前缘增生，项后软组织未见异常密度影。

印象：颈椎病

诊断：实证型暴瘖（中医）

颈性失音（西医）

治则：通利关节，疏通经脉。

治法：钩活术疗法。

选穴：主穴：$C_3$穴 + $C_4$穴（巨类颈胸型钩鍉针）

配穴：风府（微内板1.2）以泻法为主

双廉泉（微内板1.2）以泻法为主

常规钩活：利用中度单软钩活法，常规九步钩活逐一完成。保健枕保健。

10分钟钩活术，患者自述咽部发热，10分钟后消失，声嘶好转，能听到声音，嘱其10日后复诊。

二诊：2013年4月18日，患者自述5天后声嘶明显好转，基本能与人交流。头晕、颈痛明显好转，颈部活动轻松，愿做第二次钩活术治疗。

选穴：主穴：$C_3'$穴 + $C_4'$穴（巨类颈胸型钩鍉针）

配穴：双风池（微内板1.2）以泻法为主

双人迎（微内板1.2）以泻法为主

常规钩活：利用轻度单软钩活法，常规九步钩活逐一完成。

10分钟钩活术，患者自述颈痛进一步好转，嘱其15天后复诊。

三诊：2013年5月5日，患者自述发音正常，头晕、胸胁胀闷、颈痛消失，睡眠佳、颈部活动自如。

随访：2014年5月5日电话随访，上述症状无反复。

【按语】此病例系外伤瘀血、经络受阻，导致功能障碍、声音嘶哑，属瘀血实证。采用新夹脊 $C_3$ 穴 + $C_4$ 穴（巨类颈胸型钩鍉针），辅配风府（微内板1.2）、双风池（微内板1.2）、廉泉（微内板1.2）、双人迎（微内板1.2）以泻法为主，常规两次钩活治愈。

（2）[失音　上肢无力]

文某某，男，59岁，石家庄市人，公务员。

初诊：2013年2月7日。

主诉：声音嘶哑、右上肢无力1年。

现病史：患者于1年前出现声音嘶哑，发音困难，右上肢无力，逐渐加重，伴气短懒言，体倦乏力，纳少便溏，经五官科检查无异常，头颅MRI检查无异常，颈椎X线片明显异常，于2013年2月7日来本院求治。

既往史：既往体健。

分析：患者男性，59岁，公务员，慢性发病，上肢无力，发音困难，逐渐加重，伴气短懒言，体倦乏力，纳少便溏，经五官科检查无异常，此失音符合中医虚证型慢喉音的发病过程。

检查：颈部僵硬，$C_{4、5}$棘突右偏，椎旁压痛，可触及条索，声嘶微弱，发音困难，神经系统检查无阳性体征发现。心、肺、腹未见异常，血压130/70mmHg。舌淡、苔白，脉细弱。

辅助检查：血常规、尿常规、心电图、血糖检查无异常。

影像学检查：X线（2-57）（2-58）（2-59）（2-60）。

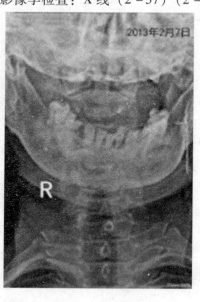

图2-57　X线正位片

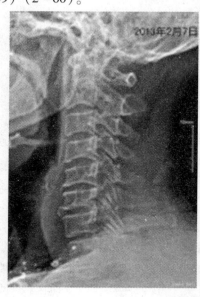

图2-58　X线侧位片

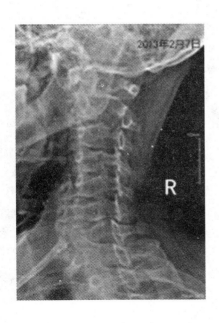
图 2-59　X 线右斜位片

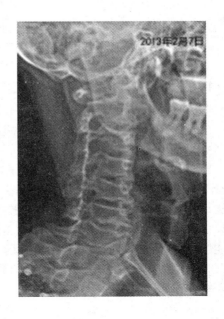
图 2-60　X 线左斜位片

X 线表现：颈椎序列欠整齐，生理曲度变直，$C_{4\sim5}$棘突右偏，$C_{5\sim6}$、$C_{6\sim7}$椎间隙变窄，$C_{5\sim6}$、$C_{6\sim7}$椎间隙前可见点状前纵韧带骨化影，$C_3$以下椎体下缘增生变尖，项后软组织可见条索状异常密度影。

印象：颈椎病

诊断：虚证型慢喉喑（中医）
　　　颈性失音（西医）

治则：通利关节，疏通经脉。

治法：钩活术疗法。

选穴：主穴：$C_3$穴＋$C_4$穴（巨类颈胸型钩鍉针）
　　　配穴：风府（微内刃 1.2）以补法为主
　　　　　　廉泉（微内刃 1.2）以补法为主

常规钩活：利用中度单软钩活法，常规九步钩活逐一完成。保健枕保健。

10 分钟钩活术，患者自述咽部发热，20 分钟后消失，声嘶好转，能听到声音，嘱其 10 日后复诊。

二诊：2013 年 2 月 17 日，患者自述声嘶好转，基本能与人交流。右上肢无力好转，颈部活动轻松，愿做第二次钩活术治疗。

选穴：主穴：$C_3'$穴＋$C_4'$穴（巨类颈胸型钩鍉针）
　　　配穴：双风池（微内刃 1.2）以补法为主
　　　　　　双人迎（微内刃 1.2）以补法为主

常规钩活：利用轻度单软钩活法，常规九步钩活逐一完成。

10 分钟钩活术，患者自述病情无变化，嘱其 15 天后复诊。

三诊：2013 年 3 月 5 日，患者自述声嘶明显好转，右上肢无力明显好转，颈部活动自如。愿做第三次钩活术治疗。

选穴：主穴：$C_2$穴+$C_3$穴（中类内刃2.5型钩锃针）

配穴：双合谷（微内刃2.5）以补法为主

常规钩活：利用轻度单软钩活法，常规九步钩活逐一完成。

10分钟钩活术，患者自述病情无变化，嘱其15天后复诊。

四诊：2013年3月20日，患者自述发音正常，右上肢无力消失，气短懒言，体倦乏力消失，胃纳可，二便调，颈部活动自如。

随访：2014年3月20日电话随访，上述症状无反复。

【按语】此病例系气血两虚、经脉失养而不通、肝不得血，导致声音嘶哑。采用新夹脊$C_3$穴+$C_4$穴（巨类颈胸型钩锃针）用中度、轻度单软补法，因虚有瘀，则用巨钩补法，补气补血，辅配风府（微内板1.2）、双风池（微内板1.2）、廉泉（微内刃1.2）、双人迎（微内刃1.2），以补法为主，直达病位，调理气血。两次钩活后，上肢功能恢复，声音嘶哑明显好转，自感精神好。第三次采用新夹脊用$C_2$穴+$C_3$穴（中类内刃2.5型钩锃针），轻度单软钩法，辅配双合谷（微内刃1.2）以补法为主，主穴和配穴全部补虚，故三次治愈。

8. 其他治疗

药物内服法、中药外用法、推拿、针灸、手术疗法。

附方：

（1）实证：

清金化痰汤（《医学统旨》）化裁：

黄芩12g，栀子12g，知母15g，桑白皮15g，瓜蒌15g，贝母9g，麦冬9g，橘红9g，茯苓9g，炙甘草6g，桔梗9g。

（2）虚证：

补中益气汤（《内外伤辨惑论》）化裁：

柴胡10g，山药20g，升麻10g，陈皮10g，白术20g，人参10g，黄芪20g，甘草6g，当归10g。

## 八、咽部异物感

定义：咽部异物感指咽喉部有异物存在感觉，是临床常见综合征，可由急、慢性咽炎，食管失弛症，食管痉挛、狭窄或神经精神因素引起，也可由颈椎病引起。中医学称为"梅核气"。本章节讨论的咽部异物感是由于脊柱（颈椎）的退变和外伤而形成的咽部异物感。

1. 中医病因病机

中医认为本病多属本虚标实，多因外感风寒之邪，情志不舒，痰气互结。实证：①情志不舒：平素情志抑郁，肝失条达，肝气郁结，气机阻滞，阻结于咽喉而发病；②痰气互结：忧思伤脾，或嗜食辛辣，损伤脾胃，以致脾失健运，聚湿生痰，痰气互结于咽喉而为本病；③起居不慎或遇气候突变，时令外邪或疫疠乘虚侵袭，或风热外袭，或风寒入侵，久郁化热，客于咽部。虚证：①久病体虚，年老体弱，阴液耗损，肺阴不足，津不上承，咽失濡养；②气血亏虚：饮食不洁或久病伤脾，致气血生化乏源，气血不能上荣，发为本病。

2. 西医病因病理

咽部的感觉和运动是由舌咽神经、迷走神经和交感神经构成的咽丛所司理。三叉神经的分支也支配咽部一些部位的感觉,咽部交感神经随着感觉神经的路径行走,支配咽肌的张力和黏膜腺体的分泌。

颈性咽部异物感,可能与下列因素有关。

(1) 颈交感神经因颈椎内外平衡失调受刺激后,影响咽肌的张力和黏膜腺体分泌障碍而产生症状。

(2) 颈椎的病变刺激或压迫颈交感神经和椎动脉,引起椎-基底动脉供血不足,后颅窝脑神经核血循环障碍,致第9、10脑神经支配区的感觉和运动功能紊乱而产生症状。

(3) 颈椎骨关节和软组织的创伤性反应,反射性引起颈项肌肉的保护性痉挛,牵张和压迫颈前组织而引起咽部异物感。

(4) 颈椎椎体前移或大的骨赘的刺激或直接压迫。

3. 诊断

(1) 症状:

患者常感咽部不适,有异物阻塞感,其状如痰块贴于咽壁,咳不出,咽不下,有的在吞咽气体或唾液时异物感明显,但进食饮水并无阻碍;也有的进食吞咽都感到困难;还有的在工作紧张、思想分散或心情舒畅时,咽部无明显不适,在心情不畅时,咽部异物感觉往往突然出现或加重。患者每因上述症状反复不愈,疑虑甚重,精神紧张,因而出现心烦易怒、食少纳呆、呃逆等现象。有时咽部分泌物减少,患者则觉咽部干燥,有时亦有微痛。咽部淋巴组织增生较甚,悬雍垂肿厚。晨起漱口刷牙时易恶心作呕。患者咽部非常敏感,张口检查,或压舌部时,常易恶心作呕。咽壁各部充血,呈深红色。咽后壁可见舒张血管围绕增生之淋巴颗粒,纵横成网状。软腭、咽腭弓、舌腭弓、腭扁桃体及舌扁桃体亦有充血现象。少数患者悬雍垂肥厚增大,松弛下垂,甚为显著,其尖端常与舌根部相接触。检查喉部时亦有慢性炎症发现。

颈性咽部异物感的诊断有以下特点。

①有颈椎病或头部外伤史,咽部异物感与颈椎病症状同时发生,或继发于颈椎病之后。

②咽部异物感的轻重与颈椎病的轻重有直接关系。

③五官科咽部检查,排除其他疾病。

④颈部钩活术或手法治疗后,咽部异物感的症状有所缓解。

(2) 舌脉:舌红、苔黄,脉细数或弦紧。

(3) 体征:颈部活动不受限,颈部肌肉僵硬,臂丛神经牵拉试验或阳性,椎间孔挤压试验阴性,$C_{3\sim5}$棘突偏移,椎旁压痛。

(4) 影像学检查:若为颈椎椎间盘突出者,X线平片中一般无明显变化;若为颈椎椎间盘脱出者,颈椎X线平片可显示生理曲度消失、椎间隙狭窄及阶梯形变;若为椎体侧后方骨刺所致者,则X线平片显示椎体后缘有骨赘形成;若为钩椎关节骨刺所致者,则X线片在正位上显示钩椎增生明显,斜位片除骨质增生外,椎间孔矢径与上下径均减小,其部位与临床表现相一致,棘突不在一条直线上。CT及MRI检查符合颈椎病的诊断。

(5) 排除其他病:综合判断排除其他原因引起的咽部异物感症状。

符合以上5条并排除其他疾病即可确诊为咽部异物感。

包括现代医学的颈椎病引起的咽部异物感。

诊断要点：在影像学检查结果的支持下，有颈椎病的症状，有咽部异物感症状，咽部异物感症状为主，但是随颈椎病症状的加重咽部异物感症状也同时加重。

4. 鉴别诊断

（1）慢性咽炎：可有急性咽炎反复发作史，咽部有持续性的异物感、阻塞感。咽部有黏稠分泌物，检查可见咽后壁有颗粒状淋巴组织，扁桃体黏膜慢性充血。清热利咽药物可有明显的疗效。

（2）咽部角化症：也有咽部异物感，检查可见扁桃体肥大、会厌囊肿，必要时可触诊以了解局部有无硬块。

（3）反流性食管炎：也会有咽部异物感，多因胃酸刺激食管入口，使其功能紊乱，检查食管内镜可鉴别。

（4）咽－食管肿瘤：早起有进行性咽部异物感症状，当进食时症状明显，空咽时无症状，晚期出现痿证现象，或消耗性全身症状，通过影像学检查可以鉴别。

5. 分型辨证

（1）虚证：咽部如有异物，口干咽痛，少气懒言，烦热口干。

（2）实证：咽部异物感，咳之不出，咽之不下，不碍饮食，气急易怒，善太息。

6. 钩活术分型治疗

（1）选穴：

主穴：根据影像学检查选择相应穴位组合（见基本公式）。

穴位组合（$C_4$穴＋$C_3$穴较多）是根据影像和临床症状而定的，与证型无关。

配穴：实证：天突（微内板1.2）　廉泉（微内板1.2）　大椎（微内板2.5）
　　　　　　激发点（微内板2.5）　风府（微内板1.2）　风池（微内板1.2）
　　　虚证：天突（微内刃1.2）　廉泉（微内刃1.2）　大椎（微内刃2.5）
　　　　　　激发点（微内刃2.5）　风府（微内刃1.2）　风池（微内刃1.2）

以上配穴根据具体情况，取双侧穴或单侧穴，单侧取患侧穴位点。

方义提要：局部取穴和循经取穴。局部取穴，以颈部新夹脊穴为所取穴位点。循经取穴主要根据疾病所在的经络循行部位选穴，旨在疏通经络气血，和营利咽。并针对咽部异物感的性质进行补泻。实证取天突、廉泉、大椎、激发点、风府、风池用微内板泻法，虚证取天突、廉泉、大椎、激发点、风府、风池用微内刃补法。

（2）分型选钩：

实证：咽部异物感症状较重、体质好、颈椎退变相对较重者，选巨类内板颈胸型钩鍉针；咽部异物感症状中度、体质好、颈椎退变相对较重者，选中类内板2.5钩鍉针；咽部异物感症状较轻、体质好、颈椎退变相对较轻，或好转80%以上者，选微类内板2.5钩鍉针。

虚证：咽部异物感、体质差、病程长、颈椎退变重、年老体弱、少气懒言、行走困难等重度气血虚弱者，选巨类内刃肛门型钩鍉针，此情况很少。体质差、病程长、颈椎退变明显的咽部异物感患者，选中类内刃2.5钩鍉针。第二次钩治根据恢复情况也可酌情选用中内板型钩鍉针。病程长、症状较轻、体质稍差，或咽部异物感好转80%以上者，选微类内刃2.5钩鍉针。

（3）分型钩法：

实证：咽部异物感急性发作，大部分利用单软钩法。症状重、急性发病、颈椎活动明显受限、颈椎退变或外伤者,选重单软;症状中等程度者,中单软;症状轻、急性发病、颈椎活动轻度受限、颈椎退变或外伤者,选轻单软;兼有颈椎管狭窄症状者选双软。

虚证:慢性咽部异物感大部分需要轻单软钩法,同时根据体质和病程的长短调整钩进的速度,充分体现"进补",并以速度和程度相结合体现轻补、中补、重补。主要在针具方面体现补泻。

7. 病案举例

(1) [咽部异物感 上肢疼痛]

武某某,男,30岁,石家庄赵县,农民。

初诊:2010年1月12日。

主诉:咽部异物感,右上肢疼痛1个月。

现病史:5个月前房顶晾晒玉米,由爬梯上跌落,头部着地,当即出现头晕、恶心、颈痛,查头颅CT无异常,颈椎MRI示第4椎体错位,相应椎体后方脊髓水肿,经住院治疗后上述症状消失,1个月前颈痛再现,右上肢疼痛至前臂,痛处不移,活动受限,昼轻夜重,咽部灼热异物感,如柴草在咽部噎着,于2010年1月12日在本院治疗。

既往史:颈椎病史5年。

分析:患者男性,30岁,农民,头颈外伤后发病,颈痛,右上肢疼痛至前臂,痛处不移,活动受限,昼轻夜重,咽部灼热、异物感,如柴草在咽部噎着,此咽部异物感符合中医实证型梅核气的发病过程。

检查:颈部僵硬,$C_4$棘上压痛,椎旁压痛,$C_4$棘突右偏,右臂丛神经牵拉试验(+),咽部充血,咽喉壁淋巴滤泡增生。心、肺、腹未见异常,血压120/80mmHg。舌质紫暗,脉涩。

辅助检查:血常规、尿常规、心电图、血糖检查无异常。

影像学检查:X线(2-61)(2-62)(2-63)(2-64)。

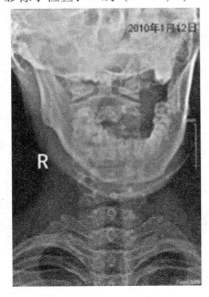

图2-61 X线正位片

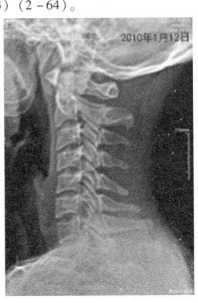

图2-62 X线侧位片

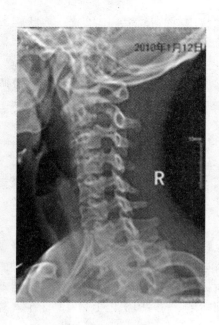
图2-63 X线右斜位片

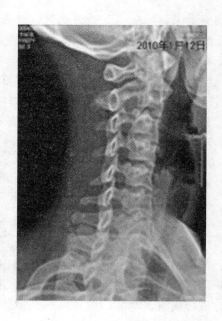
图2-64 X线左斜位片

X线表现：颈椎序列欠整齐，生理S型，$C_4$棘突右偏，$C_{3\sim4}$、$C_{4\sim5}$椎间隙略变窄，$C_3$椎体后上缘增生变尖，项后软组织未见异常密度影。

印象：颈椎病

诊断：实证型梅核气（中医）
　　　颈性咽部异物感（西医）

治则：通利关节，疏通经脉。

治法：钩活术疗法。

选穴：主穴：$C_3$穴+$C_4$穴（巨类颈胸型钩鍉针）
　　　配穴：风府（微内板1.2）以泻法为主
　　　　　　廉泉（微内板1.2）以泻法为主

常规钩活：利用中度单软钩活法，常规九步钩活逐一完成。保健枕保健。

10分钟钩活术，患者自述咽部异物感及颈痛好转。

二诊：2010年1月22日，患者自述咽部异物感及颈痛、右上肢疼痛好转。愿做第二次钩活术治疗。

选穴：主穴：$C_3'$穴+$C_4'$穴（巨类颈胸型钩鍉针）
　　　配穴：双风池（微内板1.2）以泻法为主
　　　　　　天突（微内板1.2）以泻法为主

常规钩活：利用轻度单软钩活法，常规九步钩活逐一完成。

10分钟钩活术，患者自述病情无明显变化，15天后复诊。

三诊：2010年2月7日，患者自述咽部异物感明显好转，颈痛、右上肢疼痛明显好转，愿做第三次钩活术治疗。

选穴：主穴：$C_2$穴+$C_3$穴（中类内板2.5型钩鍉针）
　　　配穴：大椎（微内板2.5）平补平泻

常规钩活：利用轻度单软钩活法，常规九步钩活逐一完成。

10分钟钩活术，患者自述病情无明显变化，15天后复诊。

四诊：2010年2月22日，患者自述咽部异物感消失，颈痛、右上肢疼痛消失，嘱其注意调节情志，慎劳作。

随访：2011年2月22日电话随访，上述症状无反复。

【按语】此病例系外伤瘀血、经络受阻，导致功能障碍、咽部异物感，属瘀血实证。采用新夹脊 $C_3$ 穴 + $C_4$ 穴（巨类颈胸型钩鍉针），辅配风府（微内板1.2）、双风池（微内板1.2）、廉泉（微内板2.5）、天突（微内板1.2），以泻法为主。常规两次钩活，咽部异物感明显好转，实祛大半。第三次采用 $C_2$ 穴 + $C_3$ 穴（中类内板2.5型钩鍉针）轻度单软钩法，辅配大椎（微内板2.5）平补平泻法（因属虚实夹杂证），故三次治愈。

（2）［咽部异物感　上肢麻木］

孙某某，男，53岁，石家庄人，个体。

初诊：2013年4月12日。

主诉：咽部异物感，颈痛，左上肢麻木1年。

现病史：颈椎病5年，反复发作性颈痛，休息后消失。1年前出现咽部不适，咽干，咽部异物感，左上肢麻木，颈痛，逐渐加重，口中无味，不思饮食，少气懒言，于2013年4月12日在本院治疗。

既往史：颈椎病史5年。

分析：患者男性，53岁，个体，慢性发病，咽部不适，咽干，咽部异物感，左上肢麻木，颈痛，逐渐加重，口中无味，不思饮食，少气懒言，此咽部异物感符合中医虚证型梅核气的发病过程。

检查：面白神疲，颈部僵硬，$C_{4,5}$ 棘上压痛，椎旁压痛，$C_{4,5}$ 棘突右偏，左臂丛神经牵拉试验（+），咽部充血，咽喉壁淋巴滤泡增生。心、肺、腹未见异常，血压120/80mmHg。舌淡、苔白，脉细。

辅助检查：血常规、尿常规、心电图、血糖检查无异常。

影像学检查：X线（2-65）（2-66）（2-67）（2-68）。

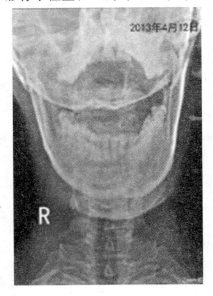

图2-65　X线正位片

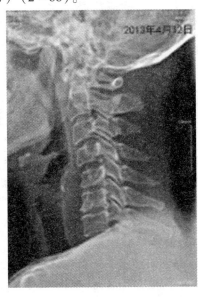

图2-66　X线侧位片

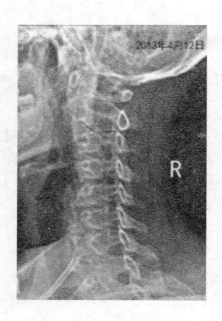

图 2-67　X 线右斜位片

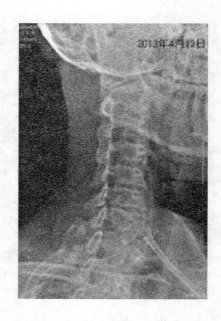

图 2-68　X 线左斜位片

X线表现：颈椎序列欠整齐，生理曲度反张，$C_{4\sim5}$棘突右偏，$C_{5\sim6}$、$C_{6\sim7}$椎间隙变窄，$C_{5\sim6}$椎体前缘增生，左侧$C_{4\sim5}$、$C_{5\sim6}$椎间孔变小，项后软组织可见点状异常密度影。

印象：颈椎病

诊断：虚证型梅核气（中医）

　　　颈性咽部异物感（西医）

治则：通利关节，疏通经脉。

治法：钩活术疗法。

选穴：主穴：$C_2$穴 + $C_3$穴（巨类颈胸型钩锃针）

　　　配穴：风府（微内刃1.2）以补法为主

　　　　　　廉泉（微内刃1.2）以补法为主

常规钩活：利用中度单软钩活法，常规九步钩活逐一完成。保健枕保健。

10分钟钩活术，患者自述咽部异物感及颈痛好转。

二诊：2013年4月22日，患者自述咽部异物感及颈痛、左上肢麻木好转。愿做第二次钩活术治疗。

选穴：主穴：$C_2'$穴 + $C_3'$穴（巨类颈胸型钩锃针）

　　　配穴：双风池（微内刃1.2）以补法为主

　　　　　　天突（微内刃1.2）以补法为主

常规钩活：利用轻度单软钩活法，常规九步钩活逐一完成。

10分钟钩活术，患者自述病情无明显变化，15天后复诊。

三诊：2013年5月7日，患者自述颈痛、左上肢麻木基本消失，偶有轻度咽部异物感，愿做第三次钩活术治疗。

选穴：主穴：$C_1$穴 + $C_2$穴（中类内刃2.5型钩锃针）

配穴：大椎（微内刃 2.5）以补法为主

常规钩活：利用轻度单软钩活法，常规九步钩活逐一完成。

10 分钟钩活术，患者自述病情无明显变化，15 天后复诊。

四诊：2013 年 5 月 22 日，患者自述颈痛、左上肢麻木、咽部异物感消失。嘱其注意调节情志，慎劳作。

随访：2014 年 5 月 22 日电话随访，上述症状无反复。

【按语】此病例系气血两虚、经脉失养而不通、肝不得血，导致咽部异物感。采用新夹脊 $C_2$ 穴 + $C_3$ 穴（巨类颈胸型钩鍉针）用中度、轻度单软补法，因虚有瘀，则用巨钩补法，补气补血，辅配风府（微内板 1.2）、双风池（微内板 1.2）、廉泉（微内刃 2.5）、天突（微内刃 1.2），以补法为主，直达病位，调理气血。两次钩活后，上肢麻木、颈痛、咽部异物感明显好转，自感精神好。第三次采用新夹脊用 $C_1$ 穴 + $C_2$ 穴（中类内刃 2.5 型钩鍉针），轻度单软钩法，辅配大椎（微内刃 1.2）以补法为主，主穴和配穴全部补虚，故三次治愈。

8. 其他治疗

药物内服法、中药外用法、推拿、针灸、熏蒸疗法、手术疗法。

对咽部异物感患者均采用手法治疗，纠正患者脊柱内外平衡均收到良好效果。

附方：

（1）实证：

半夏厚朴汤（《金匮要略》）化裁：

柴胡 9g，枳壳 6g，半夏 9g，厚朴 9g，茯苓 9g，生姜 9g，苏叶 9g，郁金 9g，香附 9g，炙甘草 6g。

（2）虚证：

百合固金汤（《慎斋遗书》）化裁：

熟地 20g，生地 20g，甘草 6g，菟丝子 30g，枸杞子 10g，桔梗 10g，玄参 10g，贝母 10g，白芍 10g，当归身 10g。

### 九、吞咽困难

定义：正常吞咽功能发生障碍时称为吞咽困难，患者咽下食物时有梗阻的感觉，并常能指出梗阻的部位。其主要原因是：①食管的机械性梗阻；②支配吞咽功能的神经、肌肉发生病变而功能失常；③口腔、咽、喉等处的疼痛性或哽噎性病变。本章节讨论的是由于脊柱（颈椎）的退变和外伤而形成的吞咽困难。

1. 中医病因病机

多因气滞、痰阻，血瘀互结，阻于咽部，与肝脾胃关系密切。实证的病因病机：①七情内伤：忧思伤脾，脾伤则气结，运化失司，水湿内停，滋生痰浊，痰气相搏，阻于食道；恼怒伤肝，肝伤则气郁，气郁则血停，瘀血阻于食道，而致吞咽困难。②饮食不节：嗜食肥甘厚味，嗜酒无度，助湿生热，酿成痰浊，阻于食道致吞咽困难。虚证的病因病机包括年老久病，久病伤阴，阴液不足，不能上荣于咽部，而致吞咽困难。

2. 西医病因病理

由于颈椎的结构特点以及和咽部的解剖联系，咽部的一些疾病和颈椎的病损密切相关。咽部的疾病波及颈椎，可引起颈椎骨关节和软组织的继发病损，颈椎的病损一旦刺激和压迫支配咽部肌肉和黏膜腺体的神经，也可导致咽部一系列病理改变而产生症状。

（1）颈交感神经病变：颈上神经节位于第2~3颈椎横突的前方，其分支咽支，自颈上节出发后进入咽壁与迷走神经和舌咽神经的咽支合成咽丛。颈中神经节位于第6颈椎横突水平。当颈椎的内外平衡失调，刺激了颈交感神经，可引起食管痉挛或松弛无力，患者自觉吞咽梗阻的范围广泛，并伴有其他自主神经功能紊乱的表现，如腺体分泌障碍、心律紊乱等。

（2）骨赘直接或间接的刺激：颈椎椎体骨赘机械性地直接刺激或压迫食管后壁，引起食道前后径狭窄。患者自觉梗阻部位与X线所见骨赘位置基本一致，单纯椎体前缘骨赘上方积留及食管后缘骨赘压迹。

（3）咽、颈部与吞咽动作有关的肌肉无力：咽、颈部与吞咽动作有关的肌肉不同程度的萎缩，造成吞咽无力。据我们观察，颈椎病合并慢性萎缩性咽炎者相当多见，颈项部肌肉多表现无力及不同程度的萎缩，与吞咽困难也有关系。近年来，有人通过血管造影、手术直视和尸检证明颈椎病可导致椎-基底动脉受压，造成脑干等颅内供应障碍。而脑干下段的颅神经多与吞咽功能有关。颈性吞咽困难有以下主要特点：①无痛；②反复发作，发病常与颈部不适有关；③可自然缓解。以上3点可作为诊断的依据。

3. 诊断

（1）症状：

①多见于中、老年患者，临床上除有吞咽困难外，还伴有其他各种类型的颈椎病症状。吞咽困难伴颈项及上肢疼痛、脖子僵硬、活动受限等。

颈性吞咽困难的诊断有以下特点。

①有颈椎病或头部外伤史，吞咽困难与颈椎病症状同时发生，或继发于颈椎病之后。

②吞咽困难的轻重与颈椎病的轻重有直接关系。

③内科系统检查，排除其他疾病。

④颈部钩活术或手法治疗后，吞咽困难的症状有所缓解。

（2）舌脉：舌淡、苔薄白，脉细弱或弦紧。

（3）体征：吞咽困难，颈部肌肉僵硬。活动受限，前屈、后伸、旋转不到位，臂丛神经牵拉试验阴性，椎间孔挤压试验阴性，双拇指触诊，颈椎棘突偏移。

（4）影像学检查：X线平片显示生理曲度消失、椎间隙狭窄及阶梯形变、椎体侧后方骨刺、椎体后缘有骨赘形成、钩椎增生明显等退变表现，其部位与临床表现相一致。CT及MRI检查符合颈椎病诊断。

（5）排除其他病：综合判断排除其他原因引起的吞咽困难症状。

符合以上5条并排除其他疾病即可确诊为颈性吞咽困难。

包括现代医学的颈椎病引起的吞咽困难。

诊断要点：在影像学检查结果的支持下，有颈椎病的症状，有吞咽困难症状，吞咽困难症状为主，但是随颈椎病症状的加重吞咽困难症状也同时加重。

4. 鉴别诊断

颈椎病引起的吞咽困难应与下列疾病鉴别：

(1) 食管炎，食管溃疡，吞咽食物时疼痛伴有梗阻感。
(2) 迷走神经痛及舌咽神经痛，多在空咽时疼痛。
(3) 吞咽肌无力引起吞咽障碍，其特点为无疼痛，用新斯的明后症状可立即缓解。
(4) 食管癌和颈椎病因发病年龄相似，又均可表现为无痛性吞咽梗阻，故二者易混淆。特别是颈椎前缘骨赘易误诊为食管癌。40岁以上的患者出现吞咽困难者，应首先想到食管癌之可能，并予以食管钡餐。但排除食管癌之后且勿满足于"神经官能症"或"食管失弛症"之诊断，应考虑颈椎前缘骨赘之可能。

5. 分型辨证
(1) 虚证：吞咽困难，面色㿠白，语声低微，气短乏力，食少便溏。
(2) 实证：吞咽困难，胸闷不舒，急躁易怒，失眠健忘，口干咽燥。

6. 钩活术分型治疗
(1) 选穴：
主穴：根据影像学检查选择相应穴位组合（见基本公式）。
穴位组合（$C_4$穴+$C_3$穴较多）是根据影像和临床症状而定的，与证型无关。
配穴：实证：天突（微内板1.2） 廉泉（微内板1.2） 大椎（微内板2.5）
激发点（微内板2.5） 风府（微内板1.2） 风池（微内板1.2）
虚证：天突（微内刃1.2） 廉泉（微内刃1.2） 大椎（微内刃2.5）
激发点（微内刃2.5） 风府（微内刃1.2） 风池（微内刃1.2）
以上配穴根据具体情况，取双侧穴或单侧穴，单侧取患侧穴位点。
方义提要：局部取穴和循经取穴。局部取穴，以颈部新夹脊穴为所取穴位点。循经取穴主要根据疾病所在的经络循行部位选穴，旨在疏通经络气血，和营利咽。并针对吞咽困难的性质进行补泻。实证取天突、廉泉、大椎、激发点、风府、风池用微内板泻法，虚证取天突、廉泉、大椎、激发点、风府、风池用微内刃补法。
以上配穴根据具体情况，取双侧穴或单侧穴，单侧取患侧穴位点。

(2) 选钩：
实证：吞咽困难、咽痛哽咽、急性发病、症状重者，选巨类内板颈胸型钩鍉针；吞咽困难、咽部异物、急性发病、症状中度者，选中类内板2.5钩鍉针；吞咽困难、急性发病、症状轻，或好转80%以上者选微类内板2.5钩鍉针。
虚证：体质差、病程长、年老体弱、少气无力、吞咽困难无力等气血虚弱者，选巨类内刃肛门型钩鍉针，此情况较少；病程长、年老体弱、吞咽困难者，选中类内刃2.5钩鍉针；病程长、吞咽困难者，选微类内刃2.5钩鍉针。

(3) 分型钩法：
实证：利用单软钩法。症状较重、体质好、急性发病者选重单软；症状中等程度者选中单软；症状较轻、体质好者，选轻单软；兼有颈椎管狭窄症状者选双软。
虚证：大部分需要轻单软钩法，同时根据体质和病程的长短调整钩进的速度，充分体现"进补"，并以速度和程度相结合体现轻补、中补、重补。主要通过针具型号体现补泻。

(4) 钩治步骤：
常规九步钩活法，无菌操作，动作灵巧。
（参考附录11钩活术的操作步骤）

7. 病案举例

（1）[吞咽困难　胸闷心悸]

张某某，女，56岁，石家庄人，干部。

初诊：2010年1月12日。

主诉：吞咽困难、胸闷、心悸1年，右上肢麻木3年。

现病史：颈椎病3年，反复发作性右上肢麻木，时轻时重。1年前出现吞咽困难，胸闷，心悸，语声低沉，体倦乏力，纳少便溏，固定姿势及劳累或加重，于2010年1月12日在本院治疗。

既往史：颈椎病病史3年。

分析：患者女性，56岁，干部，慢性发病，时轻时重，吞咽困难，胸闷，心悸，语声低沉，体倦乏力，纳少便溏，固定姿势及劳累后加重，此吞咽困难符合中医虚证型梅核气的发病过程。

检查：面白神疲，颈部僵硬，$C_5$棘上压痛，椎旁压痛，咽部充血，食管造影无异常，无占位性病变，$C_{5\sim 6}$椎旁捏提后胸闷、心悸好转，心、肺、腹未见异常，血压120/80mmHg。舌淡、苔白、脉细。

辅助检查：血常规、尿常规、心电图、血糖检查无异常。

影像学检查：X线（2-69）（2-70）（2-71）（2-72）。

X线表现：颈椎序列欠整齐，生理曲度反张，$C_{4\sim 5}$、$C_{5\sim 6}$椎间隙前可见点状前纵韧带骨化搭桥，右侧$C_{5\sim 6}$、$C_{6\sim 7}$椎间孔变小狭窄，项后软组织未见异常密度影。

印象：颈椎病

诊断：虚证型梅核气（中医）

　　　颈性吞咽困难（西医）

治则：通利关节，疏通经脉。

治法：钩活术疗法。

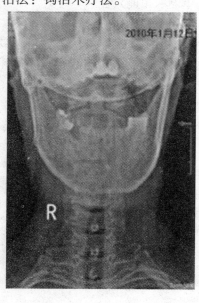

图2-69　X线正位片

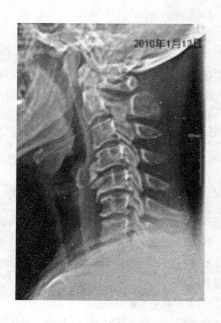

图2-70　X线侧位片

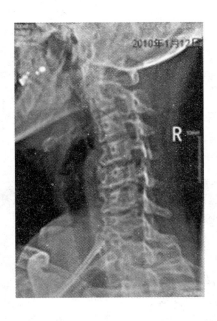

图2-71 X线右斜位片

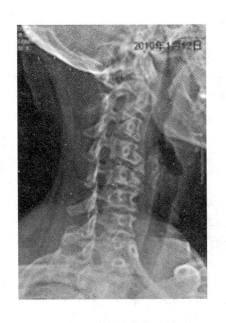

图2-72 X线左斜位片

选穴：主穴：$C_2$穴 + $C_3$穴（巨类颈胸型钩锃针）
　　　配穴：风府（微内刃1.2）以补法为主
　　　　　　廉泉（微内刃1.2）以补法为主
常规钩活：利用中度单软钩活法，常规九步钩活逐一完成。保健枕保健。
10分钟钩活术，患者自述胸闷、心悸好转，10日后复诊。
二诊：2010年1月22日，患者自述2天后吞咽困难好转，胸闷、心悸明显减轻，愿做第二次钩活术治疗。
选穴：主穴：$C_2'$穴 + $C_3'$穴（巨类颈胸型钩锃针）
　　　配穴：双风池（微内刃1.2）以补法为主
　　　　　　天突（微内刃1.2）以补法为主
常规钩活：利用轻度单软钩活法，常规九步钩活逐一完成。
10分钟钩活术，患者自述病情无明显变化，15天后复诊。
三诊：2010年2月7日，患者自述胸闷、心悸基本消失，偶有轻度吞咽困难，愿做第三次钩活术治疗。
选穴：主穴：$C_1$穴 + $C_2$穴（中类内刃2.5型钩锃针）
　　　配穴：大椎（微内刃2.5）以补法为主
常规钩活：利用轻度单软钩活法，常规九步钩活逐一完成。
10分钟钩活术，患者自述病情无明显变化，15天后复诊。
四诊：2010年2月22日，患者自述吞咽困难、胸闷、心悸消失，胃纳可，二便调。嘱其注意调节情志，慎劳作。
随访：2011年2月22日电话随访，上述症状无反复。
【按语】此病例系气血两虚、肝胃不和、经脉失养而不通，导致吞咽困难。采用新夹脊$C_2$穴 + $C_3$穴（巨类颈胸型钩锃针）用中度、轻度单软补法，因虚有瘀，则用巨钩补法，补气补血，辅配风府（微内刃1.2）、双风池（微内刃1.2）、廉泉（微内刃2.5）、天突（微内刃1.2），以补法为主，直达病位，调理气血。两次钩活后，上肢麻木、胸闷心悸、吞咽困难明显好转，自感精神好。第三次采用新夹脊 $C_1$ 穴 + $C_2$ 穴（中类内刃2.5型钩锃针），用轻度单软钩法，辅配大椎（微内刃2.5）以补法为主，主穴和配穴全部补虚，故三次治愈。

(2) [吞咽困难　头晕颈痛]

史某某，女，26岁，石家庄人，个体。

初诊：2012年4月9日。

主诉：吞咽困难、头晕、颈痛2个月。

现病史：1年前交通事故后遗留头晕、颈痛，时轻时重，因事后理赔纠纷心中郁闷，情绪烦躁不安，时时起"火"，胁下闷胀，嗳气频频，2个月前出现吞咽困难，咽部有哽噎感，于2012年4月9日在本院治疗。

既往史：颈椎病病史3年。

分析：患者女性，26岁，个体，头颈外伤后发病，头晕、颈痛，时轻时重，心中郁闷，情绪烦躁不安，时时起"火"，胁下闷胀，嗳气频频，吞咽困难，咽部有哽噎感，此吞咽困难符合中医实证型梅核气的发病过程。

检查：颈部僵硬，$C_{4,5}$ 棘上压痛，$C_{4,5}$ 棘突右偏，咽部充血，食管造影无异常，无占位性病变，$C_{4,6}$ 椎旁捏提后咽部哽噎感好转，心、肺、腹未见异常，血压120/80mmHg。舌苔薄白，脉弦。

辅助检查：血常规、尿常规、心电图、血糖检查无异常。

影像学检查：X线（2-73）（2-74）（2-75）（2-76）。

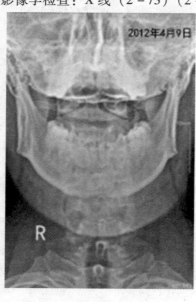

图2-73　X线正位片

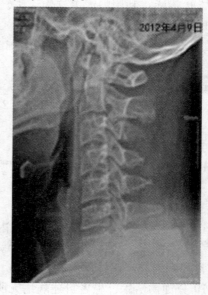

图2-74　X线侧位片

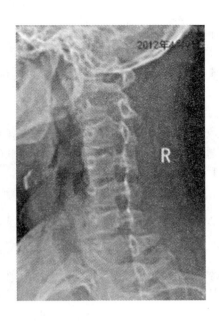 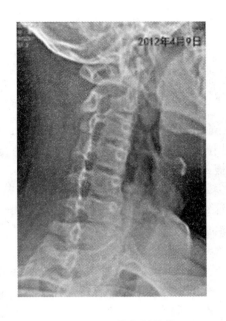

图 2-75　X 线右斜位片　　　　　　图 2-76　X 线左斜位片

X线表现：颈椎序列尚整齐，生理曲度变直，$C_{4~5}$棘突右偏，$C_{5~6}$椎间隙变窄，$C_{5~6}$椎体后缘增生，项后软组织未见异常密度影。

印象：颈椎病

诊断：实证型梅核气（中医）

　　　颈性吞咽困难（西医）

治则：通利关节，疏通经脉。

治法：钩活术疗法。

选穴：主穴：$C_3$穴 + $C_4$穴（巨类颈胸型钩鍉针）

　　　配穴：风府（微内板1.2）以泻法为主

　　　　　　廉泉（微内板1.2）以泻法为主

常规钩活：利用中度单软钩活法，常规九步钩活逐一完成。保健枕保健。

10分钟钩活术，患者自述咽部哽噎感好转，10日后复诊。

二诊：2012年4月19日，患者自述吞咽困难好转，头晕、头痛好转，愿做第二次钩活术治疗。

选穴：主穴：$C_3'$穴 + $C_4'$穴（巨类颈胸型钩鍉针）

　　　配穴：双风池（微内板1.2）以泻法为主

　　　　　　天突（微内板1.2）以泻法为主

常规钩活：利用轻度单软钩活法，常规九步钩活逐一完成。

10分钟钩活术，患者自述病情无明显变化，15天后复诊。

三诊：2012年5月4日，患者自述吞咽困难明显好转，头晕、头痛明显好转，嗳气、胁下闷胀明显减轻，愿做第三次钩活术治疗。

选穴：主穴：$C_2$穴 + $C_3$穴（中类内板2.5型钩鍉针）

　　　配穴：大椎（微内板2.5）平补平泻

常规钩活：利用轻度单软钩活法，常规九步钩活逐一完成。

10分钟钩活术，患者自述病情无明显变化，15天后复诊。

四诊：2012年5月19日，患者自述吞咽困难、头晕、头痛消失、嗳气、胁下闷胀消失。嘱其注意调节情志，慎劳作。

随访：2013年5月19日电话随访，上述症状无反复。

【按语】此病例系外伤瘀血、经络受阻，导致功能障碍、吞咽困难，属瘀血实证。采用新夹脊 $C_3$ 穴 + $C_4$ 穴（巨类颈胸型钩锃针），辅配风府（微内板1.2）、双风池（微内板1.2）、廉泉（微内板1.2）、天突（微内板1.2）以泻法为主。常规两次钩活，头痛头晕、吞咽困难明显好转，实祛大半。第三次采用 $C_2$ 穴 + $C_3$ 穴（中类内板2.5型钩锃针）轻度单软钩法，辅配大椎（微内板2.5）平补平泻法（因属虚实夹杂证），故三次治愈。

8. 其他治疗

药物内服法、中药外用法、推拿、针灸、手术疗法。

手法治疗：对于颈性吞咽困难的患者首先应以保守疗法为主。手术治疗的指征应严格掌握。前缘骨赘明显压迫食管，且经过一段时间保守疗法无效，可考虑手术切除之。

附方：

（1）实证：

柴胡疏肝散（《证治准绳》）化裁：

柴胡9g，枳壳6g，陈皮6g，香附6g，当归9g，白芍9g，川芎9g，葛根15g，牛膝9g，炙甘草6g。

（2）虚证：

香砂六君子汤（《古今名医方论》）化裁：

茯苓10g，山药20g，甘草6g，陈皮10g，半夏10g，砂仁5g，木香5g，人参10g，黄芪20g，白术20g，当归10g。

## 十、舌下神经麻痹

定义：指颈椎病引起舌下神经损害，出现的舌肌麻痹，病侧舌肌瘫痪，舌肌萎缩，伸舌时舌尖偏向健侧等病变。本章节讨论的是由于脊柱（颈椎）的退变和外伤而形成的舌下神经麻痹。

1. 中医病因病机

多因情志内伤，先天不足，跌打损伤，导致五脏受损，津液不足，气血亏耗，肌肉筋脉失养而发。实证：跌打瘀伤，瘀血阻络，新血不生，精气运行不利，经脉失于濡养。虚证：先天不足或久病体虚，或房劳太过，伤及肝肾，耗损阴精，肾水亏虚，筋脉失于灌溉濡养。

2. 西医病因病理

（1）舌下神经接受颈上神经节和第1、2颈神经袢交通支纤维的支配，其中交感性缩血管纤维与舌下神经一起分布于舌的血管，而且舌下神经在颈部行程较长，下行于二腹肌腱、茎突舌骨肌及下颌舌骨肌、舌肌及其他肌肉、血管等软组织之间。因此，颈部软组织的损伤可造成肌肉收缩性痉挛，既可使舌下神经自身挤压而损伤，又可刺激舌下神经交感缩血管纤维，使血管收缩而影响舌部的代谢和功能。肌肉持续的收缩痉挛也可导致颈椎错位而诱发颈椎病，使伸舌障碍进一步加重。

（2）颈椎的外伤导致颈部窜、枢椎半脱位，位于$C_{1,2}$横突孔中的椎动脉受到牵扯而使其血流受阻，颈椎因平衡失调引起的位移，可刺激包绕在椎动脉周围的交感神经纤维而引起血管痉挛，使血流缓慢而供血不足。

（3）小关节错位、患椎失稳、骨质增生及椎间盘退变均可刺激或压迫椎动脉，影响血液循环，造成椎-基底动脉供血不足，出现一系列延髓损害的症状。

3．诊断

（1）症状：

①多发生于一侧舌下神经麻痹，表现为舌肌萎缩、瘫痪，伸舌时舌尖伸向健侧，常同时伴有迷走神经及舌咽神经受损的症状，出现吞咽障碍、声带麻痹、吞咽困难、构音障碍等后组颅神经损害的表现。

②出现不同程度的肢体麻木，舌力及感觉障碍，有的可有大小便功能障碍。

③颈部疼痛，活动受限及自主神经功能紊乱的一系列表现。颈椎病引起舌下神经麻痹，在临床上不多见，多数由于神经系统疾病引起，故在临床上遇有此种患者，必须进行详细的神经系统检查，以排除颅内占位性或其他器质性病变引起的可能，必要时可行 CT 等特殊检查。

（2）舌脉：舌淡、苔薄白或有瘀斑，脉细弱或细涩。

（3）体征：颈肌僵硬，活动不受限，臂丛神经牵拉试验（+），颈棘突偏歪，棘上韧带剥离、压痛，棘旁有条索状物，舌肌萎缩，伸舌偏，无舌肌震颤。

（4）影像学检查：X 线平片示钩椎增生明显，斜位片示除骨质增生外，椎间孔矢径与上下径均减小，其部位与临床表现相一致。CT 及 MRI 检查符合颈椎病诊断。

颈性舌下神经麻痹的诊断有以下特点。

①有颈椎病或头部外伤史，舌下神经麻痹与颈椎病症状同时发生，或继发于颈椎病之后。

②舌下神经麻痹的轻重与颈椎病的轻重有直接关系。

③五官科系统检查，排除其他疾病。

④颈部钩活术或手法治疗后，舌下神经麻痹症状有所缓解。

（5）排除其他病：综合判断排除其他原因引起的舌下神经麻痹症状。

符合以上 5 条并排除其他疾病即可确诊为舌下神经麻痹。

包括现代医学的颈椎病引起的舌下神经麻痹。

诊断要点：在影像学检查结果的支持下，有颈椎病的症状，有舌下神经麻痹症状，舌下神经麻痹症状为主，但是随颈椎病症状的加重舌下神经麻痹的症状也同时加重。

4．鉴别诊断

（1）中风：可有舌下神经麻痹，言语謇涩的症状，既往高血压病史，多伴有患侧半身不遂、麻木或突然昏仆，活血化瘀对症治疗可有明显的疗效。

（2）颅底部病变：包括颅底凹陷症及小脑扁桃体下疝畸形等，以上疾病除了上述症状外，还有小脑功能障碍的表现，X 线片、CT、MRI 检查可鉴别。

（3）肌萎缩侧索硬化症：多起病隐匿，缓慢进展，除上述症状外多伴有肢体无力、肌萎缩、四肢腱反射减弱，CT、MRI 检查可鉴别。

（4）颅内、颈部肿瘤：有上述症状，好发于中老年，并且出现头痛、呕吐、视盘水肿等现象，或消耗性全身症状，通过影像学检查可以鉴别。

5. 分型辨证

（1）虚证：舌肌萎缩，言语不清，神疲体倦，少气懒言，面色萎黄。

（2）实证：舌肌麻痹，舌肌萎缩，言语謇涩，手足麻木不仁。

6. 钩活术分型治疗

（1）选穴：

主穴：根据影像学检查选择相应穴位组合（见基本公式）。

穴位组合（$C_2$穴+$C_3$穴较多）是根据影像和临床症状而定的，与证型无关。

配穴：实证：风府（微内板1.2）　风池（微内板1.2）

通里（微内板2.5）　激发点（微内板2.5）

虚证：风府（微内刃1.2）　风池（微内刃1.2）

通里（微内刃2.5）　激发点（微内刃2.5）

以上配穴根据具体情况，取双侧穴或单侧穴，单侧取患侧穴位点。

方义提要：局部取穴和循经取穴。局部取穴，以颈部新夹脊穴为所取穴位点。循经取穴主要根据疾病所在的经络循行部位选穴，旨在疏通经络气血，调和营卫。并针对舌下神经麻痹的性质进行补泻。实证取风府、风池、通里、激发点用微内板泻法，虚证取风府、风池、通里、激发点用微内刃补法。

（2）选钩：

实证：急性颈部外伤（外伤后48h，局部无血肿、无骨折等符合钩活术条件时）、症状重者，或体质好、颈椎退变重、急性发作舌下神经麻痹，选巨类内板颈胸型钩鍉针；中等程度舌下神经麻痹者选中类内板2.5钩鍉针；症状较轻或好转80%以上者选微类内板2.5钩鍉针。

虚证：体质差、病程长、年老体弱、语言不利、少气懒言、舌下神经麻痹的患者，选巨类内刃肛门型钩鍉针；体质差、病程长、舌下神经麻痹的患者，选中类内刃2.5钩鍉针；体质稍差、病程长、舌下神经麻痹的患者，选微类内刃2.5钩鍉针。

（3）分型钩法：

实证：利用单软钩法。症状重、急性发作者选重单软，症状较重、急性发作者选中单软，症状较轻、急性发作者选轻单软，兼有颈椎管狭窄症状者选双软。

虚证：大部分需要轻单软钩法，同时根据体质和病程的长短调整钩进的速度，充分体现"进补"，并以速度和程度相结合体现轻补、中补、重补。

（4）钩治步骤：

常规九步钩活法，无菌操作，动作灵巧。

（参考附录11钩活术的操作步骤）

7. 病案举例

（1）［左侧舌瘫　头痛、头晕］

米某某，男，39岁，石家庄市人，个体。

初诊：2012年7月2日。

主诉：舌头笨拙，头痛头晕1个月。

现病史：患者6个月前房顶晾晒玉米时坠落地面，头颈部着地，当时颈痛，经休息后消失，之后反复出现头晕、头痛，自行口服药物能缓解，30天前因风热外感后出现口齿不利，舌头笨拙，舌头左侧感觉缺失，语言不清，口腔科检查无异常，头颅

MRI检查无异常，于2012年7月2日来本院求治。

既往史：6个月前有高处坠落。

分析：患者男性，39岁，个体，头颈外伤后发病，因风热外感后出现口齿不利，舌头笨拙，舌头左侧感觉缺失，语言不清，口腔科检查无异常，头颅MRI检查无异常，伸舌右偏，无震颤，神经系统无异常，舌质暗，脉涩。此舌下神经麻痹符合中医实证型语言不利的发病过程。

检查：颈部僵硬，活动受限，$C_{3,4}$棘突左偏，棘上、椎旁压痛，伸舌右偏，无震颤，神经系统无异常，心、肺、腹未见异常，血压120/70mmHg。舌质暗，脉涩。

辅助检查：血常规、尿常规、心电图、血糖检查无异常。

影像学检查：X线（2-77）（2-78）（2-79）（2-80）。

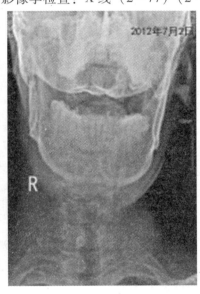

图2-77　X线正位片

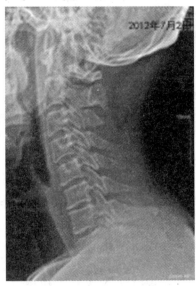

图2-78　X线侧位片

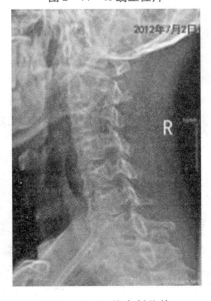

图2-79　X线右斜位片

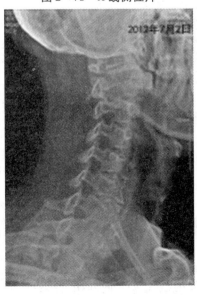

图2-80　X线左斜位片

X线表现：颈椎序列欠整齐，生理变曲呈S型，$C_{3~4}$棘突左偏，$C_{5~6}$、$C_{6~7}$椎间隙变窄，$C_{5~6}$椎前可见点状前纵韧带骨化影，$C_{5~6}$椎体前后缘增生，右侧$C_{5~6}$椎间孔变小，项后软组织未见异常密度影。

印象：颈椎病

诊断：实证型语言不利（中医）

颈性舌下神经麻痹（西医）

治则：通利关节，疏通经脉。

治法：钩活术疗法。

选穴：主穴：$C_3$穴+$C_4$穴（巨类颈胸型钩鍉针）

配穴：风府（微内板1.2）以泻法为主

双通里（微内板2.5）以泻法为主

常规钩活：利用中度单软钩活法，常规九步钩活逐一完成。保健枕保健。

10分钟钩活术，患者自述头晕、头痛好转。10日后复诊。

二诊：2012年7月12日，患者自述一两天后舌头左侧渐有知觉，渐灵活，头晕、头痛明显好转，愿做第二次钩活术治疗。

选穴：主穴：$C_3'$穴+$C_4'$穴（巨类颈胸型钩鍉针）

配穴：双风池（微内板1.2）以泻法为主

常规钩活：利用轻度单软钩活法，常规九步钩活逐一完成。

10分钟钩活术，患者自述症状同前，无不适，15日后复诊。

三诊：2012年7月27日，患者自述舌头左侧知觉恢复，活动灵活，语言流利，头晕、头痛消失，15日后复诊。

四诊：2012年8月15日，患者自述舌头活动灵活，语言流利，头晕、头痛消失，无其他不适。

随访：2013年8月15日电话随访，上述症状无反复。

【按语】此病例系外伤瘀血、经络受阻，导致功能障碍、语言不利，属瘀血实证。采用新夹脊$C_3$穴+$C_4$穴（巨类颈胸型钩鍉针），辅配风府（微内板1.2）、双风池（微内板1.2）、双通里（微内板2.5）以泻法为主，常规两次钩活治愈。

8. 其他治疗

药物内服法、中药外用法、推拿、针灸、熏蒸疗法、手术疗法。

手法治疗：手法可纠正偏歪棘突，解除错位对椎动脉、颈髓、交感神经纤维等组织的刺激和压迫，使椎动脉恢复其正常的血流，改善延髓供血不足所引起的一系列症状。

附方：

（1）实证：

圣愈汤（《医宗金鉴》）化裁：

熟地20g，白芍15g，人参20g，黄芪20g，当归15g，赤芍9g，川芎10g，葛根15g，牛膝9g，炙甘草6g，桂枝6g，天麻6g。

（2）虚证：

补中益气汤（《内外伤辨惑论》）化裁：

柴胡10g，山药20g，升麻10g，陈皮10g，白术20g，人参10g，黄芪20g，甘草

6g，当归10g，茯苓10g。

### 十一、呃逆

定义：呃逆是气逆上冲，喉间呃呃连声，声短而频，不能自制的一种症状。古代文献又称为"哕"。此症如偶然发作大都轻微，可以不治自愈，如持续不断，则需治疗方能渐平。本章节讨论的呃逆是由于脊柱（颈椎）的退变而形成的颈性呃逆。

1. 中医病因病机

呃逆的病位在膈，病变的关键脏腑在胃，由胃失和降，膈间气机不利，胃气上逆动膈而成。实证：①饮食不节，过食生冷或寒凉药物，则寒气蕴蓄于胃，或外邪内侵上袭于肺胃；或过食辛辣醇酒及温补之品，燥热内盛，阳明腑实，气行不畅，胃气上逆而发生呃逆。②情志不和，恼怒抑郁，气机不利，则津液失布而滋生痰浊；气郁痰阻，上犯于胃，导致胃气挟痰上逆，引动膈气上逆而发生呃逆。虚证：因正气亏虚，重病久病之后，或误用吐、下之剂，或耗伤中气，或损及胃阴，均可使胃失和降而发生呃逆。如病深入肾，则呃逆多为肾气失于摄纳，冲气上乘，挟胃气动膈所致。

2. 西医病因病理

膈神经由$C_{3-5}$脊神经前支组成，是混合性神经，膈神经在前斜角肌前面自上外向下内斜行，经锁骨下动、静脉之间入胸腔，向下过肺根前方，在心包与纵隔胸膜之间降入膈肌，以其运动纤维支配膈肌，感觉纤维分布于胸膜、心包、部分腹膜和胆囊。膈神经有分支经膈肌的下腔静脉孔在膈下与交感神经的分支结合成丛，故由于颈椎的外伤，退行性改变造成膈神经受累时，可出现运动、感觉、自主神经功能障碍。当膈神经受刺激时，可激发膈肌痉挛，引起连续不断的呃逆，重者可见呼吸短促，肩、颈部疼痛。中医认为呃逆是由于胃气上逆动膈而成。而引起胃失和降的原因则有寒气蕴蓄、燥热内盛、气郁痰阻及正气亏虚等方面。此外，肺气失于疏通，在发病过程中也起了一定的作用。因手太阴肺经之脉，还循胃口，上膈，属肺；肺胃之气又均以降为顺，故两脏在功能上互相促进，在病变时亦互为影响。膈位于肺胃之间，当各种致病因素侵袭肺胃之时，亦每使膈间之气不畅，故胃气上逆而引起呃逆之症。

3. 诊断

（1）症状：

呃声接连不断，伴有呼吸短促、胸闷、肩颈部和胸膜的放散性疼痛，疼痛多与颈部活动有关。可伴有自主神经功能紊乱之表现。

颈性呃逆的诊断有以下特点。

①颈椎病病史，呃逆症状与颈椎病症状同时发生，或继发于颈椎病之后。

②呃逆症状的轻重与颈椎病的轻重有直接关系。

③内科系统检查，排除其他疾病。

④胸部钩活术或手法治疗后，呃逆症状有所缓解。

（2）舌脉：舌淡、苔薄白，脉弦。

（3）体征：颈背部肌紧张、活动弹响，部分棘突压痛，或椎旁压痛。

（4）影像学检查：颈椎X线平片可显示生理曲度改变，棘突偏移，椎体后缘有骨赘形成。CT及MRI检查符合颈椎病的表现。

（5）排除其他病：综合判断排除其他原因引起的呃逆症状。

符合以上5条并排除其他疾病即可确诊为呃逆。

诊断要点：在影像学检查结果的支持下，有颈椎病的症状，有呃逆症状，呃逆症状为主，但是随颈椎病症状的加重呃逆症状也同时加重。

4. 鉴别诊断

（1）消化性溃疡：多因胃酸分泌过多，幽门螺旋杆菌感染和胃黏膜保护作用减弱等因素引起，疼痛多成周期性，节律性发作，口服抑制胃酸药物可明显缓解。

（2）慢性胃炎：常出现上腹部胀痛，嗳气，餐后饱胀、反酸，消化不良等症状。胃镜及X线钡餐可明确诊断。

（3）肠道疾病：如肠麻痹或肠梗阻时可发生呃逆，常出现腹痛伴随恶心、呕吐、不排便、不排气、肠鸣音亢进等表现，X线检查可明确诊断。

（4）胃或膈肌肿瘤：有持续性呃逆的症状，并且有厌食、腹胀等症状，或消耗性全身症状，通过影像学检查可以鉴别。

5. 分型辨证

（1）实证：呃声连连，常因情志不舒而诱发，胸胁满胀，食少嗳气。

（2）虚证：呃声低长无力，气不得续，脘腹不舒，面色㿠白，呕吐清水。

6. 钩活术分型治疗

（1）选穴：

主穴：根据影像学检查选择相应穴位组合（见基本公式）。

　　　　穴位组合（$C_4$穴+$C_5$穴较多）是根据影像和临床症状而定的，与证型无关。

配穴：实证：膈俞（微内板1.2）　　天突（微内板1.2）

　　　　　　　内关（微内板2.5）　　激发点（微内板2.5）

　　　　虚证：膈俞（微内刃2.5）　　天突（微内刃1.2）

　　　　　　　内关（微内刃2.5）　　激发点（微内刃2.5）

以上配穴根据具体情况，取双侧穴或单侧穴，单侧取患侧穴位点。

方义提要：局部取穴和循经取穴。局部取穴，以颈部新夹脊穴为所取穴位点。循经取穴主要根据疾病所在的经络循行部位选穴，旨在调畅气机，降逆止呃。并针对胸性呃逆的性质进行补泻。实证取膈俞、天突、内关、激发点用微内板泻法，虚证取膈俞、天突、内关、激发点用微内刃补法。

（2）分型选钩：

实证：呃逆连连、不能自控、影响工作和休息、急性发作、症状重者，选巨类内板颈胸型钩鍉针；呃逆连连、不能自控、急性发作、不影响工作和休息的患者，选中类内板2.5钩鍉针；呃逆连连、急性发作、时作时止、症状轻或好转80%以上者，选微类内板2.5钩鍉针。

虚证：体质差、病程长、呃逆连连、呃声低微、少气无力、气血虚弱的患者，选巨类内刃肛门型钩鍉针；体质差、病程长的患者，选中类内刃2.5钩鍉针；体质稍差、病程长、呃逆间断发作的患者，选微类内刃2.5钩鍉针。

（3）分型钩法：

实证：利用单软钩法。急性发作、体质好、呃逆连连、声音高亢、不能自控者，选重单软；症状中等程度者选中单软；急性发作、体质好、呃逆间断发作、声音高亢、勉强自控者，选轻单软。

虚证：大部分需要浅单软钩法，同时根据体质和病程的长短调整钩进的速度，充分体现"进补",并以速度和程度相结合体现轻补、中补、重补。呃逆虚证多,实证少。主要通过针具型号体现补泻。

(4) 钩治步骤:

常规九步钩活法,无菌操作,动作灵巧。

(参考附录 11 钩活术的操作步骤)

7. 病案举例

(1) [呃逆 颈痛 胸闷]

郭某某,女,30 岁,石家庄井陉人,农民。

初诊:2011 年 9 月 3 日。

主诉:呃逆,颈痛,胸闷 15 天。

现病史:情绪低落,不愿与人交往 2 年。15 天前晨起出现落枕,颈痛,活动受限,颈部右转时疼痛剧烈,饭后即出现呃逆伴胸闷,胃气上逆,呃呃有声,连续不断,不能自控,声音高亢,经心电图检查无异常,当地医院给予肌注山莨菪碱暂时有效,但不能持久,经人介绍于 2011 年 9 月 3 日来本院求治。

既往史:既往体健。

分析:患者女性,30 岁,农民,情绪低落病史,出现落枕,颈痛,活动受限,颈部右转时疼痛剧烈,饭后即出现呃逆伴胸闷,胃气上逆,呃呃有声,连续不断,不能自控,声音高亢,此呃逆符合中医实证型呃逆的发病过程。

检查:表情淡漠,颈部僵硬,$C_{3,4}$ 棘突右偏,棘上、椎旁压痛,右侧斜角肌压痛,局部按揉后右侧转头好转,生理反射存在,病理反射未引出,血压 120/80mmHg,心、肺、腹无异常。舌淡、苔薄白、脉弦。

辅助检查:血常规、尿常规、心电图、血糖检查无异常。

影像学检查:X 线 (2-81)(2-82)(2-83)(2-84)。

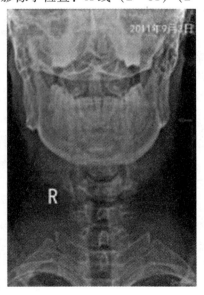

图 2-81 X 线正位片

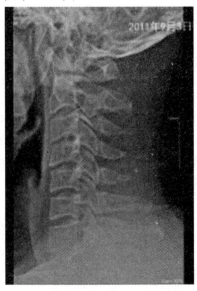

图 2-82 X 线侧位片

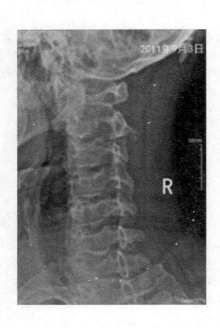
图2-83　X线右斜位片

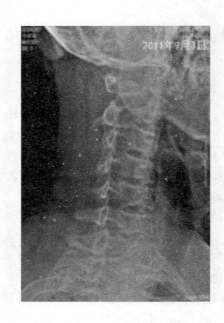
图2-84　X线左斜位片

X线表现：颈椎序列欠整齐，生理曲度变直，$C_{3\sim4}$棘突右偏，$C_{3\sim4}$、$C_{4\sim5}$椎间隙变窄，$C_{4\sim5}$椎体后缘增生，双侧$C_{4\sim5}$椎间孔变小，项后软组织未见异常密度影。

印象：颈椎病

诊断：实证型呃逆（中医）

　　　颈性呃逆（西医）

治则：通利关节，疏通经脉。

治法：钩活术疗法。

选穴：主穴：$C_4$穴 + $C_5$穴（巨类颈胸型钩鍉针）

　　　配穴：双膈俞（微内板2.5）以泻法为主

　　　　　　天突（微内板1.2）以泻法为主

常规钩活：利用中度单软钩活法，常规九步钩活逐一完成。

10分钟钩活术，患者自述胸闷好转，10日后复诊。

二诊：2011年9月13日，患者自述胸闷、颈痛明显好转，偶有呃逆，愿做第二次钩活术治疗。

选穴：主穴：$C_4'$穴 + $C_5'$穴（中内板2.5型钩鍉针）

　　　配穴：双内关（微内板2.5）以泻法为主

常规钩活：利用轻度单软钩活法，常规九步钩活逐一完成。

10分钟钩活术，患者自述无不适，10日后复诊。

三诊：2011年9月23日，患者自述呃逆、胸闷、颈痛消失，情绪好转，查：$C_{3,4}$棘突序列整齐，局部压痛消失。

随访：2012年9月23日电话随访，上述症状无反复。

【按语】此病例系外伤瘀血、经络受阻，导致功能障碍、胃气上逆、呃呃有声、连续不断，属胃气上逆实证。采用新夹脊$C_4$穴 + $C_5$穴（巨类颈胸型钩鍉针），辅配天突

（微内板 1.2）、双膈俞（微内板 2.5）、双内关（微内板 2.5）以泻法为主，常规两次钩活治愈。

注：胸椎亦可引起呃逆，钩活术可参考胸段脊柱相关疾病。

8. 其他治疗

药物内服法、中药外用法、推拿、针灸、小针刀疗法、电针疗法。

手法治疗：手法纠正偏歪棘突，解除对膈神经及颈交感神经的刺激或压迫，使临床症状得以缓解，手法治疗颈性呃逆，可以立即见效，只要偏歪棘突纠正，呃逆即停止。

附方：

（1）实证：

五磨饮子(《医方考》) 化裁：

木香 9g，乌药 6g，枳实 6g，沉香 6g，槟榔 9g，丁香 9g，代赭石 9g，旋复花 15g，陈皮 9g，川楝子 9g。

（2）虚证：

理中丸(《伤寒论》) 化裁：

吴茱萸 10g，丁香 3g，柿蒂 10g，半夏 10g，陈皮 15g，甘草 6g，白术 20g，干姜 6g。

## 十二、慢性咽炎

定义：慢性咽炎指咽部黏膜慢性炎症致咽部不适、分泌物多、疼痛等症状的一种疾病。为临床常见疾病，病因甚为复杂，治疗效果也往往不佳。本章节讨论的是由于脊柱（颈椎）的退变和外伤而形成的慢性咽炎。

1. 中医病因病机

本病的病因与感受邪毒、五志过极、先天禀赋不足等有关。病机则可归纳为阴虚火旺、肝郁痰阻、气滞血瘀三方面。实证：①肝郁痰阻：因情志抑郁，思虑过度，致肝失疏泄，脾失健运，水津不行，聚湿成痰，壅阻咽嗌致成本病。②气滞血瘀：邪毒久留，气郁而滞，延宕不散，遏血而瘀，阻于咽内，气血瘀滞，郁而化热，发为本病。虚证：①阴虚火旺：反复感受外邪，或邻近器官邪毒染及；或热病之后致阴液耗损，肺肾阴亏，津不上承，咽失濡养；或因虚火内生，上灼于咽而生。②因烟酒过度，燥热内蕴，灼津烁液；房劳伤肾，水不济火；素体阴虚，郁而化火，循经上灼咽部，发为咽病。

2. 西医病因病理

（1）交感神经颈上神经节的分支——咽支，由颈上节发出后进入咽壁，与迷走神经和舌咽神经的咽支合成咽丛。当颈部外伤、劳损及退变造成失稳，小关节错位，直接、间接刺激或压迫交感神经，而使之功能发生异常。

（2）椎体前缘骨质增生，直接或间接刺激咽部而引起。

（3）咽部黏膜充血，黏膜下结缔组织及淋巴组织增生，淋巴组织常围绕黏膜之黏液腺管而增生，咽后壁呈多数颗粒状突起。腭扁桃体及舌扁桃体常发生炎症，咽壁各肌亦有肥厚变化。悬雍垂常肿厚下垂，而导致咽部不适等。

3. 诊断

（1）症状：

①常感咽部不适，咽部分泌物增多稠厚，故患者常"吭、咯"，需将分泌物排出，

重者可发生刺激性咳嗽。有时感咽部疼痛，有异物感。当说话时间长后，咽部更为不适。检查可见咽部充血，咽后壁可见舒张血管围绕增生之淋巴颗粒，纵横成网状，腭弓及扁桃体也可有充血现象。

②颈椎病症状：颈部不适，疼痛，活动受限，头痛，头晕，耳鸣，心慌，心前区疼痛，视物模糊，视力下降，上下肢体麻木、无力、感觉障碍等。慢性咽炎是一种常见病，其病因复杂，可由多种疾病引起，对于颈性慢性咽炎，必须排除其他原因，如慢性鼻炎、鼻窦炎、口腔疾患、烟酒过度，以及全身性慢性疾病，或职业因素。在排除以上疾病之后，才可诊断为颈性慢性咽炎。另外，对于无诱因性慢性咽炎，可检查颈部，若患有颈椎病，可做诊断性治疗。若在颈椎病症状缓解或消失后，慢性咽炎也随之缓解消失，即可诊断为颈性慢性咽炎。

颈性慢性咽炎的诊断有以下特点。

①有颈椎病或头部外伤史，慢性咽炎与颈椎病症状同时发生，或继发于颈椎病之后。

②慢性咽炎的轻重与颈椎病的轻重有直接关系。

③五官科系统检查，排除其他疾病。

④颈部钩活术或手法治疗后，慢性咽炎有所缓解。

（2）舌脉：舌淡、苔薄白或薄黄，脉弦滑。

（3）体征：颈僵，颈后伸受限，棘上韧带压痛，偏歪棘突左偏、压痛明显，棘上韧带、棘旁条索形成。臂丛神经牵拉试验阴性。咽部充血，咽后壁淋巴滤泡增生，扁桃体不肿大。

（4）影像学检查：X线平片显示生理曲度消失、椎间隙狭窄及阶梯形变、钩椎增生明显，斜位片显示除骨质增生外，椎间孔矢径与上下径均减小，其部位与临床表现相一致。CT及MRI检查符合颈椎病的诊断。

（5）排除其他病：综合判断排除其他原因引起的慢性咽炎症状。

符合以上5条并排除其他疾病即可确诊为慢性咽炎。

包括现代医学的颈椎病引起的慢性咽炎。

诊断要点：在影像学检查结果的支持下，有颈椎病的症状，有慢性咽炎症状，慢性咽炎症状为主，但是随颈椎病症状的加重慢性咽炎症状也同时加重。

4. 鉴别诊断

（1）反流性咽喉炎：可有吞咽困难，咽部异物感，声音嘶哑。伴烧心、反酸，$H_2$受体阻滞剂治疗可有明显的疗效。

（2）白喉：可有声音嘶哑或不能发声。兼见发热，喉间出现白膜不易剥去。清热解毒利咽药物治疗可有明显的疗效。

（3）茎突过长症：可有吞咽困难，同时伴有咽部疼痛，异物感多为一侧性，吞咽、转头时加重，颈内动脉压迫症状，X线片、CT、MRI检查可鉴别。

（4）颈部肿瘤：有上述症状，后期出现明显压迫症状、痿证现象，或消耗性全身症状，通过影像学检查可以鉴别。

5. 分型辨证

（1）虚证：咽干不适，咽部异物感，恶心、干呕，咳痰不爽。

（2）实证：咽部异物感，隐痛，或咳或呕，颈部作胀，情志不舒时加重。

6. 钩活术分型治疗

（1）选穴：

主穴：根据影像学检查选择相应穴位组合（见基本公式）。

　　　穴位组合（$C_2$穴＋$C_3$穴较多）是根据影像和临床症状而定的，与证型无关。

配穴：实证：廉泉（微内板1.2）　　天突（微内板1.2）　　肝俞（微内板2.5）
　　　　　　　膈俞（微内板2.5）　　激发点（微内板2.5）

　　　虚证：廉泉（微内刃1.2）　　天突（微内刃1.2）　　肝俞（微内刃2.5）
　　　　　　　膈俞（微内刃2.5）　　激发点（微内刃2.5）

以上配穴根据具体情况，取双侧穴或单侧穴，单侧取患侧穴位点。

方义提要：局部取穴和循经取穴。局部取穴，以颈部新夹脊穴为所取穴位点。循经取穴主要根据疾病所在的经络循行部位选穴，旨在疏利咽喉，调和营卫。并针对慢性咽炎的性质进行补泻。实证取廉泉、天突、肝俞、膈俞、激发点用微内板泻法，虚证取廉泉、天突、肝俞、膈俞、激发点用微内刃补法。

（2）分型选钩：

实证：慢性咽炎症状较重、体质好、颈椎退变相对较重者，选巨类内板颈胸型钩鍉针；慢性咽炎症状中度、体质好、颈椎退变相对较重者，选中类内板2.5钩鍉针；慢性咽炎症状较轻、体质好、颈椎退变相对较轻，或好转80%以上者，选微类内板2.5钩鍉针。

虚证：慢性咽炎症状重、体质差、病程长、颈椎退变重、年老体弱、少气懒言、行走困难等重度气血虚弱者，选巨类内刃肛门型钩鍉针，此情况很少；体质差、病程长、颈椎退变明显的慢性咽炎患者，选中类内刃2.5钩鍉针。第二次钩治根据恢复情况也可酌情选用中内板型钩鍉针。病程长、症状较轻、体质稍差，或慢性咽炎好转80%以上者，选微类内刃2.5钩鍉针。

（3）分型钩法：

实证：慢性咽炎急性发作，大部分利用单软钩法。症状重、急性发病、颈椎活动明显受限、颈椎退变或外伤者，选重单软；慢性咽炎中等程度者，选中单软；症状轻、急性发病、颈椎活动轻度受限、颈椎退变或外伤者，选轻单软；兼有颈椎管狭窄症状者选双软。

虚证：慢性咽炎大部分需要轻单软钩法，同时根据体质和病程的长短调整钩进的速度，充分体现"进补"，并以速度和程度相结合体现轻补、中补、重补。主要在针具方面体现补泻。

（4）钩治步骤：

常规九步钩活法，无菌操作，动作灵巧。

（参考附录11钩活术的操作步骤）

7. 病案举例

（1）[咽部异物感　头痛颈痛]

滕某某，男，45岁，石家庄人，司机。

初诊：2013年3月9日。

主诉：咽部异物感5年，头痛、颈痛1个月。

现病史：5年前咽部不适，咽干咽痒，咽部异物感，经常发出"吭、咯"的声音，

1个月前因口角纠纷后头痛,颈痛,胁下闷胀,咽痛,咽部异物感加重,曾按慢性咽炎中西药治疗效果不佳,于2013年3月9日在本院治疗。

既往史:既往体健。

分析:患者男性,45岁,司机职业,有慢性咽炎病史,突然因情绪变化出现头痛,颈痛,胁下闷胀,咽痛,咽部异物感加重,咽部充血,咽喉壁淋巴滤泡增生,舌质暗,脉涩。此慢性咽炎符合中医实证型梅核气的发病过程。

检查:颈部僵硬,$C_{4\sim6}$棘上压痛,椎旁压痛,$C_6$棘突左偏,咽部充血,咽喉壁淋巴滤泡增生。心、肺、腹未见异常,血压120/80mmHg。舌质暗,脉涩。

辅助检查:血常规、尿常规、心电图、血糖检查无异常。

影像学检查:X线(2-85)(2-86)(2-87)(2-88)。

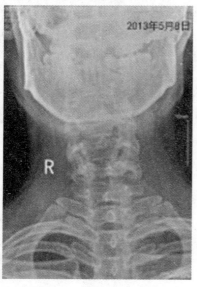

图2-85 X线正位片

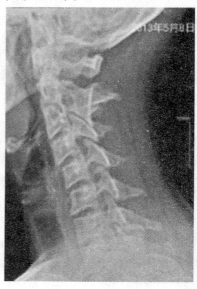

图2-86 X线侧位片

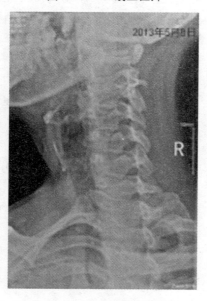

图2-87 X线右斜位片

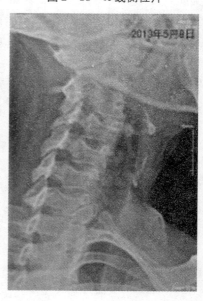

图2-88 X线左斜位片

X 线表现：颈椎序列欠整齐，生理曲度反张，$C_{2~3}$椎体融合，$C_6$棘突左偏，$C_{5~6}$、$C_{6~7}$椎间隙前窄后宽，$C_{3~4}$、$C_6$椎体前下缘增生变尖，项后软组织未见异常密度影。

印象：颈椎病

诊断：实证型梅核气（中医）
　　　颈性慢性咽炎（西医）

治则：通利关节，疏通经络。

治法：钩活术疗法。

选穴：主穴：$C_3$穴 + $C_2$穴（巨类颈胸型钩鎞针）
　　　配穴：天突（微内板1.2）以泻法为主
　　　　　　双肝俞（微内板2.5）以泻法为主

常规钩活：利用中度单软钩活法，常规九步钩活逐一完成。保健枕保健。

10 分钟钩活术，患者自述咽部异物感及头痛好转。

二诊：2013 年 3 月 19 日，患者自述咽部异物感及头痛、颈痛好转。愿做第二次钩活术治疗。

选穴：主穴：$C_3'$穴 + $C_2'$穴（巨类颈胸型钩鎞针）
　　　配穴：廉泉（微内板1.2）以泻法为主
　　　　　　双膈俞（微内板2.5）以泻法为主

常规钩活：利用轻度单软钩活法，常规九步钩活逐一完成。

10 分钟钩活术，患者自述头痛、颈痛基本消失，咽部异物感、咽干咽痒明显好转，嘱其15 天后复诊。

三诊：2013 年 4 月 4 日，患者自述咽部异物感、咽干咽痒消失，头痛、颈痛基本消失。

随访：2014 年 4 月 4 日电话随访，上述症状无反复。

【按语】此病例系痰火郁滞、经络受阻，导致功能障碍、肝火上炎、咽炎发作，属肝郁痰火实证。采用新夹脊$C_3$穴 + $C_2$穴（巨类颈胸型钩鎞针），辅配双肝俞（微内板2.5）、双膈俞（微内板2.5）、天突（微内板1.2）、廉泉（微内板1.2）以泻为主，常规两次钩活治愈。

（2）[咽干咽痒　头痛颈痛]

谷某某，女，53 岁，石家庄人，个体。

初诊：2013 年 5 月 8 日。

主诉：咽干咽痒 3 年，头痛、颈痛 1 年。

现病史：咽部不适，咽干咽痒，咽部异物感 3 年，吐之不出，咽之不下，曾按慢性咽炎口服中西药治疗无效。1 年前出现头痛、颈部疼痛、活动不利，影响睡眠，头痛、颈痛症状加重时咽部症状也随之加重，四肢乏力，大便溏薄，于 2013 年 5 月 8 日来我院治疗。

既往史：既往体健。

分析：患者女性，53 岁，个体，慢性发病，咽炎病史。1 年前出现头痛、颈部疼痛、活动不利，影响睡眠，头痛、颈痛症状加重时咽部症状也随之加重，四肢乏力，大便溏薄，此慢性咽炎符合中医虚证型梅核气的发病过程。

检查：颈部僵硬，$C_{4,5}$棘上压痛，椎旁压痛，$C_5$棘突偏歪，咽部充血，咽喉壁淋巴滤泡增生。心、肺、腹未见异常，血压120/90mmHg。舌淡、苔薄白，脉弦。

辅助检查：血常规、尿常规、心电图、血糖检查无异常。

影像学检查：X线（2-89）（2-90）（2-91）（2-92）。

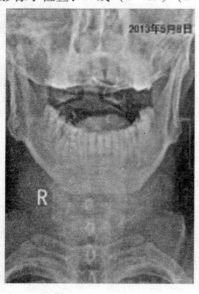

图2-89　X线正位片

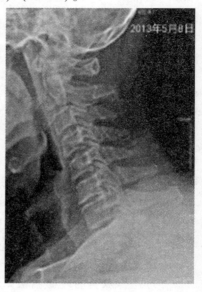

图2-90　X线侧位片

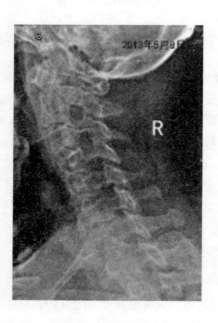

图2-91　X线右斜位片

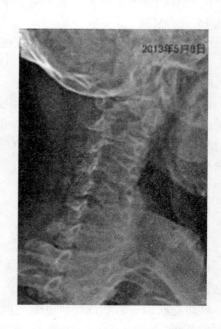

图2-92　X线左斜位片

X线表现：颈椎序列尚整齐，生理曲度变直，$C_5$棘突偏歪，$C_{5~6}$椎间隙变窄，$C_{4~5~6}$椎体前缘增生，项后软组织可见点状异常密度影。

印象：颈椎病

诊断：虚证型梅核气（中医）
颈性慢性咽炎（西医）
治则：通利关节，疏通经络。
治法：钩活术疗法。
选穴：主穴：$C_3$穴＋$C_4$穴（巨类颈胸型钩鍉针）
配穴：双膈俞（微内刃2.5）以补法为主
天突（微内刃1.2）以补法为主
常规钩活：利用中度单软钩活法，常规九步钩活逐一完成。保健枕保健。
10分钟钩活术，患者自述咽部异物感及颈痛好转。10日后复诊。
二诊：2013年5月18日，患者自述咽部异物感及头痛、颈痛好转。愿做第二次钩活术治疗。
选穴：主穴：$C_3'$穴＋$C_4'$穴（巨类颈胸型钩鍉针）
配穴：双肝俞（微内刃2.5）以补法为主
常规钩活：利用轻度单软钩活法，常规九步钩活逐一完成。
10分钟钩活术，患者自述及头痛、颈痛基本消失，咽部异物感、咽干咽痒明显好转，嘱患者15天后复诊。
三诊：2013年6月4日，患者自述头痛、颈痛基本消失，仍有轻度咽部异物感、咽干咽痒，嘱患者15天后复诊。
选穴：主穴：$C_2$穴＋$C_3$穴（中类内刃2.5型钩鍉针）
配穴：廉泉（微内刃1.2）平补平泻
常规钩活：利用轻度单软钩活法，常规九步钩活逐一完成。
10分钟钩活术，患者自述症状同前，嘱患者15天后复诊。
三诊：2013年6月19日，患者自述咽部异物感、咽干咽痒消失，头痛、颈痛消失。
随访：2014年6月19日电话随访，上述症状无反复。

【按语】此病例系气血两虚、经脉失养而不通，导致咽部不适。采用新夹脊$C_3$穴＋$C_4$穴（巨类颈胸型钩鍉针）用中度、轻度单软补法，因虚有瘀，则用巨钩补法，补气补血，辅配天突（微内刃1.2）、双膈俞（微内刃2.5）、双肝俞（微内刃2.5），以补法为主，直达病位，调理气血。两次钩活后，颈部功能恢复，咽炎、大便明显好转，自感精神好。第三次采用新夹脊用$C_2$穴＋$C_3$穴（中类内刃2.5型钩鍉针），轻度单软钩法，辅配廉泉（微内刃1.2）平补平泻（虚实夹杂证）。主穴和配穴全部补虚，故三次治愈。

8. 其他治疗
药物内服法、中药外用法、推拿、针灸、熏蒸疗法、手术疗法。
手法治疗：首先针对病因行手法复位偏歪棘突，使之恢复正常解剖位置，恢复脊柱内外平衡，解除错位之小关节对神经的刺激或压迫，使神经恢复正常生理功能。
配穴治疗：先在喉结两旁、下颌及天突穴用一指禅推法配合揉法，上下往返数次。然后在风池、风府、天突、曲池、合谷、肩井穴用一指禅推法、拿法、揉法、按法治疗。
附方：
（1）实证：
半夏厚朴汤(《金匮要略》)化裁：

柴胡9g，枳壳6g，半夏10g，厚朴9g，茯苓9g，苏叶9g，射干9g，葛根15g，薄荷9g，炙甘草6g，菊花10g。

（2）虚证：

养阴清肺汤（《重楼玉钥》）化裁：

生地20g，麦冬10g，生甘草6g，贝母10g，丹皮10g，薄荷3g，沙参10g，白芍10g，五味子10g，天花粉10g。

### 十三、梅尼埃病

定义：梅尼埃病又称内耳性眩晕或发作性眩晕，为内耳的一种非炎症（淋巴代谢障碍）性疾病，主要症状为阵发性眩晕、耳鸣、耳聋。中医学认为"肾生骨髓""脑为髓海"。脑是精髓所聚之处，肾虚则精髓不足，脑海空虚而作晕，所谓"髓海不足，则脑转耳鸣"。本章节讨论的耳鸣是由于脊柱（颈椎）的退变和外伤而形成的梅尼埃病。

1. 中医病因病机

梅尼埃病乃肝胆之风阳上冒，其证有夹痰、夹火、兼瘀，其本多属虚。眩晕一证，以内伤为主，尤以肝阳上亢、气血虚损以及痰浊中阻为常见，而诸证型中多兼血瘀。前人所谓"诸风掉眩，皆属于肝""无痰不作眩""无虚不作眩""血瘀致眩"，均是临床实践经验的总结。眩晕多系本虚标实，实指风、火、痰、瘀，虚指气血阴阳之虚；其病变脏腑以肝、脾、肾为重点，三者之中，又以肝为主。

2. 西医病因病理

（1）末梢血液循环障碍：首先Snambaugh推测本病是由血管痉挛所引起。Fowler观察了眼结膜末梢血管血流淤积现象，推测膜迷路血管亦有同样的病理变化，同时指出交感神经功能改变可以引起内耳血管的收缩，或直接引起血管的扩张。

（2）自主神经功能紊乱：交感神经沿内听动脉进入内耳，分布各处；副交感神经为传出神经纤维，亦经各家研究发现分布于内耳各处。控制自主神经系统活动之中枢位于丘脑下部，凡大脑及身体其他病变器官之冲动均可传至丘脑下部，影响此中枢，致使自主神经系统平衡失调，诱发病变。由此可知诱发梅尼埃病之因素比较复杂，在临床实践中，亦多见情绪波动常为此病诱因。依上所论，此种现象不难理解。致梅尼埃病之自主神经系统平衡紊乱，以交感神经过分兴奋为主，其结果为内耳血管痉挛，导致其淋巴代谢障碍及各种病变。此种推测曾经动物试验所证实，如Seymou等（1953）用猫试验，刺激颈交感神经干后，可测知耳蜗电位差减低，显微镜观察发现前庭膜下陷，或为内淋巴液分泌减少所致。此外当刺激交感神经时，神经处毛细血管亦明显收缩。

3. 诊断

（1）症状：

①眩晕：眩晕发作可突然出现而无前驱症状，持续数分钟或数小时，严重程度常不一致。发作开始时眩晕即达最重程度。由于剧烈的周围物体旋转感和自身运动感而使患者极为惊恐，常用力抓住床缘或其他物件死死不放。睁眼及动头时都使眩晕加重。眩晕时自觉物体旋转的方向不一样。剧烈眩晕发作之后，仍有头晕、轻度旋转感，多为身体或周围物体不稳、晃动的感受。并觉全身疲乏、嗜睡。此种情况常持续数天，可逐渐减轻而自行缓解。发作时间长短不定，数日、数月乃至数年发作一次。发作间期做前庭功能试验多显示有轻度障碍，如变温试验时患者前庭功能减弱。

②眼球震颤：由于膜迷路半规管受累，在眩晕发作时，可出现短暂的水平性眼震，有时呈轻度水平的旋转混合性眼震。久病者眼震可不明显，甚至消失。若两侧内耳病变程度相等，或病变进展缓慢，眼球震颤可根本不出现。

③耳蜗症状（耳鸣和耳聋）：梅尼埃病每次发作前多先有耳鸣、耳聋，有时可先存在数月之久。因病变多为一侧，故耳蜗症状也多发生于一侧耳朵。约占1/10的患者为双侧耳鸣及耳聋。眩晕发作前有时耳鸣格外加重，多为持续性高音调耳鸣，以"呼呼"声为背景，混有尖锐的尖叫声或机器声，发作期耳鸣尤为突出。耳聋与耳鸣同时发生为时间性耳聋，有的梅尼埃病发生之前即有耳聋出现（约占50%），而每次眩晕发作都使听力进一步减退，因而呈阶梯式逐步加重。病程初期低音听力损伤比高音听力损伤明显，以后，随病变进展，各种音频的损失几乎相等。比较纯音听力损失更为明显的是语言辨别能力的减退，这是音调变质和复听引起的。在发作间期检查可发现单侧神经性耳聋，Rinne试验阴性，骨导偏向患侧。此外，由于内耳压力增高，患者可有耳内闷胀或压迫感，有时伴有同侧耳痛或头痛。

④自主神经功能紊乱的症状：主要表现为恶心、呕吐。这是由于前庭器官的病理性兴奋传达到脑干前庭神经核，并由此扩及到相邻的迷走神经背核，迷走神经异常兴奋引起的。患者恶心、呕吐、面色苍白、出冷汗，甚至有腹部不适和腹泻。如果前庭的病理性兴奋由前庭核扩展到网状结构上的激活系统时，则可出现突然的意识障碍。

总之，梅尼埃病的症状要点是：发作性眩晕、耳鸣耳聋、恶心呕吐、眼球震颤四大主症。根据发病年龄、病史特点及四大主症，由颈椎病引起的梅尼埃病，可有或无颈椎病的症状，但经临床检查，可发现有棘突偏歪，小关节错位，X线片可见有颈曲改变，钩椎关节不对称，椎弓呈双影等表现。有的患者由于头的突然转动而诱发本病。

颈性耳鸣的诊断有以下特点。

①有颈椎病或头部外伤史，耳鸣症状与颈椎病症状同时发生，或继发于颈椎病之后。

②耳鸣症状的轻重与颈椎病的轻重有直接关系，且多与颈椎病损部位同侧。

③耳科听觉系统检查，排除其他疾病。

④颈部钩活术或手法治疗后，耳鸣症状有所缓解。

（2）舌脉：舌淡、苔薄白或黄，脉细弱或弦紧。

（3）体征：神经系统检查无阳性所见。眼震（－），颈肌僵硬，活动不受限，但左转头时可出现头晕，颈棘偏歪，按压颈椎棘突即出现头晕，加重手法压迫，可出现类似发作时的眩晕及耳鸣。

（4）影像学检查：X线平片显示生理曲度消失、椎间隙狭窄及阶梯形变、钩椎增生明显，其部位与临床表现相一致。CT及MRI检查符合颈椎病诊断。

（5）排除其他病：综合判断排除其他原因引起的眩晕症状。

符合以上5条并排除其他疾病即可确诊为梅尼埃病。

包括现代医学的颈椎病引起的梅尼埃病。

诊断要点：在影像学检查结果的支持下，有颈椎病的症状，有眩晕症状，眩晕症状为主，但是随颈椎病症状的加重眩晕症状也同时加重。

4. 鉴别诊断

（1）中风：中风以突然昏仆，不省人事，口舌歪斜，半身不遂，或仅以喎僻不遂为特征。两者都有眩晕症状，但梅尼埃病无半身不遂及不省人事、口舌歪斜诸症，可与之鉴别。

（2）位置性眩晕：在某一特定体位时发病，变换体位即好，无耳聋、耳鸣等症状，前庭功能可能正常。

（3）药物性耳中毒：迟发性前庭损害，但其耳鸣、耳聋有明显的用药史，如应用氨基糖苷类、奎宁、水杨酸。

（4）听神经瘤：有耳鸣、耳聋，偶有头晕现象，少有旋转感觉，通过影像学检查可以鉴别。

5. 分型辨证

（1）虚证：眩晕动则加剧，偶有耳鸣，劳累即发，面色㿠白，神疲乏力，心悸少寐。

（2）实证：眩晕，头痛，耳鸣，失眠健忘，头重昏蒙，胸闷恶心。

6. 钩活术分型治疗

（1）选穴：

主穴：根据影像学检查选择相应穴位组合（见基本公式）。

穴位组合（$C_4$穴＋$C_3$穴较多）是根据影像和临床症状而定的，与证型无关。

配穴：实证：翳风（微内板1.2） 听宫（微内板1.2） 听会（微内板1.2）
　　　　　风池（微内板2.5） 风池（微内板1.2） 激发点（微内板2.5）
　　　虚证：翳风（微内刃1.2） 听宫（微内刃1.2） 听会（微内刃1.2）
　　　　　风池（微内刃1.2） 风池（微内刃1.2） 激发点（微内刃2.5）

以上配穴根据具体情况，取双侧穴或单侧穴，单侧取患侧穴位点。

方义提要：局部取穴和循经取穴。局部取穴，以颈部新夹脊穴为所取穴位点。循经取穴主要根据疾病所在的经络循行部位选穴，旨在泻肝聪耳，化痰祛浊。并针对梅尼埃病的性质进行补泻。实证取翳风、风池、听宫、听会、激发点用微内板泻法，虚证取翳风、风池、听宫、听会、激发点用微内刃补法。

（2）选钩：

实证：眩晕、耳鸣、耳聋急性发作，不能行走，只能闭目静卧的患者，选巨类内板颈胸型钩鍉针；眩晕、耳鸣、耳聋急性发作，尚可行走的患者，选中类内板2.5钩鍉针；眩晕、耳鸣、耳聋急性发作，行走自如，症状较轻，或好转80%以上者选微类内板2.5钩鍉针。

虚证：精神极差、少气无力、年老体弱，或久病刚愈、耳鸣头晕，选巨类内刃肛门型钩鍉针，此类情况较少；精神差、年老体弱，或久病刚愈、耳鸣耳聋，选中类内刃2.5钩鍉针，治疗好转后也可选用中类内板2.5钩鍉针；精神稍差，或久病刚愈、轻度耳鸣，选微类内刃2.5钩鍉针。

（3）分型钩法：

实证：大部分利用单软钩法。体质好、急性发作、头晕目眩、闭目静卧、动则恶心呕吐的患者，选重单软；体质好、急性发作、头晕目眩、勉强行走的患者，选中单软；体质好、急性发作、头晕目眩、自然行走的患者，选轻单软；兼有颈椎管狭窄症状者选双软。

虚证：大部分需要轻单软钩法，同时根据体质和病程的长短调整钩进的速度，充分体现"进补",并以速度和程度相结合体现轻补、中补、重补。主要在针具型号方面体现补法。

(4)钩治步骤:

常规九步钩活法,无菌操作,动作灵巧。

(参考附录 11 钩活术的操作步骤)

7. 病案举例

(1)[眩晕耳鸣 上肢麻木]

常某某,女,40岁,石家庄无极人,个体。

初诊:2013年2月1日。

主诉:反复发作性眩晕、耳鸣2年,加重2天。

现病史:颈椎病史2年,体质差,有左上肢麻木史,反复发作性眩晕,轻度耳聋,现因劳累突发眩晕、耳鸣,闭目不能睁眼2天,乏力、食欲不振,大便溏薄,以往曾按梅尼埃病治疗稍有好转,现经输液、口服眩晕停等治疗疗效不佳,于2013年2月1日来本院求治。

既往史:既往体健。

分析:患者女性,40岁,个体职业,颈椎病病史,体质差,反复发作性眩晕,因劳累气血不能上荣,突发眩晕、耳鸣,闭目不能睁眼2天,乏力、食欲不振,大便溏薄,此梅尼埃病符合中医虚证型耳眩晕的发病过程。

检查:颈部僵硬,$C_4$棘突右偏,$C_{4,5}$棘上压痛,风府穴按压试验(+),水平性眼球震颤,神经系统检查无阳性体征发现。心、肺、腹未见异常,血压120/80mmHg。舌淡、苔薄白,脉弦。

辅助检查:血常规、尿常规、心电图、血糖检查无异常。

影像学检查:X线(2-93)(2-94)(2-95)(2-96)。

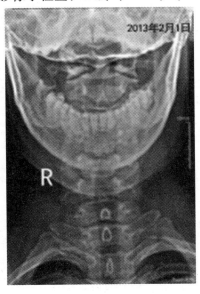

图2-93 X线正位片

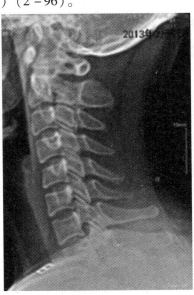

图2-94 X线侧位片

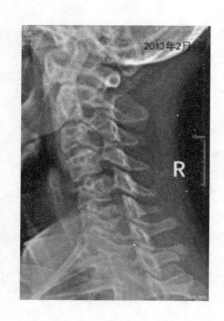
图2-95 X线右斜位片

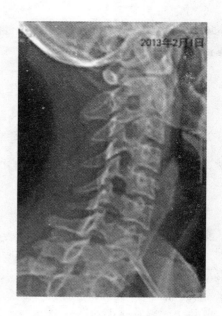
图2-96 X线左斜位片

X线表现：颈椎序列尚整齐，生理曲度欠佳，$C_4$棘突右偏，双侧$C_{4\sim5}$椎间孔略变小，项后软组织未见异常密度影。

印象：颈椎病

诊断：虚证型耳眩晕（中医）
　　　颈性梅尼埃病（西医）

治则：通利关节，疏通经络。

治法：钩活术疗法。

选穴：主穴：$C_3$穴＋$C_4$穴（巨类颈胸型钩鍉针）
　　　配穴：风府（微内刃1.2）以补法为主
　　　　　　双翳风（微内刃1.2）以补法为主

常规钩活：利用中度单软钩活法，常规九步钩活逐一完成。保健枕保健。

10分钟钩活术，患者自述眩晕好转。嘱其10日后复诊。

二诊：2013年2月11日，患者自述眩晕、耳鸣好转。左上肢麻木稍好转，查：水平性眼球震颤消失，愿做第二次钩活术治疗。

选穴：主穴：$C_3{'}$穴＋$C_4{'}$穴（巨类颈胸型钩鍉针）
　　　配穴：双风池（微内刃1.2）以补法为主
　　　　　　双听宫（微内刃1.2）以补法为主

常规钩活：利用轻度单软钩活法，常规九步钩活逐一完成。

10分钟钩活术，患者自述病情无明显变化，嘱其15日后复诊。

三诊：2013年2月26日，患者自述眩晕、耳鸣好转。左上肢麻木明显好转。愿做第三次钩活术治疗。

选穴：主穴：$C_2$穴＋$C_5$穴（中类内板2.5型钩鍉针）
　　　配穴：双听会（微内刃1.2）以补法为主

常规钩活：利用轻度单软钩活法，常规九步钩活逐一完成。

10分钟钩活术，患者自述病情无明显变化，嘱其15日后复诊。

四诊：2013年3月13日，患者自述眩晕、耳鸣、左上肢麻木消失，耳聋明显好转，胃纳可，二便调。

随访：2014年3月13日电话随访，上述症状无反复。

【按语】此病例系气血两虚、经脉失养而不通、气血不能上荣，导致头晕目眩（无虚不作眩）。采用新夹脊 $C_3$ 穴 + $C_4$ 穴（巨类颈胸型钩鍉针）用中度、轻度单软补法，因虚中有实，则用巨钩补法，补气补血，辅配风府（微内刃1.2）、双风池（微内刃1.2）、双翳风（微内刃2.5）、双听宫（微内刃1.2），以补法为主，直达病位，调理气血。两次钩活后，上肢功能恢复，头晕目眩明显好转，自感精神好。第三次采用新夹脊用 $C_2$ 穴 + $C_5$ 穴（中类内刃2.5型钩鍉针），轻度单软钩法，辅配双听会（微内刃1.2）以补法为主。主穴和配穴全部补虚，故三次治愈。

（2）[眩晕耳鸣  颈痛]

李某某，男，42岁，石家庄高邑人，农民。

初诊：2011年1月1日。

主诉：眩晕、耳鸣3年，加重3天。

现病史：颈痛、眩晕、耳鸣3年，时轻时重，听力逐渐下降，3天前因地界与人争吵，夜晚突发眩晕、耳鸣，视物旋转，闭目不能睁，胸胁胀闷，平素性情急躁，经当地卫生院输液口服药物治疗无效，于2011年1月1日来本院求治。

既往史：颈椎病病史3年。

分析：患者男性，42岁，农民，慢性发病，颈椎病眩晕病史，与人争吵，夜晚突发眩晕、耳鸣，视物旋转，闭目不能睁眼，胸胁胀闷，风府穴按压试验（+），舌红、苔黄，脉弦。此梅尼埃病符合中医实证型耳眩晕的发病过程。

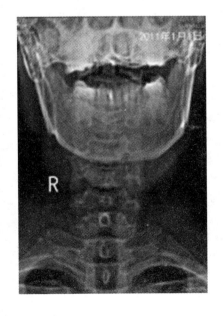

图2-97  X线正位片

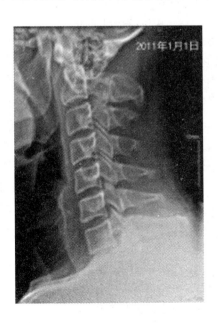

图2-98  X线侧位片

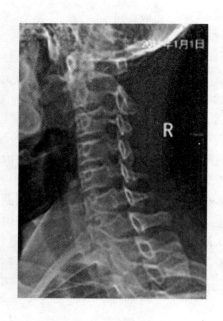
图2-99 X线右斜位片

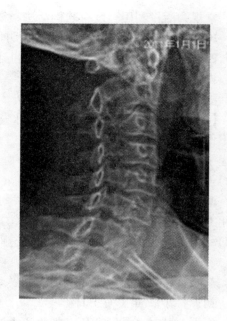
图2-100 X线左斜位片

检查：颈部僵硬，$C_{4,5}$棘突偏歪，$C_{4,5}$棘上压痛，椎旁压痛伴头晕加重，风府穴按压试验（+），水平性眼球震颤，神经系统检查无阳性体征发现。心、肺、腹未见异常，血压120/80mmHg。舌红、苔黄，脉弦。

辅助检查：血常规、尿常规、心电图、血糖检查无异常。

影像学检查：X线（2-97）（2-98）（2-99）（2-100）。

X线表现：颈椎序列尚整齐，生理曲度变直，$C_{4\sim5}$棘突偏歪，$C_{5\sim6}$、$C_{6\sim7}$椎间隙前可见点状前纵韧带点状骨化影，左侧$C_{3\sim4}$椎间孔略变小，$C_{4\sim5}$椎小关节可见双边双突征，项后软组织未见异常密度影。

印象：颈椎病

诊断：实证型耳眩晕（中医）
　　　颈性梅尼埃病（西医）

治则：通利关节，疏通经络。

治法：钩活术疗法。

选穴：主穴：$C_3$穴+$C_4$穴（巨类颈胸型钩鍉针）
　　　配穴：风府（微内板1.2）以泻法为主
　　　　　　双翳风（微内板1.2）以泻法为主

常规钩活：利用中度单软钩活法，常规九步钩活逐一完成。保健枕保健。

10分钟钩活术，患者自述眩晕好转。嘱其10日后复诊。

二诊：2011年1月11日，患者自述眩晕、耳鸣好转。查：水平性眼球震颤消失，愿做第二次钩活术治疗。

选穴：主穴：$C_3'$穴+$C_4'$穴（巨类颈胸型钩鍉针）
　　　配穴：双风池（微内板1.2）以泻法为主
　　　　　　双听宫（微内板1.2）以泻法为主

常规钩活：利用轻度单软钩活法，常规九步钩活逐一完成。

10分钟钩活术，患者自述眩晕、耳鸣明显好转，嘱其15日后复诊。

三诊：2011年1月26日，患者自述眩晕、耳鸣、颈痛、胸胁胀闷全部消失，听力明显好转。

随访：2012年1月26日电话随访，上述症状无反复。

【按语】此病例系痰火上炎、经络受阻，导致功能障碍、头晕目眩（无痰不作眩、无火不作眩），属痰火实证。采用新夹脊 $C_3$ 穴 + $C_4$ 穴（巨类颈胸型钩锃针），辅配风府（微内板1.2）、双风池（微内板1.2）、双翳风（微内板1.2）、双听宫（微内板1.2）以泻为主，常规两次钩活治愈。

8. 其他治疗

药物内服法、中药外用法、推拿、针灸、熏蒸疗法、热疗、封闭、手术疗法。

手法治疗：要针对病因纠正错位之小关节，恢复脊柱内外平衡，使自主神经功能恢复正常，从而解除症状。手法复位后，患者眩晕等症状会立即缓解，伴随的自主神经症状也随之消失。但要注意颈部活动不要猛烈，注意休息。

附方：

（1）实证：

半夏白术天麻汤（《医学心悟》）化裁：

半夏9g，白术10g，当归9g，茯苓9g，橘红9g，葛根15g，炙甘草6g，天麻6g，僵蚕6g，南星6g。

（2）虚证：

归脾汤（《正体类要》）化裁：

木香6g，甘草6g，酸枣仁20g，龙眼肉10g，枸杞子10g，远志10g，茯苓15g，人参10g，黄芪20g，白术20g，当归10g。

十四、头痛

定义：头痛是临床上常见的症状，一般泛指头颅上半部，即眉毛以上至枕下部范围内的疼痛。历代除有"头痛"的记载外，还有"头风""脑风"等记载，实际上仍属头痛。《证治准绳·诸痛门》说："浅而近者名头痛，其痛卒然而至，易于解散速安也。深而远者为头风，其痛作止不常，愈后遇触复发也。"本章节讨论的头痛是由于脊柱（颈椎）的退变和外伤而形成的头痛。

1. 中医病因病机

头痛多因六淫外邪上犯清空或情志不畅，劳倦体虚，饮食不节，跌仆损伤等，导致肝阳上扰，痰瘀痹阻脑络；或精气亏虚，经脉失养。

实证的病因：①外感六淫：多由起居不慎，感受风、寒、湿、热之邪。因风为六淫之首，"百病之长"，坐卧当风，以风邪为主，常夹杂他邪，上扰清空，经脉绌急而发病。②情志失调：忧郁恼怒，情志不遂，肝失条达，气郁阳亢，或肝郁化火，阳亢火生，上扰清空而致头痛。③头部外伤：跌仆闪挫，头部外伤，导致气血涩滞，瘀血阻于脑络，不通则痛；或各种头痛迁延不愈，久病入络，也可转变为瘀血头痛。虚证的病因：①饮食劳倦，久病体虚：脾胃为后天之本、气血生化之源。饮食不节，脾失健运，痰湿内生，阻塞气机，清阳不升，清窍被蒙而致头痛。脾胃虚弱，气血生化不足，或久病体虚，致气血亏虚，脑脉失养而致头痛。②先天不足，房事不节：肾为先天之本，肾主骨生髓，髓上通于脑。若先天禀赋不足，房劳过度，使肾精亏损，肾虚不能生髓，脑髓亏虚，清窍失养而致头痛。

病机：头痛病位在头，头为"诸阳之会""清阳之府"，又为髓海之所在，居于人体之最高位。五脏六腑之精气皆上注于头，手足三阳经亦上循头面。若六淫之邪上犯清空，阻遏清阳；或肝郁阳亢，上扰清空；或痰瘀痹阻经络，壅遏经气；或气血亏虚，肾精不足，头部经脉失养而挛急，均可导致头痛的发生。

头痛可分为外感和内伤两大类。外感头痛多为外邪上扰清空，阻遏清阳，壅滞经络。风为阳邪，"伤于风者，上先受之"，故外感头痛以风邪为主，且多兼杂他邪。若风邪夹寒，凝滞血脉，则道不通，不通则痛。风邪夹热，风热炎上，侵扰清空，头窍被扰，而发头痛。风夹湿邪，阻遏阳气，蒙蔽清窍，可致头痛。

内伤头痛多责之于肝、脾、肾三脏。肝郁化火，阳亢火炎，上扰头窍；脾虚化源不足，气血亏虚，清阳不升，清窍失养；或脾失健运，痰浊内生，清窍蒙蔽；或肾精亏虚，脑髓失养，均可头痛。若因头部外伤，瘀阻脑络，脉络不通，不通则痛，或久病入络，亦可发生头痛。

外感头痛之病理性质属实。内伤头痛气血亏虚、肾精不足者属虚证，肝阳、痰浊、瘀血所致者多属实证。虚实在一定条件下可以相互转化，如痰浊中阻日久，脾胃受损，气血生化不足，营血亏虚，头窍失养，可转化为气血亏虚之头痛；肝阳、肝火日久，阳热伤阴，肾虚阴亏，可转化为肾精亏虚之头痛，或阴虚阳亢，虚实夹杂之头痛；各种头痛迁延不愈，久病入络，均可转变为瘀血头痛。

2. 西医病因病理

头部的各种结构并不都能引起疼痛感觉。对疼痛刺激敏感的颅内结构有：①静脉窦以及引流到静脉窦的皮层静脉；②颅底的动脉，包括大脑基底动脉环以及和这个动脉环连接的脑动脉的近端部分；③硬脑膜，特别是颅底部的硬脑膜；④一些颅神经，主要是三叉神经、舌咽神经及迷走神经；⑤$C_{1-3}$脊神经的分支，颅骨、大部分软脑膜、脑实质、脑室、室管膜，以及脉络丛则均不会产生疼痛感觉。

（1）造成头痛的主要原因：

造成头痛的主要原因归纳起来大致有以下几种。

①大脑基底动脉环及其主要分支的牵拉；

②颅内与颅外血管的扩张或痉挛；

③血管和颅内、外结构的炎症；

④头皮与颈部肌肉持久的收缩；

⑤颅内压的改变以及鼻旁窦、眼眶、耳朵与牙齿髓腔内压力的改变；

⑥对含有痛觉纤维的神经直接的压迫与牵拉。

（2）颈椎引起头痛的原因：

①颈部肌肉持久的收缩，引起此种收缩的原因可能有以下3种：作为焦虑或忧郁伴随精神紧张的直接结果；作为其他原因的头痛或身体其他部位疼痛的一种继发症状；由于头、颈、肩胛带姿势不良所引起。肌肉收缩本身可以引起疼痛。此外，肌萎缩可以引起供应肌肉的血流减少，这种缺血状态也可以引起疼痛。

②颈神经根受到错位的小关节刺激或压迫，引起颈肌痉挛。

③关节、椎间盘、椎体的疾病压迫或刺激神经根。

④椎-基底动脉系统供血不足：由于刺激或压迫引起反射性供血不全，可能使枕叶、脑桥、延髓、小脑、大脑皮层缺血或血流障碍，结果也会产生颅脑症状。

3. 诊断

（1）症状：颈性头痛一般是位于枕部与枕下部，常向同侧的前额或眼部扩散。疼痛的性质属于牵拉痛，有时为刺痛或钝痛，而不是搏动性或爆裂样痛。起初疼痛是间歇性，以后可以发展为持续性。除头痛外，可以伴发同侧上肢的疼痛或麻木感。头痛与上肢痛一起加剧或减轻；头部动作与颈项姿势的改变可以影响上肢痛与头痛，检查除颈椎活动受限外，在颈椎处，往往可用手指压迫找到明显的压痛点，或用手指压迫而诱发加重原有头痛的发作。

颈性头痛的诊断有以下特点。

①有颈椎病或头部外伤史，头痛症状与颈椎病症状同时发生，或继发于颈椎病之后。

②头痛症状的轻重与颈椎病的轻重有直接关系，且多与颈椎病损部位同侧。

③内科系统检查，排除其他疾病。

④颈部钩活术或手法治疗后，头痛症状有所缓解。

（2）舌脉：舌淡、苔薄白，脉细弱。

（3）体征：颈部僵硬、肌紧张、活动受限，部分棘突压痛，或椎旁压痛可向远隔部位放射。臂丛神经牵拉试验、抬头试验、低头试验、歪头试验、头顶捶击试验多为阳性，局部按揉、理疗、热疗后症状缓解。

（4）影像学检查：X线所见的主要改变是正常颈曲消失、变直或反张，颈曲中断，椎体前移，钩椎关节增生、不对称，椎间隙变窄，骨质增生等颈椎病的改变。CT及MRI检查符合颈椎病的诊断

（5）排除其他病：综合判断排除其他原因引起的头痛症状。

符合以上5条并排除其他疾病即可确诊为颈性头痛。

包括现代医学的颈椎病引起的头痛。

诊断要点：在影像学检查结果的支持下，有颈椎病的症状，有头痛症状，头痛症状为主，但是随颈椎病症状的加重头痛症状也同时加重。

4. 鉴别诊断

（1）三叉神经痛：疼痛发作常无预兆，为骤然发生的闪电式、短暂而剧烈的疼痛。常被描述为电灼样、针刺样、刀割样或撕裂样的剧烈跳痛，发作严重者常伴有面部肌肉的反射性抽搐，口角牵向一侧，并有面部发红、结膜充血、流泪、流涎等症状，此又称为"痛性抽搐"。

（2）血管性头痛：包括西医的脑血管性疾病、高血压性头痛等，以上疾病多为一侧或双侧颞部阵发性、搏动性跳痛胀痛等，可伴有视幻觉、畏光、恶心呕吐。

（3）神经性头痛：多由精神紧张、情绪变化引起，放松后症状可明显缓解。

（4）脑部肿瘤：有头痛症状，疼痛部位多位于深部，晚期出现痿证现象，或消耗性全身症状，通过影像学检查可以鉴别。

5. 分型辨证

（1）外感头痛属实：头痛剧烈、间断发作，遇风遇寒引发，多痛处固定，过时如常。

(2) 内伤头痛属虚：头痛经久不愈，头痛隐隐，心悸失眠，劳累后加重，失眠健忘。

6. 钩活术分型治疗

(1) 选穴：

主穴：根据影像学检查选择相应穴位组合（见基本公式）。

穴位组合（$C_4$穴+$C_3$穴较多）是根据影像和临床症状而定的，与证型无关。

配穴：外感实证：太阳（微内板2.5）　列缺（微内板2.5）　风府（微内板1.2）
　　　　　　　　风池（微内板1.2）　激发点（微内板2.5）

　　　内伤虚证：太阳（微内刃2.5）　列缺（微内刃2.5）　风池（微内刃1.2）
　　　　　　　　风府（微内刃1.2）　激发点（微内刃2.5）

以上配穴根据具体情况，取双侧穴或单侧穴，单侧取患侧穴位点。

方义提要：局部取穴和循经取穴。局部取穴，以颈部新夹脊穴为所取穴位点。循经取穴主要根据疾病所在的经络循行部位选穴，旨在祛风活血，调和营卫，疏肝解郁，镇肝息风。并针对头痛的性质进行补泻。实证取太阳、列缺、风府、风池、激发点用微内板泻法，虚证取太阳、列缺、风府、风池、激发点用微内刃补法。

(2) 选钩：

实证：头痛、后枕部痛、刺痛如裂、急性发作、症状重者，选巨类内板颈胸型钩锃针；头痛、后枕部痛、钝痛、时发时止的患者，选中类内板2.5钩锃针；头痛、后枕部痛、疼痛隐隐、症状轻的患者，或好转80%以上者选微类内板2.5钩锃针。

虚证：体质差、病程长、年老体弱、体虚无力的患者，选巨类内刃肛门型钩锃针，此情况较少；体质差、病程长、头痛时作时止的患者选中类内刃2.5钩锃针；病程长、体质稍差、头痛隐隐的患者，选微类内刃2.5钩锃针。

(3) 分型钩法：

实证：大部分利用单软钩法。头痛、后枕部痛、刺痛如裂、急性发作、症状重者，选重单软；头痛、后枕部痛、钝痛、急性发作的患者，选中单软；头痛、后枕部痛、疼痛勉强忍受、急性发作的患者，选轻单软；兼有颈椎管狭窄症状者选双软。

虚证：大部分需要轻单软钩法，同时根据体质和病程的长短调整钩进的速度，充分体现"进补"，并以速度和程度相结合体现轻补、中补、重补。

(4) 钩治步骤：

常规九步钩活法，无菌操作，动作灵巧。

(参考附录11 钩活术的操作步骤)

7. 病案举例

(1) ［头痛　上肢麻木］

肖某某，女，23岁，石家庄赵县人，农民。

初诊：2013年9月20日。

主诉：头痛、左上肢疼痛1个月。

现病史：3个月前自农用车上跌落，肩部着地，颈肩部疼痛1周，经休息后消失，1个月前因劳累后出现头痛、左上肢疼痛影响睡眠，颈部活动受限，抬头时加重，于2013年9月20日来本院求治。

既往史：外伤跌倒史3个月。

分析：患者女性，23岁，农民，头颈外伤后发病，因劳累后出现头痛、左上肢疼痛影响睡眠，颈部活动受限，抬头时加重，颈部僵硬，活动受限，抬头试验（+），$C_{4,5}$棘突右偏、棘上压痛、椎旁压痛，此头痛符合中医实证型头痛的发病过程。

检查：颈部僵硬，活动受限，抬头试验（+），$C_{4,5}$棘突右偏，棘上压痛、椎旁压痛，神经系统检查无阳性体征发现。心、肺、腹未见异常，血压120/80mmHg。舌质暗，脉涩。

辅助检查：血常规、尿常规、心电图、血糖检查无异常。

影像学检查：X线（2-101）（2-102）（2-103）（2-104）。

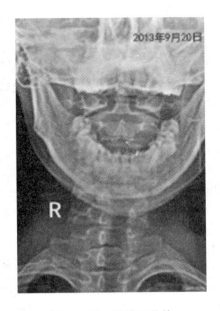

图2-101　X线正位片

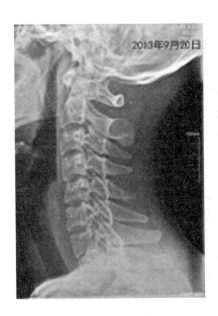

图2-102　X线侧位片

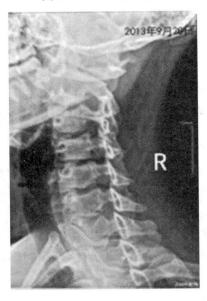

图2-103　X线右斜位片

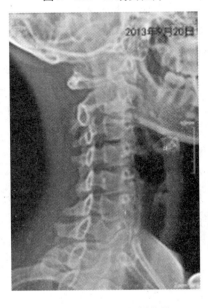

图2-104　X线左斜位片

X线表现：颈椎序列欠整齐，生理曲度欠佳，$C_{4\sim5}$棘突右偏，项后软组织未见异常密度影。

印象：颈椎病

诊断：实证型头痛（中医）

　　　颈性头痛（西医）

治则：通利关节，疏通经络。

治法：钩活术疗法。

选穴：主穴：$C_3$穴 + $C_4$穴（巨类颈胸型钩鍉针）

　　　配穴：风府（微内板1.2）以泻法为主

　　　　　　双太阳（微内板2.5）以泻法为主

常规钩活：利用中度单软钩活法，常规九步钩活逐一完成。保健枕保健。

10分钟钩活术，患者自述头痛好转。10日后复诊。

二诊：2013年9月30日，患者自述头痛、左上肢疼痛明显好转。愿做第二次钩活术治疗。

选穴：主穴：$C_3'$穴 + $C_4'$穴（巨类颈胸型钩鍉针）

　　　配穴：双风池（微内板1.2）以泻法为主

　　　　　　双列缺（微内板2.5）以泻法为主

常规钩活：利用轻度单软钩活法，常规九步钩活逐一完成。

10分钟钩活术，患者自述及头痛、左上肢疼痛基本消失。15日后复诊。

三诊：2013年10月15日，患者自述头痛、左上肢疼痛消失。

随访：2014年10月15日电话随访，上述症状无反复。

【按语】此病例系外伤瘀血、经络受阻，导致功能障碍、头痛，属瘀血实证。采用新夹脊$C_3$穴 + $C_4$穴（巨类颈胸型钩鍉针），辅配风府（微内板1.2）、双风池（微内板1.2）、双列缺（微内板2.5）、双太阳（微内板2.5）以泻法为主，常规两次钩活治愈。

（2）［头痛　上肢疼痛］

赵某某，女，55岁，石家庄辛集人，收银员。

初诊：2013年1月10日。

主诉：头痛、右上肢疼痛3年，加重10天。

现病史：颈椎病病史3年，头痛绵绵，右上肢疼痛，现因连续加班工作出现后枕部疼痛伴右上肢疼痛10天，颈部活动受限，抬头时加重，神疲乏力，心悸寐少，口服止痛药维持，于2013年1月10日来本院求治。

既往史：颈椎病病史3年。

分析：患者女性，55岁，收银员，颈椎病病史，头痛绵绵，左上肢疼痛，因连续加班工作出现后枕部疼痛伴右上肢疼痛10天，颈部活动受限，抬头时加重，神疲乏力，心悸寐少，口服止痛药维持，此头痛符合中医虚证型头痛的发病过程。

检查：颈部僵硬，抬头试验（+），$C_5$棘突右偏，棘上压痛，椎旁压痛伴头痛加重，$C_4$右侧椎旁可触及条索，风府穴按压试验（+），神经系统检查无阳性体征发现。心、肺、腹未见异常，血压120/80mmHg。舌淡、苔薄白，脉弱。

辅助检查：血常规、尿常规、心电图、血糖检查无异常。

影像学检查：X线（2-105）（2-106）（2-107）（2-108）。

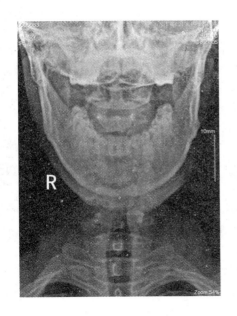

图 2-105 X 线正位片

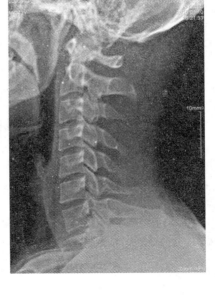

图 2-106 X 线侧位片

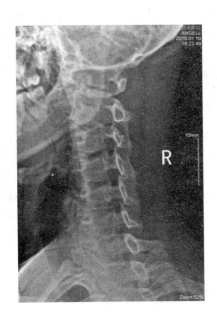

图 2-107 X 线右斜位片

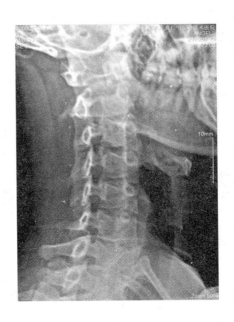

图 2-108 X 线左斜位片

X 线表现：颈椎序列欠整齐，生理曲度欠佳，$C_5$ 棘突右偏，$C_{5~6}$ 椎体后缘增生，双侧 $C_{5~6}$、$C_{6~7}$ 椎间孔略变小，$C_{3~4}$ 椎小关节可见双边双突征，项后软组织未见异常密度影。

印象：颈椎病

诊断：虚证型头痛（中医）

颈源性头痛（西医）

治则：通利关节，疏通经络。
治法：钩活术疗法。
选穴：主穴：$C_3$穴 + $C_4$穴（巨类颈胸型钩鍉针）
　　　配穴：风府（微内刃1.2）以补法为主
　　　　　　双太阳（微内刃2.5）以补法为主
常规钩活：利用中度单软钩活法，常规九步钩活逐一完成。保健枕保健。
10分钟钩活术，患者自述头痛好转。
二诊：2013年1月20日，患者自述头痛、右上肢疼痛明显好转。愿做第二次钩活术治疗。
选穴：主穴：$C_3'$穴 + $C_4'$穴（巨类颈胸型钩鍉针）
　　　配穴：双风池（微内刃1.2）以补法为主
　　　　　　双列缺（微内刃2.5）以补法为主
常规钩活：利用轻度单软钩活法，常规九步钩活逐一完成。
10分钟钩活术，患者自述及头痛、右上肢疼痛基本消失。
三诊：2013年3月1日，患者自述头痛、右上肢疼痛消失。
随访：2014年3月1日电话随访，上述症状无反复。

【按语】此病例系气血两虚、经脉失养而不通、脑不得血，导致头痛。采用新夹脊$C_3$穴 + $C_4$穴（巨类颈胸型钩鍉针）用中度、轻度单软补法，因虚中有实，则用巨钩补法，补气补血，辅配风府（微内刃1.2）、双风池（微内刃1.2）、双太阳（微内刃2.5）、双列缺（微内刃1.2），以补法为主，直达病位，调理气血。两次钩活后，上肢功能恢复，头痛明显好转，自感精神好而治愈。

8. 其他治疗

药物内服法、中药外用法、推拿、针灸、熏蒸疗法、封闭、手术疗法。

手法治疗：头痛的治疗涉及多方面的问题。一是对引起头痛的各种原发病因争取早期明确诊断，及时进行针对病因的有效治疗，及早解除患者之痛苦。颈性头痛的治疗主要采用病因治疗，纠正偏歪棘突，恢复脊柱内外平衡，以解除对神经、血管的压迫，使之恢复其正常功能。

附方：

（1）实证：

通窍活血汤(《医林改错》) 化裁：

桃仁6g，红花6g，当归9g，赤芍9g，川芎9g，葛根15g，炙甘草6g，麝香3g，鲜姜6g，天麻6g。

（2）虚证：

桃红四物汤(《玉机微义》) 化裁：

桃仁10g，红花10g，熟地20g，菟丝子30g，枸杞子10g，川牛膝20g，黄芪20g，白芍10g，当归10g。

### 十五、偏头痛

定义：因颅内外血管舒缩功能障碍而引起的一种头痛。本节主要讨论由颈椎病引起的血管舒缩功能障碍，继而导致的偏头痛，即颈性偏头痛。

中医学认为，偏于一侧局部的头痛，谓之偏头痛。《济生方》的"偏头风"、《儒门事亲》的"额角上痛"、《兰室秘藏》的"头半边痛"、《名医类案》的"头角痛"皆指偏头痛而言。本章节讨论的偏头痛是由于脊柱（颈椎）的退变和外伤而形成的偏头痛。

1. 中医病因病机

关于偏头痛的病因病机，历代医家论述颇多。方药运用的临床实际是对偏头痛认识的最好途径。主要是在感受风邪、情志内伤、饮食不节、忧思劳累、久病致瘀的基础上造成肝、脾、肾等脏腑功能失调，风袭脑络、风阻亢动、痰浊阻滞、瘀血阻络所致。

实证：①情志内伤：偏头痛的发生与情志因素也密切相关。中医认为"脑为髓海"，主要依赖肝肾精血濡养。若情志不畅，肝气郁滞，气郁化火，阳亢生风，风阳上扰巅顶，则易发本病。临床常可见到偏头痛患者因情志急愤而致病者，多与瘀血凝滞，阻滞脑窍有关。②久病致瘀：瘀血的产生主要与气有关，血液运行全身的动力是气，气行则血行，气滞则血瘀。脑为精明之府，不论何种原因导致的血液运行不畅，瘀血阻于脑府，闭塞脑脉，都会出现神机失畅，络道不通而出现偏头痛等表现。虚证：①饮食不节：偏头痛发生与饮食习惯有一定的关系。若素体肥胖或嗜酒肥甘，恣欲无度，饮食不节，则可伤及脾胃，致脾胃虚弱，聚湿生痰。中医认为"百病皆因痰作祟"，痰随气而无处不到，脑为人体真气所聚之处，故痰极易凝滞于经络和脑脏，导致痰蒙脑窍或阻滞经络，引发偏头痛。②忧思劳累：劳则耗气，思则伤脾，如果脾气运化无力，水湿停留必酿变痰浊，痰浊内阻，清阳不升，浊阴不降，邪害清窍则可引发偏头痛。

2. 西医病因病理

激素与偏头痛之间存在着一定的关系，偏头痛往往在青春期开始发病，一部分女性患者的偏头痛发作与月经周期有联系，80%的女性患者在怀孕期间不发生偏头痛。此外，偏头痛发作与某些特殊食物亦有所联系。最常见的与头痛有关的食物、饮料是乳酪、巧克力与啤酒，它们都含酪氨酸。口服酪氨酸也可激发偏头痛发作。在慢性紧张性头痛中，造成疼痛的因素有可能是一种慢性无菌性炎症，而缓激肽以及其他一些有缩血管作用的胺类物质在其中起着主要作用。在蛛网膜下腔出血中头痛的出现也可能是由于有一些致痛物质的释放引起，如5-羟色胺及缓激肽。

有关头痛的一些生化因素近年来也受到了重视。5-羟色胺、去甲肾上腺素以及缓激肽在偏头痛中的作用早就受到注意。在偏头痛急性发作时，尿内5-羟吲哚乙酸与高香草酸的排泄常增加，而血浆5-羟色胺含量则降低。当头痛缓解时5-羟色胺水平也恢复正常。5-羟色胺一般使大血管收缩而使小血管扩张，当血浆5-羟色胺降低时头皮动脉扩张。此外，前列腺素特别是前列腺素E在偏头痛发作中的作用也得到证实，并由许多前列腺素合成和作用，用于临床实践获得成功。

当颈椎发生位移，小关节错位、刺激、牵拉或压迫交感神经节，使其发生节后纤维兴奋性增高，而此节后纤维又缠绕在颈内动脉壁上，结果使颈内、外动脉发生痉挛而产生头痛。

3. 诊断

（1）症状：头痛为搏动性。开始表现为一侧眶上、眶后或额颞部位的钝痛，逐渐加重转为搏动性头痛。然后持续为一种剧烈的固定痛。这时候头痛往往已经从初发的部位扩展到整个半侧头部，甚至向下扩展至上颈部。患者面色苍白、恶心，通常伴有呕吐。颈部活动可使头痛症状加重。

多数患者头痛前有先兆症状，表现为闪光幻觉，通常是一些闪烁的暗点或者是眼前冒金星。有时还伴有畏光，对某一特殊颜色或黑白色的厌恶感。视觉先兆症状在头痛即将出现之前发展到最高峰，然后消失。它们往往发生在头痛对侧的同轴视野内，可以有一些其他的先兆症状，包括偏身麻木、轻偏瘫及言语困难。另外，还可伴有自主神经症状，球结膜充血与流泪。颈椎 X 线片可以明确诊断（颈椎 X 线片显示同"头痛"一节）。

颈性偏头痛的诊断有以下特点。
①有颈椎病或头部外伤史，偏头痛与颈椎病症状同时发生，或继发于颈椎病之后。
②偏头痛的轻重与颈椎病的轻重有直接关系，且多与颈椎病损部位同侧。
③内科系统检查，排除其他疾病。
④颈部钩活术或手法治疗后，偏头痛的症状有所缓解。

（2）舌脉：舌淡、苔薄白，脉细弱。

（3）体征：颈后部肌肉普遍压痛，尤以 $C_{4,5}$ 棘旁明显，$C_{4,5}$ 棘偏。臂丛神经牵拉试验阴性。

（4）影像学检查：颈曲变直，或 S 型，$C_{4~6}$ 椎间隙变窄，项韧带钙化。CT 和 MRI 检查符合颈椎病的诊断。

（5）排除其他病：综合判断排除其他原因引起的偏头痛症状。

符合以上 5 条并排除其他疾病即可确诊为颈性偏头痛。

包括现代医学的颈椎病引起的偏头痛。

诊断要点：在影像学检查结果的支持下，有颈椎病的症状，有偏头痛症状，偏头痛症状为主，但是随颈椎病症状的加重偏头痛症状也同时加重。

4. 鉴别诊断

（1）三叉神经痛：疼痛发作常无预兆，为骤然发生的闪电式、短暂而剧烈的疼痛。常被描述为电灼样、针刺样、刀割样或撕裂样的剧烈跳痛，发作严重者常伴有面部肌肉的反射性抽搐，口角牵向一侧，并有面部发红、结膜充血、流泪、流涎等症状，此又称为"痛性抽搐"。

（2）血管性头痛：包括西医的脑血管性疾病、高血压性头痛等，以上疾病多为一侧或双侧颞部阵发性、搏动性跳痛胀痛等，可伴有视幻觉、畏光、恶心呕吐。

（3）痛性眼肌麻痹：为阵发性眼球后及眶周的顽固性胀痛、刺痛或撕裂样疼痛，MRI 检查可鉴别。糖皮质激素可使疼痛缓解。

（4）脑部肿瘤：有头痛症状，疼痛部位多位于深部，多伴有颅内高压的症状，晚期出现瘘证现象，或消耗性全身症状，通过影像学检查可以鉴别。

5. 分型辨证

（1）虚证：一侧头痛隐隐，心悸失眠，面色少华，劳累后加重，神疲乏力。

（2）实证：一侧头部胀痛，头晕经久不愈，多痛处固定，失眠健忘，面唇紫暗。

6. 钩活术分型治疗

（1）选穴：

主穴：根据影像学检查选择相应穴位组合（见基本公式）。

穴位组合（$C_4$穴 + $C_3$穴较多）是根据影像和临床症状而定的，与证型无关。

配穴：实证：列缺（微内板2.5）　　合谷（微内板2.5）　　风池（微内板1.2）
　　　　　　风府（微内板1.2）　　激发点（微内板2.5）
　　　　虚证：列缺（微内刃2.5）　　合谷（微内刃2.5）　　风府（微内刃1.2）
　　　　　　风池（微内刃1.2）　　激发点（微内刃2.5）

以上配穴根据具体情况，取双侧穴或单侧穴，单侧取患侧穴位点。

方义提要：局部取穴和循经取穴。局部取穴，以颈部新夹脊穴为所取穴位点。循经取穴主要根据疾病所在的经络循行部位选穴，旨在祛风经络，调理气血，疏肝解郁。并针对偏头痛的性质进行补泻。实证取列缺、合谷、风池、风府、激发点用微内板泻法，虚证取列缺、合谷、风池、风府、激发点用微内刃补法。

（2）选钩：

实证：偏头痛、搏动性头痛、急性发作、症状重者，选巨类内板颈胸型钩锃针；偏头痛、钝痛、时发时止的患者，选中类内板2.5钩锃针；偏头痛、疼痛隐隐、症状轻的患者，或好转80%以上者选微类内板2.5钩锃针。

虚证：体质差、病程长、年老体弱、体虚无力的患者，选巨类内刃肛门型钩锃针，此情况较少；体质差、病程长、头痛时作时止的患者选中类内刃2.5钩锃针；病程长、体质稍差、头痛隐隐的患者，选微类内刃2.5钩锃针。

（3）分型钩法：

实证：大部分利用单软钩法。偏头痛、搏动性疼痛、急性发作、症状重者，选重单软；偏头痛、钝痛、急性发作的患者，选中单软；偏头痛、疼痛勉强能忍受、急性发作的患者，选轻单软；兼有颈椎管狭窄症状者选双软。

虚证：大部分需要轻单软钩法，同时根据体质和病程的长短调整钩进的速度，充分体现"进补"，并以速度和程度相结合体现轻补、中补、重补。

（4）钩治步骤：

常规九步钩活法，无菌操作，动作灵巧。

（参考附录11钩活术的操作步骤）

7. 病案举例

（1）[偏头痛　颈部疼痛]

梁某某，女，42岁，石家庄藁城人，会计。

初诊：2013年1月13日。

主诉：偏头痛、颈部疼痛1年，加重5天。

现病史：反复发作性偏头痛、颈部疼痛1年，现因连续加班工作出现左侧颞部搏动性疼痛、颈部疼痛、木5天，伴恶心欲呕，视物模糊，颈部活动受限，抬头、转头时加重，口服止痛药维持，于2013年1月13日来本院求治。

既往史：既往体健。

分析：患者女性，42岁，会计职业，颈椎偏头痛病史，因连续加班工作出现左侧颞部搏动性疼痛、颈部疼痛、木5天，伴恶心欲呕，视物模糊，颈部活动受限，抬头、转头时加重，口服止痛药维持，此偏头痛符合中医实证型头痛的发病过程。

检查：颈部僵硬，活动受限，抬头试验（+），$C_4$棘突右偏，棘上压痛、椎旁压痛伴头痛加重，球结膜充血，神经系统检查无阳性体征发现。心、肺、腹未见异常，血压120/80mmHg。舌淡、苔薄白，脉滑。

辅助检查：血常规、尿常规、心电图、血糖检查无异常。

影像学检查：X线（2-109）（2-110）（2-111）（2-112）。

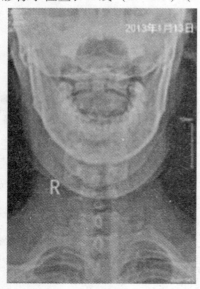

图 2-109　X线正位片

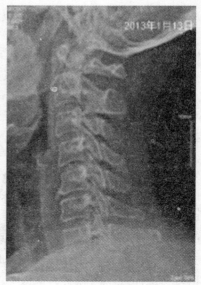

图 2-110　X线侧位片

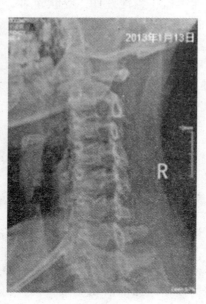

图 2-111　X线右斜位片

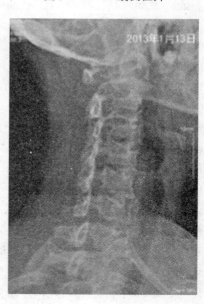

图 2-112　X线左斜位片

X线表现：颈椎序列欠整齐，生理曲度变直，$C_4$棘突右偏，$C_{5\sim6}$椎间隙变窄，$C_{5\sim6}$椎间隙前可见点状前纵韧带骨化影，$C_{5\sim7}$椎体后缘增生，双侧$C_{3\sim4}$椎间孔变小，项后软组织未见异常密度影。

印象：颈椎病

诊断：实证型头痛（中医）

　　　颈性偏头痛（西医）

治则：通利关节，疏通经络。
治法：钩活术疗法。
选穴：主穴：$C_4$穴 + $C_5$穴（巨类颈胸型钩锃针）
　　　配穴：风府（微内板1.2）平补平泻
　　　　　　双列缺（微内板2.5）平补平泻
常规钩活：利用中度单软钩活法，常规九步钩活逐一完成。保健枕保健。
10分钟钩活术，患者自述偏头痛好转。
二诊：2013年1月20日，患者自述偏头痛、颈部疼痛明显好转。愿做第二次钩活术治疗。
选穴：主穴：$C_4'$穴 + $C_5'$穴（巨类颈胸型钩锃针）
　　　配穴：双风池（微内板1.2）平补平泻
　　　　　　双合谷（微内板2.5）平补平泻
常规钩活：利用轻度单软钩活法，常规九步钩活逐一完成。
10分钟钩活术，患者自述偏头痛、颈部疼痛基本消失。
三诊：2013年3月1日，患者自述偏头痛、颈部疼痛消失。
随访：2014年3月1日电话随访，上述症状无反复。
【按语】此病例系颈椎部位经络受阻，导致功能障碍、偏头痛、劳损瘀滞而加重，属实证。采用新夹脊$C_3$穴 + $C_4$穴（巨类颈胸型钩锃针），辅配风府（微内板1.2）、双风池（微内板1.2）、双列缺（微内板2.5）、双合谷（微内板2.5）平补平泻（因属虚实夹杂证），常规两次钩活治愈。

(2) [偏头痛　颈部压沉感]
高某某，女，35岁，石家庄无极人，农民。
初诊：2013年3月7日。
主诉：偏头痛、颈部压沉感2年，加重10天。
现病史：偏头痛、颈部压沉感2年。1个月前因夫妻争吵，右侧颞部搏动性疼痛、颈部压沉感加重10天，伴胸闷气短，胁下胀痛，于2013年3月7日来本院求治。
既往史：既往体健。
分析：患者女性，35岁，农民，偏头痛病史，因夫妻争吵，右侧颞部搏动性疼痛、颈部压沉感加重10天，伴胸闷气短，胁下胀痛，颈部僵硬，抬头试验（+），$C_4$棘突右偏，棘上压痛，球结膜充血，风府穴按压试验（+），舌紫暗、苔薄白，脉细弦。此偏头痛符合实证型头痛的发病过程。
检查：颈部僵硬，抬头试验（+），$C_4$棘突右偏，棘上压痛，球结膜充血，风府穴按压试验（+），神经系统检查无阳性体征发现。心、肺、腹未见异常，血压120/80mmHg。舌紫暗、苔薄白，脉细弦。
辅助检查：血常规、尿常规、心电图、血糖检查无异常。
影像学检查：X线（2-113）（2-114）（2-115）（2-116）。

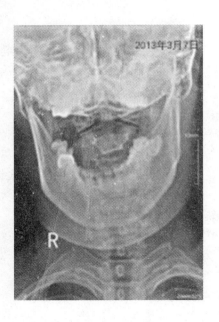

图 2-113 X 线正位片

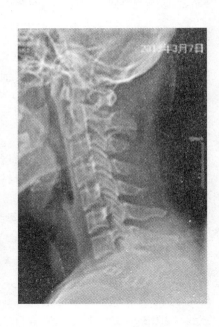

图 2-114 X 线侧位片

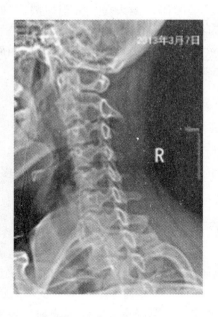

图 2-115 X 线右斜位片

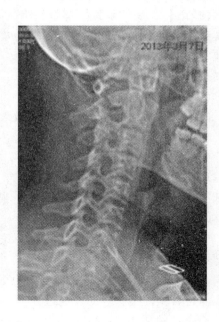

图 2-116 X 线左斜位片

X 线表现：颈椎序列尚整齐，生理曲度变直，$C_4$ 棘突右偏，$C_{5\sim6}$ 椎体下缘略增生，双侧 $C_{3\sim4}$、$C_{4\sim5}$ 椎间孔变小，项后软组织未见异常密度影。

印象：颈椎病

诊断：实证型头痛（中医）

　　　颈性偏头痛（西医）

治则：通利关节，疏通经络。

治法：钩活术疗法。

选穴：主穴：$C_4$穴＋$C_5$穴（巨类颈胸型钩锃针）

配穴：风府（微内板1.2）以泻法为主

双列缺（微内板2.5）以泻法为主

常规钩活：利用中度单软钩活法，常规九步钩活逐一完成。保健枕保健。

10分钟钩活术，患者自述偏头痛好转。10日后复诊。

二诊：2013年3月17日，患者自述偏头痛、颈部疼痛明显好转。愿做第二次钩活术治疗。

选穴：主穴：$C_4'$穴＋$C_5'$穴（巨类颈胸型钩锃针）

配穴：双风池（微内板1.2）以泻法为主

双合谷（微内板2.5）以泻法为主

常规钩活：利用轻度单软钩活法，常规九步钩活逐一完成。

10分钟钩活术，患者自述偏头痛基本消失。15日后复诊。

三诊：2013年4月2日，患者自述偏头痛、颈部压沉感消失。

随访：2014年4月2日电话随访，上述症状无反复。

【按语】此病例系少阳经络受阻，导致功能障碍、偏头痛，肝郁气滞引发而加重。采用新夹脊$C_4$穴＋$C_5$穴（巨类颈胸型钩锃针），辅配风府（微内板1.2）、双风池（微内板1.2）、双列缺（微内板2.5）、双合谷（微内板2.5）以泻法为主，常规两次钩活治愈。

### 十六、三叉神经痛

定义：三叉神经为第5对脑（颅）神经，虽为混合性神经，但主要还是感觉纤维，其中有一小部分为运动纤维。它们自半月神经节分出三大支，出颅支配头面部的感觉及运动。三叉神经痛即指面部三叉神经分布区内有反复发作的阵发性剧痛，是其原因尚未完全了解的常见疾病。中医认为本病可由风热外袭，经络气血阻滞不通，肝胃实热上冲，以及阴虚阳亢，虚火上升所致。本章节讨论的三叉神经痛是由于脊柱（颈椎）的退变和外伤而形成的三叉神经痛。

1. 中医病因病机

本病病因，目前比较一致的认识为：一是外感风寒或风热，二是内伤七情、饮食或劳倦。其病机可归纳如下。

实证的病机：①风寒外袭：风寒侵犯阳明，风阳升发，易犯头面，而寒为阴邪，其性凝滞，致血脉收引，气血闭塞，而产生疼痛。②胃热上攻：过食炙煿辛热之物，胃热偏盛，或外感风热，邪热犯胃，胃火熏蒸，循经上攻头面。③痰瘀阻络：多因病程长久，脾虚运化失常，痰浊内盛，阻塞脉络；或久病入络入血，瘀血内阻，络脉不通，不通则痛。

虚证的病机：肝火上炎。多因内伤七情，肝气郁结，郁而化火；或因肾阴不足，水不涵木，阴虚阳亢，肝胆之火升腾。肝火循胃络上扰面颊而发病。

2. 西医病因病理

近年来，有关三叉神经痛的发病机理理论很多，如病灶学说、缺血学说、遗传学说、变态反应学说、病毒感染学说、颈神经学说、机械压迫学说、中枢学说等，都各有其道理，但对其发病的阐述仍不十分令人满意。现仅对三叉神经痛的发病机制从以下几个方面提出一些看法。

（1）椎动脉最大的分支，即小脑下后动脉分支供应三叉神经脊髓束及三叉神经脊束核。颈椎病是由于椎体侧方增生骨刺或椎体移位等病理改变，刺激或压迫颈后交感神经所致。颈后交感神经（椎神经）从颈胸神经节上缘发出，走向同侧椎动脉，随椎动脉在颈椎横突孔内上升，在椎动脉管壁四周构成致密的神经丛，随同椎动脉延续前进，进入颅腔，构成椎-基底动脉系统分支的各血管的管壁神经丛，例如延髓各动脉支的神经丛、桥脑各动脉支的神经丛等。根据其解剖部位特点，椎神经综合征症状极大多数起因于颈椎疾病，其余如颈部肿块或炎症波及椎神经时亦可出现椎神经的症状。由于椎神经受到刺激或压迫，引起动脉痉挛，管腔狭窄，血流量减少，造成三叉神经脊髓束及核的供血不足，或椎动脉因椎体移位、骨刺，发生扭曲或受压，使管腔狭窄，血流减少，均可导致三叉神经痛的发病。文献中也有记载动脉硬化和发作性脑缺血的患者常引起三叉神经痛。

（2）由于损伤性颈椎疾病发生解剖位置的微细变化，即单（多）个椎体移位，引起局部急性无菌性炎症反应或慢性组织变性，增生与粘连等组织形态学变化，刺激或压迫颈神经根，颈神经通过吻合支参与了三叉神经痛发病。

3. 诊断

（1）症状：

①发作情况：疼痛发作常无预兆，为骤然发生的闪电式、短暂而剧烈的疼痛。常被描述为电灼样、针刺样、刀割样或撕裂样的剧烈跳痛，发作时患者常以手掌或毛巾紧按病侧面部或用力擦面部，以期减轻疼痛，有的在发作时不断做咀嚼动作，发作严重者常伴有面部肌肉的反射性抽搐，口角牵向一侧，并有面部发红、结膜充血、流泪、流涎等症状，此又称为"痛性抽搐"。有些患者甚至在床上翻滚。每次发作时间，由持续数秒到1~2分钟即骤然停止。间歇期间无任何疼痛，一切如常，经一段时间可又突然发作。重者可每分钟发作数次，一般夜间发作较轻或停止，但亦有因疼痛发作而通宵不眠，或睡后痛醒者。发病初期，发作次数较少，间歇期亦较长，但大多逐渐加重，以后疼痛发作亦愈增愈烈，间歇期亦愈缩愈短，以至终日不止。病程可呈周期性发作，每次发作期可持续数年。在此缓解期间，患者往往期望不再发作，但很少有自愈者，部分患者发作周期似与气候有关，一般在春季及冬季易发作。

②触发点及其诱发：患者面部三叉神经分布范围内某个区域特别敏感，稍加触动就可引起疼痛发作，如上下唇、鼻翼、口角、门齿、齿、齿龈、颊部等处最为常见，这些区域称之为"触发点"。亦有少数触发点可在三叉神经范围以外者，如说话、进食、洗脸、剃须、刷牙、打呵欠、吹冷风，甚至因移动身体而带动头部均可引起发作，因此严重影响患者生活，即使在间歇期间，患者常不敢吃饭，不敢大声讲话、洗脸等，唯恐引起发作。

③侧别及支别：疼痛多为一侧性，少数可为两侧性，但也不是同时发病。往往一侧先发，或一侧疼痛较为严重。疼痛受累支别，以第2支最常见，第3支次之，第1支最少见。其原因有人认为在胚胎发育时第1支与第2、3支是分别由两个神经结节发育而来。亦有两支同时发病者，以第2、3支合并疼痛者最常见。有时亦见3支同时疼痛者。

④颈部症状及体征：三叉神经痛的患者都有颈椎病，颈部检查均有颈椎棘突偏歪、

椎旁压痛以及不同程度和不同类型的颈椎病的症状和体征。移位的椎体都发生在 $C_3$、$C_4$，颈椎 X 线片可见单（多）个椎体移位及颈椎曲线的改变。

颈性三叉神经痛的诊断有以下特点。

①有颈椎病或头部外伤史，三叉神经痛与颈椎病症状同时发生，或继发于颈椎病之后。

②三叉神经痛的轻重与颈椎病的轻重有直接关系，且多与颈椎病损部位同侧。

③内科系统检查，排除其他疾病。

④颈部钩活术或手法治疗后，三叉神经痛的症状有所缓解。

（2）舌脉：舌红、苔黄，脉弦紧。

（3）体征：颈部僵硬、肌紧张、活动受限，部分棘突压痛，或椎旁压痛可向远隔部位放射。耳垂下、颏孔及颌下部可有压痛。

（4）影像学检查：X 线平片颈椎棘突偏歪，颈椎 X 线片可见单（多）个椎体旋转移位及颈椎曲线的改变。CT 及 MRI 检查符合颈椎病的诊断。

（5）排除其他病：综合判断排除其他原因引起的三叉神经痛症状。

符合以上 5 条并排除其他疾病即可确诊为颈性三叉神经痛。

包括现代医学的颈椎病引起的三叉神经痛。

诊断要点：在影像学检查结果的支持下，有颈椎病的症状，有三叉神经痛症状，三叉神经痛症状为主，但是随颈椎病症状的加重三叉神经痛症状也同时加重。

4. 鉴别诊断

（1）副鼻窦炎：如额窦炎、上颌窦炎等，多为局限性持续性疼痛，可有发热、鼻塞、流浓涕及局部压痛。

（2）牙痛：牙痛为持续性疼痛，多局限在齿龈部，牙痛不会因外来因素而加重，做 X 线检查及口腔科检查可鉴别。

（3）偏头痛：疼痛范围不局限于三叉神经分布区内，偏头痛发作前常有视觉先兆，严重者可伴恶心、呕吐等症，疼痛持续时间较长，每次发作可持续数小时至 1 天，疼痛多可自行缓解。

（4）脑部肿瘤：有三叉神经痛的症状，并且出现呕吐、视盘水肿等现象，或消耗性全身症状，通过影像学检查 CT、MRI 可以鉴别。

5. 分型辨证

（1）实证：患侧面颊刀割样、电击样疼痛，疼痛剧烈、难以忍受，频发，多午后发作，疼痛拒按，面红目赤，口干口臭，渴欲引饮。

（2）虚证：患侧面颊疼痛隐隐发作，疼痛喜温、喜按，失眠健忘，颧红烦热。

6. 钩活术分型治疗

（1）选穴：

主穴：根据影像学检查选择相应穴位组合（见基本公式）。

   穴位组合（$C_4$ 穴 + $C_5$ 穴较多）是根据影像和临床症状而定的，与证型无关。

配穴：实证：下关（微内板 2.5） 颊车（微内板 2.5） 风府（微内板 1.2）
      风池（微内板 1.2） 激发点（微内板 2.5）

   虚证：下关（微内刃 2.5） 颊车（微内刃 2.5） 风府（微内刃 1.2）
      风池（微内刃 1.2） 激发点（微内刃 2.5）

以上配穴根据具体情况，取双侧穴或单侧穴，单侧取患侧穴位点。

方义提要：局部取穴和循经取穴。局部取穴，以颈部新夹脊穴为所取穴位点。循经取穴主要根据疾病所在的经络循行部位选穴，旨在疏通经络，调和营卫，疏肝解郁。并针对三叉神经痛的性质进行补泻。实证取下关、颊车、风府、风池、激发点用微内板泻法，虚证取下关、颊车、风府、风池、激发点用微内刃补法。

（2）选钩：

实证：三叉神经区疼痛、闪电式剧烈头痛、急性发作、症状重者，选巨类内板颈胸型钩锃针；三叉神经区疼痛、闪电式头痛、时发时止的患者，选中类内板2.5钩锃针；三叉神经区疼痛、疼痛隐隐、症状轻的患者，或好转80%以上者选微类内板2.5钩锃针。

虚证：体质差、病程长、年老体弱、体虚无力的患者，选巨类内刃肛门型钩锃针，此情况较少；体质差、病程长、头痛时作时止的患者选中类内刃2.5钩锃针；病程长、体质稍差、头痛隐隐的患者，选微类内刃2.5钩锃针。

（3）分型钩法：

实证：大部分利用单软钩法。三叉神经区疼痛、闪电式剧烈头痛、急性发作、症状重者，选重单软；三叉神经区疼痛、闪电式钝痛、急性发作的患者，选中单软；三叉神经区疼痛、闪电式头痛、疼痛勉强忍受、急性发作的患者，选轻单软；兼有颈椎管狭窄症状者选双软。

虚证：大部分需要轻单软钩法，同时根据体质和病程的长短调整钩进的速度，充分体现"进补"，并以速度和程度相结合体现轻补、中补、重补。

（4）钩治步骤：

常规九步钩活法，无菌操作，动作灵巧。

（参考附录11 钩活术的操作步骤）

7. 病案举例

（1）［三叉神经痛　颈部疼痛］

楚某某，女，34岁，石家庄市人，个体。

初诊：2013年3月2日。

主诉：面部电击样疼痛、颈部疼痛10个月。

现病史：患者左侧面部反复发作性电击样疼痛，颈部疼痛10个月，发作时伴左侧面部肌肉抽搐，结膜充血、流泪，多持续10~30秒，骤发骤止，经常由说话、进食、洗脸、打呵欠时触及"触发点"而引起发作，颈部疼痛、活动受限，平卧时加重，口服苯妥英钠、卡马西平药维持，于2013年3月2日来本院求治。

既往史：既往体健。

分析：患者女性，34岁，个体，慢性病，间断性发作，发作时伴左侧面部肌肉抽搐，结膜充血、流泪，多持续10~30秒，骤发骤止，经常由说话、进食、洗脸、打呵欠时触及"触发点"而引起发作，颈部疼痛、活动受限，平卧时加重，口服苯妥英钠、卡马西平药维持，此三叉神经痛符合中医实证型头痛的发病过程。

检查：颈部僵硬，活动受限，$C_4$棘突偏歪，$C_{3,4}$棘上压痛、椎旁压痛，可触及条索，耳垂、颏孔处有压痛，神经系统检查无阳性体征发现。心、肺、腹未见异常，血压120/80mmHg。舌淡、苔薄白，脉滑。

辅助检查：血常规、尿常规、心电图、血糖检查无异常。
影像学检查：X线（2-117）（2-118）（2-119）（2-120）。

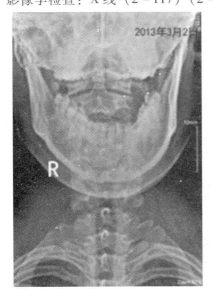

图2-117　X线正位片

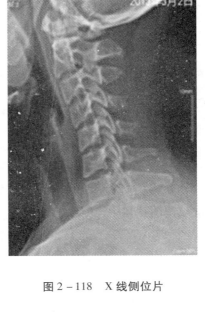

图2-118　X线侧位片

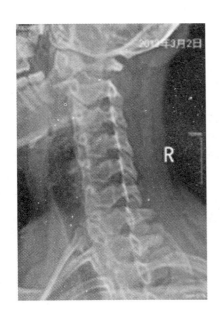

图2-119　X线右斜位片

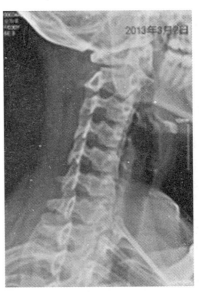

图2-120　X线左斜位片

X线表现：颈椎序列欠整齐，生理曲度反张，$C_4$棘突偏歪，$C_{3\sim4}$、$C_{4\sim5}$、$C_{5\sim6}$、$C_{6\sim7}$椎间隙前窄后宽，$C_{6\sim7}$椎小关节可见双边双突征，项后软组织未见异常密度影。

印象：颈椎病

诊断：实证型头痛（中医）

颈性三叉神经痛（西医）

治则：通利关节，疏通经络。

治法：钩活术疗法。

选穴：主穴：$C_4$穴 + $C_5$穴（巨类颈胸型钩鍉针）

配穴：风府（微内板1.2）平补平泻

左下关（微内板2.5）平补平泻

常规钩活：利用中度单软钩活法，常规九步钩活逐一完成。保健枕保健。

10分钟钩活术，患者自述颈痛明显好转。嘱其10日后复诊。

二诊：2013年3月12日，患者自述左侧面部电击样疼痛发作次数明显减少，颈部疼痛明显好转。愿做第二次钩活术治疗。

选穴：主穴：$C_4'$穴 + $C_5'$穴（巨类颈胸型钩鍉针）

配穴：双风池（微内板1.2）平补平泻

左颊车（微内板2.5）平补平泻

常规钩活：利用轻度单软钩活法，常规九步钩活逐一完成。

10分钟钩活术，患者自述颈痛基本消失。嘱其15日后复诊。

三诊：2013年3月27日，患者自述左侧面部电击样疼痛消失，颈痛消失。

随访：2014年3月27日电话随访，上述症状无反复。

【按语】此病例系外伤瘀血、经络受阻，导致功能障碍、三叉神经痛，属瘀血实证。采用新夹脊$C_4$穴 + $C_5$穴（巨类颈胸型钩鍉针），辅配风府（微内板1.2）、双风池（微内板1.2）、左下关（微内板2.5）、左颊车（微内板1.2）平补平泻（因属虚实夹杂证），常规两次钩活治愈。

（2）［三叉神经痛　上肢疼痛］

张某某，女，31岁，石家庄市人，会计。

初诊：2012年5月2日。

主诉：右侧面部刀割样疼痛、右上肢疼痛1年，加重3天。

现病史：1年前右侧面部刀割样疼痛，常因进食、洗脸时反复发作，多则持续10～30秒，少则闪电样骤发骤止，发作时口服卡马西平稍好转，但不能完全消失，3天前打呵欠时触及"触发点"而引起发作，右侧面部肌肉抽搐，结膜充血、流泪，右上肢疼痛，平卧时加重，口服苯妥英钠、卡马西平药维持，于2012年5月2日来本院求治。

既往史：既往体健。

分析：患者女性，31岁，会计职业，慢性病，间断性发作，多则持续10～30秒，少则闪电样骤发骤止，发作时右侧面部肌肉抽搐，结膜充血、流泪，右上肢疼痛，平卧时加重，口服苯妥英钠、卡马西平药维持，此三叉神经痛符合中医虚证型头痛的发病过程。

检查：颈部僵硬，$C_3$棘突偏歪，$C_{3,4}$棘上压痛、椎旁压痛，可触及条索，右侧颧弓下有一"触发点"，神经系统检查无阳性体征发现。心、肺、腹未见异常，血压120/80mmHg。舌淡、苔薄白，脉滑。

辅助检查：血常规、尿常规、心电图、血糖检查无异常。

影像学检查：X线（2-121）（2-122）（2-123）（2-124）。

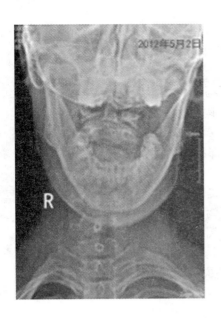

图 2-121　X 线正位片

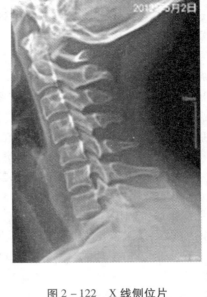

图 2-122　X 线侧位片

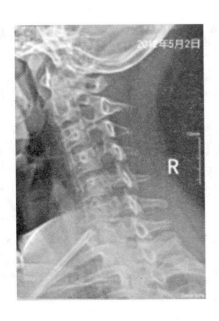

图 2-123　X 线右斜位片

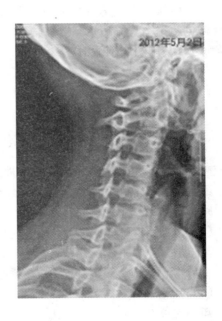

图 2-124　X 线左斜位片

X 线表现：颈椎序列欠整齐，生理曲度变直，$C_4$棘突偏歪，$C_{5\sim6}$椎体后缘增生，$C_{4\sim5}$椎小关节可见双边双突征。项后软组织未见异常密度影。

印象：颈椎病

诊断：实证型头痛（中医）

　　　颈性三叉神经痛（西医）

治则：通利关节，疏通经络。

治法：钩活术疗法。
选穴：主穴：$C_4$穴 + $C_5$穴（巨类颈胸型钩鍉针）
　　　配穴：风府（微内板1.2）平补平泻
　　　　　　右下关（微内板2.5）平补平泻
常规钩活：利用中度单软钩活法，常规九步钩活逐一完成。保健枕保健。
10分钟钩活术，患者自述右上肢疼痛好转。嘱其10日后复诊。
二诊：2012年5月12日，患者自述右侧面部刀割样疼痛发作次数明显减少，右上肢疼痛明显好转。愿做第二次钩活术治疗。
选穴：主穴：$C_4'$穴 + $C_5'$穴（巨类颈胸型钩鍉针）
　　　配穴：双风池（微内板1.2）平补平泻
　　　　　　右颊车（微内板2.5）平补平泻
常规钩活：利用轻度单软钩活法，常规九步钩活逐一完成。
10分钟钩活术，患者自述右上肢疼痛基本消失。嘱其15日后复诊。
三诊：2012年5月27日，患者自述右侧面部偶有一过性刺痛，右上肢疼痛消失。
随访：2013年5月27日电话随访，上述症状无反复。

【按语】此病例系六淫邪气入侵、经络受阻，导致功能障碍、三叉神经痛，属瘀血实证。采用新夹脊$C_4$穴 + $C_5$穴（巨类颈胸型钩鍉针），辅配风府（微内板1.2）、双风池（微内板1.2）、右下关（微内板2.5）、右颊车（微内板2.5）平补平泻（因属虚实夹杂证），常规两次钩活治愈。

8. 其他治疗

药物内服法、中药外用法、推拿、针灸、熏蒸疗法、小针刀疗法、封闭、手术疗法。

手法治疗：按照椎体移位的特点，采用颈椎旋转复位法，拨正偏歪棘突，使移位的椎体恢复正常解剖位置，使错缝的关节突关节对位，解除对椎动脉或颈神经根及颈后交感神经的压迫或刺激，治疗三叉神经痛，临床上初步取得了较满意的效果。

配穴治疗：取颈、肩部及三叉神经分布区以揉、推法治疗。

附方：

（1）实证：

清胃散(《脾胃论》) 化裁：

生地15g，当归6g，丹皮10g，黄连6g，升麻9g，石膏30g，葛根15g，甘草6g。

（2）虚证：

知柏地黄丸(《医方考》) 化裁：

熟地20g，山药20g，山萸肉20g，菟丝子30g，枸杞子10g，泽泻10g，丹皮15g，茯苓10g，黄柏10g，知母10g。

### 十七、眩晕

定义：眩晕是多个系统发生病变时所引起的主观感觉障碍。患者感到周围景物向一定方向转动或自身天旋地转，称为旋转性眩晕或真性眩晕。如患者只有头昏、头重脚轻感而无旋转感，则称为眩晕。眩晕常伴以客观的平衡障碍，如姿势不稳或躯体向一侧倾跌等。通常将内耳前庭至前庭神经颅外段之间的病变引起的眩晕，称为周围性眩晕（耳性眩晕）；前庭神经颅内段、前庭神经核及其纤维联系、小脑、大脑等的病变所引起的眩晕，称为中枢性眩晕（脑性眩晕）。本章节讨论的是由于脊柱（颈椎）的退变和外伤而形成的眩晕。

1. 中医病因病机

眩晕多因情志内伤、饮食劳倦及病后体虚，导致气血肾精亏虚，脑髓失养；或肝阳痰火上逆，扰动清窍所致。

（1）病因：

①情志内伤：素体阳盛，加之恼怒过度，肝阳上亢，阳升风动，发为眩晕；或因长期忧郁过度，气郁化火，使肝阴暗耗，阳亢风动，上扰清空，发为眩晕。

②饮食不节：饮食不节，损伤脾胃，气血生化乏源，清窍失养；或嗜酒肥甘，饥饱劳倦，脾胃健运失司，聚湿生痰，痰湿中阻，清阳不升，浊阴不降，引起眩晕。

③年高肾亏：年老肾亏，髓海不足，不能充脑；或肾阴素亏，肝失所养，以致阴虚阳亢，均可发为眩晕。

④病后体虚：大病久病或失血之后，气血两虚，清阳不展，脑失所养，发生眩晕；久病伤肾，肾精亏虚，髓海失充，发为眩晕。

⑤跌仆、外伤：头部外伤，气滞血瘀，痹阻清窍，发为眩晕。

（2）病机：

眩晕的病位在头窍，病变脏腑以肝为主，涉及脾、肾。肝为风木之脏，其性主动主升。若情志过激，可致阳升风动；或肝肾阴虚，水不涵木，阳亢于上；或气火暴升，上扰头目，发为眩晕。脾为气血生化之源，若脾胃虚弱，气血不足，清窍失养；或脾失健运，痰浊上扰清空，眩晕乃作。肾主骨生髓充脑，肾精亏虚，髓海失充，亦可发为眩晕。

病理因素以风、火、痰、瘀为主。风火源于肝肾，脾为生痰之源，三者互相联系，故可见风火相煽、风痰蒙蔽或痰热上蒙，甚或风火痰浊阻于清窍，临床错杂兼见。

病理性质有虚实两端。因肝阳上亢，痰浊中阻，瘀血阻络所致者病实；气血亏虚，髓海空虚，肝肾不足所致者属虚。虚实之间可相互兼夹或转化，但以虚者居多。若中年以上，肝阳亢逆，化风上扰，往往有中风、晕厥之变。

2. 西医病因病理

（1）椎动脉的变化：椎动脉起于锁骨下动脉，垂直向上，穿过 $C_{6～1}$ 横突孔，至寰枢椎时迂曲度较大，因而易受到牵拉和压迫。当颈椎发生退行性变，椎间隙变窄，以致颈椎的高度减低，而椎动脉的长度不变，使椎动脉迂曲加重而易于受到压迫和刺激。特别是年龄较大，有动脉硬化时，血管周围的交感神经末梢敏感性增强，易压迫脊神经而反射性引起椎动脉痉挛。在椎动脉从锁骨下动脉起始偏外时，可由于前斜角肌的痉挛而造成椎动脉的压迫，这在少数患者的发病中起一定的作用。另外，如椎动脉发生变异，一侧粗大，一侧细小，当较大的一侧刺激或压迫时，就会出现症状。另一种椎动脉变异是由于一侧椎动脉入颅后成为基底动脉，而另一侧则成为小脑后下动脉，故任何一侧受到刺激或压迫时都易出现症状。

（2）钩椎关节的改变：钩椎关节的血供来自椎动脉发出的一个根动脉的后支。在钩椎关节囊壁内分布有丰富的有髓和无髓神经束，含有交感神经纤维的脊膜近支，主要支配后纵韧带及钩椎关节囊壁。可见，在颈椎椎间盘退变变薄时，钩椎关节和关节突关节应力增大，可以出现创伤性反应、关节错位以及继之出现的增生、骨赘，钩椎关节可以从侧方、下关节突可以从前方直接压迫椎动脉，或使关节囊、后纵韧带以及椎动脉周围等部位的交感神经受到激惹，引起椎－基底动脉痉挛而发病。在有上述病变的基础上，颈部活动时尤易引起发作。有人对 40 岁以上新鲜颈椎材料的研究发现，钩椎关节的钩突部有骨赘增生，局部出血、机化和椎间盘明显的退行性病理改变。仅钩椎关节的改变就可以对椎间孔、椎管和横突孔造成不同程度的影响。

（3）椎间盘突出和椎间不稳的影响：在外伤、退变以及钩椎关节发育不良时，亦可造成髓核的侧方或侧后方突出。在颈椎退变造成的椎间隙狭窄的条件下，周围的纤维环、肌肉、韧带和关节囊松弛，使颈椎活动性增加，稳定性降低，在颈椎有旋转移位时，可以使椎间孔扭曲，钩突可以从椎动脉的内侧、关节突关节的上关节突右侧，从椎动脉的后方压迫椎动脉和神经根。当颈椎后伸活动时，由于椎体间的轻度滑移，后关节的上关节突可以向前移位，加上关节突的增生，使椎间孔狭小，导致椎动脉和神经根的牵拉和受压，从而引起眩晕。

（4）椎动脉缺血：有人认为，颈椎骨赘可以刺激椎动脉壁，加速类脂质在血管壁的沉积，最后椎动脉管腔狭窄、闭塞而引起椎动脉缺血。

（5）脑干及颈脊髓的网状结构功能障碍：脑干及颈脊髓的网状结构功能障碍，可能是产生颈性眩晕的重要原因。

（6）其他原因：如颈部外伤后瘢痕挛缩、胸廓出口综合征、椎动脉起始部（锁骨下动脉）受压迫、颈动脉炎等。

3. 诊断

（1）症状：

①眩晕：文献报道眩晕出现率为 45.1%～90%。眩晕是临床诊断颈性眩晕不可缺少的症状。眩晕有多种表现，如旋转性、摇摆性、浮动性、眼前发黑、头重脚轻或下肢发软等，不少患者可同时有几种感觉。多伴有复视、眼震、耳鸣、耳聋、恶心、呕吐等症状。颈性眩晕多数在改变体位或回头转颈时诱发；也有的在颈部前屈、后伸、旋转时出现或加重。有的患者只能向一侧转头，向另一侧转头就易导致发作，再转向对侧又使症状减轻；也有的患者诉说在一边看黑板，一边低头做笔记时发作。总之，头颈部活动和姿势改变诱发或加重眩晕是本病的一个重要特点。

②猝倒：是本型特有的症状。有的在眩晕剧烈或颈部活动时发生，可突然四肢麻木、软弱无力而跌倒，但神志清楚，多能自己起来。这种发作与头部突然活动或发病姿势有关，其原因有人认为是延髓橄榄体缺血所致，也有人认为是椎体交叉处突然缺血引起。

③头痛：系椎－基底动脉供血不足引起侧支循环血管扩张而引起的一种血管性头痛，多呈发作性出现，持续数分钟或数小时、数日。疼痛呈持续性跳痛（搏动性痛）、灼痛或胀痛，往往在晨起、头部活动、乘车颠簸时出现或加重。不少患者常伴有先兆，如眼前闪光、发花。头痛多位于枕部、枕顶部或颞部，可向耳后、面部、牙部，甚至眼眶区和鼻根部发射。发作时可有恶心、呕吐、出汗、流涎、心慌、憋气以及血压改变等自主神经功能紊乱的症状，个别患者发作时有面部、硬腭、舌和咽部疼痛、麻木、刺痒或异物感等，因此，与偏头痛的表现相似，有人称之为颈性偏头痛。

④眼部症状：如视雾、眼前闪光、暗点、一过性黑蒙、暂时性视野缺损、视力减退、复视、幻视以及失明等，这些主要是大脑后动脉缺血所致。视力障碍主要是由大

脑枕叶视觉中枢缺血所致，故可称为皮层性视力障碍。第3、4、6颅神经核和内侧纵束缺血可引起复视。此外，由于椎动脉错位后交通动脉与颈内动脉系统相连，故可反射性引起视网膜动脉痉挛而出现眼痛及眼底血管的张力变化，在发作期常见眼底静脉扩张和动脉痉挛，在颈部过伸时尤为明显，个别患者可导致血管痉挛性视网膜炎。也有人感觉减退以致形成溃疡、泪腺分泌障碍、球后视神经炎、突眼、青光眼及霍纳综合征等。

⑤耳鸣耳聋：由于来自椎动脉的内听动脉缺血，故可出现耳蜗神经症状，约1/2伴有发作性耳鸣，1/3伴有进行性耳聋（神经性耳聋）。此类患者极易误诊为"梅尼埃病"。

⑥感觉障碍：以单侧面部、上肢或半身麻木感多见。有的可有口周、舌体麻木，有的伴有针刺感、蚁走感。

⑦运动障碍：因延髓麻痹可有语言含糊不清、吞咽困难、饮食反呛；面神经瘫，多为周围性轻瘫，而中枢性面瘫少见；肢体瘫痪，可为单瘫、四肢瘫。但绝大多数为发展缓慢的轻瘫，而完全性瘫痪者较少见，以此可与颈内动脉缺血相鉴别；以共济失调及平衡障碍为最多见，主要表现为躯体位置及步态的平衡障碍、倾跌、昂白（Romberg）征阳性。据我们观察，多为小脑性或前庭性共济失调，但也有深感觉障碍。

⑧其他症状：记忆力下降、失眠多梦或嗜睡、胃纳不佳、二便失调等。这些患者多因查不出内脏器质性病变而误诊为"神经衰弱"或"神经官能症"，使病程拖得很长。

（2）舌脉：舌淡、苔薄白，脉细涩或细弱。

（3）体征：颈部僵硬、肌紧张、活动受限，部分棘突压痛，无眼颤，风池、风府按压试验阳性。

（4）影像学检查：

①X线片检查：

正位片：特别注意钩椎关节是否对称，两侧钩椎关节间隙是否对称，有时尚可看到由于椎体的倾斜、旋转造成的关节错位。常常还可见到钩椎关节致密、增生、明显的骨赘，以及椎间隙的狭窄等。

侧位片：椎间隙狭窄，椎体滑移，后关节位移，椎间孔改变以及项韧带钙化等。

斜位片：可以更好地观察椎间孔的改变和钩椎关节的改变。

②椎动脉造影：椎动脉造影具有一定的危险性，除个别诊断困难或拟行手术的病例采用外，一般不需做此项检查。通过椎动脉造影可以看出椎动脉有无弯曲、旋转、闭塞、畸形以及骨赘压迫的部位和程度等，对于确定诊断和病变部位有很大帮助。

总之根据以下项目可以做出诊断：①有发作性或慢性头痛、眩晕、猝倒、恶心、呕吐、视物不清、吞咽困难，以及颈枕部不适、僵硬、疼痛等症状，体位和头颈部活动可使症状发作或加剧者。②颈部压痛、活动受限、棘突偏歪。③仰头和转头试验阳性。④颈椎X线片有颈椎病改变。⑤椎动脉造影有改变。

（5）排除其他病：综合判断排除其他原因引起的眩晕症状。

符合以上5条并排除其他疾病即可确诊为眩晕。

包括现代医学的神经根型颈椎病和颈型颈椎病及有风湿痹证症状的其他型颈椎病。

诊断要点：在影像学检查结果的支持下，有颈椎病的症状，有眩晕症状，眩晕症状为主，但是随颈椎病症状的加重眩晕症状也同时加重。

4. 鉴别诊断

引起眩晕的疾病很多，要与下列疾病相鉴别。

（1）梅尼埃病：又称为内耳性眩晕或发作性眩晕，是一种原因不明的内耳淋巴代谢障碍性疾病，多呈发作性眩晕，单侧耳鸣或耳聋，发作时有眼球震颤，其他尚有头痛、恶心、呕吐等症状，严重者天旋地转，不敢睁眼，面色苍白，无汗，甚至猝倒。这些和颈性眩晕颇相似，但一般和体位、颈部活动无关，无颈椎病的体征和X线特征，椎动脉造影正常。

（2）良性阵发性位置性眩晕：本病较常见，与头部外伤、耳病、噪声性损伤及链霉素中毒等造成的内耳椭圆囊的耳石变性有关。变性了的耳石由于地心引力作用而移位，于是发生眩晕和眼震。和颈椎病的鉴别点在于：①常见于50～60岁的妇女。②睁眼做体位试验可有位置性眼球震颤。③眩晕具有周围性、位置性的特点。④令患者采取可以诱发出眩晕的体位，一般为3～6秒钟出现眼震，此潜伏期具有特征性，眼震为旋转性或水平旋转性和易疲劳性。⑤某一体位可造成眩晕，改变体位则眩晕停止，这是本病的特征。⑥颈椎和X线片无改变。

（3）锁骨下动脉偷漏综合征：由于一侧锁骨下动脉第一部分的感染，动脉硬化，外伤及先天畸形等造成不全性或完全性闭塞，当患侧上肢活动时或用力时，引起患侧椎动脉的血流逆行，以供应患侧上肢的需要。此时可引起椎-基底动脉和上肢供血不足的症状和体征，如眩晕、视觉障碍、上肢无力、发沉、疼痛及发凉感。以下三项对诊断有较大帮助，可与颈性眩晕相鉴别：①患侧上肢的血压明显低于健侧，收缩压可相差20mmHg。患侧桡动脉搏动减弱或消失。②在患侧锁骨下动脉处可听到血管杂音。③症状的出现可因患肢的活动而诱发或加重，而与颈部活动无关。

（4）前庭神经元炎：起病前多有发热及上呼吸道感染史，急剧发作的眩晕，重症可猝倒，伴有恶心、呕吐，并有自发性眼球震颤，双侧前庭功能试验正常。本病痊愈后很少复发。

（5）迷路炎：是由急慢性中耳炎引起阵发性眩晕、恶心、呕吐、眼球震颤、听力丧失及平衡失调。全身症状明显。外耳道检查可发现鼓膜穿孔。如反复数次指压外耳道口，能诱发眩晕，表示有瘘管存在的可能。

5. 分型辨证

（1）虚证：眩晕经久不愈，失眠多梦，健忘，形寒肢冷，五心烦热。

（2）实证：眩晕，头痛，失眠健忘，耳聋耳鸣，面唇紫暗，精神不振。

6. 钩活术分型治疗

（1）选穴：

主穴：根据影像学检查选择相应穴位组合（见基本公式）。

穴位组合（$C_4$穴+$C_3$穴较多）是根据影像和临床症状而定的，与证型无关。

配穴：实证：风池（微内板1.2）　风府（微内板1.2）　列缺（微内板2.5）
　　　　　　曲池（微内板2.5）　翳风（微内板1.2）　激发点（微内板2.5）
　　　虚证：风池（微内刃1.2）　风府（微内刃1.2）　列缺（微内刃2.5）
　　　　　　曲池（微内刃2.5）　翳风（微内刃1.2）　激发点（微内刃2.5）

以上配穴根据具体情况，取双侧穴或单侧穴，单侧取患侧穴位点。

方义提要：局部取穴和循经取穴。局部取穴，以颈部新夹脊穴为所取穴位点。循经取穴主要根据疾病所在的经络循行部位选穴，旨在调和营卫、定眩治晕。并针对眩晕的性质进行补泻。实证取风池、风府、列缺、曲池、翳风、激发点用微内板泻法，虚证取风池、风府、列缺、曲池、翳风、激发点用微内刃补法。

（2）选钩：

实证：眩晕、头痛，甚则猝倒，急性发作，不能行走，只能闭目静卧的患者，选巨类内板颈胸型钩锃针；眩晕、头痛，甚则猝倒，急性发作，尚可行走的患者，选中类内板2.5钩锃针；眩晕、头痛、欲倒，急性发作，行走自如，症状较轻，或好转80%以上者选微类内板2.5钩锃针。

虚证：精神极差、少气无力、年老体弱，或久病刚愈、耳鸣头晕，选巨类内刃肛门型钩锃针，此类情况较少；精神差、年老体弱，或久病刚愈、耳鸣头痛，选中类内刃2.5钩锃针，治疗好转后也可选用中类内板2.5钩锃针；精神稍差，或久病刚愈、轻度耳鸣，选微类内刃2.5钩锃针。

（3）分型钩法：

实证：大部分利用单软钩法。体质好、急性发作、头晕目眩、闭目静卧、动则恶心呕吐的患者，选重单软；体质好、急性发作、头晕目眩、勉强行走、欲倒感的患者，选中单软；体质好、急性发作、头晕目眩、自然行走的患者，选轻单软；兼有颈椎管狭窄症状者选双软。

虚证：大部分需要轻单软钩法，同时根据体质和病程的长短调整钩进的速度，充分体现"进补"，并以速度和程度相结合体现轻补、中补、重补。主要在针具型号方面体现补法。

（4）钩治步骤：

常规九步钩活法，无菌操作，动作灵巧。

（参考附录11钩活术的操作步骤）

7. 病案举例

（1）[眩晕猝倒　头痛黑蒙]

夏某某，女，40岁，石家庄市人，个体。

初诊：2013年3月17日。

主诉：眩晕、头痛，反复猝倒1个月。

现病史：患者反复出现体位性眩晕，头痛且胀、眼前闪光、暗点、一过性黑蒙、耳鸣，常因四肢麻木、无力而跌倒，醒后汗出，病史1个月，逐渐加重，近10日出现口周及右半身麻木，失眠多梦，易怒，口苦，于2013年3月17日来本院求治。

既往史：既往体健。

分析：患者女性，40岁，个体，头晕目眩病史，发作时眼前闪光、暗点、一过性黑蒙、耳鸣，常因四肢麻木、无力而跌倒，醒后汗出，病史1个月，逐渐加重，近10日出现口周及右半身麻木，失眠多梦，易怒，口苦，痰瘀化火，此眩晕符合中医实证型眩晕的发病过程。

检查：痛苦面容，搀扶行走，颈部僵硬，活动受限，右侧转头时眩晕加重欲跌倒，$C_4$棘突偏歪，棘上压痛，椎旁压痛，可触及条索，神经系统检查无阳性体征发现。心、肺、腹未见异常，血压120/80mmHg。舌红、苔黄，脉弦滑。

辅助检查：血常规、尿常规、心电图、血糖检查无异常。
影像学检查：X线（2-125）（2-126）（2-127）（2-128）。

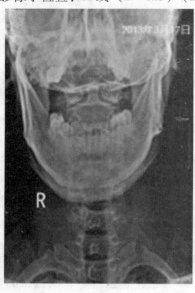

图2-125　X线正位片

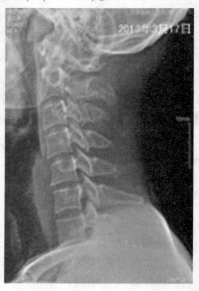

图2-126　X线侧位片

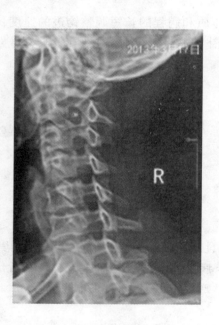

图2-127　X线右斜位片

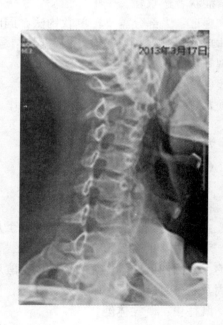

图2-128　X线左斜位片

X线表现：颈椎序列欠整齐，生理曲度变直，$C_4$棘突右偏，$C_{5-6}$椎间隙前可见点状前纵韧带骨化影，$C_{5-7}$椎体后缘略增生，$C_4$椎小关节可见双边双突征，项后软组织未见异常密度影。

印象：颈椎病

诊断：实证型眩晕（中医）
        颈性眩晕（西医）
治则：通利关节，疏通经络。
治法：钩活术疗法。
选穴：主穴：$C_4$穴 + $C_5$穴（巨类颈胸型钩鍉针）
        配穴：风府（微内板1.2）以泻法为主
              双列缺（微内板2.5）以泻法为主
常规钩活：利用中度单软钩活法，常规九步钩活逐一完成。保健枕保健。
10分钟钩活术，患者自述眩晕、头胀痛及视物好转。
二诊：2013年3月27日，患者自述眩晕、头胀痛、耳鸣、右半身麻木及睡眠好转。愿做第二次钩活术治疗。
选穴：主穴：$C_4'$穴 + $C_5'$穴（巨类颈胸型钩鍉针）
        配穴：双风池（微内板1.2）以泻法为主
              双曲池（微内板2.5）以泻法为主
常规钩活：利用轻度单软钩活法，常规九步钩活逐一完成。
10分钟钩活术，患者自述及眩晕、口周及右半身麻木明显好转。
三诊：2013年4月7日，患者自述上述症状基本消失。
随访：2014年4月10日电话随访，上述症状无反复。

【按语】此病例系痰瘀化火、经络受阻，导致功能障碍、头晕目眩，属痰瘀实证。采用新夹脊$C_3$穴 + $C_4$穴（巨类颈胸型钩鍉针），辅配风府（微内板1.2）、双风池（微内板1.2）、双列缺（微内板2.5）、双曲池（微内板1.2）以泻法为主，常规两次钩活治愈。

(2)［眩晕头痛　猝倒］

王某某，女，46岁，石家庄井陉人，农民。

初诊：2011年4月23日。

主诉：眩晕、头痛9年，反复猝倒10天。

现病史：患者有颈椎病史9年，反复出现劳累后体位性眩晕，头痛、一过性黑蒙、耳鸣，经休息后消失，10天前因连续织毛衣眩晕、头痛再现，休息后无缓解，且出现阵发性视物旋转、黑蒙、耳鸣、跌倒，醒后汗出，逐渐加重，腰膝酸软，少寐健忘，心烦口苦，于2011年4月23日来本院求治。

既往史：既往体健。

分析：患者女性，46岁，农民，慢性颈椎病史，头痛头晕，体位性眩晕，一过性黑蒙、耳鸣，经休息后消失，腰膝酸软，少寐健忘，心烦口苦，此眩晕符合中医虚证型眩晕的发病过程。

检查：痛苦面容，搀扶行走，$C_{4,5}$棘突偏歪，棘上压痛、椎旁压痛，可触及条索，神经系统检查无阳性体征发现。心、肺、腹未见异常，血压120/80mmHg。舌红、苔薄、脉弦细。

辅助检查：血常规、尿常规、心电图、血糖检查无异常。

影像学检查：X线（2-129）（2-130）（2-131）（2-132）。

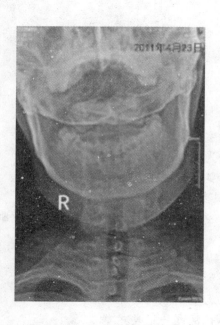

图 2-129 X 线正位片

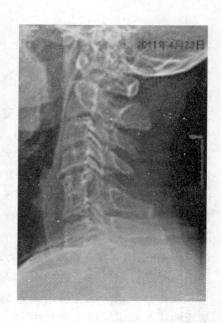

图 2-130 X 线侧位片

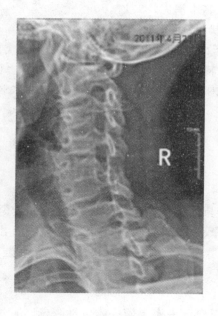

图 2-131 X 线右斜位片

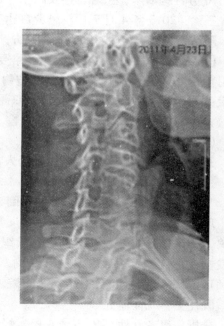

图 2-132 X 线左斜位片

X线表现：颈椎序列欠整齐，生理曲度变直，$C_{5\sim6}$融合椎，$C_4$棘突偏歪，$C_{4\sim5}$椎间隙前可见点状前纵韧带骨化影，$C_{3\sim4}$、$C_{4\sim5}$、$C_{5\sim6}$、$C_{6\sim7}$椎体下缘增生，左侧$C_{3\sim4}$、$C_{4\sim5}$、$C_{5\sim6}$、$C_{6\sim7}$椎间孔变小，项后软组织未见异常密度影。

印象：颈椎病

诊断：虚证型眩晕（中医）

　　　颈性眩晕（西医）

治则：通利关节，疏通经络。
治法：钩活术疗法。
选穴：主穴：$C_3$穴＋$C_4$穴（中类内板2.5型钩鍉针）
　　　配穴：风府（微内刃1.2）以补法为主
　　　　　　双列缺（微内刃2.5）以补法为主
常规钩活：利用中度单软钩活法，常规九步钩活逐一完成。保健枕保健。
10分钟钩活术，患者自述眩晕、头痛、视物旋转好转。
二诊：2011年5月5日，患者自述视物旋转、耳鸣消失。愿做第二次钩活术治疗。
选穴：主穴：$C_3'$穴＋$C_4'$穴（中类内板2.5型钩鍉针）
　　　配穴：双风池（微内刃1.2）以补法为主
　　　　　　双曲池（微内刃2.5）以补法为主
常规钩活：利用轻度单软钩活法，常规九步钩活逐一完成。
10分钟钩活术，患者自述及眩晕、头痛明显好转。嘱其15日后复诊。
三诊：2011年5月20日，患者自述眩晕、头痛、睡眠明显好转。愿做第三次钩活术治疗。
选穴：主穴：$C_2$穴＋$C_5$穴（中类内板2.5型钩鍉针）
　　　配穴：双翳风（微内刃2.5）以补法为主
常规钩活：利用轻度单软钩活法，常规九步钩活逐一完成。
10分钟钩活术，患者自述无变化。嘱其15日后复诊。
三诊：2011年6月5日，患者自述眩晕、头痛、耳鸣、口苦消失，夜寐佳，二便调，情绪平和。
随访：2012年6月5日电话随访，上述症状无反复。
【按语】此病例系气血两虚、经脉失养而不通、头不得血、头晕目眩。采用新夹脊$C_3$穴＋$C_4$穴（中类内板2.5型钩鍉针）用中度、轻度单软补法，因虚有瘀，则用中类钩补法，补气补血，辅配风府（微内刃1.2）、双风池（微内刃1.2）、双列缺（微内刃2.5）、双曲池（微内刃1.2），以补法为主，直达病位，调理气血。两次钩活后，头痛头晕、少寐健忘明显好转，自感精神好。第三次采用新夹脊用$C_2$穴＋$C_5$穴（中类内板2.5型钩鍉针），轻度单软钩法，辅配双翳风（微内刃1.2），以补法为主，主穴和配穴全部补虚，故三次治愈。

8. 其他治疗
药物内服法、中药外用法、推拿、针灸、小针刀疗法、热疗、封闭、手术疗法。
手法治疗：颈性眩晕的中医手法治疗效果较好，往往一次手法就可痊愈，只要解除了对椎动脉及交感神经的压迫或刺激，症状即可解除。但要求拇指触诊一定要做到准确无误，复位彻底，才能收到良好的效果。
附方：
（1）实证：
半夏白术天麻汤(《医学心悟》)化裁：
半夏9g，白术20g，桃仁6g，红花6g，当归9g，赤芍9g，川芎9g，葛根15g，羌活9g，桂枝6g，天麻6g，菊花10g。
（2）虚证：

真武汤(《伤寒论》) 化裁：

茯苓 20g，山药 20g，白芍 10g，白术 20g，附子 5g，当归 10g。

### 十八、霍纳综合征

定义：因颈椎位置改变使颈上神经节及其节后纤维的整个路径中的任何部分被损伤或受到牵拉、刺激、压迫在临床上均可出现霍纳（Horner）综合征，表现为瞳孔缩小、睑裂变小、眼球内陷三主症。本章节讨论的霍纳综合征是由于脊柱（颈椎）的退变和外伤而形成的霍纳综合征。

1. 中医病因病机

多因情志内伤，先天不足，跌打损伤，导致五脏受损，津液不足，气血亏耗，肌肉筋脉失养而发。

情志内伤：思虑太过，劳倦内伤，脾胃功能受损，气血生化不足，脑窍失养，发为本病。跌仆损伤：外力损伤，瘀血停滞，血脉受阻，筋脉失于濡养而发为本病。

2. 西医病因病理

外伤或颈椎、椎间盘、椎间韧带等组织由于积累性劳损和退行性改变，使其稳定性相应减退，而导致颈椎解剖位置的改变，这种微小的改变可刺激压迫颈交感神经，使颈交感神经麻痹，产生霍纳综合征。通过恒猴试验表明，人工造成动物颈椎移位后，X线片显示颈曲异常改变，并出现颈椎病体征，当切除颈上交感神经节后，即出现典型的霍纳综合征。当颈椎正常的解剖位置发生改变时，椎动脉也直接或间接受压及受刺激而发生血管痉挛，与之伴随的交感神经纤维也受到缺血影响，而产生霍纳综合征。

3. 诊断

（1）症状：

①瞳孔缩小：是霍纳综合征的主要体征，由于病侧瞳孔开大肌瘫痪，两侧瞳孔不等大，在黑暗处或较明亮处更显著，这是因为瞳孔括约肌未瘫痪，所以于明亮处两侧瞳孔都缩小而不易辨认。

②睑裂变小：是霍纳综合征中仅次于瞳孔缩小的重要症状。睑裂变小，尤其在此综合征的早期就更明显。由于睑板肌麻痹，上睑轻度下垂引起，此时下睑也可伴有轻度上升。通过与对侧睑裂做比较，可以得知上睑下垂。也可通过观察角膜上缘被遮盖的程度而确定。判定下睑是否上升，可嘱患者向上凝视，此时在霍纳综合征侧下方巩膜带较窄。

③眼球后陷：常认为是霍纳综合征三大症之一，并可能与眶肌瘫痪有关，但如前所述，人的眶肌正趋退化，作用微弱，所以眼球后陷只是由于睑裂缩小所引起的假象，并非真正后陷，这在测量眼球的位置时可得到证实。

④同侧面部皮肤血管扩张（面部潮红）和无汗：这是由于分布到面部皮肤的血管和汗腺的交感神经纤维与支配瞳孔开大肌等的纤维路径基本相似，均经颈交感干和颈上神经节，但有人认为它们在脑干和脊髓内的路径以及最后至末梢的路径并不完全相同，所以可出现分离性症状，即瞳孔缩小，但无面部潮红和无汗。

⑤除眼部体征外，患者常伴有颈椎病及自主神经功能紊乱的症状。如头痛、头晕、颈部疼痛、心慌、心律不齐等。

（2）当患者出现霍纳综合征后，如何判断是由颈椎病引起，可参照以下几点。

①出现霍纳综合征的同时或之前，伴有颈部的外伤，或原有颈椎病症状加重。

②伴有其他自主神经功能紊乱症状。
③排除颅内及神经系统病变之可能。
④拇指触诊有棘突偏歪，X线片检查符合颈椎病之改变。
⑤经纠正棘突偏歪后，霍纳综合征随之消失。

（2）舌脉：舌淡、苔薄白，脉细弱或细涩。

（3）体征：颈部僵硬、肌紧张、活动受限，部分棘突压痛，或椎旁压痛可向远隔部位放射。

（4）影像学检查：X线平片示生理曲度消失或反张，椎间隙狭窄及阶梯形变，部分棘突偏歪，其他椎体退变X线表现，其部位与临床表现相一致。CT及MRI检查符合颈椎病的表现。

（5）排除其他病：综合判断排除其他原因引起的霍纳综合征。

符合以上5条并排除其他疾病即可确诊为颈性霍纳综合征。

包括现代医学的颈椎病引起的霍纳综合征。

诊断要点：在影像学检查结果的支持下，有颈椎病的症状，有瞳孔缩小、睑裂变小、眼球内陷症状，瞳孔缩小、睑裂变小、眼球内陷症状为主，但是随颈椎病症状的加重瞳孔缩小、睑裂变小、眼球内陷症状也同时加重。

4. 鉴别诊断

（1）虹膜炎：会出现瞳孔缩小，同时伴疼痛，虹膜瘀血及畏光。

（2）肌源性上睑下垂：见于重症肌无力症，睑下垂症状休息后缓解，连续瞬目时立即加重，早晨轻而下午重，肌肉注射新斯的明症状可缓解。

（3）胸部肿瘤：有上述症状，并且出现颈、肩、上胸部疼痛，干咳，气管移位，痿证现象，或消耗性全身症状，通过影像学检查可以鉴别。

5. 分型辨证

（1）虚证：瞳孔缩小、睑裂变小、眼球内陷，兼有失眠多梦、健忘、形寒肢冷、五心烦热、精神不振。

（2）实证：瞳孔缩小、睑裂变小、眼球内陷、情绪不稳、烦躁不安、耳聋耳鸣、面唇紫暗、精神异常。

6. 钩活术分型治疗

（1）选穴：

主穴：根据影像学检查选择相应穴位组合（见基本公式）。

　　　　穴位组合（$C_4$穴+$C_3$穴较多）是根据影像和临床症状而定的，与证型无关。

配穴：实证：鱼腰（微内板2.5）　　阳白（微内板2.5）　　激发点（微内板2.5）
　　　虚证：鱼腰（微内刃2.5）　　阳白（微内刃2.5）　　激发点（微内刃2.5）

以上配穴根据具体情况，取双侧穴或单侧穴，单侧取患侧穴位点。

方义提要：局部取穴和循经取穴。局部取穴，以颈部新夹脊穴为所取穴位点。循经取穴主要根据疾病所在的经络循行部位选穴，旨在疏肝理气，调和营卫。并针对霍纳综合征的性质进行补泻。实证取鱼腰、阳白、激发点用微内板泻法，虚证取鱼腰、阳白、激发点用微内刃补法。

（2）分型选钩：

实证：重度霍纳综合征，精神好，选巨类内板颈胸型钩鍉针；中度霍纳综合征，精神好，选中类内板2.5钩锃针；轻度霍纳综合征，精神好，选微类内板2.5钩锃针。

虚证：精神极差、少气无力、年老体弱，或久病刚愈、霍纳综合征，选巨类内刃肛门型钩锃针，此类情况较少；精神差、年老体弱，或久病刚愈、霍纳综合征，选中类内刃2.5钩锃针；精神少，或久病刚愈、霍纳综合征，选微类内刃2.5钩锃针。

（3）分型钩法：

实证：大部分利用单软钩法。体质好，症状较重者，选重单软；体质好，症状中等程度者，选中单软；体质好，症状较轻者，选轻单软；兼有颈椎管狭窄症状者选双软。

虚证：大部分需要轻单软钩法，同时根据体质和病程的长短调整钩进的速度，充分体现"进补"，并以速度和程度相结合体现轻补、中补、重补。霍纳综合征虚证多，实证少，主要在针具型号方面体现补法。

（4）钩治步骤：

常规九步钩活法，无菌操作，动作灵巧。

（参考附录11钩活术的操作步骤）

7. 病案举例

（1）[眩晕猝倒  头痛黑蒙]

卫某某，女，39岁，石家庄市人，银行职员。

初诊：2013年4月3日。

主诉：发作性头晕、头痛，睑裂变小1年。

现病史：患者3年前因交通事故颈部外伤，无骨折，渐出现颈部疼痛，双肩沉重。近1年出现发作性左侧睑裂变小、面部潮红、无汗，时有心慌、心悸、头晕、头痛，每次发作5~30分钟不等，于2013年4月3日来本院求治。

既往史：3年前有颈部外伤史。

分析：患者女性，39岁，银行职员，出现发作性左侧睑裂变小、面部潮红、无汗，时有心慌、心悸、头晕、头痛，每次发作5~30分钟不等，颈部僵硬，活动受限，抬头时诱发症状出现，睑裂变小，瞳孔缩小，眼球后陷，此霍纳综合征符合中医实证型胞轮缩小的发病过程。

检查：颈部僵硬，活动受限，抬头时诱发症状出现，睑裂变小，瞳孔缩小，眼球后陷，$C_4$棘突偏歪，棘上压痛、椎旁压痛，心、肺、腹未见异常，血压120/80mmHg。舌有瘀斑，脉弦。

辅助检查：血常规、尿常规、心电图、血糖检查无异常。

影像学检查：X线（2-133）（2-134）（2-135）（2-136）。

图 2-133　X 线正位片

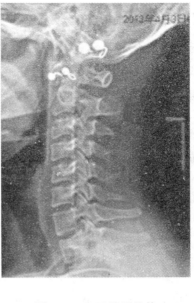

图 2-134　X 线侧位片

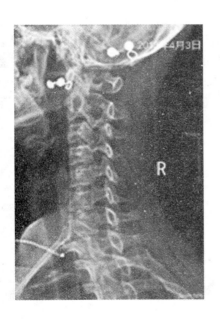

图 2-135　X 线右斜位片

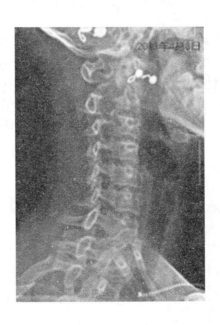

图 2-136　X 线左斜位片

X线表现：颈椎序列欠整齐，生理曲度欠佳，$C_4$棘突偏歪，$C_{5\sim6}$椎间隙略变窄，右侧$C_{3\sim4}$椎间孔变小，项后软组织未见异常密度影。

印象：颈椎病

诊断：实证型胞轮缩小（中医）

　　　颈性霍纳综合征（西医）

治则：通利关节，疏通经络。

治法：钩活术疗法。

选穴：主穴：$C_4$穴 + $C_5$穴（巨类颈胸型钩鍉针）

配穴：双鱼腰（微内板2.5）以泻法为主

常规钩活：利用中度单软钩活法，常规九步钩活逐一完成。保健枕保健。

10分钟钩活术，患者自述眩晕、头痛、视物好转。

二诊：2013年3月27日，患者自述眩晕、头痛、耳鸣、右半身麻木及睡眠好转。愿做第二次钩活术治疗。

选穴：主穴：$C_4'$穴 + $C_5'$穴（巨类颈胸型钩鍉针）

配穴：双阳白（微内板2.5）以泻法为主

常规钩活：利用轻度单软钩活法，常规九步钩活逐一完成。

10分钟钩活术，患者自述眩晕、口周及右半身麻木明显好转。

三诊：2013年4月7日，患者自述上述症状基本消失。

随访：2014年4月10日电话随访，上述症状无反复。

【按语】此病例系外伤瘀血、经络受阻，导致功能障碍、头晕目眩、头痛、眼裂变小，属瘀血实证。采用新夹脊$C_4$穴 + $C_5$穴（巨类颈胸型钩鍉针），辅配双鱼腰（微内板1.2）、双阳白（微内板1.2）以泻为主，常规两次钩活治愈。

8. 其他治疗

药物内服法、中药外用法、推拿、针灸、小针刀疗法、热疗、封闭、手术疗法。

手法治疗：对于因颈椎错位引起的霍纳综合征，首先要针对病因，解除对交感神经及椎动脉的刺激或压迫，手法纠正偏歪的棘突，力争手法准确，纠正彻底，一般均可收到良好的效果，手法纠正后，霍纳综合征可立即消失。手法复位后，要配合颈部软组织的松解手法治疗，以促进局部软组织损伤的修复及改善血液循环。

附方：

（1）实证：

补阳还五汤（《医林改错》）化裁：

柴胡9g，桃仁6g，红花6g，当归9g，赤芍9g，川芎9g，葛根15g，地龙9g，炙甘草6g，黄芪9g。

（2）虚证：

杞菊地黄丸（《麻疹全书》）化裁：

熟地12g，山药12g，山萸肉12g，菊花9g，枸杞子12g，泽泻10g，丹皮10g，茯苓10g，玄参10g。

### 十九、血管神经性水肿

定义：血管神经性水肿属于变态反应性疾病，患者往往有对药物、食物或周围环境过敏的历史。我们讨论的是因颈椎病而伴发的肢体局部性水肿，这种水肿的特点是突然发生的、无痛性的、单侧或双侧肢体阴面富有弹性的局限性水肿。水肿的皮肤呈苍白色或蜡样光泽，水肿的中央部微凹陷，边缘无明显的界限。本章节讨论的血管神经性水肿是由于脊柱（颈椎）的退变和外伤而形成的颈性血管神经性水肿。

中医认为，由于气血不足，脏腑失养，气滞血瘀或寒湿凝滞经脉，气血运行不畅，使体液的形成、运化、输布和排泄发生障碍而形成水肿。

1. 中医病因病机

病因有风邪袭表，疮毒内犯，外感水湿，饮食不节及禀赋不足，久病劳倦。形成水肿的机理为肺失通调，脾失转输，肾失开合，三焦气化不利。实证：①风邪袭表：风为六淫之首，每夹寒夹热，风寒或风热之邪，侵袭肺卫，肺失通调，风水相搏，发为水肿。②外感水湿：久居湿地，水湿内侵，困遏脾阳，脾胃失其升清降浊之能，发为本病。虚证：①禀赋不足，久病劳倦：先天禀赋薄弱，肾气亏虚，膀胱开阖不利，气化失常，水泛肌肤，发为水肿。或因劳倦内伤，损伤脾胃，水液输布失常，溢于肌肤，发为水肿。②饮食不节：嗜食辛辣肥甘，损伤脾胃，致脾失健运，水湿壅滞，发为水肿。

2. 西医病因病理

颈椎的退变、外伤、生理曲线的改变、小关节错位、椎间不稳、钩椎关节及椎体的骨赘等造成的创伤性反应，都可造成椎动脉、硬膜、后纵韧带、关节囊等部位交感神经末梢以及椎管内的脊膜返支形成病理性的刺激或压迫，而致血管神经功能异常，造成血管运动中枢紊乱，从而使血管扩张，渗出增加，回流减少而形成局部水肿。常发病突然，无任何前驱症状，部分患者过去有同样发作的病史；水肿多发生于单侧或双侧肢体，外观常见其皮肤呈苍白色或蜡样光泽。触之硬而富有弹性，无红热、疼痛及痒感，患侧皮温可较健侧为低。局部淋巴结不肿大，体温无改变，白细胞总数一般不增多，但嗜酸性粒细胞可稍增多。应根据其病史及体格检查排除因外伤感染及昆虫咬伤过敏，以及内科等器质性病变所致的局限性水肿。颈性神经性水肿的发生可与颈部症状有关，当颈椎病症状加重时，水肿即可出现或加重，当手法治疗纠正了错位之小关节，脊柱力学恢复了平衡关系，水肿即可减轻或消失。以此可作为鉴别诊断的要点。

3. 诊断

（1）症状：多为急性局限性水肿，多发生于组织疏松处，如眼睑、口唇、肢端、舌、喉亦可发生，皮损皮肤处紧张发亮，境界不明显，呈淡红色或苍白色，质地柔软，为不可凹性水肿。患者自觉不痒或痒较轻，或有麻木、胀感。肿胀经 2～3 天后消退，或持续更长时间，消退后不留痕迹，一般无全身症状。

颈性血管神经性水肿的诊断有以下特点。

①有颈椎病或头、颈部外伤史，水肿症状与颈椎病症状同时发生，或继发于颈椎病之后，也有少部分患者先出现血管神经性水肿。

②水肿症状的轻重与颈椎病的病情变化有直接关系。

③内科系统检查排除其他疾病。

④按颈椎病钩活术或手法治疗后，随着颈椎病症状的缓解，水肿症状也明显缓解。

（2）舌脉：舌淡、苔薄或薄黄，脉沉迟。

（3）体征：颈部肌肉僵硬，活动受限，棘突偏歪，局部压痛，项韧带剥离感，椎间孔压缩试验及臂丛神经牵拉试验阳性或可疑阳性。

（4）影像学检查：X 线片可见生理曲度变直、反张、成角，椎体滑移或骨质增生等改变。CT 及 MRI 检查符合颈椎病的表现。

（5）排除其他病：综合判断排除其他原因引起的水肿症状。

符合以上 5 条并排除其他疾病即可确诊为颈性血管神经性水肿。

包括现代医学的颈椎病引起的血管神经性水肿。

诊断要点：在影像学检查结果的支持下，有颈椎病的症状，有水肿症状，水肿症状为主，随颈椎病症状的加重水肿症状也同时加重。

4. 鉴别诊断

（1）丹毒：局部明显潮红肿胀，边缘清楚，局部有压痛，全身有发热头痛等不适等症状，好发于面唇部。

（2）心源性水肿：水肿首先发生于下垂部位，常从下肢逐渐遍及全身，严重者可出现腹水和胸水，水肿形成的速度较慢，有心脏病史和体征。

（3）营养不良性水肿：多因长期慢性消耗性疾病、长期营养不良、重度烧伤所致的低蛋白血症，水肿常从足部逐渐蔓延至全身。

（4）肿瘤：多由于淋巴回流受阻，如乳腺癌术后，腋窝淋巴结切除后局部淋巴液循环破坏，有上述症状，并且出现痿证现象，或消耗性全身症状，通过影像学检查可以鉴别。

5. 分型辨证

（1）虚证：水肿日久，脘腹胀满，面色不华，神疲乏力，四肢倦怠。

（2）实证：水肿迁延不退，肿势轻重不一，以四肢为主，皮肤瘀斑。

6. 钩活术分型治疗

（1）选穴：

主穴：根据影像学检查选择相应穴位组合（见基本公式）。

穴位组合（$C_1$穴 + $C_2$穴 + $C_3$穴较多）是根据影像和临床症状而定的，与证型无关。

配穴：实证：阳陵泉（微内板3.5）　丰隆（微内板3.5）　肾俞（微内板3.5）

　　　　　　足三里（微内板3.5）　三阴交（微内板3.5）　内关（微内板2.5）

　　　虚证：阳陵泉（微内刃3.5）　丰隆（微内刃3.5）　肾俞（微内刃3.5）

　　　　　　足三里（微内刃3.5）　三阴交（微内刃3.5）　内关（微内刃2.5）

以上配穴根据具体情况，取双侧穴或单侧穴，单侧取患侧穴位点。

方义提要：局部取穴和循经取穴。局部取穴，以颈部新夹脊穴为所取穴位点。循经取穴主要根据疾病所在的经络循行部位选穴，旨在疏通经络，利水消肿。并针对水肿的性质进行补泻。实证取阳陵泉、丰隆、三阴交、足三里、肾俞、内关用微内板泻法，虚证取阳陵泉、丰隆、三阴交、足三里、肾俞、内关用微内刃补法。

（2）分型选钩：

实证：水肿面积大，突然发病，精神好，选巨类内板颈胸型钩鍉针；水肿面积局限，突然发病，精神好，选中类内板2.5钩鍉针；轻度局限性水肿，精神好，或钩活术治疗后好转80%，选微类内板2.5钩鍉针。

虚证：精神极差、少气无力、年老体弱，或久病刚愈、上肢或下肢出现水肿，选巨类内刃肛门型钩鍉针，此类情况较少；精神差、年老体弱，或久病刚愈、上肢或下肢出现水肿，选中类内刃2.5钩鍉针；精神稍差，或久病刚愈、上肢或下肢出现水肿，选微类内刃2.5钩鍉针。

（3）分型钩法：

实证：大部分利用单软钩法。体质好、症状较重者，选重单软；体质好、症状中等程度者，选中单软；体质好、症状较轻者，选轻单软；兼有颈椎管狭窄症状者选双软。

虚证：大部分需要轻单软钩法，同时根据体质和病程的长短调整钩进的速度，充分体现"进补"，并以速度和程度相结合体现轻补、中补、重补。脾肾虚证多，实证少，主要在针具型号方面体现补法。

（4）钩治步骤：

常规九步钩活法，无菌操作，动作灵巧。

（参考附录11 钩活术的操作步骤）

7. 病案举例

（1）[面部肿胀　睁目无力]

孙某某，女，26岁，石家庄市人，护士。

初诊：2013年6月5日。

主诉：右半身肿胀5天。

现病史：患者颈椎病史1年，反复发作性颈部僵硬、头晕、睡眠欠佳。5天前出现右侧面部及右侧上肢肿胀，右眼睁目无力，无疼痛及瘙痒感，口服利尿剂无效。于2013年6月5日就诊。

既往史：颈椎病病史1年。

分析：患者女性，26岁，护士职业，颈椎病病史，出现右侧面部及右侧上肢肿胀，颈部僵硬，活动受限，$C_4$棘突左偏，局部压痛，右眼睑及面部肿胀，右侧上肢肿胀，无红热，触之硬而富有弹性，此血管神经性水肿符合中医阳水肿的发病过程。

检查：颈部僵硬，活动受限，$C_4$棘突左偏，局部压痛，右眼睑及面部肿胀，右侧上肢肿胀，无红热，触之硬而富有弹性，腕横纹上10cm处周径右33cm，左26cm。腋窝淋巴结无肿大，心、肺、腹未见异常，血压120/80mmHg。舌淡、苔薄白，脉滑。

辅助检查：血常规、尿常规、心电图、血糖检查无异常、体温正常。

影像学检查：X线（2-137）（2-138）（2-139）（2-140）。

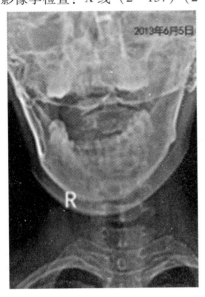

图2-137　X线正位片

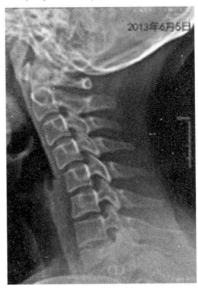

图2-138　X线侧位片

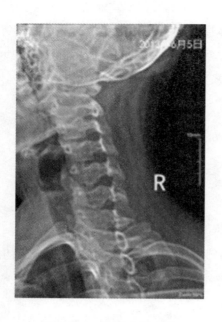
图2-139　X线右斜位片

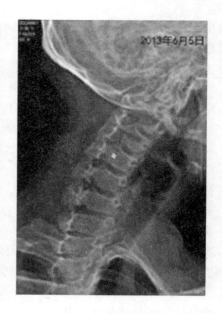
图2-140　X线左斜位片

X线表现：颈椎序列欠整齐，生理曲度反张，$C_4$棘突左偏，$C_{5～6}$椎间隙前窄后宽，$C_{3～4}$、$C_{4～5}$、$C_{5～6}$、$C_{6～7}$椎体下缘增生，$C_4$椎小关节可见双边双突征，项后软组织未见异常密度影。

印象：颈椎病

诊断：阳水肿（中医）

　　　颈性血管神经性水肿（西医）

治则：通利关节，疏通经脉。

治法：钩活术疗法。

选穴：主穴：$C_4$穴+$C_5$穴（巨类颈胸型钩鍉针）

　　　配穴：双阳陵泉（微内板3.5）平补平泻

　　　　　　双丰隆（微内板3.5）平补平泻

常规钩活：利用中度单软钩活法，常规九步钩活逐一完成。保健枕保健。

10分钟钩活术，患者自述上述症状无改变，2小时后来电诉肿胀全部消失，无不适。

二诊：2013年6月15日，患者自述肿胀消失后，无反复，至今无不适。

随访：2014年6月15日电话随访，上述症状无反复。

【按语】此病例系水液代谢失常、经络受阻，导致功能障碍、水肿。采用新夹脊$C_4$穴+$C_5$穴（巨类颈胸型钩鍉针），辅配双阳陵泉（微内板3.5）、双丰隆（微内板3.5）平补平泻（因属虚实夹杂证），常规一次钩活治愈。

（2）[四肢肿胀　神疲乏力]

吴某某，女，45岁，石家庄市人，个体。

初诊：2013年11月21日。

主诉：四肢肿胀、无力5年，加重20天。

现病史：患者四肢肿胀、无力5年，劳后或午后加重，20天前因上网游戏3个小时出现颈痛肩沉，次日四肢肿胀、举步无力，胸闷腹胀，神疲乏力，平日纳少便溏，小便频数，于2013年11月21日来本院就诊。

既往史：有颈椎病病史5年。

分析：患者女性，45岁，个体，慢性发病，四肢肿胀、无力5年，劳后或午后加重，20天前因上网游戏3个小时出现颈痛肩沉，次日四肢肿胀、举步无力，胸闷腹胀，神疲乏力，平日纳少便溏，小便频数，此血管神经性水肿符合中医虚证型阴水肿的发病过程。

检查：颈部僵硬，活动受限，$C_{5,6}$棘突左偏，局部压痛，面色微黄，肢体肿胀，触之凹陷，心、肺、腹未见异常，血压120/80mmHg。舌淡、苔白滑，脉细弱。

辅助检查：血常规、尿常规、心电图、血糖检查无异常，体温正常。

影像学检查：X线（2-141）（2-142）（2-143）（2-144）。

X线表现：颈椎序列尚整齐，生理曲度尚可，$C_{5~6}$棘突左偏，右侧$C_{3~4}$椎间孔变小，$C_6$椎小关节可见双边双突征，项后软组织未见异常密度影。

印象：颈椎病

诊断：阴水肿（中医）
  颈性血管神经性水肿（西医）

治则：通利关节，疏通经脉。

治法：钩活术疗法。

选穴：主穴：$C_2$穴 + $C_3$穴（巨类颈胸型钩鍉针）
   配穴：双阳陵泉（微内刃3.5）以补法为主
      双丰隆（微内刃3.5）以补法为主

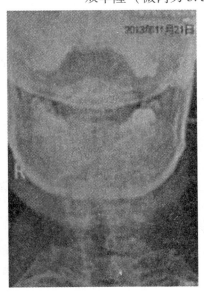

图2-141 X线正位片

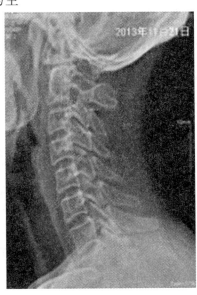

图2-142 X线侧位片

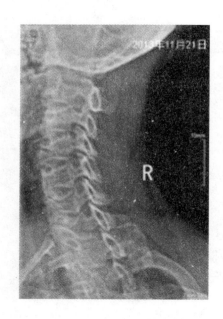

图 2-143　X 线右斜位片

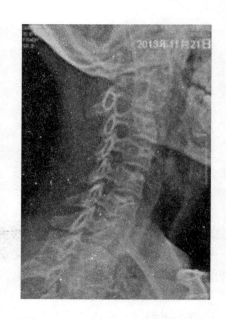

图 2-144　X 线左斜位片

常规钩活：利用中度单软钩活法，常规九步钩活逐一完成。保健枕保健。

10 分钟钩活术，患者自述上述症状无改变。嘱其 10 日后复诊。

二诊：2013 年 12 月 1 日，患者自述四肢肿胀减轻，愿做第二次钩活术治疗。

选穴：主穴：$C_2'$穴 + $C_3'$穴（巨类颈胸型钩锃针）

配穴：双肾俞（微内刃 3.5）以补法为主

双内关（微内刃 2.5）以补法为主

常规钩活：利用轻度单软钩活法，常规九步钩活逐一完成。

10 分钟钩活术，患者自述症状同前，无不适。嘱其 15 日后复诊。

三诊：2013 年 12 月 16 日，患者自述四肢肿胀、颈痛、胸闷、腹胀明显减轻，愿做第三次钩活术治疗。

选穴：主穴：$C_1$穴 + $C_4$穴（中类内刃 2.5 型钩锃针）

配穴：双足三里（微内刃 3.5）以补法为主

常规钩活：利用轻度单软钩活法，常规九步钩活逐一完成。

10 分钟钩活术，患者自述症状同前，无不适。嘱其 15 日后复诊。

四诊：2013 年 12 月 31 日，患者自述四肢肿胀、颈痛消失，精神、饮食佳，二便调。

随访：2014 年 12 月 31 日电话随访，上述症状无反复。

【按语】此病例系气血两虚、经脉失养而不通，导致肺脾肾运化失常、水肿。采用新夹脊 $C_2$穴 + $C_3$穴（巨类颈胸型钩锃针）用中度、轻度单软补法，因虚中有实，则用巨钩补法，补气补血，辅配双阳陵泉（微内刃 3.5）、双丰隆（微内刃 3.5）、双肾俞（微内刃 3.5）、双内关（微内刃 2.5），以补法为主，直达病位，调理气血。两次钩活后，四肢肿胀、纳呆乏力、水肿便溏明显好转，自感精神好。第三次采用新夹脊用 $C_1$穴 + $C_4$穴（中类内刃 2.5 型钩锃针），轻度单软钩法，辅配双足三里（微内刃 3.5）以补法为主，主穴和配穴全部补虚，故三次治愈。

8. 其他治疗

药物内服法、中药外用法、推拿、针灸、小针刀疗法、热疗、封闭、手术疗法。

手法治疗：要针对病因，恢复脊柱内外平衡，解除对神经、血管的刺激或压迫，施行颈椎定点旋转复位手法，每周2～3次，10～15次为1疗程。一般在手法复位满意后，依次疏理棘上韧带和有关颈项部肌肉，必要时加用颈软围固定。

附方：

（1）实证：

五苓散(《伤寒论》)合桃红四物汤(《医垒元戎》)化裁：

猪苓9g，泽泻15g，桃仁9g，红花6g，白术9g，茯苓9g，川芎6g，当归9g，熟地12g，桂枝6g，天麻6g，白芍10g。

（2）虚证：

实脾饮(《重订严氏济生方》)化裁：

厚朴30g，山药20g，木瓜20g，木香20g，草果仁30g，大腹子30g，附子5g，白茯苓30g，干姜30g，白术20g，甘草15g，黄芪20g，猪苓10g，泽泻10g。

## 二十、脑外伤后综合征

定义：脑外伤后综合征也叫脑震荡后遗症，是一种常见的脑外伤疾病。本病多因一次头部较重的撞击损伤，造成脑功能的暂时性抑制状态，由于多数不伴脑器质性变化，观察治疗可以自动恢复。也有部分患者遗留一系列症状，但临床系统检查，并未发现阳性体征。本节主要讨论脑外伤后颈部有明显改变者，引起的一系列自主神经系统症状。

1. 中医病因病机

脑外伤后的病人都有血瘀的情况，产生症状的主要病机是瘀恋脑络，未得清彻，伤后瘀阻，气血难以上注以致脑失所养，髓海空虚。"血为气之母，气为血之帅"，血瘀则气滞，气滞血瘀谓之不通，"不通则痛"，故病人皆有头痛，且头痛常系脑外伤综合征的主症。外伤后的血瘀往往兼有血虚，尤其是外伤后病证拖延较久的病人，病久则虚，心失所养，难主神明或气血亏虚，故病人头晕、精神不振、乏力、耳鸣、多汗、失眠心悸、情绪不稳、记忆力减退。

2. 西医病因病理

当头部受到直接或间接的外力撞击后，从脊柱传导至头颈部，可出现下面几种情况。①局部肿胀，疼痛瘀血。②头部撞击的同时，因力的作用，颈椎相应节段也发生错位。③头脑受伤后引起一系列的神经经络反应，破坏了司理颈椎肌肉的平衡，导致颈椎出现反射性错位。④无论损伤性的颈椎错位或是反射性颈椎错位，都可以刺激或压迫神经和血管（椎动脉），进而出现一系列的自主神经功能紊乱症状。由于在受伤后医生和患者的注意力主要集中在受伤的头部，一切检查治疗都是围绕头部损伤进行，很少有人想到做颈椎检查，因此，错位很容易被忽视。因为探身性颈椎错位有自愈能力，它常常伴随治疗后症状和体征的消失而自然复位，所以多数脑外伤的患者治疗后没留下什么后遗症。但如果颈椎错位后局部发生肿胀、瘀血，甚至粘连时，就不能自愈。由于颈椎不能复位就发生长期不愈的头痛或自主神经功能紊乱症状，即人们常说的脑外伤后遗症。

3. 诊断

（1）症状：脑外伤综合征的临床表现多种多样，但以自主神经功能紊乱为主。头痛最为常见，多为胀痛或搏动性痛，每因脑力或体力劳动，嗅到异物或听到噪声而加重。尚可有头晕、恶心、耳鸣、多汗、乏力、失眠、心悸、情绪不稳、气短、胸闷、记忆力减退、注意力涣散、性功能改变等症状。

颈性脑外伤后综合征的诊断有以下特点。

①有颈椎病或头、颈部外伤史，脑外伤后综合征的症状与颈椎病症状同时发生，或继发于颈椎病之后。

②脑外伤后综合征症状的轻重与颈椎病的病情变化有直接关系。

③外科系统检查排除其他疾病。

④按颈椎病钩活术或手法治疗后，随着颈椎病症状的缓解，脑外伤后综合征的症状也明显缓解或消失。

(2) 舌脉：舌淡、苔薄白或薄黄，脉细弱或弦紧。

(3) 体征：颈部僵硬、肌紧张、活动受限，部分棘突压痛，或椎旁压痛可向远隔部位放射。

(4) 影像学检查：X 线片可显示有颈曲变直、反张、成角，钩椎关节不对称、间隙不等，椎弓双边等。CT 及 MRI 检查符合颈椎病的表现。

(5) 排除其他病：综合判断排除其他原因引起的脑外伤后综合征的症状。

符合以上 5 条并排除其他疾病即可确诊为脑外伤后综合征。

包括现代医学的脑外伤后颈椎有明显改变的脑外伤后综合征。

诊断要点：在影像学检查结果的支持下，有颈椎病的症状，有脑外伤后综合征的症状，脑外伤后综合征的症状为主，但是随颈椎病症状的加重脑外伤后综合征的症状也同时加重。

4. 鉴别诊断

(1) 梅尼埃病：又称为内耳性眩晕或发作性眩晕，是一种原因不明的内耳淋巴代谢障碍性疾病，多呈发作性眩晕，单侧耳鸣或耳聋，发作时有眼球震颤，其他尚有头痛、恶心、呕吐等症状，严重者天旋地转，不敢睁眼，面色苍白，无汗，甚至猝倒。这些和脑外伤后综合征的头晕颇相似，但一般和体位、颈部活动无关，无颈椎病的体征和 X 线特征，椎动脉造影正常。

(2) 血管性头痛：包括西医的脑血管性疾病、高血压性头痛等，以上疾病多以一侧或双侧颞部阵发性、搏动性跳痛、胀痛等，可伴有视幻觉、畏光、恶心、呕吐。

(3) 神经官能症：发病多与心理因素有关，症状复杂多样，多出现头痛、失眠、记忆力减退、心悸、气短等，症状的出现与变化多与精神因素有关，检查无任何器质性病理基础，病程多持续迁延或发作性。

(4) 脑部肿瘤：有上述症状，并且出现痿证现象，或消耗性全身症状，通过影像学检查可以鉴别。

5. 分型辨证

(1) 虚证：头部外伤后出现头晕、精神不振、乏力、心悸怔忡、面色无华。

(2) 实证：头部外伤后出现头痛、耳鸣、疼痛拒按，经久不愈。

6. 钩活术分型治疗

(1) 选穴：

主穴：根据影像学检查选择相应穴位组合（见基本公式）。

穴位组合（$C_4$穴+$C_3$穴较多）是根据影像和临床症状而定的，与证型无关。

配穴：实证：角孙（微内板2.5）　　率谷（微内板2.5）　　风府（微内板1.2）
　　　　　　风池（微内板1.2）　　激发点（微内板2.5）
　　　虚证：角孙（微内刃2.5）　　率谷（微内刃2.5）　　风府（微内刃1.2）
　　　　　　风池（微内刃1.2）　　激发点（微内刃2.5）

以上配穴根据具体情况，取双侧穴或单侧穴，单侧取患侧穴位点。

方义提要：局部取穴和循经取穴。局部取穴，以颈部新夹脊穴为所取穴位点。循经取穴主要根据疾病所在的经络循行部位选穴，旨在疏通经络气血，调和营卫。并针对类脑外伤综合征的性质进行补泻。实证取风府、风池、角孙、率谷、激发点用微内板泻法，虚证取风府、风池、角孙、率谷、激发点用微内刃补法。

（2）分型选钩：

实证：头痛、头晕、头部外伤后引发、症状持续而影响工作者，选巨类内板颈胸型钩锃针；头痛、头晕、头部外伤后引发、症状持续不影响工作者，选中类内板2.5钩锃针；头痛、头晕、头部外伤后引发、症状较轻、时有时无者，或好转80%以上者选微类内板2.5钩锃针。

虚证：①酌情选中类内板2.5钩锃针，或选巨类内板颈胸型钩锃针，在手法中体现补法。②体质差、病程长、年老体弱、体虚无力的患者，选巨类内刃肛门型钩锃针，此情况较少；体质差、病程长、头痛时作时止的患者选中类内刃2.5钩锃针，病程长、体质稍差、头痛隐隐的患者，选微类内刃2.5钩锃针。

（3）分型钩法：

实证：大部分利用单软钩法，头痛、头晕、头部外伤后引发、症状持续而影响工作者，选重单软；头痛、头晕、头部外伤后引发、症状持续勉强工作者，选中单软；头痛、头晕、头部外伤后引发、症状持续可以工作者，选轻单软；兼有颈椎管狭窄症状者选双软。

虚证：大部分需要轻单软钩法，同时根据体质和病程的长短调整钩进的速度，充分体现"进补"，并以速度和程度相结合体现轻补、中补、重补。

（4）钩治步骤：

常规九步钩活法，无菌操作，动作灵巧。

（参考附录11钩活术的操作步骤）

7. 病案举例

（1）[外伤半年　头晕心慌气短]

杜某某，女，40岁，石家庄市人，个体。

初诊：2013年4月8日。

主诉：头晕、头痛、心慌气短、失眠多梦6个月。

现病史：患者6个月前因交通事故撞击跌倒，昏迷3分钟后苏醒，医院脑外科检查未发现头皮外伤，无颅骨骨折，神经系统无异常，回家休养1个月后，逐渐出现头晕、头痛、恶心、欲呕、心慌气短、失眠多梦、记忆力减退、情绪不稳，且伴有颈部僵硬、疼痛、转头不利。于2013年4月8日来本院求治。

既往史：6个月前有头部外伤史。

分析：患者女性，40岁，个体，头颈外伤后发病，出现头晕、头痛、恶心、欲呕、心慌气短、失眠多梦、记忆力减退、情绪不稳,且伴有颈部僵硬、活动受限、疼痛、转头不利,$C_{4,5}$棘突右偏,棘上、椎旁压痛,左肩胛内上角压痛。此脑外伤后综合征符合中医实证型头痛的发病过程。

检查:颈部僵硬,活动受限,$C_{4,5}$棘突右偏,棘上、椎旁压痛,左肩胛内上角压痛,四肢反射无异常,病例反射未引出,颅神经检查无异常,心、肺、腹未见异常,血压120/80mmHg。舌淡、苔薄白,脉弦。

辅助检查:血常规、尿常规、心电图、血糖检查无异常。

影像学检查:X线(2-145)(2-146)(2-147)(2-148)。

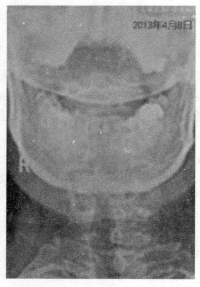

图2-145 X线正位片

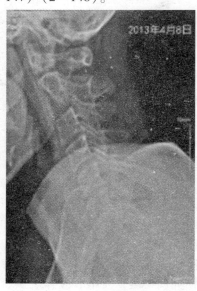

图2-146 X线侧位片

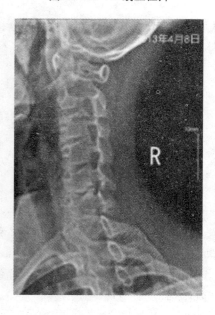

图2-147 X线右斜位片

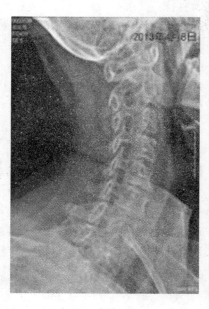

图2-148 X线左斜位片

X 线表现：颈椎序列欠整齐，生理曲度变直，$C_{4~5}$棘突右偏，$C_{5~6}$椎间隙变窄，$C_{4~5}$、$C_{5~6}$椎体后缘增生，双侧$C_{5~6}$椎间孔变小，项后软组织未见异常密度影。

印象：颈椎病

诊断：实证型头痛（中医）

　　　颈性脑外伤后综合征（西医）

治则：通利关节，疏通经脉。

治法：钩活术疗法。

选穴：主穴：$C_4$穴 + $C_5$穴（巨类颈胸型钩鍉针）

　　　配穴：风府（微内板1.2）平补平泻

　　　　　　双角孙（微内板2.5）平补平泻

常规钩活：利用中度单软钩活法，常规九步钩活逐一完成。保健枕保健。

10分钟钩活术，患者自述头晕、头痛好转。

二诊：2013年4月18日，患者自述头晕、头痛、心慌、气短、失眠等明显好转。愿做第二次钩活术治疗。

选穴：主穴：$C_4'$穴 + $C_5'$穴（巨类颈胸型钩鍉针）

　　　配穴：双风池（微内板1.2）平补平泻

　　　　　　双率谷（微内板2.5）平补平泻

常规钩活：利用轻度单软钩活法，常规九步钩活逐一完成。

10分钟钩活术，患者自述症状同前，无不适。

三诊：2013年4月28日，患者自述头晕、头痛、恶心、欲呕、心悸、失眠等基本消失。情绪稳定，记忆力明显好转。

随访：2014年4月28日电话随访，上述症状无反复。

【按语】此病例系外伤瘀血、经络受阻，导致功能障碍、头痛头晕、头目不清，属瘀血实证。采用新夹脊$C_4$穴 + $C_5$穴（巨类颈胸型钩鍉针），辅配风府（微内板1.2）、双风池（微内板1.2）、双角孙（微内板2.5）、双率谷（微内板2.5）平补平泻（因属虚实夹杂证），常规两次钩活治愈。

8. 其他治疗

药物内服法、中药外用法、推拿、针灸、熏蒸疗法、小针刀疗法、电疗、热疗。

手法治疗：西医对脑外伤综合征的治疗主要是对症处理，中医则以补肾和活血化瘀为主要治则。本组提出以手法复位为主治疗本病，与其他学说不但不矛盾，而且是相辅相成的。

附方：

（1）实证：

通窍活血汤（《医林改错》）化裁：

桃仁6g，红花6g，当归9g，赤芍9g，川芎9g，葛根15g，炙甘草6g，麝香3g，鲜姜6g，天麻6g。

（2）虚证：

桃红四物汤（《玉机微义》）化裁：

桃仁10g，红花10g，熟地20g，菟丝子30g，枸杞子10g，川牛膝20g，黄芪20g，白芍10g，当归10g。

### 二十一、面神经麻痹

定义：面神经是第7对脑（颅）神经，为混合性神经，但主要还是运动纤维。面神经麻痹亦称"面瘫"或"面神经炎"，有中枢性（面神经核上瘫）和周围性（面神经核下瘫）之分。我们讨论的是因颈椎病而伴发的一种面神经麻痹、颈性面神经麻痹。中医将面神经麻痹称之为"口眼歪斜"或"口僻"，认为由风邪入内，经气阻滞，经络为风寒阻塞，肌肉纵缓不收所致。本章节讨论的面神经麻痹是由于脊柱（颈椎）的退变和外伤而形成的面神经麻痹。

1. 中医病因病机

中医认为本病是人体正气不足，络脉空虚，风邪乘虚侵袭太阳经，经入少阳经，殃及阳明经；风为阳邪，其性喜上，致面部三阳经经气阻滞不通，筋脉失养，导致颜面一侧肌肉弛缓不收，受对侧牵拉，而成口僻。病因以风邪为主，风为百病之长，风邪入中经络，每与寒、热、瘀相夹为患。若久病则外邪内居筋肉，与痰湿相杂，成瘀滞内阻之证。①风邪中络：由于机体正气不足，肌表不固，腠理疏松，风邪乘虚而入，客于面部阳明经络，使气血运行异常，脉络失养，而发生口僻。②痰阻经络：多因素体正虚，复有痰饮，或饮酒嗜辛，偏嗜厚味，痰浊内生；或气郁痰扰，痰动生风；或偶遇风寒，风袭痰动，风痰互结，流窜经络，上扰面部，阳明络脉壅滞不利，即发生口僻。③瘀阻脉络：多由于病久迁延不愈，或失治误治，导致瘀血壅塞脉络，气血循行不畅，以致阳明血瘀，筋脉挛急，形成口僻。

2. 西医病因病理

病因尚未明确。一部分患者因局部受风吹或着凉而起病，故通常认为可能是局部营养神经的血管因受风寒而发生痉挛，导致该神经组织缺血、水肿、受压而致病；或因风湿性面神经炎、茎乳突孔内的骨膜炎导致面神经肿胀、受压、血循环障碍而致神经麻痹。少数患者同时并发急性鼻咽炎。面神经出脑以后经过岩骨中狭长的骨性管腔——面神经管，最后由茎乳突孔出颅腔，分布至面部表情肌。因此，无论是缺血或炎症所引起的局部神经组织水肿，都必然引起局部解剖关系的变化而使神经受到更为严重的压迫，促使神经功能发生障碍而出现面肌瘫痪。另外，颈椎解剖位置的改变刺激或压迫颈交感神经和椎动脉，引起椎-基底动脉供血不足，造成脑桥面神经核血循环障碍，或交感神经的鼓室丛受刺激使迷路动脉反射性痉挛，致内耳面神经路径血循环障碍而致面神经麻痹。

3. 诊断

（1）症状：通常急性起病，一侧面部表情肌突然瘫痪，于几小时内达高峰。多数患者往往于清晨洗面漱口时突然发现面颊动作不灵或嘴巴歪斜。病侧面部表情肌瘫痪，前额皱纹消失，眼裂扩大，鼻唇沟平坦，口角下垂，面部被牵向健侧。面部肌肉运动时，因健侧面肌的收缩牵引使上述体征更为明显。病侧不能做皱额、蹙眉、闭目、露齿、鼓气和噘嘴等动作。闭目时，则因眼球转向上方瘫痪侧露出角膜下缘的巩膜。鼓腮和吹口哨时，因患侧口唇不能闭合而漏气。进食时，食物残渣常滞留于病侧的齿颊间隙内，并常有口水自该侧淌下，泪点随下睑而外翻，使泪液不能按下行引流而外溢。病侧的眼轮匝肌反射减弱或消失，眼睑震颤明显减弱。颈部可有外伤史（及不明显外伤），并有颈部疼痛、活动受限等症状。

颈性面神经麻痹的诊断有以下特点。

①有颈椎病或头、颈部外伤史，面神经麻痹症状与颈椎病症状同时发生，或继发于颈椎病之后，也有少部分患者先出现面神经麻痹。

②面神经麻痹症状的轻重与颈椎病的病情变化有直接关系。

③外科系统检查排除其他疾病。

④按颈椎病钩活术或手法治疗后，随着颈椎病症状的缓解，面神经麻痹症状也明显缓解或消失。

(2) 舌脉：舌淡、苔薄白或白腻，脉浮数或细数。

(3) 体征：颈部僵硬、肌紧张、活动受限，部分棘突压痛。

(4) 影像学检查：X线平片可显示生理曲度消失、反张，若为钩椎关节骨刺所致者；则X线片在正位上显示，钩椎增生明显，斜位片除骨质增生外，椎间孔矢径与上下径均减小，其部位与临床表现相一致。CT及MRI符合颈椎病的表现。

(5) 排除其他病：综合判断排除其他原因引起的面神经麻痹症状。

符合以上5条并排除其他疾病即可确诊为面神经麻痹。

包括现代医学的颈椎病引起的面神经麻痹。

诊断要点：在影像学检查结果的支持下，有颈椎病的症状，有面神经麻痹症状，面神经麻痹症状为主，但是随颈椎病症状的加重面神经麻痹症状也同时加重。

4. 鉴别诊断

(1) 面肌痉挛：多中年以后发病，女性略多，多由一侧眼部开始，逐渐延及口及全部面肌，额肌较少受累，严重者可累及同侧颈阔肌，为阵发性、快速、不规则的抽搐。初起抽搐较轻，持续几秒钟，以后逐渐延长，而间隔时间逐渐缩短，抽搐逐渐加重，口角向同侧严重歪斜，无法说话。

(2) 格林-巴利综合征：可出现双侧性周围性面神经麻痹，有四肢远端对称性肢体瘫痪，并可波及躯干，严重者可累及肋间及膈肌而致呼吸麻痹，感觉障碍呈手套袜子型，脑脊液典型改变是蛋白质增高，而细胞数正常，称脑脊液蛋白-细胞分离现象。

(3) 中耳炎、迷路炎、乳突炎：可并发耳源性面神经麻痹，但多有原发病的症状与病史，如中耳炎或有耳痛、外耳道异常分泌物；迷路炎出现迷路水肿致眩晕、呕吐等；乳突炎出现局部的红、肿、热、痛改变。

(4) 脑部肿瘤：有上述症状，并且出现痿证症状，或消耗性全身症状，通过影像学检查可以鉴别。

5. 分型辨证

(1) 虚证：口眼歪斜，日久不愈，患侧面部发僵或有面部肌肉抽搐，眼裂扩大，鼻唇沟变浅，口角流涎，面色无华，少气懒言，心悸气短。

(2) 实证：突然口眼歪斜，患侧面部表情、动作消失，局部僵硬，前额无皱纹，眼裂扩大，鼻唇沟变浅，口角流涎。

6. 钩活术分型治疗

(1) 选穴：

主穴：根据影像学检查选择相应穴位组合（见基本公式）。

穴位组合（$C_4$穴＋$C_3$穴较多）是根据影像和临床症状而定的，与证型无关。

配穴：实证：颊车（微内板3.5）　　地仓（微内板3.5）　　下关（微内板2.5）
　　　　　　合谷（微内板2.5）　　翳风（微内板1.2）　　激发点（微内板2.5）

虚证：颊车（微内刃3.5）　　地仓（微内刃3.5）　　下关（微内刃2.5）
合谷（微内刃2.5）　　翳风（微内刃1.2）　　激发点（微内刃2.5）

以上配穴根据具体情况，取双侧穴或单侧穴，单侧取患侧穴位点。

方义提要：局部取穴和循经取穴。局部取穴，以颈部新夹脊穴为所取穴位点。循经取穴主要根据疾病所在的经络循行部位选穴，旨在疏通经络气血，调和营卫。并针对面神经麻痹的性质进行补泻，实证取颊车、地仓、下关、合谷、翳风、激发点用微内板泻法，虚证取颊车、地仓、下关、合谷、翳风、激发点用微内刃补法。

（2）分型选钩：

实证：面神经麻痹发病后自我感觉在高峰期精神好，选巨类内板颈胸型钩鍉针；面神经麻痹发病后自我感觉在缓解期精神好，选中类内板2.5钩鍉针；面神经麻痹发病后自我感觉在恢复期，或自我感觉好转80%者，精神好，选微类内板2.5钩鍉针。

虚证：精神极差、少气无力、年老体弱，或久病刚愈、面神经麻痹，选巨类内刃肛门型钩鍉针，此类情况较少；精神差、年老体弱，或久病刚愈、面神经麻痹，选中类内刃2.5钩鍉针；精神稍差，或久病刚愈、面神经麻痹，选微类内刃2.5钩鍉针。

（3）分型钩法：

实证：大部分利用单软钩法，体质好，症状在高峰期，发病的3～5天，选重单软；体质好，症状在高峰期，发病的4～6天，选中单软；体质好，症状在持续高峰期，发病的5～7天，选轻单软；超过7天者根据症状和体征综合判断，选择轻、中、重单软，兼有颈椎管狭窄症状者选双软。

虚证：大部分需要轻单软钩法，同时根据体质和病程的长短调整钩进的速度，充分体现"进补"，并以速度和程度相结合体现轻补、中补、重补。面神经麻痹虚实夹杂证，主要在针具型号方面体现补法。

（4）钩治步骤：

常规九步钩活法，无菌操作，动作灵巧。

（参考附录11钩活术的操作步骤）

注：面神经麻痹急性发作期，在48小时之内持续加重，48小时后到达高峰，钩活术的最佳时间是48小时后，实际上48小时之内钩活术治疗比48小时后钩活术治疗效果可能更好，但是由于48小时之内是发展期，可能在48小时之内钩活术治疗后，症状依然在发展，得不到患者的认可。最佳方案：48小时内利用脱水激素治疗，48小时后即可钩活术治疗，加服牵正散为主的中药方剂，同时注意休息，保持心情舒畅。

7. 病案举例

（1）［面神经麻痹　口眼歪斜］

袁某某，女，47岁，石家庄市人，个体。

初诊：2013年5月2日。

主诉：口眼歪斜15天。

现病史：患者15天前诊断为左侧面神经麻痹，口眼歪斜，给予针灸、输液、口服中药等治疗效果欠佳，近3天出现头晕目眩。于2013年5月2日来本院求治。

既往史：颈椎病病史2年。

分析：患者女性，47岁，个体，左侧面神经麻痹，口眼歪斜，颈部僵硬，活动受限，$C_4$棘突左偏，棘上、椎旁压痛，左额纹消失，皱眉不能，左眼裂扩大，不能完全闭合，巩膜暴露，左鼻唇沟变浅，不能鼓腮，此面神经麻痹符合中医面瘫的发病过程。

检查：颈部僵硬，活动受限，$C_4$棘突左偏，棘上、椎旁压痛，左额纹消失，皱眉不能，左眼裂扩大，不能完全闭合，巩膜暴露，左鼻唇沟变浅，不能鼓腮，口角偏向右侧，伸舌居中，双上下肢肌力正常，腱反射无异常。心、肺、腹未见异常，血压120/80mmHg。舌红、苔黄白，脉弦滑。

辅助检查：血常规、尿常规、心电图、血糖检查无异常。

影像学检查：X线（2-149）（2-150）（2-151）（2-152）。

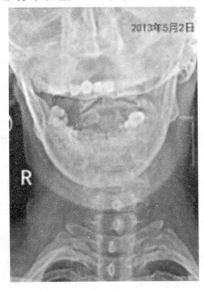

图2-149 X线正位片

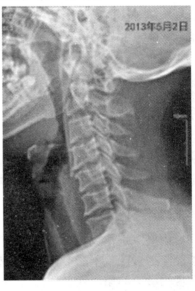

图2-150 X线侧位片

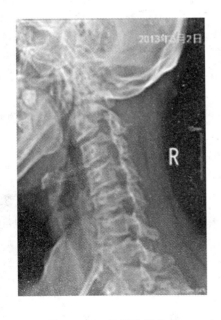

图2-151 X线右斜位片

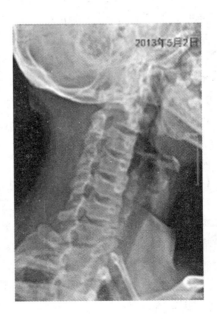

图2-152 X线左斜位片

X线表现：颈椎序列欠整齐，生理曲度变直，$C_4$棘突左偏，$C_{4~5}$椎间隙变窄，$C_{4~5}$椎间隙前可见点状前纵韧带骨化影，$C_{4~6}$椎体前缘增生，左侧$C_{3~4}$、$C_{4~5}$椎间孔略变小，项后软组织未见异常密度影。

印象：颈椎病
诊断：面瘫（中医）
　　　颈性面神经麻痹（西医）
治则：通利关节，疏通经脉。
治法：钩活术疗法。
选穴：主穴：$C_4$穴+$C_5$穴（巨类颈胸型钩鍉针）
　　　配穴：左下关（微内板1.2）平补平泻
　　　　　　左合谷（微内板2.5）平补平泻
常规钩活：利用中度单软钩活法，常规九步钩活逐一完成。保健枕保健。
10分钟钩活术，患者自述面肌活动较前灵活。口服中药（牵正散）10天。

二诊：2013年5月12日，患者自述左侧面肌活动较前有力，眼睑较前变小，愿做第二次钩活术治疗。

选穴：主穴：$C_4'$穴+$C_5'$穴（巨类颈胸型钩鍉针）
　　　配穴：左内颊车（微内板3.5）平补平泻
　　　　　　左地仓（微内板3.5）平补平泻
注：内颊车定位：在口内两侧颊部，腮腺口下0.5cm处；钩法：扎提2~3次即可，不能穿透皮肤，不能破坏腮腺口和腮腺管。
常规钩活：利用轻度单软钩活法，常规九步钩活逐一完成。
10分钟钩活术，患者自述症状同前无不适。

三诊：2013年5月22日，患者自述左侧额纹渐好转，左眼裂进一步变小，鼓腮动作较前好转，口服中药（牵正散）15天。愿做第三次钩活术治疗。

选穴：主穴：$C_3$穴+$C_6$穴（中类内板2.5型钩鍉针）
　　　配穴：左翳风（微内板1.2）平补平泻
常规钩活：利用轻度单软钩活法，常规九步钩活逐一完成。
10分钟钩活术，患者自述症状同前无不适。

四诊：2013年6月7日，患者自述左侧额纹明显好转，左眼裂基本闭合，鼓腮动作基本能完成，口角右偏明显减轻，口服中药（牵正散）15天善后。

随访：2014年6月7日电话随访，面部表情正常，上述症状无反复。

【按语】此病例系中经络，导致功能障碍、面瘫。采用新夹脊$C_4$穴+$C_5$穴（巨类颈胸型钩鍉针），辅配左合谷（微内板2.5）、左下关（微内板2.5）、左内颊车（微内板3.5）、左地仓（微内板3.5）平补平泻（因属虚实夹杂证），常规两次钩活，面神经麻痹症状明显好转，病祛大半。第三次采用$C_3$穴+$C_6$穴（中类内板2.5型钩鍉针）轻度单软钩法，辅配左翳风（微内板1.2）平补平泻法（因属虚实夹杂证），故三次治愈。

8. 其他治疗
药物内服法、中药外用法、推拿、针灸、小针刀疗法、手术疗法。
手法治疗：解除错位关节对神经血管的压迫或刺激，手法复位，恢复其正常解剖位置，改善局部血液循环，促使局部水肿或炎症的消退。

附方：

（1）实证：

牵正散（《杨氏家藏方》）化裁：

白附子 12g，白僵蚕 15g，全蝎 10g，蜈蚣 2 条 防风 10g，白芷 10g，川芎 9g，鸡血藤 15g，半夏 9g。

（2）虚证：

补阳还五汤（《医林改错》）化裁：

黄芪 30g，赤芍 10g，地龙 10g，川芎 10g，桃仁 10g，红花 10g，白芥子 10g，白附子 10g，细辛 3g，当归 10g。

## 二十二、晕厥

**定义**：晕厥是一种急起而短暂的意识丧失，常因脑循环紊乱所致，少数可因其他原因产生，如血液化学成分改变（过度换气）或低血糖等。晕厥可伴发视觉模糊、行动无力、头昏眼花、晕倒，发作过程很快，历时数秒钟至数分钟即可完全恢复，大多不伴有抽搐、咬舌、尿失禁等。晕厥应与眩晕、癫痫、癔证等鉴别。因晕厥可发生意外损伤，应特别注意。中医学称之为"厥证"。厥在《黄帝内经》里论述很多，讨论的范围亦相当广泛，牵涉的病证也比较多，分为气厥、血厥、痰厥、食厥、暑厥等。本章节讨论的是由于脊柱（颈椎）的退变和外伤而形成的晕厥。

1. 中医病因病机

晕厥发病原因多由元气虚弱，病后气血未复，产后失血过多，每因操劳过度，骤然起立等致使经气一时紊乱，十二经脉气血不能上充于头，阳气不能通达于四末而致；或因情志异常波动，或因外伤剧烈疼痛，以致经气逆乱，清窍受扰而突然昏倒。

实证病机：①情志内伤：七情刺激，气逆为主，多肝气郁结，郁久化火，肝火上炎或大怒而气血并行于上，以致阴阳不相顺接而发。②饮食不节：嗜食肥甘厚味，脾胃受伤，运化失常，以聚湿生痰，痰浊阻滞，气机不畅，日积月累，痰浊壅阻，清阳被遏则发病。

虚证病机：①体虚劳倦：中气不足，阴阳气血亏耗，脑海失养，而发病。②亡血失津：大汗吐下，气随津脱，或失血过多，气随血脱，神明失主而发。

2. 西医病因病理

（1）外伤、退变、骨质增生刺激或压迫椎动脉，特别是当颈部转动或过伸时易造成压迫。颈椎的不稳，由于力学的关系，常发生于 $C_{4\sim5}$ 及 $C_{5\sim6}$ 水平，这是颈椎活动度最大的部位。此外，许多患者有椎动脉畸形，当外伤等原因造成正常侧椎动脉受压时，其代偿功能失调，遇有一定的外力时（如突然转头等），即可发生椎动脉供血不足。

（2）椎动脉接受来自星状视觉节与颈中视觉节形成的颈交感丛支配，此处交感视觉受到刺激兴奋时，可引起椎动脉痉挛，造成椎-基底动脉供血不足。

3. 诊断

（1）症状：大多与颈部活动有关。当患者突然做头部旋转时，因椎脉受挤压，脑部血流无法维持最低限度的需要，而发生突然猝倒，意识丧失，伴有普遍性肌张力降低，持续时间不超过 10~15 分钟，少数可达半小时或 2~3 小时，有时发作前常有剧烈头痛、恶心、呕吐、眼前冒金花、耳鸣等现象，有时无意识障碍而有猝倒发作。

颈性晕厥的诊断，根据病史、X线片及查体一般不难。晕厥的发生与颈部活动关系密切，多在突然转颈时发生，常有颈椎病之表现，同时伴有自主神经系统功能紊乱的症状。

颈性晕厥的诊断有以下特点。

①有颈椎病或头、颈部外伤史，晕厥症状与颈椎病症状同时发生，或继发于颈椎病之后，也有少部分患者先出现晕厥。

②晕厥症状的轻重与颈椎病的病情变化有直接关系。

③内科系统检查排除其他疾病。

④按颈椎病钩活术或手法治疗后，随着颈椎病症状的缓解，晕厥也明显缓解或消失。

（2）舌脉：实证：舌红、苔黄，脉弦数或洪数；虚证：舌淡、苔白，脉细弱。

（3）体征：颈部僵硬、肌紧张、活动受限，部分棘突压痛，或椎旁压痛可向远隔部位放射，臂丛神经牵拉试验。

（4）影像学检查：X线平片可显示生理曲度消失、反张或成角反张，椎体后缘有骨赘形成，钩椎增生明显等。CT及MRI检查符合颈椎病的表现。

（5）排除其他病：综合判断排除其他原因引起的晕厥症状。

符合以上5条并排除其他疾病即可确诊为颈性晕厥。

包括现代医学的颈椎病引起的晕厥。

诊断要点：在影像学检查结果的支持下，有颈椎病的症状，有晕厥症状，晕厥症状为主，但是随颈椎病症状的加重晕厥症状也同时加重。

4. 鉴别诊断

（1）血管运动失调性晕厥：多由各种刺激引起，常见刺激因素如听到悲痛消息、恐惧、晕针、眼花、面色苍白、出汗等，若立即躺下此类症状一般可缓解或消失。否则症状继续发展，出现头晕、眼前发黑、突然意识丧失而摔倒，与颈部活动无关。

（2）排尿性晕厥：大多在睡眠起床排尿过程中或排尿结束后发生短暂意识丧失，发作前无明显先兆。意识丧失很快恢复，无发作及后遗症状。排尿时采取蹲位，可避免发生。

（3）脑局部供血不足：由动脉硬化引起的椎-基底动脉供血不足，常发生短暂性意识障碍，大部分患者伴有局部神经系统体征，如一过性肢体运动无力、感觉障碍、共济失调及颅神经麻痹、眼球震颤等。

（4）低血糖性晕厥：多发生于注射过量胰岛素后、胃大部切除术后、垂体功能不足、肾上腺皮质功能减退等所致的自发性低血糖等。往往在饭前发作，常有无力、心悸、出汗、头晕、恶心等症状。病情严重者可发生意识模糊、晕厥及抽搐。血糖过低所致的晕厥不是突然发生，也不能迅速恢复，但注射葡萄糖后立即恢复。

（5）中风：多以老年人多见，常有素体肝阳亢盛。其中脏腑者，突然昏仆，并伴有口眼歪斜、偏瘫等症，神昏时间较长，苏醒后多遗留偏瘫、口眼歪斜及失语等后遗症。

（6）癫痫：癫痫常有先天因素，以青少年为多见，发病时突然昏仆，不省人事，但发作时间短，发作前伴有嚎叫、抽搐、口吐涎沫、两目上视、小便失禁等。常反复发作，每次症状均类似。苏醒后与常人无异。

5. 分型辨证

（1）虚证：眩晕昏厥，面色苍白，气低息微，口开手撒或汗出肢冷，醒后无后遗症。

（2）实证：突然昏仆，面红气粗，声高息促，口噤握拳。醒后无后遗症。

6. 钩活术分型治疗

（1）选穴：

主穴：根据影像学检查选择相应穴位组合（见基本公式）。

　　　穴位组合（$C_2$穴+$C_3$穴较多）是根据影像和临床症状而定的，与证型无关。

配穴：实证：水沟（微内板1.2）　太冲（微内板2.5）　合谷（微内板2.5）
　　　　　　曲池（微内板2.5）　风府（微内板1.2）　风池（微内板1.2）
　　　虚证：水沟（微内刃1.2）　太冲（微内刃2.5）　合谷（微内刃2.5）
　　　　　　曲池（微内刃2.5）　风府（微内刃1.2）　风池（微内刃1.2）

以上配穴根据具体情况，取双侧穴或单侧穴，单侧取患侧穴位点。

方义提要：局部取穴和循经取穴。局部取穴，以颈部新夹脊穴为所取穴位点。循经取穴主要根据疾病所在的经络循行部位选穴，旨在开窍醒脑，调理气机。并针对晕厥的性质进行补泻，实证取水沟、太冲、合谷、曲池、风府、风池用微内板泻法，虚证取水沟、太冲、合谷、曲池、风府、风池用微内刃补法。

（2）分型选钩：

实证：突然晕倒，不省人事，数秒钟恢复，精神好，选巨类内板颈胸型钩鍉针；突然意识丧失，刹那间恢复，没有晕倒，选中类内板2.5钩鍉针；突然意识恍惚，即可消失，选微类内板2.5钩鍉针。

虚证：精神极差、少气无力、年老体弱，或久病刚愈，突然晕倒，不省人事，数秒钟恢复，选巨类内刃肛门型钩鍉针，此类情况较少；精神差、年老体弱，或久病刚愈，突然晕倒，数秒钟恢复，选中类内刃2.5钩鍉针；精神稍差、或久病刚愈、突然精神恍惚，即可恢复，选微类内刃2.5钩鍉针。

（3）分型钩法：

实证：大部分利用单软钩法。体质好、突然晕倒，不省人事，数秒钟恢复，颈椎根据年龄相对重度退变，选重单软；体质好、突然晕倒，不省人事，数秒钟恢复，颈椎根据年龄相对中度退变，选中单软；体质好、突然晕倒，不省人事，数秒钟恢复，颈椎根据年龄相对轻度退变，选轻单软；兼有颈椎管狭窄症状者选双软。

虚证：大部分需要轻单软钩法，同时根据体质和病程的长短调整钩进的速度，充分体现"进补"，并以速度和程度相结合体现轻补、中补、重补。主要在针具型号方面体现补法，虚证明显兼有颈椎管狭窄症状者也可考虑选双软。

（4）钩治步骤：

常规九步钩活法，无菌操作，动作灵巧。

（参考附录11 钩活术的操作步骤）

注：晕厥的治疗都是在晕厥后才能得到治疗，辨证的依据是根据病人晕厥后的有关征象和体征综合辨证进行钩活术治疗。

7. 病案举例

（1）[反复晕厥　头痛恶心]

孔某某，男，55岁，石家庄市人，公司职员。

初诊：2013年5月1日。

主诉：反复晕厥2次。

现病史：患者颈椎病、高血压病史3年。1个月前因转头拿水杯突然头晕摔倒，意识丧失约2分钟，醒后头痛，头晕脑胀。5天后因转头叫人又出现头晕跌倒，意识丧失约3分钟，经检查头颅及神经系统无异常，情绪烦躁、易怒，于2013年5月1日来本院求治。

既往史：颈椎病、高血压史3年。

分析：患者男性，55岁，公司职员，情绪烦躁、易怒。1个月前因转头拿水杯突然头晕摔倒，意识丧失约2分钟，醒后头痛，头晕脑胀，经检查头颅及神经系统无异常。此晕厥符合中医实证型厥证的发病过程。

检查：颈部僵硬，活动受限，$C_5$棘突右偏，棘上、椎旁压痛，颈部右转时头晕再现、欲倾倒，椎动脉扭曲试验（+），风府穴按压试验（+）。心、肺、腹未见异常，血压150/90mmHg。舌淡、苔薄白、脉弦。

辅助检查：血常规、尿常规、心电图、血糖检查无异常。

影像学检查：X线（2-153）（2-154）（2-155）（2-156）。

X线表现：颈椎序列欠整齐，生理曲度S型，$C_5$棘突右偏，$C_{4-5}$椎体前缘增生，双侧$C_{4~5}$、$C_{5~6}$椎间孔略变小，项后软组织可见条索状异常密度影。

印象：颈椎病

诊断：实证型厥证（中医）

　　　颈性眩晕（西医）

治则：通利关节，疏通经脉。

治法：钩活术疗法。

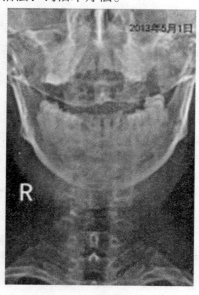

图2-153　X线正位片

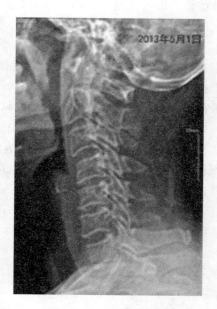

图2-154　X线侧位片

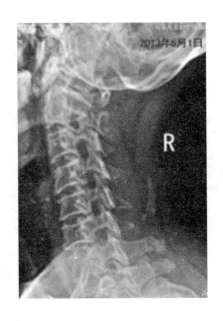
图 2-155　X 线右斜位片

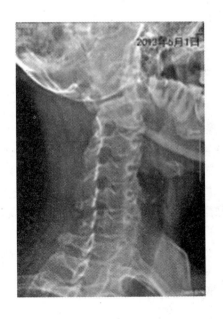
图 2-156　X 线左斜位片

　　选穴：主穴：$C_3$ 穴 + $C_4$ 穴（巨类颈胸型钩鍉针）
　　　　　配穴：风府（微内板 1.2）平补平泻
　　　　　　　　双合谷（微内板 2.5）平补平泻
常规钩活：利用中度单软钩活法，常规九步钩活逐一完成。保健枕保健。
10 分钟钩活术，患者头部右转时头晕减轻。
二诊：2013 年 5 月 11 日，患者自述转头时头晕减轻，愿做第二次钩活术治疗。
　　选穴：主穴：$C_3'$ 穴 + $C_4'$ 穴（巨类颈胸型钩鍉针）
　　　　　配穴：双风池（微内板 1.2）平补平泻
　　　　　　　　双太冲（微内板 2.5）平补平泻
常规钩活：利用轻度单软钩活法，常规九步钩活逐一完成。
10 分钟钩活术，患者自述症状同前，无不适。
三诊：2013 年 5 月 21 日，患者自述头部转动头晕明显减轻。愿做第三次钩活术治疗。
　　选穴：主穴：$C_2$ 穴 + $C_4$ 穴（中类内板 2.5 型钩鍉针）
　　　　　配穴：曲池（微内板 2.5）以泻法为主
常规钩活：利用轻度单软钩活法，常规九步钩活逐一完成。
10 分钟钩活术，患者自述症状同前，无不适，15 天后复诊。
四诊：2013 年 6 月 6 日，患者自述转头时头晕消失，查：椎动脉扭曲试验（-），风府穴按压试验（-）。嘱其每日做颈保健操，不适随诊。
随访：2014 年 6 月 7 日电话随访，上述症状无反复。
【按语】此病例系颈部劳伤、经络受阻、功能障碍，导致头目眩晕，甚至晕厥。采用新夹脊 $C_3$ 穴 + $C_4$ 穴（巨类颈胸型钩鍉针），辅配风府（微内板 1.2）、双风池（微内板1.2)、双合谷（微内板2.5）、双太冲（微内板2.5）平补平泻（因属虚实夹杂证），常规两次钩活，头晕目眩、头目不清、高血压都有明显好转，病祛大半。第三次采用$C_2$穴+$C_4$穴（中类内板2.5型钩鍉针）轻度单软钩法，辅配曲池（微内板2.5）以泻法为主，故三次治愈。

（2）[晕厥 头痛恶心]

李某某，男，41岁，石家庄藁城人，教师。

初诊：2012年1月19日。

主诉：晕厥、头痛。

现病史：患者颈椎病病史6年，1天前因起床时突然头晕摔倒，意识丧失约2分钟，醒后头痛、恶心、欲呕，经检查头颅及神经系统无异常。少寐健忘，心烦口干，腰膝酸软，于2012年1月19日来本院求治。

既往史：颈椎病病史6年。

分析：患者男性，41岁，教师，慢性发病，突然头晕摔倒，意识丧失约2分钟，醒后头痛，恶心欲呕。经检查头颅及神经系统无异常。少寐健忘，心烦口干，腰膝酸软，此晕厥符合中医虚证型厥证的发病过程。

检查：颈部僵硬，$C_{4,5}$棘突右偏，椎旁压痛，抬头时头晕再现、欲倾倒，椎动脉扭曲试验（+），风府穴按压试验（+）。心、肺、腹未见异常，血压120/80mmHg。舌红、苔薄，脉弦细。

辅助检查：血常规、尿常规、心电图、血糖检查无异常。

影像学检查：X线（2-157）（2-158）（2-159）（2-160）。

X线表现：颈椎序列尚整齐，生理曲度变直，$C_{4\sim5}$棘突右偏，$C_5$椎小关节可见双边双突征。项后软组织未见异常密度影。

印象：颈椎病

诊断：虚证型厥证（中医）

颈性眩晕（西医）

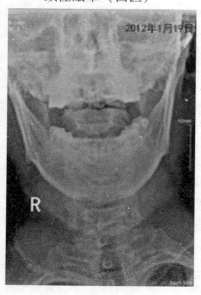

图2-157 X线正位片

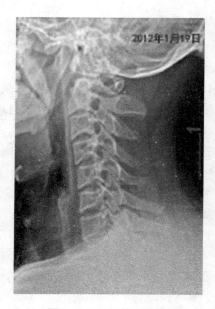

图2-158 X线侧位片

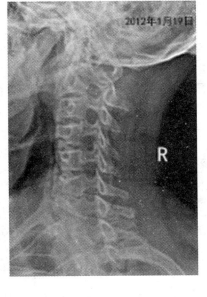

图 2-159　X 线右斜位片

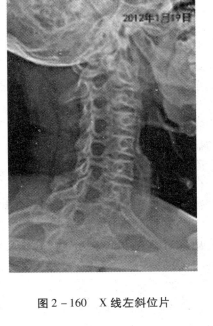

图 2-160　X 线左斜位片

治则：通利关节，疏通经脉。
治法：钩活术疗法。
选穴：主穴：$C_3$ 穴 + $C_4$ 穴（巨类颈胸型钩鍉针）
　　　配穴：风府（微内刃1.2）以补法为主
　　　　　　双风池（微内刃1.2）以补法为主
常规钩活：利用中度单软钩活法，常规九步钩活逐一完成。保健枕保健。
10分钟钩活术，患者抬头时头晕减轻。嘱其10日后复诊。

二诊：2012年1月29日，患者自述抬头时头晕、恶心欲呕减轻，愿做第二次钩活术治疗。
选穴：主穴：$C_3'$ 穴 + $C_4'$ 穴（巨类颈胸型钩鍉针）
　　　配穴：双曲池（微内刃2.5）以补法为主
　　　　　　双合谷（微内刃2.5）以补法为主
常规钩活：利用轻度单软钩活法，常规九步钩活逐一完成。
10分钟钩活术，患者自述症状同前，无不适。嘱其15日后复诊。

三诊：2012年2月15日，患者自述头晕、恶心、欲呕基本消失。无晕厥发作。嘱其15日后复诊。

四诊：2012年3月2日，患者自述头晕、恶心消失，无晕厥发作。查：椎动脉扭曲试验（-），风府穴按压试验（-）。嘱其每日做颈保健操，不适随诊。

随访：2013年3月2日电话随访，上述症状无反复。

【按语】此病例系气血两虚、经脉失养而不通、脑不得血，导致头晕目眩、晕厥。采用新夹脊 $C_3$ 穴 + $C_4$ 穴（巨类颈胸型钩鍉针）用中度、轻度单软补法，因虚中有实，则用巨钩补法，补气补血，辅配风府（微内刃1.2）、双风池（微内刃1.2）以补法为主（因属虚实夹杂证），直达病位，调理气血。两次钩活后，症状明显好转，自感精神好。第二次辅配双曲池（微内刃2.5）、双合谷（微内刃2.5）以补法为主，故两次治愈。

8. 其他治疗

药物内服法、中药外用法、推拿、针灸、手术疗法。

手法治疗：①避免突然转头，尤其是引起晕厥方向的转头，一旦发生晕厥，需将颈部放正，解除压迫，保证脑部供血。②手法纠正偏歪棘突，解除错位关节对椎动脉及交感神经之压迫，保证脑动脉供血需求。注意手法要稳、准、巧、轻。勿暴力手法以防病情加重。

附方：

（1）实证：

羚角钩藤汤（《通俗伤寒论》）化裁：

羚羊角5g，桑叶6g，川贝12g，生地15g，钩藤9g，菊花9g，茯神木9g，白芍9g，竹茹9g，甘草6g，天麻6g。

（2）虚证：

当归四逆汤（《伤寒论》）化裁：

甘草6g，细辛3g，大枣10g，通草15g，人参10g，桂枝10g，白芍10g，当归12g。

## 二十三、睡眠障碍

定义：由颈椎病引起的睡眠过多与失眠，在临床上经常见到，其中以失眠者多见，偶见睡眠过多。睡眠是一个复杂的生理现象。正常人每隔24小时有一醒一睡周期，每个部分又可分为不同程度的意识水平阶段——觉醒中的兴奋、警惕和松弛状态，以及有关睡眠的嗜睡、浅睡和深睡状态。中医称失眠为"不得眠"或"不寐"。本章节讨论的睡眠障碍是由于脊柱（颈椎）的退变和外伤而形成的颈性睡眠障碍。

1. 中医病因病机

人之寤寐，由心神控制，而营卫阴阳的正常运作是保证心神调节寤寐的基础。每因饮食不节、情志失常、劳倦、思虑过度及病后、年迈体虚等因素，导致心神不安，神不守舍，不能由动转静而致不寐病证。

不寐的病因病机：①饮食不节：暴饮暴食，宿食停滞，脾胃受损，酿湿生痰，壅遏于中，痰热上扰，胃气失和，而不得安寐。《素问·逆调论》指出："胃不和则卧不安。"②情志失常：情志过极均可导致脏腑功能的失调，而发生不寐病证，或五志过极，心火内炽，扰动心神而不寐；或喜笑无度，心神激动，神魂不安而不寐。③劳逸失调：劳倦太过则伤脾，过逸少动以致脾虚气弱，运化不健，气血生化乏源，不能上奉于心，以致心神失养而失眠。《景岳全书·不寐》云："劳倦、思虑太过者，必致血液耗亡，神魂无主，所以不眠。"④病后体虚：久病血虚，年迈血少，引起心血不足，心失所养，心神不安则不寐。亦可因年迈体虚，阴阳亏虚而致不寐。若素体阴虚，兼因房劳过度，肾阴耗伤，阴衰于下，不能上奉于心，水火不济，心火独亢，心肾失交而神志不宁。

多寐的病因病机：①多由湿、浊、痰、瘀困滞阳气，心阳不振，或阳虚气弱，心神失荣，病变过程中各种病理机制相互影响，如脾气虚弱，运化失司，水湿停聚而成痰浊，痰浊、瘀血内阻，又可进一步耗伤气血，损伤阳气，以致心阳不足，脾气虚弱，虚实夹杂。

2. 西医病因病理

关于睡眠产生的机制，目前学说较多，有脑贫血学说、神经元学说、中枢学说、脑干网状结构学说及体液、神经介质学说。但是各种学说都不能解释睡眠的全部过程。

（1）颈部外伤、劳损或退行性改变，刺激或压迫椎动脉及颈交感神经丛，使脑部供血不足，而产生睡眠障碍。

（2）脑干网状结构接受各种感觉输入纤维的侧支，和来自大脑皮层的下行纤维。它通过上行网状激活系统广泛地投射到大脑皮层，一直传递到丘脑非特异核，与弥散性丘脑投射系统发生联系。其下行纤维抑制脊髓反射活动，刺激网状结构导致觉醒，而阻断其上行通路产生睡眠。因此，睡和醒的状态决定于上行网状激活系统活动的程度。各种原因的颈椎病因交感神经的反射性活动及椎动脉的供血不足，均可引起网状结构系统发生变化而产生临床症状。

3. 诊断

（1）症状：

①睡眠过多：患者处于嗜睡状态，虽然外界的刺激可以使其觉醒，但和正常睡眠不同，刺激过后很快又进入睡眠。睡醒后仍有疲乏不快，头脑昏沉感。

②失眠：可表现为入睡困难，睡中时常觉醒或晨醒过早等。

③其他除上述症状外，还可表现为多梦、多汗、易怒、烦躁、头痛、记忆力减退、视物模糊、食欲减退等自主神经系统功能紊乱的症状。

④颈部疼痛，肢体麻木、无力，甚至瘫痪，以及深浅感觉障碍。这些患者往往因查不出内脏及脑部器质性病变误诊为"神经官能症"，而延误治疗，使病程拖得很长。

颈性睡眠障碍的诊断有以下特点。

①有颈椎病或头、颈部外伤史，睡眠障碍症状与颈椎病症状同时发生，或继发于颈椎病之后，也有少部分患者先出现睡眠障碍。

②睡眠障碍症状的轻重与颈椎病的病情变化有直接关系。

③内科系统检查排除其他疾病。

④按颈椎病钩活术或手法治疗后，随着颈椎病症状的缓解，睡眠障碍也明显缓解或消失。

（2）舌脉：舌淡、苔薄白或白腻，脉细弱或濡。

（3）体征：颈部僵硬、肌紧张、活动受限，部分棘突压痛，或椎旁压痛可向远隔部位放射。臂丛神经牵拉试验、抬头试验、低头试验、歪头试验、头顶捶击试验多为阳性。

（4）影像学检查：X线平片显示生理曲度消失、反张；若为椎体侧后方骨刺所致者，则X线平片显示椎体后缘有骨赘形成；若为钩椎关节骨刺所致者，则X线片在正位上显示钩椎增生明显，斜位片除骨质增生外，椎间孔矢径与上下径均减小，其部位与临床表现相一致。CT及MRI检查符合颈椎病的诊断。

（5）排除其他病：综合判断排除其他原因引起的睡眠障碍的症状。

符合以上5条并排除其他疾病即可确诊为颈性睡眠障碍。

包括现代医学的颈椎病引起的睡眠障碍。

诊断要点：在影像学检查结果的支持下，有颈椎病的症状，有睡眠障碍的症状，睡眠障碍的症状为主，但是随颈椎病症状的加重睡眠障碍的症状也同时加重。

4. 鉴别诊断

(1) 精神疾患：大多数精神障碍患者有失眠症状，特别是焦虑症及抑郁症患者几乎均有失眠，其临床表现（包括病史、体健、各种检查结果）足以诊断。

(2) 其他睡眠障碍：如夜惊、梦魇患者也可有失眠，若有典型的夜惊和梦魇症状则不考虑失眠症。

(3) 一过性失眠障碍：在日常生活中常见如饮酒、咖啡或某些药物，也可引起失眠，不需治疗，停止应用则症状自然缓解，身体可做自然调节。

(4) 肿瘤疼痛：有上述症状，并且出现痿证现象，或消耗性全身症状，通过影像学检查可以明确诊断。

5. 分型辨证

(1) 虚证：不易入睡，多梦易醒，心悸健忘，头晕目眩，四肢倦怠，面色少华。

(2) 实证：心烦不寐或多睡过多，胸脘痞闷，头重如裹，泛恶嗳气，口苦目眩。

6. 钩活术分型治疗

(1) 选穴：

主穴：根据影像学检查选择相应穴位组合（见基本公式）。

穴位组合（$C_2$穴+$C_3$穴较多）是根据影像和临床症状而定的，与证型无关。

配穴：实证：风府（微内板1.2）　风池（微内板1.2）　神庭（微内板2.5）
　　　　　　头维（微内板2.5）　百会（微内板1.2）　激发点（微内板2.5）
　　　虚证：风府（微内刃1.2）　风池（微内刃1.2）　神庭（微内刃2.5）
　　　　　　头维（微内刃2.5）　百会（微内刃1.2）　激发点（微内刃2.5）

以上配穴根据具体情况，取双侧穴或单侧穴，单侧取患侧穴位点。

方义提要：局部取穴和循经取穴。局部取穴，以颈部新夹脊穴为所取穴位点。循经取穴主要根据疾病所在的经络循行部位选穴，旨在理气安神，补气养血。并针对睡眠障碍的性质进行补泻。实证取风府、风池、神庭、头维、百会、激发点用微内板泻法，虚证取风府、风池、神庭、头维、百会、激发点用微内刃补法。

(2) 分型选钩：

实证：睡眠障碍，影响正常工作和生活，选巨类内板颈胸型钩鍉针；睡眠障碍，基本不影响正常工作和生活，选中类内板2.5钩鍉针；睡眠障碍，不影响正常工作和生活，选微类内板2.5钩鍉针。

虚证：精神极差、少气无力、年老体弱，或久病刚愈、睡眠障碍，影响正常工作和生活，选巨类内刃肛门型钩鍉针，此类情况较少；精神差、年老体弱，或久病刚愈、睡眠障碍，基本不影响正常生活，选中类内刃2.5钩鍉针；精神稍差，或久病刚愈、睡眠障碍，不影响正生活，选微类内刃2.5钩鍉针。

(3) 分型钩法：

实证：大部分利用单软钩法，睡眠障碍，影响或不影响正常工作和生活，体质好，颈椎根据年龄相对重度退变，选重单软；睡眠障碍，影响或不影响正常工作和生活，体质好，颈椎根据年龄相对中度退变，选中单软；睡眠障碍，影响或不影响正常工作和生活，体质好，颈椎根据年龄相对轻度退变，选轻单软。兼有颈椎管狭窄症状者选双软。

虚证：大部分需要轻单软钩法，同时根据体质和病程的长短调整钩进的速度，充分体现"进补"，并以速度和程度相结合体现轻补、中补、重补。主要在针具型号方面体现补法，虚证明显兼有颈椎管狭窄症状者也可考虑选双软。

（4）钩治步骤：

常规九步钩活法，无菌操作，动作灵巧。

（参考附录11钩活术的操作步骤）

7. 病案举例

（1）[顽固性失眠　头目不清]

白某某，女，49岁，石家庄市人，推销员。

初诊：2013年5月4日。

主诉：失眠、头目不清2年。

现病史：患者3年前颈部僵硬疼痛，偶有左上肢麻木，经口服"颈复康"后明显好转，近两年出现失眠、多梦、易醒、头晕目眩、神疲乏力。于2013年5月4日来本院求治。

既往史：颈椎病史3年。

分析：患者女性，49岁，推销员职业，头颈外伤后发病，长期风寒环境工作和劳累，经络阻塞，气机不得宣通，引起肌肉痉挛或屈伸无力，导致关节活动不利，肢体功能障碍，此症状与天气变化有关，遇冷加重，遇热减轻，晨僵明显，此睡眠障碍符合中医虚证型不寐的发病过程。

检查：颈部僵硬，$C_5$棘突右偏，椎旁压痛，风府穴按压试验（＋），上肢腱反射正常，双手握力可。心、肺、腹未见异常，血压120/70mmHg。舌红、苔薄，脉细弱。

辅助检查：血常规、尿常规、心电图、血糖检查无异常。

影像学检查：X线（2-161）（2-162）（2-163）（2-164）。

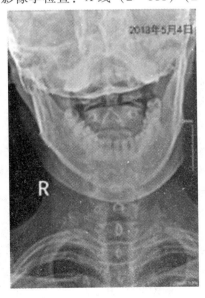

图2-161　X线正位片

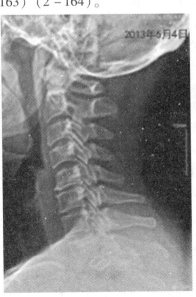

图2-162　X线侧位片

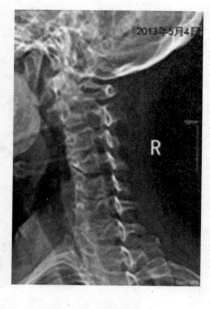
图2-163 X线右斜位片

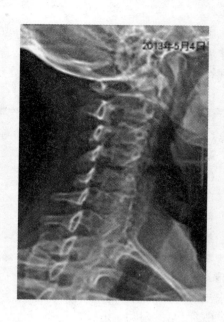
图2-164 X线左斜位片

X线表现：颈椎序列尚整齐，生理曲度变直，$C_5$棘突右偏，$C_{5\sim6}$椎间隙变窄，$C_{5\sim6}$椎体前后缘增生，右侧$C_{5\sim6}$椎间孔变小，项后软组织未见异常密度影。

印象：颈椎病

诊断：虚证型不寐（中医）

　　　颈性眩晕（西医）

治则：通利关节，疏通筋脉。

治法：钩活术疗法。

选穴：主穴：$C_3$穴+$C_4$穴（巨类颈胸型钩鍉针）

　　　配穴：风府（微内刃1.2）以补法为主

　　　　　　双风池（微内刃1.2）以补法为主

常规钩活：利用中度单软钩活法，常规九步钩活逐一完成。保健枕保健。

10分钟钩活术，患者无任何不适，10日后复诊。

二诊：2013年5月14日，患者自述入睡困难好转，易醒、多梦减少，愿做第二次钩活术治疗。

选穴：主穴：$C_3'$穴+$C_4'$穴（巨类颈胸型钩鍉针）

　　　配穴：神庭（微内刃2.5）以补法为主

　　　　　　双头维（微内刃2.5）以补法为主

常规钩活：利用轻度单软钩活法，常规九步钩活逐一完成。

10分钟钩活术，患者自述无不适，10日后复诊。

三诊：2013年5月24日，患者自述睡眠明显好转。记忆力明显好转，愿做第三次钩活术治疗。

选穴：主穴：$C_2$穴+$C_4$穴（中类内刃2.5型钩鍉针）

　　　配穴：百会（微内刃1.2）以补法为主

常规钩活：利用轻度单软钩活法，常规九步钩活逐一完成。

10分钟钩活术，患者自述无不适，15天后复诊。

四诊：2013年6月9日，患者自述睡眠好，头目清，情绪佳。嘱其每日做颈保健操，不适随诊。

随访：2014年6月9日电话随访，上述症状无反复。

【按语】虚证：此病例系气血两虚、经脉失养而不通、心神不交，导致失眠多梦、头晕目眩。采用新夹脊 $C_3$ 穴 + $C_4$ 穴（巨类颈胸型钩锃针）用中度、轻度单软补法，因虚有瘀，则用巨钩补法，补气补血，辅配风府（微内刃1.2）、双风池（微内刃1.2）、神庭（微内刃2.5）、双头维（微内刃1.2），以补法为主，直达病位，调理气血，两次钩活后，睡眠明显，自感精神好，第三次采用新夹脊用 $C_2$ 穴 + $C_3$ 穴（中类内刃2.5型钩锃针），轻度单软钩法，辅配百会（微内刃1.2）以补法为主，主穴和配穴全部补虚，故三次治愈。

(2)［失眠　记忆力减退］

侯某某，女，53岁，石家庄市人，无业。

初诊：2010年10月24日。

主诉：失眠3年、记忆力减退1年。

现病史：患者颈椎病史5年，嗜酒，3年前无明显原因出现失眠、记忆力减退、心烦气躁、头晕耳鸣、头沉头重、口舌生疮，每晚需口服"安定"片，或饮酒入睡，于2010年10月24日来本院就诊。

既往史：颈椎病史5年。

分析：患者女性，53岁，无职业，慢性发病，颈椎病史5年，阳盛体质，嗜酒，失眠、记忆力减退、心烦气躁、头晕耳鸣、头沉头重、口舌生疮、舌红、苔少、脉细数，此失眠符合中医实证型不寐的发病过程。

检查：两颧潮红，颈部僵硬，$C_{4,5}$ 棘突左偏，椎旁压痛，风府穴按压试验（+），上肢腱反射正常，双手握力可。心、肺、腹未见异常，血压120/90mmHg。舌红、苔少，脉细数。

辅助检查：血常规、尿常规、心电图、血糖检查无异常。

影像学检查：X线（2-165）（2-166）（2-167）（2-168）。

X线表现：颈椎序列尚整齐，生理曲度尚可，$C_{4\sim5}$ 棘突左偏，$C_{5\sim6}$、$C_{6\sim7}$ 椎间隙前可见点状前纵韧带骨化影，$C_{5\sim6}$ 椎体前缘增生，双侧 $C_{4\sim5}$、$C_{5\sim6}$ 椎间孔略变小，项后软组织可见点状异常密度影。

印象：颈椎病

诊断：实证型不寐（中医）

　　　颈性失眠（西医）

治则：通利关节，疏通筋脉。

治法：钩活术疗法。

选穴：主穴：$C_3$ 穴 + $C_4$ 穴（巨类颈胸型钩锃针）

　　　配穴：风府（微内板1.2）以泻法为主

　　　　　　双风池（微内板1.2）以泻法为主

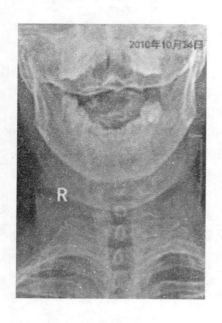

图 2-165　X 线正位片

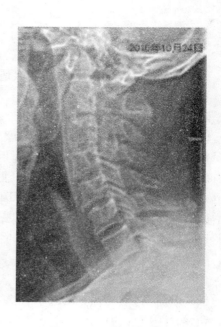

图 2-166　X 线侧位片

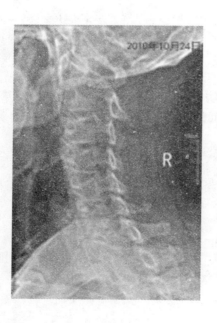

图 2-167　X 线右斜位片

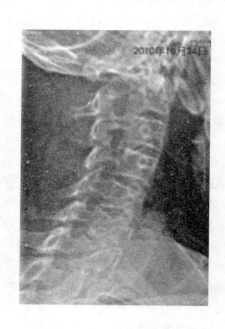

图 2-168　X 线左斜位片

常规钩活：利用中度单软钩活法，常规九步钩活逐一完成。保健枕保健。10分钟钩活术，患者无任何不适，10日后复诊。

二诊：2010年11月4日，患者自述头晕耳鸣消失，睡眠好转，愿做第二次钩活术治疗。

选穴：主穴：$C_3'$穴 + $C_4'$穴（巨类颈胸型钩锃针）

配穴：双神庭（微内板2.5）以泻法为主

双头维（微内板2.5）以泻法为主

常规钩活：利用轻度单软钩活法，常规九步钩活逐一完成。

10分钟钩活术，患者自述无不适，15日后复诊。

三诊：2010年11月19日，患者自述心悸健忘消失，睡眠明显好转。愿做第三次钩活术治疗。

选穴：主穴：$C_2$穴 + $C_5$穴（中类内板2.5型钩鍉针）

配穴：百会（微内板1.2）以泻法为主

常规钩活：利用轻度单软钩活法，常规九步钩活逐一完成。

10分钟钩活术，患者自述无不适，15天后复诊。

四诊：2010年12月4日，患者自述睡眠好，头目清，情绪佳。二便调，嘱其每日做颈保健操，不适随诊。

随访：2011年12月4日电话随访，上述症状无反复。

【按语】此病例肝郁气滞、肝阳上亢、心肾不交，导致失眠不寐、口舌生疮。采用新夹脊$C_3$穴 + $C_4$穴（巨类颈胸型钩鍉针），辅配风府（微内板1.2）、双风池（微内板1.2）、双神庭（微内板2.5）、双头维（微内板2.5）以泻法为主，常规两次钩活，症状明显好转，病祛大半。第三次采用$C_2$穴 + $C_5$穴（中类内板2.5型钩鍉针）轻度单软钩法，辅配百会（微内板1.2）以泻法为主，故三次治愈。

8. 其他治疗

药物内服法、推拿、针灸、小针刀疗法、牵引疗法、电疗、封闭、手术疗法。

手法治疗：睡眠属于保护性抑制，一方面避免神经细胞因过度消耗而功能衰竭，另一方面使疲劳的神经细胞恢复正常的生理功能。睡眠时，合成代谢大于分解代谢，有利于精神和体力的恢复及能量的储备。睡眠和休息虽然丧失了时间，却取得了第二天工作的精力。因而，适当的睡眠，良好的休息，是获得高度劳动生产率的保证，也是维护体力和健康的基础。因此，对睡眠障碍的治疗就尤为重要。首先要针对病因行手法复位偏歪之棘突，解除压迫，恢复脊柱的内外平衡及神经、血管的生理功能，保证充足的睡眠及正常的觉醒状态。配穴治疗，在头颈部取印堂、神庭、睛明、攒竹、太阳、风池、肩井等穴。用一指禅推法、揉法、按法和拿法治疗。

附方：

（1）实证：

黄连温胆汤(《六因条辨》)化裁：

黄连10g，枳实10g，半夏15g，陈皮10g，竹茹10g，茯苓10g，龙骨30g，牡蛎30g，珍珠母20g，炙甘草6g，磁石3g。

（2）虚证：

归脾丸(《景岳全书》)化裁：

远志10g，龙眼肉10g，酸枣仁30g，甘草6g，茯苓10g，木香3g，人参10g，黄芪15g，白术10g，当归10g，熟地20g，柏子仁10g，合欢花12g，夜交藤15g。

## 二十四、精神分裂症

定义：精神分裂症是最常见的一种精神病，一般占精神病住院患者的60%~70%，是医学上的重要课题之一。本章节讨论的是由于脊柱（颈椎）的退变和外伤而形成的精神分裂症。

精神分裂症的概念是建立在临床表现的基础上的。临床表现则为多种形式的精神活动失调，但一般均以思维、情感、行为及与环境相互之间的不协调（即所谓"分裂"现象）为主要特点。多数起病于青壮年，男女发病率无明显差异。

中医学称为"语言错乱"，也称"语言颠倒"，《丹溪心法》简称"错语"，是指神志恍惚，语言前后颠倒错乱，或言后又知讲错，不能自主的一种症状。

1. 中医病因病机

实证病因：①七情内伤：多因恼怒郁愤不解，肝失疏泄，胆气不平，心胆失调，心神扰乱而发病；或肝郁不解，气郁痰结，阻塞心窍而发病；或暴怒不止，引动肝胆木火，郁火上升，冲心犯脑，神明无主而发病；或肝气郁悖，气失畅达，血行凝滞，致气滞血瘀，或痰瘀互结，气血不能上荣脑髓，神机失用而发病。②饮食失节：嗜食肥甘厚味，脾胃运化失司，聚湿成痰，痰浊内盛，郁而化火，上扰心神；或痰与气结，蒙蔽神明；或与瘀血相伍，痹阻心窍，均至神智失常而发病。

虚证病因：①先天不足：胎儿在母腹中因禀赋异常，脏气不平，生后一有所触，遭遇情志刺激，则气机逆乱，阴阳失调，神机失常而发病。

病机：内热炽盛、性格缺陷、机体功能下降、精神刺激、遗传因素等。

中医学认为是由情志抑郁而致心气不足，肝气不和。中医称本病为癫狂。本症也可由于情志郁结，久而化火，消烁阴液引起。

2. 西医病因病理

20世纪以来科学家在脑的病理形态学及病理生理、生化、遗传等方面进行了许多研究，但迄今为止发生本病的机制尚未搞清。患者的中枢神经系统一般均无明显的病理形态学变化。临床研究发现患者家族中患同类病的比例较高，有人认为本病可能有一定的遗传倾向。在病理生理、生化等方面的研究，也没有获得肯定的结论。

发生本病的外部条件可有躯体的和精神的两类因素，本病可在感染、中毒、外伤、分娩以后或在各种精神因素作用下发生。可是这些精神的或躯体的因素通过什么途径、又怎样引起大脑功能失调，还需要深入研究。关于脊柱病源性精神障碍的原因尚不明确，可能是脊柱的慢性损伤，通过神经系统对大脑皮质的长期不良刺激所产生的病理心理反应，使大脑功能紊乱，乃至中枢神经系统的生化和内分泌系统的失调，或其受体的改变，而导致意识、思维、情感、行为等精神异常改变。

3. 诊断

（1）症状：

①知觉障碍：表现为幻觉（没有客观刺激情况下出现的虚幻感知）、错觉（客观刺激不正确、歪曲的感知）等。

②思维障碍：表现为联想散漫（思维过程缺乏连贯性、逻辑性）、妄想（缺乏相应的客观依据的病态信念）等。

③情感障碍：表现为情感反应病态的高涨、低落或反常。

④智能障碍：表现为记忆、判断及计算等方面的减退。

⑤意识障碍：表现为对周围事物（人、物、地点、时间）的认识能力障碍，以及对客观刺激不能做出适当的反应。

⑥运动障碍：表现为动作的减少、增多、怪异性动作或姿势。

⑦行为障碍：由于上述病态精神活动的结果表现为各种形式的行为紊乱。

⑧损伤性脊柱病史：如有颈椎病、颈椎失稳、寰枢关节半脱位等。

颈性精神分裂症的诊断有以下特点。

①有颈椎病或头部外伤史，精神分裂的症状与颈椎病症状同时发生，或继发于颈椎病之后。

②精神分裂症的症状轻重与颈椎病的轻重有直接关系。

③神经内科系统检查，排除其他疾病。

④颈部钩活术或手法治疗后，精神分裂症有所缓解。

注：精神病患者发病期还有一个普遍的特点，就是对自己的病态缺乏认识，不承认自己有精神病，因而不会主动就医甚至拒绝就医，这种情况称为缺乏自知力。言语和行为是精神活动的主要表达方式，所以对精神患者的检查方法就是了解他的谈话内容和观察他的行为表现。为了能使患者的精神症状得到充分暴露，必须注意接触患者的态度和方式方法，并应争取在不同的时间、地点和条件下进行反复观察，并结合其当时处境和以往一贯表现，以获得对其病情的较全面、较正确的认识。这就是对精神患者进行检查（精神检查）的原则。精神分裂症在临床上主要表现为精神活动的障碍，在上述各种精神症状中，一般除智能障碍及意识障碍较不明显外，其他均可出现，但以思维障碍最重要，也是本病最多见的症状。

（2）舌脉：舌淡、苔白腻或黄腻，脉滑数或弦数。

（3）体征：颈部僵硬、肌紧张、活动受限，部分棘间、棘上、棘旁压痛。

（4）影像学检查：颈椎 X 线平片可显示生理曲度消失、反张，椎间隙狭窄及阶梯形变，棘突偏歪。CT 及 MRI 检查符合颈椎病的表现。

（5）排除其他病：综合判断排除其他原因引起的精神分裂症的症状。

符合以上 5 条并排除其他疾病即可确诊为精神分裂症。

包括现代医学的颈椎病引起的精神分裂症。

诊断要点：在影像学检查结果的支持下，有颈椎病的症状，有精神分裂症的症状，精神分裂症的症状为主，但是随颈椎病症状的加重精神分裂症的症状也同时加重。

4. 鉴别诊断

（1）脑器质性及躯体疾病所致精神障碍：不少脑器质性病变如癫痫、颅内感染和某些躯体疾患如系统性红斑狼疮以及药物中毒，都可引起类似精神分裂症的表现，随着躯体疾病的改善其所引起的精神分裂症状会好转。

（2）脑部肿瘤：有些脑部肿瘤患者也会出现类似精神分裂症的症状，但多出现痿证现象，或消耗性全身症状，通过影像学检查可以鉴别。

5. 分型辨证

（1）实证：癫狂日久不愈，情绪躁扰不宁，多言不序，恼怒不休，妄见妄闻，头痛。

（2）虚证：神思恍惚，心悸易惊，善悲欲哭，肢体困乏，语言无序。

6. 钩活术分型治疗

（1）选穴：

主穴：根据影像学检查选择相应穴位组合（见基本公式）。

穴位组合（$C_3$穴 + $C_4$穴较多）是根据影像和临床症状而定的，与证型无关。

配穴：实证：风府（微内板1.2）　　风池（微内板1.2）　　曲池（微内板2.5）

　　　　　　四神聪（微内板2.5）　　强间（微内板2.5）　　后顶（微内板2.5）
　　　　虚证：风府（微内刃1.2）　　风池（微内刃1.2）　　曲池（微内刃2.5）
　　　　　　四神聪（微内刃2.5）　　强间（微内刃2.5）　　后顶（微内刃2.5）
　　以上配穴根据具体情况，取双侧穴或单侧穴，单侧取患侧穴位点。
　　方义提要：局部取穴和循经取穴。局部取穴，以颈部新夹脊穴为所取穴位点。循经取穴主要根据疾病所在的经络循行部位选穴，旨在豁痰开窍，健脾养心。并针对精神分裂症的性质进行补泻。实证取风府、风池、曲池、四神聪、强间、后顶用微内板泻法，虚证取风府、风池、曲池、四神聪、强间、后顶用微内刃补法。

　　（2）分型选钩：
　　实证：睡眠障碍，精神分裂，不能自控，选巨类内板颈胸型钩鍉针；精神分裂，听人劝导，能够自控，选中类内板2.5钩鍉针；精神分裂，睡眠欠佳，选微类内板2.5钩鍉针。
　　虚证：精神极差、少气无力、年老体弱，或久病刚愈、精神分裂，影响正常工作和生活，选巨类内刃肛门型钩鍉针，此类情况较少；精神差、年老体弱，或久病刚愈、精神分裂，基本不影响生活，选中类内刃2.5钩鍉针；精神稍差，或久病刚愈、精神分裂，不影响正常生活，选微类内刃2.5钩鍉针。

　　（3）分型钩法：
　　实证：大部分利用单软钩法，精神分裂，影响正常工作和生活，体质好，选重单软；精神分裂，勉强工作和生活，体质好，选中单软；精神分裂，不影响正常工作和生活，体质好，选轻单软；兼有颈椎管狭窄症状者选双软。
　　虚证：大部分需要轻单软钩法，同时根据体质和病程的长短调整钩进的速度，充分体现"进补"，并以速度和程度相结合体现轻补、中补、重补。主要在针具型号方面体现补法，虚证明显兼有颈椎管狭窄症状者也可考虑选双软。

　　（4）钩治步骤：
　　常规九步钩活法，无菌操作，动作灵巧。
　　（参考附录11钩活术的操作步骤）
　　注：对精神分裂症不能自控者，打人、毁物、弃衣而走、登高而歌、胡言乱语、烦躁不安应中西医结合，首先利用西药控制症状，然后进行钩活术治疗。

　　7. 病案举例
　　[狂躁失眠　哭笑无常]
　　商某某，男，29岁，石家庄赵县人，农民。
　　初诊：2013年7月5日。
　　主诉：幻听、幻视、多疑8个月。
　　现病史：患者8个月前无明显诱因，经常出现幻听、幻视、多疑，整天猜疑有人害他，哭笑无常，有时狂躁不眠，有时默默无语，有时骂人毁物，经住精神病院按精神分裂症治疗效果不佳，近2个月不断哭喊，颈痛，用手抓挠颈部，经人介绍于2013年7月5日来本院求治。
　　既往史：既往体健。
　　分析：患者男性，29岁，农民，慢性发病，发作时哭笑无常，有时狂躁不眠，有时默默无语，有时骂人毁物，舌红、苔薄黄，脉弦紧，此精神分裂症符合中医实证型癫狂的发病过程。

检查：颈部僵硬，$C_{4,5}$棘突左偏，棘上、椎旁压痛，四肢腱反射正常，病理反射未引出，心、肺、腹未见异常，血压130/70mmHg。舌红、苔薄黄，脉弦紧。

辅助检查：血常规、尿常规、心电图、血糖检查无异常。

影像学检查：X线（2-169）（2-170）（2-171）（2-172）。

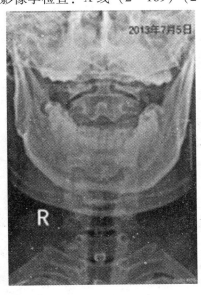

图2-169 X线正位片

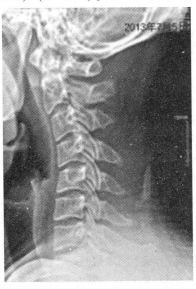

图2-170 X线侧位片

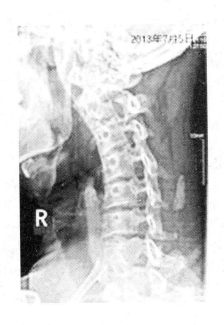

图2-171 X线右斜位片

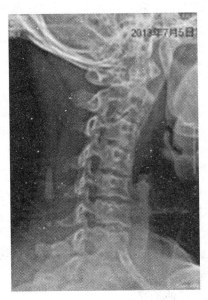

图2-172 X线左斜位片

X线表现：颈椎序列尚整齐，生理曲度反张，$C_{4\sim5}$棘突左偏，$C_{3\sim4}$、$C_{4\sim5}$椎间隙前窄后宽，$C_{3\sim4}$、$C_{4\sim5}$、$C_{5\sim6}$、$C_{6\sim7}$椎体下缘增生，双侧$C_{3\sim4}$椎间孔变小，项后软组织可见条索状异常密度影。

印象：颈椎病

诊断：实证型癫狂（中医）
颈性精神分裂症（西医）

治则：通利关节，疏通经脉。

治法：钩活术疗法。

选穴：主穴：$C_3$穴＋$C_4$穴（巨类颈胸型钩鍉针）
配穴：风府（微内板1.2）以泻法为主
双曲池（微内板2.5）以泻法为主

常规钩活：利用中度单软钩活法，常规九步钩活逐一完成。保健枕保健。

10分钟钩活术，患者无任何不适，10日后复诊。

二诊：2013年7月15日，家人叙述患者狂躁不眠、骂人毁物情况少发。愿做第二次钩活术治疗。

选穴：主穴：$C_3'$穴＋$C_4'$穴（巨类颈胸型钩鍉针）
配穴：双风池（微内板1.2）以泻法为主
四神聪（微内板2.5）以泻法为主

常规钩活：利用轻度单软钩活法，常规九步钩活逐一完成。

10分钟钩活术，患者自述无不适，10日后复诊。

三诊：2013年7月25日，家人叙述患者幻听、幻视、多疑、哭笑无常等情况少发，以能正常入睡，愿做第三次钩活术治疗。

选穴：主穴：$C_2$穴＋$C_5$穴（中类内板2.5型钩鍉针）
配穴：后顶（微内板2.5）以泻法为主
强间（微内板2.5）以泻法为主

常规钩活：利用轻度单软钩活法，常规九步钩活逐一完成。

10分钟钩活术，患者自述无不适，15天后复诊。

四诊：2013年8月10日，家长叙述患者上述异常情况明显少发，患者本人精神好转，可与人做短暂交流。嘱其每日做颈保健操。

随访：2014年8月10日电话随访，病情稳定，上述症状无反复。

【按语】此病例系痰瘀化火，导致精神错乱、打人毁物、不能自控。采用新夹脊$C_3$穴＋$C_4$穴（巨类颈胸型钩鍉针），辅配风府（微内板1.2）、双风池（微内板1.2）、四神聪（微内板2.5）、双曲池（微内板2.5）以泻法为主，常规两次钩活，狂暴行为明显好转，已能正常入睡，实祛大半。第三次采用$C_2$穴＋$C_5$穴（中类内板2.5型钩鍉针）轻度单软钩法，辅配后顶（微内板2.5）、强间（微内板2.5）以泻法为主，故三次稳定。

8. 其他治疗

药物内服法、中药外用法、推拿、针灸、电疗法。

手法治疗：目前由于本病病因不清，所采取的各种治疗措施（抗精神病药物、电针等疗法）均为对症治疗，虽然多数患者可获得较好的疗效，但不能长期巩固，易于复发，并有发展为慢性衰退的可能。

附方：

（1）实证：

癫狂梦醒汤(《医林改错》) 化裁：

桃仁12g，半夏6g，赤芍9g，木通9g，柴胡9g，香附6g，青皮15g，半夏15g，陈皮9g，桑白皮9g，大腹皮9g，苏子12g，甘草15g。

（2）虚证

归脾丸(《正体类要》) 和越鞠丸(《丹溪心法》) 化裁：

香附10g，神曲10g，苍术10g，茯苓10g，柏子仁20g，酸枣仁20g，五味子15g，人参10g，黄芪20g，栀子10g，川芎10g，远志15g，甘草10g，当归10g，龙眼肉10g。

### 二十五、排汗异常

定义：自发性、局限性及全身性多汗或少汗，为某些器质性疾病，如丘脑、内囊、纹状体或脑干等受到某种损害时可出现排汗异常，偏头痛、脑炎后遗症等亦可出现排汗异常。此外，小脑、延髓、脊髓、神经节、神经干的损伤、炎症及交感神经系统的疾病，均可引起全身或局部多汗或少汗。本节介绍因颈椎位置发生改变，牵涉或刺激一侧交感神经节所引起的多汗或少汗。中医认为，汗由津液和血液化生，而津液和血属阴，所以有"汗为阴液"的说法。《黄帝内经》指出："阳加于阴谓之汗。"认为体内阳盛，阳盛则热，热之熏蒸阴液则化汗而出。本章节讨论的排汗异常是由于脊柱（颈椎）的退变和外伤而形成的颈性排汗异常。

1. 中医病因病机

中医认为出汗是人体的正常生理现象，但汗出过多，或半身出汗多属异常，其病机主要是阴阳失调，腠理不固，以致汗液外泄异常。①病后体虚：素体薄弱，病后体虚，或久患咳喘，耗伤肺气，肺与皮毛相表里，肺气不足之人，肌表疏松，表虚不固，腠理开泄而致自汗。或因表虚卫弱，附加微受风邪，导致营卫不和，卫表失司，而致汗出。②情志不调：思虑烦劳过度，损伤心脾，血不养心，心不敛营，则汗液外泄，或因耗伤阴精，虚火内生，阴津被扰，不能自藏而汗出。亦有因忿郁恼怒，气机郁滞，肝郁化火，火热逼津外泄，而致出汗异常。

2. 西医病因病理

汗腺受交感神经支配。颈部的创伤，退行性改变，软组织的慢性劳损和无菌性炎症等的刺激，使脊柱的内外平衡遭到破坏，造成小关节错位，刺激或压迫椎旁交感神经节，使分布至全身小血管和皮肤的立毛肌与汗腺的节后纤维传导功能失常，继而出现排汗增多、减少或无汗。

3. 诊断

（1）症状：

多数病例表现为阵发性局限性多汗，亦有泛发性、全身性，或偏侧性及两侧对称性多汗。汗液分泌量不定，常在皮肤表面结成汗珠。气候炎热、剧烈运动或情感激动时加剧。其多汗的形式可分为：

①全身多汗：表现周身易出汗，外界或内在因素刺激时加剧，患者皮肤因汗液多，容易擦破，发生汗疹及毛囊炎等并发症。

②局限性多汗：好发于头、颈、腋及肢体的远端，尤以掌、跖部最易发生，通常对称地发生于两侧，有的仅发生于一侧或身体上某一小片部位。有些患者的手部及足

底经常淌流冷汗，尤其在情绪紧张时，汗珠不停地淌流；有些患者仅有过多的足汗，汗液分解放出臭味。有时起疱或脱屑，角化层增厚。腋部也容易多汗，可同时发生臭汗症。多汗患者的帽子、枕头，可经常因汗水中的油脂所污染。

③偏身多汗：表现为身体一侧多汗，除临床常遇到卒中后遗偏瘫患者有偏瘫肢体多汗外，常无明显神经体征。自主神经系统检查，可见多汗侧皮温偏低，皮肤划纹试验可呈阳性。

④耳颞征群（Auriculotemporal syndrome）：一侧脸的颞部发红，伴局限性多汗症。

⑤颈椎病症状和其他交感神经症状：如颈痛，活动受限，肢体麻木，头晕，耳鸣，心律不齐等。

颈性排汗异常的诊断有以下特点。

①有颈椎病或头部外伤史，排汗异常的症状与颈椎病症状同时发生，或继发于颈椎病之后。

②排汗异常的轻重与颈椎病的轻重有直接关系，且多与颈椎病损部位同侧。

③内科系统检查，排除其他疾病。

④颈部钩活术或手法治疗后，排汗异常有所缓解。

(2) 舌脉：舌淡、苔薄白或薄黄，脉细弱或弦。

(3) 体征：颈部僵硬、肌紧张、活动受限，部分棘突压痛，偏歪棘旁压痛，或椎旁压痛，或胸椎棘突偏歪或高隆、压痛。

(4) 影像学检查：颈椎 X 线平片可显示生理曲度消失、反张，椎间隙狭窄，颈椎棘突有偏歪，CT 及 MRI 检查符合颈椎病的表现。

(5) 排除其他病：综合判断排除其他原因引起的排汗异常的症状。

符合以上 5 条并排除其他疾病即可确诊为排汗异常。

包括现代医学的颈椎病引起的排汗异常。

诊断要点：在影像学检查结果的支持下，有颈椎病的症状，有排汗异常的症状，排汗异常的症状为主，但是随颈椎病症状的加重排汗异常的症状也同时加重。

4. 鉴别诊断

(1) 脱汗：脱汗表现为大汗淋漓，汗出如油，常同时出现声低息微，精神疲惫，四肢厥冷，脉微欲绝或散大无力，多在疾病危重时出现，为病势危急的征象，出汗强度要重。

(2) 战汗：主要表现于急性热病过程中，表现为突然恶寒战栗，全身汗出，发热，口渴，烦躁不安，为邪正交争的征象。

(3) 无汗症：是指皮肤表面少汗或完全无汗，也称汗闭，多由汗腺功能障碍和神经系统损害引起。

(4) 肿瘤：有上述症状，并且出现痿证现象，或消耗性全身症状，通过影像学检查可以鉴别。

5. 分型辨证

(1) 实证：汗出多而黏，面红目赤，烦躁口苦。

(2) 虚证：动则汗出尤甚，或半身出汗，某一局部出汗，体倦乏力。

6. 钩活术分型治疗

(1) 选穴：

主穴：根据影像学检查选择相应穴位组合（见基本公式）。

穴位组合（$C_4$穴＋$C_5$穴较多）是根据影像和临床症状而定的，与证型无关。

配穴：实证：肺俞（微内板2.5）　足三里（微内板3.5）　三阴交（微内板3.5）

虚证：肺俞（微内刃2.5）　足三里（微内刃3.5）　三阴交（微内刃3.5）

以上配穴根据具体情况，取双侧穴或单侧穴，单侧取患侧穴位点。

方义提要：局部取穴和循经取穴。局部取穴，以颈部新夹脊穴为所取穴位点。循经取穴主要根据疾病所在的经络循行部位选穴，旨在益气固表，敛阴止汗。并针对排汗异常的性质进行补泻。实证取肺俞、足三里、三阴交用微内板泻法，虚证取肺俞、足三里、三阴交用微内刃补法。

（2）分型选钩：

实证：排汗异常，全天有汗，或绝对皮肤干燥无汗，精神好，选巨类内板颈胸型钩锃针；排汗异常，一天最多一次局部或全身非正常出汗，精神好，选中类内板2.5钩锃针；排汗异常，五天最多一次局部或全身非正常出汗，或自己感觉非正常出汗好转80%，精神好，选微类内板2.5钩锃针。

虚证：精神极差、少气无力、年老体弱，或久病刚愈、排汗异常，全天自汗出，选巨类内刃肛门型钩锃针，此类情况较少；精神差、年老体弱，或久病刚愈、排汗异常，偶尔出汗，选中类内刃2.5钩锃针；精神稍差，或久病刚愈、排汗异常，偶尔出汗，选微类内刃2.5钩锃针。

（3）分型钩法：

实证：大部分利用单软钩法。体质好、排汗异常，全天有汗，或绝对皮肤干燥无汗，选重单软；体质好、排汗异常，全天至少两次局部或全身自汗出，或绝对皮肤干燥无汗，选中单软；体质好、排汗异常，全天至少一次局部或全身自汗出，选轻单软；兼有颈椎管狭窄症状者选双软。

虚证：大部分需要轻单软钩法，同时根据体质和病程的长短调整钩进的速度，充分体现"进补"，并以速度和程度相结合体现轻补、中补、重补。主要在针具型号方面体现补法。

（4）钩治步骤：

常规九步钩活法，无菌操作，动作灵巧。

（参考附录11钩活术的操作步骤）

7. 病案举例

[双手多汗　颈痛僵硬]

许某某，男，31岁，石家庄赵县人，农民。

初诊：2013年2月1日。

主诉：双手多汗5年。

现病史：5年前无明显诱因，双手多汗，双手下垂时汗滴顺手指下流，曾找中医治疗2个月，无明显疗效，近2年逐渐出现颈部僵硬疼痛，活动受限，于2013年2月1日来本院求治。

既往史：既往体健。

分析：患者男性，31岁，农民，慢性发病，双手多汗，双手下垂时汗滴顺手指下流，近2年逐渐出现颈部僵硬疼痛，活动受限，此排汗异常符合中医虚证型自汗的发病过程。

检查：颈部僵硬，$C_{4,5}$棘突左偏，棘上、椎旁压痛，四肢腱反射正常，双手水滴样汗珠滴流，病理反射未引出，心、肺、腹未见异常，血压110/70mmHg。舌淡、苔薄白，脉弦紧。

辅助检查：血常规、尿常规、心电图、血糖检查无异常。

影像学检查：X线（2-173）（2-174）（2-175）（2-176）。

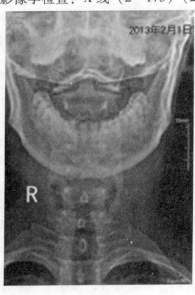

图2-173　X线正位片

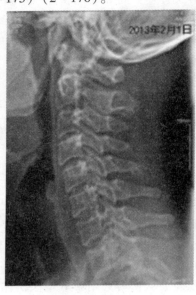

图2-174　X线侧位片

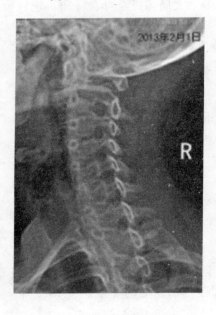

图2-175　X线右斜位片

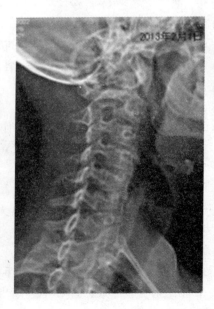

图2-176　X线左斜位片

X 线表现：颈椎序列欠整齐，生理曲度欠佳，$C_{4~5}$ 棘突左偏，双侧 $C_{3~4}$ 椎间孔变小，项后软组织未见异常密度影。

印象：颈椎病

诊断：自汗（中医）

　　　颈性排汗异常（西医）

治则：通利关节，疏通经脉。

治法：钩活术疗法。

选穴：主穴：$C_3$ 穴 + $C_4$ 穴（巨类颈胸型钩鍉针）

　　　配穴：肺俞（微内刃 2.5）补法为主

常规钩活：利用中度单软钩活法，常规九步钩活逐一完成。保健枕保健。

10 分钟钩活术，患者无任何不适，10 日后复诊。

二诊：2013 年 2 月 11 日，患者自述多汗情况好转，愿做第二次钩活术治疗。

选穴：主穴：$C_3'$ 穴 + $C_4'$ 穴（巨类颈胸型钩鍉针）

　　　配穴：足三里（微内刃 3.5）补法为主

常规钩活：利用轻度单软钩活法，常规九步钩活逐一完成。

10 分钟钩活术，患者自述无不适，10 日后复诊。

三诊：2013 年 2 月 21 日，患者自述自汗情况明显好转，愿做第三次钩活术治疗。

选穴：主穴：$C_2$ 穴 + $C_4$ 穴（中类内刃 2.5 型钩鍉针）

　　　配穴：三阴交（微内刃 3.5）补法为主

常规钩活：利用轻度单软钩活法，常规九步钩活逐一完成。

10 分钟钩活术，患者自述无不适，15 天后复诊。

四诊：2013 年 3 月 9 日，患者自述多汗情况基本消失，嘱其每日做颈保健操。

随访：2014 年 8 月 9 日电话随访，病情稳定，上述症状无反复。

【按语】此病例系气血两虚、卫阳不固，导致自汗。采用新夹脊 $C_3$ 穴 + $C_4$ 穴（巨类颈胸型钩鍉针）用中度、轻度单软补法，因虚中有瘀，则用巨钩补法，补阳补血，辅配双肺俞（微内刃 2.5）、双足三里（微内刃 3.5）以补法为主，直达病位，调理气血。两次钩活后，自汗明显好转，自感精神好。第三次采用新夹脊用 $C_2$ 穴 + $C_4$ 穴（中类内刃 2.5 型钩鍉针），轻度单软钩法，辅配三阴交（微内刃 3.5）以补法为主，主穴和配穴全部补虚，故三次治愈。

8. 其他治疗

药物内服法、推拿、针灸、小针刀疗法、电针、水针、手术疗法。

手法治疗：针对病因纠正偏歪棘突，解除错位之小关节对颈、胸、交感神经的压迫和刺激。

附方：

（1）实证：

龙胆泻肝汤（《医方集解》）化裁：

柴胡 9g，龙胆草 10g，黄芩 9g，栀子 9g，当归 9g，泽泻 12g，木通 9g，葛根 15g，生地 15g，炙甘草 6g，车前子 9g。

（2）虚证：

玉屏风散（《医方类聚》）化裁：

防风 20g，黄芪 30g，白术 30g，龙骨 30g，牡蛎 30g，桂枝 10g。

## 二十六、震颤

定义：震颤是身体的一部分或全部不随意地有节律性或无节律性地颤动。中医学称之为"肝风"。肝风是由于肝肾阴虚，阴血不足，水不涵木，肝阳上亢，甚则动风所致，即所谓"血虚生风"。血虚，阴血不足，则供血不足，而出现"水不涵木""血虚生风"之症。本章节讨论的震颤是由于脊柱（颈椎）的退变和外伤而形成的震颤。

1. 中医病因病机

本病病机为肝风内动，筋脉失养。肝"主身之筋膜"，为风木之脏，肝风内动，筋脉不能任持自主，随风而动，牵动肢体及头颈颤抖摇动。

实证病因：①情志过极：情志失调，郁怒忧思太过，脏腑气机失于调畅，郁怒伤肝，肝气郁结不畅，气滞血瘀，经脉失养；或肝郁化火生风，风阳暴涨，窜入经络，扰动筋脉；思虑太过，则损伤心脾，气血化源不足，筋脉失养；或因脾虚不运，津液失于输布，而聚湿生痰，痰浊流窜经络，扰动筋脉。②饮食不节：恣食膏粱厚味或嗜酒成癖，损伤脾胃，聚湿生痰，痰浊阻滞经络而动风；或滋生内热，痰热互结，壅阻经脉而动风；或因饥饱无常，过食生冷，损伤脾胃，气血生化乏源，致使筋脉失养而发。

虚证病因：①年老体虚：中年之后，脾胃渐损，肝肾亏虚，精气暗衰，筋脉失养；或禀赋不足，肾精亏虚，脏气失调；或罹患沉疴，久病体虚，脏腑功能紊乱，气血阴阳不足，经脉失养，虚风内动。②劳逸失当：行役劳苦，动作不休，使肌肉筋膜损伤疲极；或房事劳欲太过，肝肾亏虚，阴血暗损，虚风内动；或贪逸少动，使气缓脾滞而气血日减，筋脉失于调畅而不得任持自主，发为震颤。

2. 西医病因病理

颈性震颤发生的机制，目前尚不十分清楚，可能是由于颈椎病的刺激或压迫了交感神经和椎动脉，产生直接或间接的脑缺血、缺氧，但不会引起黑质、苍白球及纹状体的病理性改变，因为颈椎病经过治疗，震颤可以消失，因此说是一种可逆性的变化。

3. 诊断

（1）症状：多数情况下震颤缓慢性出现，振幅小，有节律，当精神紧张时震颤更为明显，好发于上肢，远端明显，一侧或双侧，同时伴有自主神经功能紊乱和颈椎病的症状。如颈肩背部疼痛，一侧或两侧上肢麻木、疼痛，头痛，头晕，恶心，心律失常，失眠，出汗等。

诊断颈性震颤须根据以下特点。

①缓慢出现单侧或双侧上肢远端有节律的震颤，在静止期出现，精神紧张时加重。

②不伴有肌张力的改变。

③在出现颈椎病症状之后，即先出现颈椎病症状，然后出现震颤。

④颈椎 X 线片显示有颈椎病之表现。

⑤按颈椎病治疗后，震颤减轻或消失。

（2）舌脉：舌淡、苔薄白或黄，脉沉迟或弦。

（3）体征：颈部僵硬、肌紧张、活动受限，棘突两侧可有压痛或条索状反应物，棘突偏歪。

（4）影像学检查：颈椎 X 线平片可显示生理曲度消失、反张，椎间隙狭窄及阶梯形变，项韧带钙化。CT及MRI检查符合颈椎病的表现。

（5）排除其他病：综合判断排除其他原因引起的震颤症状。

符合以上5条并排除其他疾病即可确诊为震颤。

包括现代医学的颈椎病引起的震颤。

诊断要点：在影像学检查结果的支持下，有颈椎病的症状，有震颤症状，震颤症状为主，但是随颈椎病症状的加重震颤症状也同时加重。

4. 鉴别诊断

由于椎体外系疾病多引起震颤，尤其是疾病早期不易区别，因此要仔细认真询问病史及进行体格检查。临床上有少部分患者可先出现震颤而后出现颈椎病症状，这时需与下列疾病做鉴别。

（1）震颤麻痹：早期也可发生在一侧上肢，但多波及到同侧下肢，然后再是对侧上、下肢，颜面，口唇与舌也常有震颤。齿轮样强直是此病特有的体征，并有"慌张步态""面具脸"，行走时上肢的前后摆动减少或完全消失，这往往是本病早期的特征性体征。

（2）豆状核变性：早期可出现震颤，常自一手开始，做随意运动时加重，可妨碍进食及书写。肌张力增高，痛性痉挛。多数患者可有精神症状。角膜K-F色素环是本病唯一特征性体征。

（3）小脑疾患：小脑病变时主要为意向性震颤，静止时不出现震颤，运动时震颤速度不快，但振幅粗大、不规则，并可出现运动障碍。

5. 分型辨证

（1）实证：肢体颤动，程度较重，头晕耳鸣，肢体麻木，心情紧张时颤动加重。

（2）虚证：头摇肢颤，筋脉拘挛，畏寒肢冷，四肢麻木，心悸懒言，动则气短。

6. 钩活术分型治疗

（1）选穴：

主穴：根据影像学检查选择相应穴位组合（见基本公式）。

　　　　穴位组合（$C_4$穴+$C_5$穴较多）是根据影像和临床症状而定的，与证型无关。

配穴：实证：风府（微内板1.2）　　风池（微内板1.2）　　强间（微内板2.5）

　　　　　　玉枕（微内板2.5）　　大椎（微内板2.5）　　天柱（微内板2.5）

　　　虚证：风府（微内刃1.2）　　风池（微内刃1.2）　　强间（微内刃2.5）

　　　　　　玉枕（微内刃2.5）　　大椎（微内刃2.5）　　天柱（微内刃2.5）

以上配穴根据具体情况，取双侧穴或单侧穴，单侧取患侧穴位点。

方义提要：局部取穴和循经取穴。局部取穴，以颈部新夹脊穴为所取穴位点。循经取穴主要根据疾病所在的经络循行部位选穴，旨在祛风通络，养肝益肾。并针对震颤的性质进行补泻。实证取风府、风池、强间、玉枕、大椎、天柱用微内板泻法，虚证取风府、风池、强间、玉枕、大椎、天柱用微内刃补法。

（2）分型选钩：

实证：局部或全身震颤，发作时影响正常工作和生活，选巨类内板颈胸型钩锃针；局部或全身震颤，发作时基本不影响正常工作和生活，选中类内板2.5钩锃针；局部或全身震颤，发作时不影响正常工作和生活，或通过治疗后恢复80%，选微类内板2.5钩锃针。

虚证：精神极差、少气无力、年老体弱，或久病刚愈、局部或全身震颤，影响正常工作和生活，选巨类内刃肛门型钩鍉针，此类情况较少；精神差、年老体弱，或久病刚愈、局部或全身震颤，基本不影响生活，选中类内刃2.5钩鍉针；精神稍差，或久病刚愈、局部或全身震颤，不影响正生活，选微类内刃2.5钩鍉针。

（3）分型钩法：

实证：大部分利用单软钩法，局部或全身震颤，发作时影响或不影响正常工作和生活，体质好，颈椎根据年龄相对重度退变，选重单软；局部或全身震颤，发作时影响或不影响正常工作和生活，体质好，颈椎根据年龄相对中度退变，选中单软；局部或全身震颤，发作时影响或不影响正常工作和生活，体质好，颈椎根据年龄相对轻度退变，选轻单软；兼有颈椎管狭窄症状者选双软。

虚证：大部分需要轻单软钩法，同时根据体质和病程的长短调整钩进的速度，充分体现"进补"，并以速度和程度相结合体现轻补、中补、重补。主要在针具型号方面体现补法，虚证明显兼有颈椎管狭窄症状者也可考虑选双软。

（4）钩治步骤：

常规九步钩活法，无菌操作，动作灵巧。

（参考附录11 钩活术的操作步骤）

7. 病案举例

［双手震颤 持物不稳］

杨某某，男，44岁，石家庄无极人，农民。

初诊：2013年6月1日。

主诉：双手震颤，持物不稳3年。

现病史：3年前无明显诱因，出现双手震颤，持物不稳，情绪紧张时震颤加重，睡眠后震颤消失，睡眠欠佳，时有心慌气短，易激动，曾按帕金森综合征治疗无效。近1年出现颈痛，头晕，头目不清，经人介绍于2013年6月1日来本院求治。

既往史：既往体健。

分析：患者男性，44岁，农民，慢性发病，双手震颤，持物不稳，情绪紧张时震颤加重，睡眠后震颤消失，睡眠欠佳，时有心慌气短，易激动，此震颤符合中医虚证型颤证的发病过程。

检查：颈部僵硬，$C_4$棘突右偏，棘上、椎旁压痛，四肢腱反射正常，病理反射未引出，心、肺、腹未见异常，血压120/70mmHg。舌淡、苔薄白，脉弦紧。

辅助检查：血常规、尿常规、心电图、血糖检查无异常。

影像学检查：X线（2-177）（2-178）（2-179）（2-180）。

X线表现：颈椎序列欠整齐，生理曲度变直，$C_4$棘突右偏，项后软组织未见异常密度影。

印象：颈椎病

诊断：虚证型颤证（中医）
　　　颈性震颤（西医）

治则：通利关节，疏通经脉。

治法：钩活术疗法。

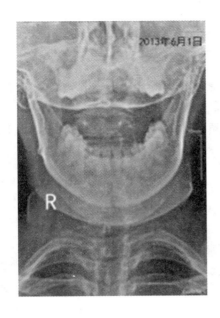

图 2-177 X线正位片

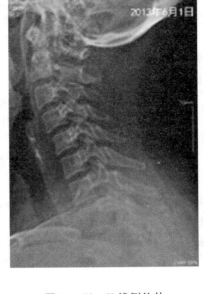

图 2-178 X线侧位片

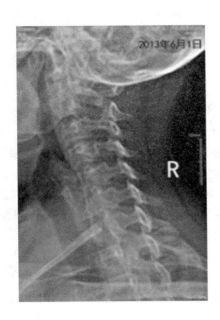

图 2-179 X线右斜位片

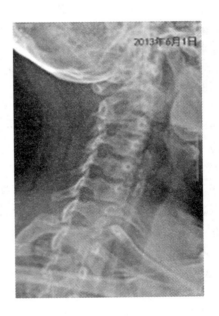

图 2-180 X线左斜位片

选穴：主穴：$C_3$穴 + $C_4$穴（巨类颈胸型钩鍉针）

配穴：风府（微内刃1.2）补法为主

双风池（微内刃1.2）补法为主

常规钩活：利用中度单软钩活法，常规九步钩活逐一完成。保健枕保健。

10分钟钩活术，患者自述双手震颤稍减轻，10日后复诊。

二诊：2013年6月11日，患者自述双手震颤好转，愿做第二次钩活术治疗。

选穴：主穴：$C_3'$穴 + $C_4'$穴（巨类颈胸型钩鍉针）
　　　配穴：强间（微内刃2.5）补法为主
　　　　　　玉枕（微内刃2.5）补法为主
常规钩活：利用轻度单软钩活法，常规九步钩活逐一完成。
10分钟钩活术，患者自述无不适，10日后复诊。
三诊：2013年6月21日，患者自述双手震颤明显好转，愿做第三次钩活术治疗。
选穴：主穴：$C_2$穴 + $C_4$穴（中类内板2.5型钩鍉针）
　　　配穴：大椎（微内板2.5）平补平泻
　　　　　　双天柱（微内板2.5）平补平泻
常规钩活：利用轻度单软钩活法，常规九步钩活逐一完成。
10分钟钩活术，患者自述无不适，15天后复诊。
四诊：2013年7月9日，患者自述双手震颤基本消失，嘱其每日做颈保健操。
随访：2014年7月9日电话随访，病情稳定，上述症状无反复。

【按语】此病例系气血两虚、经脉失养而不通、肝不得血，导致不自主震颤。采用新夹脊$C_3$穴 + $C_4$穴（巨类颈胸型钩鍉针）用中度、轻度单软补法，因虚有瘀，则用巨钩补法，补气补血，辅配风府（微内刃1.2）、双风池（微内刃1.2）、强间（微内刃2.5）、玉枕（微内刃1.2）以补法为主，直达病位，调理气血。两次钩活后，震颤明显好转，自感精神好。第三次采用新夹脊用$C_2$穴 + $C_4$穴（中类内板2.5型钩鍉针），轻度单软钩法，辅配大椎（微内板2.5）、天柱（微内板2.5）平补平泻（因属虚实夹杂证），故三次治愈。

8. 其他治疗

药物内服法、中药外用法、推拿、针灸、小针刀疗法、电疗、封闭、手术疗法。

手法治疗：颈性震颤的病因是颈椎病引起的，因此，要针对病因治疗。手法纠正错位小关节，可以使震颤消失，机制目前不是很清楚，但临床上却有不少这样的病例。随着颈椎病的好转和痊愈，震颤也随之好转和消失，有的患者因颈椎病而来就诊，经治疗颈椎病后，震颤却意外地消失。首先纠正错位小关节，之后松解颈部软组织。配合点、揉两侧肩井、风池、曲池、合谷等穴，再自腕至肩部内、外两侧直擦，以微热为度。捻、抹手指，再搓上肢，往返2~3次。最后大幅度摇肩部，结束治疗。

附方：

（1）实证：

天麻钩藤饮（《中医内科杂病证治新义》）化裁：

天麻9g，钩藤15g，石决明15g，栀子10g，黄芩10g，杜仲10g，益母草9g，桑寄生15g，牛膝9g，夜交藤30g，龙骨30g，牡蛎30g，白芍10g，代赭石20g。

（2）虚证：

地黄饮子（《圣济总录》）化裁：

熟地20g，山茱萸20g，巴戟天20g，石斛15g，肉苁蓉15g，附子5g，五味子15g，官桂15g，茯苓15g，麦冬15g，菖蒲15g，远志15g。

## 二十七、癫痫

定义：癫痫性发作是一种临床综合征，是由于脑部兴奋性过高的神经元的过量放电而引起的阵发性大脑功能紊乱。其表现可能是抽搐性的，也可能是无抽搐性的，而以感觉、意识、行为等障碍的方式表现，具体症状根据所牵涉神经元的部位、范围及其功能而定。神经元的过量放电，可能是由于大脑的器质性或功能性疾病，也可能是由于全身的代谢障碍。由于大脑的各种疾病，而以反复的癫痫性发作为特征的慢性病态，称为癫痫或痫证。有些患者癫痫发作反复，而始终未能找到器质性或代谢性病因，称为原发性或特发性癫痫。中医称为"痫证"。多因情志抑郁，肝失条达，脾失健运，痰涎内结，风痰上逆，清窍被蒙，肾精不足，肝失濡养而致。本章节讨论的癫痫是由于脊柱（颈椎）的退变和外伤而形成的颈性癫痫。

1. 中医病因病机

病因可分为先天与后天两种。先天因素多指母孕时猝然受惊恐，或胎育中罹患疾病，误用药物，或父母原有癫痫之患。后天因素则包括七情不遂、六淫外客、跌仆击打及产育损伤等。此外如饮食失慎、劳累少眠、久病体虚等均可诱发癫痫发作。其具体病机如下。

实证的病因病机：①风痰闭阻：痰浊内盛，肝风内动，痰随风动，上逆闭阻气机，蒙闭心神，故发癫痫。②痰火上扰：肝火偏旺，火动生风，煎熬津液，结聚为痰，风动痰升，阻塞心窍而发痫疾。③痰瘀阻窍：头部跌仆，瘀血内停，气机阻滞，痰浊蕴结，痰瘀互搏，蒙闭清窍，横窜经络，发作癫痫。

虚证的病因病机：①正气偏虚：痫证反复发作，日久不愈，致心血不足，肾精亏虚，脾气不健，肝失濡润，故见痫证频作及一派虚弱之象。②先天因素："病从胎气而得之"，若母体突然受惊恐，一则导致气机逆乱，一则导致精伤而肾亏，母体精气的耗伤，必使胎儿发育异常，出生后易发为癫痫。

2. 西医病因病理

颈性癫痫的病因是由颈椎病引起，国内外均有此病的报道。颈椎病是通过什么途径而引起脑部异常放电的机制目前尚不十分清楚，可能与下列因素有关。各种因素导致椎体错位，刺激或压迫椎动脉和颈交感神经丛，反射性引起血管收缩、痉挛，造成大脑皮质异常放电。另一种原因可能导致大脑高级中枢活动紊乱。由于我们治疗的例数少，有待今后进一步研究。

3. 诊断

（1）症状：临床表现可为大发作、非典型小发作、阵挛性发作、婴儿痉挛症、强直或松弛性发作，以及各种局限性发作，也可能合并数种类型。发病年龄不定，其中属于全部性发作者较多见于儿童。有脑部器质性病变者，可能呈现神经体征。自婴儿和儿童期即开始发病者，尚可能有智能发育障碍。发作间歇的脑电图显示局部或弥散性的棘波、尖波或棘-慢波；有弥散性病变者，还出现背景活动的变慢。

颈性癫痫的诊断有以下特点。

①有颈椎病或头部外伤史，癫痫症状与颈椎病症状同时发生，或继发于颈椎病之后。

②癫痫症状的轻重与颈椎病的轻重有直接关系。

③神经内科系统检查，排除其他疾病。

④颈部钩活术或手法治疗后，癫痫症状有所缓解。

（2）舌脉：舌淡、苔薄白，脉细弱或弦。

（3）体征：部分棘突压痛，或椎旁压痛，颈部僵硬、肌紧张、活动受限，风府、风池穴按压试验阳性。

(4) 影像学检查：颈椎 X 线平片可显示生理曲度消失，或反张、椎间隙狭窄等。CT 及 MRI 检查符合颈椎病的表现。

(5) 排除其他病：综合判断排除其他原因引起的癫痫症状。

符合以上 5 条并排除其他疾病即可确诊为癫痫。

包括现代医学的颈椎病引起的癫痫。

诊断要点：在影像学检查结果的支持下，有颈椎病的症状，有癫痫症状，癫痫症状为主，但是随颈椎病症状的加重癫痫症状也同时加重。

4. 鉴别诊断

(1) 中风：均有突然昏仆，昏不知人，但癫痫有反复发作史，发时口吐涎沫，两目上视，四肢抽搐，或做怪叫声，可自行苏醒，无半身不遂、口舌歪斜等症；而中风则仆地无声，昏迷持续时间长，醒后常有半身不遂等后遗症。

(2) 晕厥：发作时以意识障碍为主症；焦虑、疼痛、见血、过分寒冷、站立或坐位时出现，很少在卧位尤其在睡眠中发作；意识丧失前常有头昏、眼发黑、腹部不适及心慌症状，晕厥时常有面色苍白、血压降低；意识丧失时少伴抽搐，平卧意识很快恢复。

(3) 短暂性脑缺血发作：呈发作性的局限性抽搐、肢体瘫痪、意识障碍或猝倒，通常发病年龄较大，常有高血压、动脉硬化、血脂增高等心血管性疾病，脑电图多无癫痫病发作波。

(4) 发作性低血糖：有糖尿病病史，可见意识障碍、精神症状，极似复杂部分发作，发作多在清晨，持续时间较长；脑电图呈弥漫性慢波，发作时血糖降低；口服或静脉注射葡萄糖可迅速缓解。

5. 分型辨证

(1) 实证：癫痫时有发作，多有外伤病史，平素头晕头痛，伴单侧肢体抽搐，或一侧面部抽动，颜面口唇青紫。

(2) 虚证：癫痫反复发作，神疲乏力，心悸气短，失眠多梦，面色苍白。

6. 钩活术分型治疗

(1) 选穴：

主穴：根据影像学检查选择相应穴位组合（见基本公式）。

　　穴位组合（$C_4$穴 + $C_5$穴较多）是根据影像和临床症状而定的，与证型无关。

配穴：实证：风府（微内板 1.2）　　风池（微内板 1.2）　　四神聪（微内板 2.5）
　　　　　百会（微内板 2.5）　　激发点（微内板 2.5）
　　　虚证：风府（微内刃 1.2）　　风池（微内刃 1.2）　　四神聪（微内刃 2.5）
　　　　　百会（微内刃 2.5）　　激发点（微内刃 2.5）

以上配穴根据具体情况，取双侧穴或单侧穴，单侧取患侧穴位点。

方义提要：局部取穴和循经取穴。局部取穴，以颈部新夹脊穴为所取穴位点。循经取穴主要根据疾病所在的经络循行部位选穴，旨在豁痰开窍，调和营卫。并针对癫痫的性质进行补泻。实证取风府、风池、四神聪、百会、激发点用微内板泻法，虚证取风府、风池、四神聪、百会、激发点用微内刃补法。

（2）分型选钩：

实证：癫痫大、小发作，发作后精神好，选巨类内板颈胸型钩锃针；癫痫小发作，选中类内板2.5钩锃针；突然意识恍惚，一过性失神，或经治疗后恢复80%，选微类内板2.5钩锃针。

虚证：精神极差、少气无力、年老体弱，或久病刚愈，癫痫大、小发作，选巨类内刃肛门型钩锃针，此类情况较少；精神差、年老体弱，或久病刚愈、癫痫小发作，选中类内刃2.5钩锃针；精神稍差，或久病刚愈、突然精神恍惚，即可恢复，选微类内刃2.5钩锃针。

（3）分型钩法：

实证：大部分利用单软钩法。体质好，癫痫大、小发作，数秒钟恢复，颈椎根据年龄相对重度退变，选重单软；体质好，癫痫大、小发作，数秒钟恢复，颈椎根据年龄相对中度退变，或一过性失神，而颈椎根据年龄相对重度退变者，选中单软；体质好，癫痫大、小发作，数秒钟恢复，颈椎根据年龄相对轻度退变，或一过性失神，颈椎根据年龄相对中重度退变者，选轻单软；兼有颈椎管狭窄症状者选双软。

虚证：大部分需要轻单软钩法，同时根据体质和病程的长短调整钩进的速度，充分体现"进补"，并以速度和程度相结合体现轻补、中补、重补。主要在针具型号方面体现补法，虚证明显兼有颈椎管狭窄症状者也可考虑选双软。

（4）钩治步骤：

常规九步钩活法，无菌操作，动作灵巧。

（参考附录11钩活术的操作步骤）

7. 病案举例

[一过性失神  颈痛手麻]

穆某某，男，44岁，石家庄栾城人，农民。

初诊：2013年5月5日。

主诉：一过性失神，反复发作，病史1年。

现病史：1年前无明显诱因，工作过程中突然呆立不动、手足拘急、跌仆，30秒后恢复，后又反复发作多次，曾按癫痫病给予"卡马西平"口服，无效。1个月前出现颈痛，左上肢麻木至手，失眠健忘，于2013年5月5日来本院求治。

既往史：2年前有骑车跌倒史。

分析：患者男性，44岁，农民，突然呆立不动、手足拘急、跌仆，30秒后恢复。1个月前出现颈痛，左上肢麻木至手，失眠健忘，舌红、苔少，脉弦细，此癫痫符合中医实证型痫病的发病过程。

检查：颈部僵硬，$C_{3,4}$棘突左偏，棘上、椎旁压痛，四肢腱反射正常，病理反射未引出，心、肺、腹未见异常，血压120/80mmHg。舌红、苔少，脉弦细。

辅助检查：血常规、尿常规、心电图、血糖检查无异常。

影像学检查：X线（2-181）（2-182）（2-183）（2-184）。

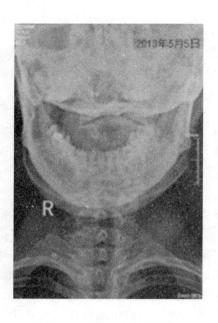

图2-181　X线正位片

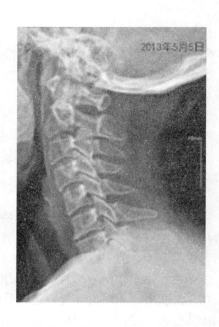

图2-182　X线侧位片

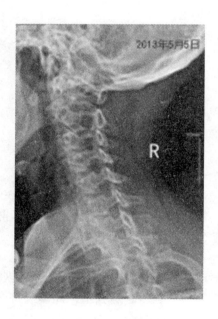

图2-183　X线右斜位片

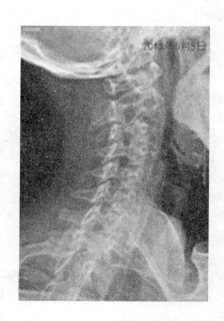

图2-184　X线左斜位片

X线表现：颈椎序列欠整齐，生理曲度欠佳，$C_{3\sim4}$棘突左偏，$C_{6\sim7}$椎间隙变窄，$C_6$椎体前后缘增生，双侧$C_{3\sim4}$椎间孔变小，项后软组织未见异常密度影。

印象：颈椎病

诊断：实证型痫病（中医）

　　　颈性癫痫（西医）

治则：通利关节，疏通经脉。

治法：钩活术疗法。
选穴：主穴：$C_4$穴＋$C_5$穴（巨类颈胸型钩鍉针）
　　　配穴：风府（微内板1.2）以泻法为主
　　　　　　风池（微内板1.2）以泻法为主
常规钩活：利用中度单软钩活法，常规九步钩活逐一完成。保健枕保健。
10分钟钩活术，患者自述无不适，10日后复诊。

二诊：2013年5月15日，患者自述10日内一过性失神，发作1次但仅持续10秒，颈痛减轻，左上肢麻木减轻，愿做第二次钩活术治疗。
选穴：主穴：$C_4'$穴＋$C_5'$穴（巨类颈胸型钩鍉针）
　　　配穴：四神聪（微内板2.5）以泻法为主
常规钩活：利用轻度单软钩活法，常规九步钩活逐一完成。
10分钟钩活术，患者自述无不适，10日后复诊。

三诊：2013年5月25日，患者自述一过性失神无再发，颈痛明显减轻，愿做第三次钩活术治疗。
选穴：主穴：$C_3$穴＋$C_5$穴（中类内板2.5型钩鍉针）
　　　配穴：百会（微内板2.5）以泻法为主
常规钩活：利用轻度单软钩活法，常规九步钩活逐一完成。
10分钟钩活术，患者自述无不适，15天后复诊。

四诊：2013年6月10日，患者自述一过性失神消失，颈痛、左上肢麻木消失，嘱其每日做颈保健操。

随访：2014年6月10日电话随访，病情稳定，上述症状无反复。

【按语】此病例系风痰闭阻，痰浊内盛，肝风内动，痰随风动，上逆闭阻气机，蒙闭心神，导致失神、抽搐、癫痫发作。采用新夹脊$C_4$穴＋$C_5$穴（巨类颈胸型钩鍉针），辅配风府（微内板1.2）、双风池（微内板1.2）、四神聪（微内板2.5）平补平泻（因属虚实夹杂证）。常规两次钩活，实祛大半。第三次采用$C_3$穴＋$C_5$穴（中类内板2.5型钩鍉针）轻度单软钩法，辅配百会（微内板2.5）以泻法为主，故三次稳定。

8. 其他治疗
药物内服法、中药外用法、推拿、针灸、小针刀疗法、激光针疗法。
手法治疗：在诊断颈性癫痫之前，一定要经过神经系统全面仔细检查，如脑电图检查，以排除脑部器质性病变。由于颈性癫痫发病率不高，因此不要轻易下此诊断。治疗的方法首先要针对病因解除错位小关节对神经、血管的压迫，恢复其生理功能。

附方：
（1）实证：
通窍活血汤（《医林改错》）化裁：
桃仁6g，红花6g，当归9g，赤芍9g，川芎9g，葛根15g，炙甘草6g，麝香3g，鲜姜6g，天麻6g。

（2）虚证：
归脾汤（《正体类要》）化裁：
木香6g，甘草6g，酸枣仁20g，龙眼肉10g，枸杞子10g，远志10g，茯苓15g，人参10g，黄芪20g，白术20g，当归10g。

## 二十八、小舞蹈病

定义：小舞蹈病又称风湿性舞蹈病、感染性舞蹈病或 Sydenham 舞蹈病，是一种多见于儿童的疾病，常为急性风湿病的一种表现。其临床特征为不自主的舞蹈样动作，肌张力降低，肌力减弱，自主运动障碍和情绪改变。由脊柱力学改变引起者，为脊源性小舞蹈病，临床上偶见。本章节讨论的小舞蹈病是由于脊柱（颈椎）的退变和外伤而形成的颈性小舞蹈病。

1. 中医病因病机

本病发生多与感受外邪有关，气血闭阻致使经气不畅，筋脉不利，或禀赋不足，或脏腑失调，导致筋脉失养，均可引发本病。其病因病机，归纳起来，可分为外感和内伤两个方面：外感多由风寒湿邪侵袭人体，壅阻经络，气血不畅所致；内伤多因肝肾不足，阴亏血少，虚风内动，筋脉失养所引起。尤其强调肝肾不足，气血亏虚，不能荣养是其主要内在病机，但脏腑虚损，伤津耗气，损血伤精，痰瘀内阻，筋髓失养，或阴阳失衡，肝风内动是病机之根本，病变与肝脾肾关系密切。

2. 西医病因病理

脊源性小舞蹈病的病因，虽国内外均有报道，但病因到目前为止不十分清楚，作者认为可能与自主神经功能紊乱有密切关系。脊柱力学平衡的失稳、刺激或压迫椎旁交感神经节，反射性地引起高级神经活动中枢功能紊乱，使锥体外系产生病变而发生舞蹈样动作。

3. 诊断

（1）症状：多数为亚急性起病。早期表现为患儿比平时不安宁，容易激动，注意力分散，学习成绩退步，肢体动作笨拙，书写字迹歪斜，手中所持物体经常失落和步态不稳，随着病情的发展症状可日益加重，出现舞蹈样动作，这是一种极快的、不规则的、跳动式的和无意义的不自主运动。下肢的不自主表现为步态颠簸，常常跌倒。躯干亦可绕脊柱卷曲或扭转。面肌的舞蹈样动作表现为装鬼脸，颜面表情如皱额、努嘴、眨眼、吐舌、挤眉等，变幻不已。舌肌、口唇、软腭及其他咽肌的不自主运动可引起构语困难，以及咀嚼和吞咽障碍。头部亦可左右扭转或摆动。呼吸可因躯干肌与腹肌的不自主运动而变为不规则。舞蹈样动作可因情绪激动或做自主运动而加剧，平卧安静时减轻，睡眠时完全消失。多数患者有情绪不稳定，容易兴奋而致失眠，有的则骚动不安或出现狂躁、忧郁和精神分裂症样的症状，亦可出现妄想、幻觉或冲动行动。周围的嘈杂声音或强光刺激均可使患者的骚动及舞蹈样动作明显加重。

颈性小舞蹈症的诊断有以下特点。

①有颈椎病或头部外伤史，小舞蹈症的症状与颈椎病症状同时发生，或继发于颈椎病之后。

②小舞蹈症的轻重与颈椎病的轻重有直接关系。

③神经内科系统检查，排除其他疾病。

④颈部钩活术或手法治疗后，小舞蹈症有所缓解。

（2）舌脉：舌淡、苔薄黄，脉弦紧。

（3）体征：颈部部分棘突压痛，或椎旁压痛可向远隔部位放射，椎旁可触及条索状反应物。

（4）影像学检查：颈椎 X 线平片可显示生理曲度消失、反张，棘突偏向一侧。CT

及 MRI 检查符合颈椎病的表现。

（5）排除其他病：综合判断排除其他原因引起小舞蹈病的症状。

符合以上 5 条并排除其他疾病即可确诊为小舞蹈病。

包括现代医学的颈椎病引起的小舞蹈病。

诊断要点：在影像学检查结果的支持下，有颈椎病的症状，有小舞蹈病的症状，小舞蹈病的症状为主，但是随颈椎病症状的加重小舞蹈病的症状也同时加重。

4. 鉴别诊断

（1）小儿抽动症：是一种慢性神经精神障碍性疾病，可有眼、面、颈、肩、腹及上下肢肌群快速抽动，以固定方式出现，无节律性，入睡后消失。小舞蹈症以风湿热为主症，抗链"O"值增高，抗风湿治疗有效。

（2）癫痫小发作：包括肌痉挛，表现全身肌肉或某部肌肉突然、短暂、触电样收缩，可一次或多次发作，发作时常伴有意识障碍，脑电图异常，抗癫痫治疗可控制发作。

（3）小儿多动症：是儿童行为障碍性疾病，多表现为注意力不集中，自我控制能力差，活动过多，冲动任性，伴有不同程度的学习困难，但智力正常。

（4）脑部肿瘤：有幻觉，妄想症状，并且出现痿证现象，或消耗性全身症状，通过影像学检查可以鉴别。

5. 分型辨证

（1）实证：冲动任性，多动多语，注意力不集中，胸中烦热。

（2）虚证：神思涣散，坐立不安，肢体动作不稳，神疲乏力，失眠差。

6. 钩活术分型治疗

（1）选穴：

主穴：根据影像学检查选择相应穴位组合（见基本公式）。

穴位组合（$C_2$ 穴 + $C_3$ 穴较多）是根据影像和临床症状而定的，与证型无关。

配穴：实证：曲池（微内板 2.5）　合谷（微内板 2.5）　强间（微内板 2.5）
　　　　　　玉枕（微内板 2.5）　四神聪（微内板 2.5）　大椎（微内板 2.5）
　　　虚证：曲池（微内刃 2.5）　合谷（微内刃 2.5）　强间（微内刃 2.5）
　　　　　　玉枕（微内刃 2.5）　四神聪（微内刃 2.5）　大椎（微内刃 2.5）

以上配穴根据具体情况，取双侧穴或单侧穴，单侧取患侧穴位点。

方义提要：局部取穴和循经取穴。局部取穴，以颈部新夹脊穴为所取穴位点。循经取穴主要根据疾病所在的经络循行部位选穴，旨在豁痰开窍，调和营卫。并针对小舞蹈病的性质进行补泻。实证取曲池、合谷、强间、玉枕、四神聪、大椎用微内板泻法，虚证取曲池、合谷、强间、玉枕、四神聪、大椎用微内刃补法。

（2）分型选钩：

实证：患儿发育正常、体质好、走路不稳、易跌跤，或有舞蹈动作，选巨类（8～10 岁、个子偏小的或中类）内板颈胸型钩鍉针；发育正常、体质好、走路不稳、偶尔跌跤，选中类内板 2.5 钩鍉针；发育正常、体质好、走路不稳、精力不集中，或通过治疗后恢复 80%，选微类内板 2.5 钩鍉针。

虚证：发育不良、走路不稳、易跌跤，或有舞蹈样动作，选中类内刃 2.5 钩鍉针；精神差、体质差、发育不良、走路不稳、偶有跌跤，选中类内刃 2.5 钩鍉针；精神差、体质差、发育不良、走路不稳，选中类内刃2.5钩鍉针。

根据患儿的体重和高矮情况选择钩鍉针的大小。

（3）分型钩法：

实证：大部分利用单软钩法，发育正常、体质好，走路不稳、易跌跤，或有舞蹈动作，颈椎曲度反张，选重单软；发育正常、体质好，走路不稳、易跌跤，或有舞蹈动作，颈椎曲度变直，选中单软；发育正常、体质好，走路不稳、易跌跤，或有舞蹈动作，颈椎曲度欠佳，选轻单软。

虚证：大部分需要轻单软钩法，同时根据体质和病程的长短调整钩进的速度，充分体现"进补"，并以速度和程度相结合体现轻补、中补、重补。主要在针具型号方面体现补法。

儿童患者要适当降低钩度。

（4）钩治步骤：

常规九步钩活法，无菌操作，动作灵巧。

（参考附录11钩活术的操作步骤）

7. 病案举例

[舞蹈一样动作　颈痛]

何某某，男，18岁，石家庄藁城人，学生。

初诊：2013年4月7日。

主诉：无意识的不自主运动1年。

现病史：1年前无明显诱因，出现学习成绩下降，注意力不集中，小动作频繁，扮鬼脸、吐舌、眨眼，手脚不自主运动，曾按小舞蹈病治疗，效果不佳。3个月前又出现颈痛，头痛，头晕等，经人介绍于2013年4月7日来本院求治。

既往史：2年前有奔跑跌倒史。

分析：患者男性，18岁，学生，小动作频繁，扮鬼脸、吐舌、眨眼，手脚不自主运动，舌淡、苔薄黄，脉弦紧，此小舞蹈病符合中医实证型多动症的发病过程。

检查：颈部僵硬，$C_5$棘突偏歪，棘上、椎旁压痛，坐立不安，挤眉、眨眼、吐舌，手脚动作频繁，能正确回答问题，四肢腱反射正常，病理反射未引出，心、肺、腹未见异常，血压100/70mmHg。舌淡、苔薄黄，脉弦紧。

辅助检查：血常规、尿常规、心电图、血糖检查无异常。

影像学检查：X线（2-185）（2-186）（2-187）（2-188）。

X线表现：颈椎序列欠整齐，生理曲度反张，$C_4$棘突偏歪，$C_{6\sim7}$椎间隙变窄，$C_{6\sim7}$椎体后缘略增生，项后软组织未见异常密度影。

印象：颈椎病

诊断：实证型多动症（中医）

　　　颈性小舞蹈病（西医）

治则：通利关节，疏通经脉。

治法：钩活术疗法。

选穴：主穴：$C_3$穴 + $C_4$穴（巨类颈胸型钩鍉针）

　　　配穴：双曲池（微内板2.5）以泻法为主

　　　　　　双合谷（微内板2.5）以泻法为主

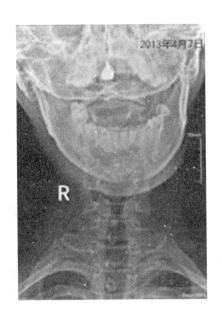

图2-185　X线正位片

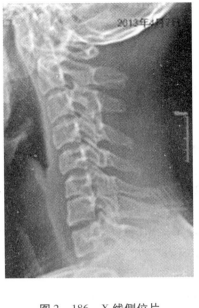

图2-186　X线侧位片

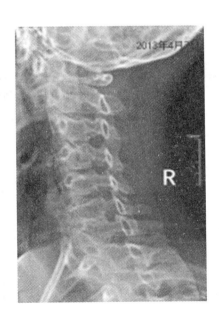

图2-187　X线右斜位片

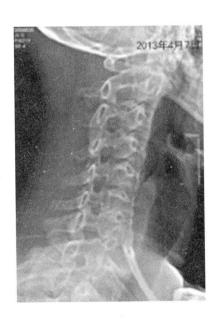

图2-188　X线左斜位片

常规钩活：利用中度单软钩活法，常规九步钩活逐一完成。保健枕保健。

10分钟钩活术，患者自述无不适，10日后复诊。

二诊：2013年4月17日，家长叙述患者面部动作减少，愿做第二次钩活术治疗。

选穴：主穴：$C_3'$穴 + $C_4'$穴（巨类颈胸型钩锃针）

　　　配穴：大椎（微内板2.5）以泻法为主

　　　　　　四神聪（微内板2.5）以泻法为主

常规钩活：利用轻度单软钩活法，常规九步钩活逐一完成。

10分钟钩活术，患者自述无不适，10日后复诊。

三诊：2013年4月27日，家长叙述患者面部动作明显减少，手足不安明显减轻，愿做第三次钩活术治疗。

选穴：主穴：$C_2$穴＋$C_5$穴（中类内板2.5型钩鍉针）

配穴：后枕（微内板2.5）以泻法为主

强间（微内板2.5）以泻法为主

常规钩活：利用轻度单软钩活法，常规九步钩活逐一完成。

10分钟钩活术，患者自述无不适，15天后复诊。

四诊：2013年5月12日，家长叙述患者坐立不安及面部动作明显减轻，嘱其每日做颈保健操。

随访：2014年5月12日电话随访，病情稳定，上述症状无反复。

【按语】此病例先天禀赋不足、复感外邪，气血闭阻，致使经气不畅，筋脉不利。采用新夹脊$C_3$穴＋$C_4$穴（巨类颈胸型钩鍉针），辅配双曲池（微内板2.5）、双合谷（微内板2.5）、大椎（微内板2.5）、四神聪（微内板2.5）以泻法为主，常规两次钩活，症状明显好转，实祛大半。第三次采用$C_2$穴＋$C_5$穴（中类内板2.5型钩鍉针）轻度单软钩法，辅配后枕（微内板2.5）、强间（微内板2.5）以泻法为主，故三次治愈。

8. 其他治疗

药物内服法、中药外用法、推拿、针灸、小针刀疗法、电疗、手术疗法。

手法治疗：因小舞蹈病大部分病因是由于风湿热病引起，因此临床上遇有此种患者，应全面检查以排除其他原因。脊源性小舞蹈病临床上不多见，由于我们病例少，有待以后进一步探讨。首先要针对病因纠正棘突的偏歪，使之恢复其解剖位置及内外平衡关系，解除因力学平衡失稳对神经、血管的刺激或压迫。

附方：

（1）实证：

黄连温胆汤（《六因条辨》）化裁：

黄连6g，陈皮10g，半夏10g，胆南星10g，天竺黄10g，瓜蒌10g，枳实10g，石菖蒲9g，茯苓9g，珍珠母15g。

（2）虚证：

柏子养心丸（《体仁汇编》）化裁：

柏子仁12g，枸杞子12g，酸枣仁20g，麦门冬10g，当归10g，石菖蒲10g，茯神15g，玄参10g，熟地12g，甘草6g，浮小麦12g。

## 二十九、颈性类冠心病

定义：由冠状动脉病变引起的心脏病称为冠状动脉性心脏病。颈性类冠心病系指由于颈椎病而引起的酷似冠心病的胸闷、心前区刺痛、心律失常等病证（又称颈性冠心病、颈性心绞痛、颈性心律失常）。由于颈椎与全身气血、经络、脏腑密切相关，所以颈椎的病变亦可导致相关的脏腑、经络、气血的病变。本章节讨论的冠心病是由于脊柱（颈椎）的退变和外伤而形成的颈性冠心病。

1. 中医病因病机

本病的发生多与寒邪内侵，饮食失调，情志失节，劳倦内伤等有关。

实证病因病机：①饮食不节：嗜食肥甘厚味，烟酒成癖，致脾胃损伤，运化失健，聚湿生痰，遏郁心阳，气机不畅，心脉痹阻而发本病。②情志失调：忧思伤脾，气血运化失司，心脉痹阻，心阳不振，不通则痛。郁怒伤肝，肝失疏泄，气郁化火，灼津生痰，气滞痰阻，使血行失畅，脉络不利，而致气滞血瘀。③感受外邪：寒主收引，抑遏阳气，使血行不畅，脉络不通，而发病。

虚证病因病机：①劳倦内伤：劳倦伤脾，输布功能失常，气血生化不足，不能濡养心脉，血行不畅，发为本病。②年迈体虚：年老体虚，肾阳虚衰，不能鼓动五脏之阳，可致心阳不振，血脉失养，发为本病。

中医学认为心绞痛是元气不足，脏腑功能低下，因而发生气滞血瘀或痰浊阻于经脉的病理变化，造成经脉不通，不通则痛，而引起心痛、胸闷等症。

2. 西医病因病理

心脏对机械性刺激并无痛觉，但对缺血、缺氧则甚为敏感。当各种原因使冠状动脉所供给的血流量不能满足心脏的需要，引起心肌急剧的、暂时的缺血、缺氧时，即产生心绞痛。在正常情况下冠状循环有很大的储备力量，其血流量随着身体的生理情况而有显著的变化。在剧烈体力活动时，冠状动脉适当地扩张，血流量可增加到休息时的 6~7 倍。当各种原因引起冠状动脉狭窄痉挛或部分分支闭塞时，其平时血流量已减少，不能随身体的需要而大量增加，心肌血液供给不足，而引起心绞痛。高级神经活动调节功能障碍，影响冠状动脉舒缩功能，对心绞痛的发病起重要作用。在颈性心绞痛中有3种疼痛反应——根性、反射性及自律性。

根性疼痛是由于后根受累而产生的，表现为某些尖锐的刺痛，有其特异的分布区域，常沿着一定的清晰的皮肤节段，并且伴有知觉异常，力弱及反射的改变。

在颈性心绞痛中的反射性痛，非常像前根受压或受刺激，沿着此水平的运动神经所支配的肌肉节段产生疼痛。

众所周知，在种族及胚胎发育过程中，将围绕肢体的各自节段的皮肤支配节段和肌肉支配节段弄颠倒，如 $C_{6~8}$ 的前后根均受侵及，按肌肉节段产生反射性心前区疼痛，按皮肤节段则产生根性肢体疼痛。

颈椎病引起的心前区疼痛，为颈脊神经后根受刺激所致，因其疼痛分布区和心源性通过脊神经后根反射弧的内脏感觉反射痛相似，故二者易被混淆。压迫起源于 $C_8$~$T_1$ 的胸前神经内侧支和起源于 $C_{6~7}$ 的胸前神经外侧支可引起假性心绞痛。这些神经在功能上属于运动神经，不含有皮肤的感觉纤维，但具有粗感觉纤维。颈椎骨关节炎病变压迫其神经根产生的疼痛为弥散性质。前斜角肌痉挛压迫臂丛，痉挛的斜方肌夹压脊神经后支的分支时，可通过副交感神经反射引起肋间肌痉挛和沿前支反射的肋间痛，亦可产生假性心绞痛。有人报告，刺激 $C_7$ 前根曾使受试者感到胸闷与腋下疼痛，$C_7$ 与 $C_8$ 神经根受刺激时，可引起胸大肌痉挛，且可并发肌筋膜炎，而且伴有明显压痛。刺激 $C_{5~7}$ 神经根引起前斜角肌痉挛，$C_7$ 或 $C_8$ 神经在臂丛部受挤压时，亦可出现上述同样后果。这种解释可同时说明胸部活动受限，胸部紧缩感和深吸气时发生疼痛的现象。

颈椎病的心前区疼痛的发病原因，并不仅限于神经根的压迫和来自深部组织本体感受器产生的刺激反射，颈交感神经在其中亦起重要作用。颈椎间盘退变造成的颈椎生物力学紊乱，骨质的增生，尤其是钩椎关节的骨质增生，造成了脊柱内外平衡失调，压迫或刺激颈部交感神经节，使之从节内出的节后神经纤维兴奋性增高，从而使血管的舒缩功能发生平衡失调，心脏的冠状动脉的管腔由于血管平滑肌收缩、痉挛而变狭窄，造成供血不足、缺血、缺氧。如椎动脉周围的交感神经丛受刺激时，不仅造成Barre-Lieou综合征，而且由于刺激冲动向下扩散，通过心下与心中交感神经支产生内脏感觉反射，从而引起心前区绞痛，甚至造成心律紊乱。

颈椎病的心前区疼痛，不仅类似冠心病的心绞痛，二者同时并存的也较为常见。一些作者曾注意到，颈椎病对冠心病心绞痛的发作是否有激发作用。心脏脊神经传入系统与心脏产生疼痛反射的关系已被阐明，心脏痛觉冲动从心下与心中神经，颈下神经节与维氏（Vieussen's）袢到达颈胸神经节后，由上4（或5）个胸交感神经节通过交通支至相应的脊神经节，再经脊神经后根进入 $C_8 \sim T_4$ 或 $T_5$ 脊髓节段，上升至大脑，产生心脏区和相应脊髓节段分布区的疼痛感觉。颈椎病的病变，不仅可累及脊神经后根，有时也涉及脊神经节和交感神经，从而可能对冠状血管产生反射性影响。当累及椎旁交感神经结构时，有冠状血管硬化的病人容易发生心绞痛。故有人认为，颈椎病对心绞痛的发作有"附加的启动机制"作用或激发作用。

3. 诊断

（1）症状：颈椎源性类冠心病好发年龄多在40~50岁。这类冠心病症状的出现可在颈椎病之前，也可在颈椎病之后，大多数在颈椎病之后。而先有的颈椎病症状往往不易为患者所重视，多数患者先到内科就诊，多以"心脏自主神经功能紊乱"而屡治无效。后因颈椎病所困扰来骨科就诊。

心前区疼痛或心律失常，伴有各种典型的颈椎病症状。往往有主、客观的肢体感觉障碍，上肢肌肉萎缩，以手部肌肉多见，或伴有腱反射的改变，头晕、恶心、颈痛、颈活动受限等，在脊髓型颈椎病患者中还常伴有霍夫曼征阳性。此类改变与颈段病变相吻合，有时因压迫颈椎旁压痛区而诱发，颈椎X线片或必要时的椎管造影证实有颈椎病，用医治心绞痛的药物治疗常无效。有时自觉改变颈部姿势可减轻其不适，针对颈椎病的各种治疗方法，如颈椎牵引治疗、手法治疗、软领围固定疗法，或经颈椎病之外科手术治疗可缓解其疼痛。

（2）舌脉：舌淡、苔薄白，脉弱或弦。

（3）体征：颈部僵硬、肌紧张、活动受限，部分棘突压痛，或椎旁压痛。臂丛神经牵拉试验或阳性。

（4）影像学检查：颈椎X线平片可显示生理曲度消失、反张，颈椎棘突偏歪、移位、旋转等。CT及MRI检查符合颈椎病的表现。

（5）排除其他病：综合判断排除其他原因引起冠心病的症状。

符合以上5条并排除其他疾病即可确诊为颈性类冠心病。

包括现代医学的颈性类冠心病。

诊断要点：在影像学检查结果的支持下，有颈椎病的症状，有冠心病的症状，冠心病的症状为主，但是随颈椎病症状的加重冠心病的症状也同时加重。X线片显示：下部颈椎间盘退行性改变，心电图检查均无心肌缺血改变，血脂及血酶数值在正常范围。

注：关于颈椎源性冠心病的诊断标准，我们认为有以下几点供参考。

①有心前区疼痛、胸闷、憋气、心悸、气短等症状，甚至心律失常。

②伴有各种典型的颈椎病症状、体征及影像学改变。

③因压迫颈椎椎旁压痛区或颈部活动而诱发症状加重，或自觉改变头颈姿势减轻

其不适。

④医治冠心病及抗心律失常的药物治疗常无效,或疗效不佳。

⑤针对颈椎病的各种有效治疗可解除或缓解其疼痛等症状及心律失常。

⑥以临床类冠心病症状为主,缺血性心电图改变不明显,或轻度 ST-T 改变及心律失常。

⑦排除心肌梗死及心力衰竭的病人。

4. 鉴别诊断

(1) 胃痛:可有胃脘部疼痛,胃痛多与饮食有关,多伴有局部压痛,持续时间较长,及反酸、嗳气、呃逆等胃部症状。

(2) 自主神经功能紊乱:是一种内脏功能失调的综合征,多由于心理社会因素诱发人体部分生理功能暂时性失调,神经内分泌功能出现相关改变而组织结构上并无相应的病理改变,临床特点首先是身体没有明显的器质性改变,其次病情加重或反复,常伴有焦虑、紧张、抑郁等情绪变化。

(3) 心绞痛:多疼痛较剧烈,发作频繁,每次发作的时间短,一般不超过 15 分钟,多因劳累、情绪激动等诱发,疼痛呈放射状,含服硝酸甘油可明显缓解。

颈性心绞痛属颈椎病区别于冠心病心绞痛,临床上做以下鉴别(表 12-1)。

表 12-1 颈性心绞痛与冠心病心绞痛的区别

| 项 目 | 颈性心绞痛 | 冠心病心绞痛 |
| --- | --- | --- |
| 疼痛部位 | 先颈或肩部、肩胛部、胸部 | 先胸骨、后向左肩臂放射 |
| 发作时间 | 多在夜间或晨起缓慢起病 | 多在激动或运动后立刻发作 |
| 疼痛性质 | 多为长时间的刺痛、灼痛或胀痛 | 多为绞痛 |
| 咳嗽及颈部活动的影响 | 加剧 | 无影响 |
| 发作时恐惧感 | 有 | 无 |
| 其他颈椎病症状 | 有 | 无 |
| 硝酸甘油治疗 | 无效 | 有效 |
| 心电图表现 | 正常 | 多有改变 |

(4) 胸部肿瘤:早期可有胸闷、气短等症状,晚期出现痿证现象,或消耗性全身症状,通过影像学检查可以鉴别。

5. 分型辨证

(1) 实证:胸闷胸痛,痛有定处,入夜为甚,痛引肩背,日久不愈。

(2) 虚证:胸闷,心悸盗汗,虚烦不寐,眩晕耳鸣,口干便秘。

6. 钩活术分型治疗

(1) 选穴:

主穴:根据影像学检查选择相应穴位组合(见基本公式)。

穴位组合($C_4$穴+$C_5$穴较多)是根据影像和临床症状而定的,与证型无关。

配穴:实证:心俞(微内板2.5)  膈俞(微内板2.5)  膻中(微内板2.5)

内关(微内板2.5)  激发点(微内板2.5)

虚证：心俞（微内刃2.5）　　膈俞（微内刃2.5）　　膻中（微内刃2.5）
　　　　　　内关（微内刃2.5）　　激发点（微内刃2.5）

以上配穴根据具体情况，取双侧穴或单侧穴，单侧取患侧穴位点。

方义提要：局部取穴和循经取穴。局部取穴，以颈部新夹脊穴为所取穴位点。循经取穴主要根据疾病所在的经络循行部位选穴，旨在疏通经络气血，宽胸理气。并针对颈性类冠心病的性质进行补泻。实证取心俞、膈俞、膻中、内关、激发点用微内板泻法，虚证取心俞、膈俞、膻中、内关、激发点用微内刃补法。

（2）分型选钩：

实证：胸前区憋闷、刺痛，或心律失常，发作后被迫停止工作，精神好，选巨类内板颈胸型钩鍉针；胸前区憋闷、刺痛，或心律失常，发作不影响工作，精神好，选中类内板2.5钩鍉针；胸前区偶尔憋闷、刺痛，或心律失常，不影响正常工作和生活，或经钩活术治疗后好转80%，选微类内板2.5钩鍉针。

虚证：精神极差、少气无力、年老体弱，或久病刚愈、胸前区憋闷、刺痛，或心律失常，影响生活，选巨类内刃肛门型钩鍉针，此类情况较少；精神差、年老体弱，或久病刚愈、胸前区憋闷、刺痛，或心律失常，发作后基本不影响生活，选中类内刃2.5钩鍉针；精神稍差，或久病刚愈、胸前区憋闷、刺痛，或心律失常，发作后不影响生活，选微类内刃2.5钩鍉针。

（3）分型钩法：

实证：大部分利用单软钩法，胸前区憋闷、刺痛，或心律失常，发作后被迫停止或不停止工作，颈椎根据年龄退变相对较重者，选重单软；胸前区憋闷、刺痛，或心律失常，发作后被迫停止或不停止工作，颈椎根据年龄退变相对中等程度者，选中单软；胸前区憋闷、刺痛，或心律失常，发作后被迫停止或不停止工作，颈椎根据年龄退变相对较轻者，选轻单软；兼有颈椎管狭窄症状者选双软。

虚证：大部分需要轻单软钩法，同时根据体质和病程的长短调整钩进的速度，充分体现"进补"，并以速度和程度相结合体现轻补、中补、重补。主要在针具型号方面体现补法，根据具体情况对颈椎管狭窄患者也可考虑双软。

（4）钩治步骤：

常规九步钩活法，无菌操作，动作灵巧。

（参考附录11钩活术的操作步骤）

7. 病案举例

（1）[胸闷气短　左上肢麻木]

韩某某，男，51岁，河北保定人，干部。

初诊：2013年1月3日。

主诉：颈背痛，伴胸闷气短6个月，加重10天。

现病史：6个月前颈部疼痛向左肩放射，左侧心前区疼痛，间断性发作，静脉点滴"香丹注射液、银杏达莫注射液"等无效，10天前上述症状加重，胸闷气短，动则喘息，心悸易汗，倦怠懒言，发作时心前区隐痛伴憋闷，自服速效救心丸无效，经人介绍于2013年1月3日来本院求治。

既往史：既往体健。

分析：患者男性，51岁，干部，慢性发病，间断性发作心前区疼痛，胸闷气短，动则喘息，心悸易汗，倦怠懒言，发作时心前区隐痛伴憋闷，舌淡有齿痕、苔薄白，脉结代，此类冠心病符合中医虚证型胸痹的发病过程。

检查：面色㿠白，颈部僵硬，$C_{5,6}$棘突上压痛，棘突旁压痛，头顶叩击试验（＋），左椎间孔挤压试验（＋），左臂丛神经牵拉试验（＋），双手握力尚可，听诊心音钝，心率78次/分，心律齐，各瓣膜听诊区未闻及病理性杂音，肺、腹无异常，血压130/70mmHg。舌淡有齿痕、苔薄白，脉结代。

辅助检查：血常规、尿常规、心电图、血糖检查无异常。

影像学检查：X线（2-189）（2-190）（2-191）（2-192）。

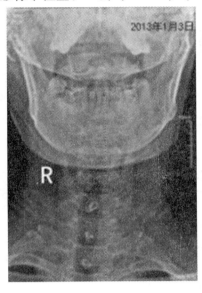

图2-189　X线正位片

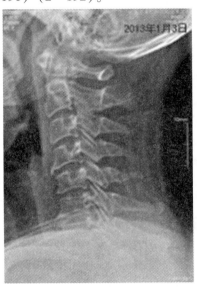

图2-190　X线侧位片

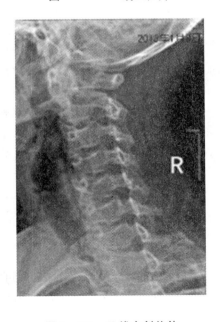

图2-191　X线右斜位片

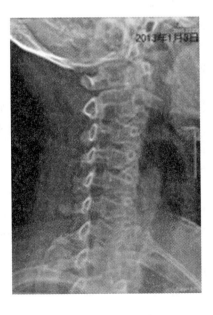

图2-192　X线左斜位片

X线表现：颈椎序列尚整齐，生理曲度变直，$C_{5\sim6}$棘突偏歪，$C_{4\sim5}$、$C_{5\sim6}$椎体前缘增生变尖，项后软组织可见点状异常密度影。

印象：颈椎病

诊断：虚证型胸痹（中医）

　　　颈性类冠心病（西医）

治则：通利关节，疏通经脉。

治法：钩活术疗法。

选穴：主穴：$C_2$穴+$C_3$穴（巨类颈胸型钩锃针）

　　　配穴：双心俞（微内刃2.5）以补法为主

　　　　　　双膈俞（微内刃2.5）以补法为主

常规钩活：利用中度单软钩活法，常规九步钩活逐一完成。保健枕保健。

10分钟钩活术，患者自述胸痛、胸闷减轻，10日后复诊。

二诊：2013年1月13日，患者自述胸闷、胸痛、背痛减轻，愿做第二次钩活术治疗。

选穴：主穴：$C_2'$穴+$C_3'$穴（巨类颈胸型钩锃针）

　　　配穴：膻中（微内刃2.5）以补法为主

常规钩活：利用轻度单软钩活法，常规九步钩活逐一完成。

10分钟钩活术，患者自述心前区疼痛及左上肢麻木明显减轻，15日后复诊。

三诊：2013年1月28日，患者自述心前区疼痛及左上肢麻木明显减轻，愿做第三次钩活术治疗。

选穴：主穴：$C_1$穴+$C_3$穴（中类内刃2.5型钩锃针）

　　　配穴：双内关（微内刃2.5）以补法为主

常规钩活：利用轻度单软钩活法，常规九步钩活逐一完成。

10分钟钩活术，患者自述无不适，15天后复诊。

四诊：2013年2月12日，患者自述心前区疼痛、胸闷、背痛、左上肢麻木基本消失，嘱其每日做颈保健操。

随访：2014年2月12日电话随访，病情稳定，上述症状无反复。

【按语】此病例系气血两虚、胸阳不振，导致胸闷胸痛、心悸怔忡。采用新夹脊$C_3$穴+$C_4$穴（巨类颈胸型钩锃针）用中度、轻度单软补法，因虚有瘀，则用巨钩补法，补气补血，辅配心俞（微内刃2.5）、膈俞（微内刃2.5）、膻中（微内刃2.5）以补法为主，直达病位，调理气血。两次钩活后，症状明显好转，自感精神好。第三次采用新夹脊用$C_1$穴+$C_3$穴（中类内刃2.5型钩锃针），轻度单软钩法，辅配双内关（微内刃2.5）以补法为主，主穴和配穴全部补虚，故三次治愈。

（2）[胸闷气短　背痛]

赵某某，女，49岁，河北阜平人，工人。

初诊：2012年8月13日。

主诉：颈背痛，伴胸闷气短7天。

现病史：颈椎病史8年，劳累后右上肢麻木，7天前因连续加班工作出现左侧心前区阵痛、背痛，向左肩部放射，固定不移，入夜为甚，心电图检查无异常，含服速效救心丸无效，经人介绍于2012年8月13日来本院就诊。

既往史：既往体健。

分析：患者女性，49岁，工人，慢性颈椎病史，连续加班工作出现左侧心前区阵痛、背痛，向左肩部放射，固定不移，入夜为甚，舌紫暗、苔少，脉沉涩，此类冠心病符合中医实证型胸痹的发病过程。

检查：颈部僵硬，$C_{4,5}$棘突上压痛，棘突旁压痛，头顶叩击试验（+），左臂丛神经牵拉试验（+），双手握力尚可，听诊心音钝，心率70次/分，心律齐，各瓣膜听诊区未闻及病理性杂音，肺、腹无异常，血压130/80mmHg。舌紫暗、苔少，脉沉涩。

辅助检查：血常规、尿常规、心电图、血糖检查无异常。

影像学检查：X线（2-193）（2-194）（2-195）（2-196）。

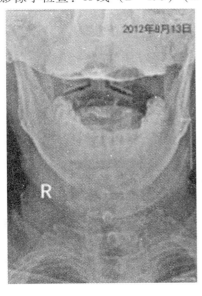

图2-193　X线正位片

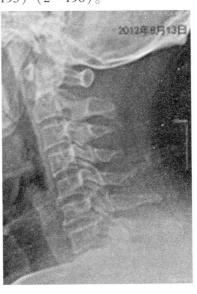

图2-194　X线侧位片

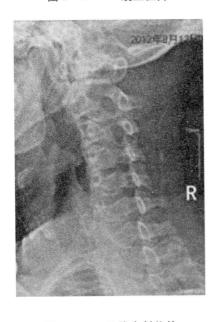

图2-195　X线右斜位片

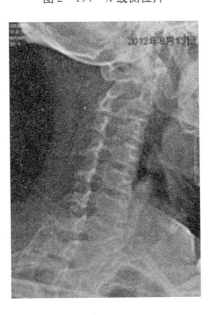

图2-196　X线左斜位片

X线表现：颈椎序列尚整齐，生理曲度变直，$C_2$棘突右偏，$C_{5\sim6}$、$C_{6\sim7}$椎间隙前可见点状前纵韧带骨化影，项后软组织可见点状异常密度影。

印象：颈椎病

诊断：实证型胸痹（中医）
　　　颈性类冠心病（西医）

治则：通利关节，疏通经脉。

治法：钩活术疗法。

选穴：主穴：$C_3$穴+$C_4$穴（巨类颈胸型钩鍉针）
　　　配穴：双心俞（微内板2.5）以泻法为主
　　　　　　双膈俞（微内板2.5）以泻法为主

常规钩活：利用中度单软钩活法，常规九步钩活逐一完成。保健枕保健。

10分钟钩活术，患者自述胸痛、背痛减轻，10日后复诊。

二诊：2012年8月23日，患者自述胸闷、胸痛、背痛减轻，愿做第二次钩活术治疗。

选穴：主穴：$C_3'$穴+$C_4'$穴（巨类颈胸型钩鍉针）
　　　配穴：膻中（微内板2.5）以泻法为主

常规钩活：利用轻度单软钩活法，常规九步钩活逐一完成。

10分钟钩活术，患者自述无变化，15日后复诊。

三诊：2012年9月8日，患者自述心前区疼痛、背痛、左肩痛明显减轻，愿做第三次钩活术治疗。

选穴：主穴：$C_2$穴+$C_5$穴（中类内板2.5型钩鍉针）
　　　配穴：内关（微内板2.5）平补平泻

常规钩活：利用轻度单软钩活法，常规九步钩活逐一完成。

10分钟钩活术，患者自述无不适，15天后复诊。

四诊：2012年9月23日，患者自述心前区疼痛、背痛、肩痛基本消失，嘱其每日做颈保健操。

随访：2013年9月23日电话随访，病情稳定，上述症状无反复。

【按语】此病例系瘀血内停、经络受阻、胸阳不振，导致胸闷胸痛、背痛。采用新夹脊$C_3$穴+$C_4$穴（巨类颈胸型钩鍉针），辅配双心俞（微内板2.5）、双膈俞（微内板2.5）、膻中（微内板2.5）以泻法为主。常规两次钩活，症状明显好转，实祛大半。第三次采用$C_2$穴+$C_5$穴（中类内板2.5型钩鍉针）轻度单软钩法，辅配内关（微内板2.5）平补平泻法（因属虚实夹杂证），故三次治愈。

8. 其他治疗

药物内服法、中药外用法、推拿、针灸、小针刀疗法、手术疗法。

手法治疗：关于颈性类冠心病的治疗，通过我们对这类患者手法治疗的观察，其类冠心病症状的好转比颈椎病症状的恢复要快，而且往往在较短的时间即可获得明显的疗效。

附方：

（1）实证：

瓜蒌薤白半夏汤（《金匮要略》）化裁：

瓜蒌9g，薤白10g，半夏6g，红花6g，当归9g，赤芍9g，川芎9g，葛根15g，炙甘草6g，桂枝6g。

（2）虚证：

天王补心丹（《校注妇人良方》）化裁：

生地20g，茯苓10g，玄参10g，丹参20g，桔梗10g，远志10g，五味子15g，人参10g，麦冬10g，天门冬10g，当归10g，柏子仁20g，酸枣仁30g，龙骨30g，牡蛎30g。

### 三十、颈性心律失常

定义：正常的心脏在一定范围的频率内不停地、规律地跳动。促使心脏活动的冲动起源于窦房结，并以一定的程序传布于心房和心室。任何由于心脏内冲动的形成和传导的不正常，使心脏活动的规律发生紊乱，即可形成心律失常。中医称为心悸，乃心动悸不宁，俗称心跳。《伤寒明理论一悸》载："悸者心跳是也，筑筑惕惕然动，怔怔忡忡不能自安者是矣。"心悸一般分惊悸和怔忡两种。《医学正传·怔忡惊悸健忘证》曰："夫所谓怔忡者，心中惕惕然动摇而不得安静，无时而作者是也。惊悸者，蓦然而跳跃惊动而有欲厥之状，有时而作者是矣。"颈性心律失常是由颈椎病或上胸段病变引起的心律不齐、心动过速及心动过缓等。

1. 中医病因病机

中医认为本病病机不外乎气血阴阳亏虚，心失所养，或邪扰心神，心神不宁。本病病位在心，与肝胆、脾胃、肾、肺诸脏腑有关。病理性质主要有虚实两个方面。虚为气、血、阴、阳不足，使心失所养而心悸；实为气滞血瘀，痰浊水饮，痰火扰心所引起。实证：①感受外邪：感受外邪，内舍于心，邪阻于脉，心血运行受阻；或风寒湿热等外邪，内侵于心，耗伤心气或心阴，心神失养，引起心悸之证。温病、疫证日久，邪毒灼伤营阴，心神失养，或邪毒传心扰神，亦可引起心悸。②情志失调：恼怒伤肝，肝气郁滞，日久化火，气火扰心则心悸；气滞不解，久则血瘀，心脉瘀阻，亦可心悸；忧思伤脾，阴血亏耗，心失所养则心悸；大怒伤肝，大恐伤肾，怒则气逆，恐则精却，阴虚于下，火逆于上，亦可撼动心神而心悸。③饮食不节：嗜食肥甘，饮酒过度，损伤脾胃，运化失司，湿聚成痰，日久痰浊阻滞心脉，或痰浊郁而化火，痰火上扰心神而发心悸；脾失健运，气血生化乏源，心失所养，致心悸。虚证：①劳欲过度：房劳过度，肾精亏耗，心失所养；劳伤心脾，心气受损，亦可诱发心悸。②久病失养：水肿日久，水饮内停，继则水气凌心而心悸；咳喘日久，心肺气虚，诱发心悸；长期慢性失血致心血亏虚，心失所养而心悸。

2. 西医病因病理

Jackson于1978年所著《颈性综合征》一书中，有关心脏一章中提到，当患者躺下时，或采取一些不寻常的姿势时，或颈部过伸位时，会感到心悸或心动过速，在颈椎急性外伤或关节有退行性改变时，可产生不寻常的心脏症状，此类不寻常的心脏症状，可能是由于支配横膈及心包的$C_4$神经根受到刺激，或刺激了心脏交感神经，使支配心脏的自主神经受到错位小关节的挤压而产生。

颈椎的小关节错位后，心脏的自律性减低，心脏交感神经功能受到抑制，迷走神经的张力变动而产生心律失常。颈部交感神经中，颈上、颈中、颈下3个神经节，分别发出心上、心中和心下神经。此三神经构成心丛，对心脏活动及血管舒缩起支配作用，当受颈椎骨赘挤压时，可产生心脏症状。同时颈交感神经节后纤维的分支即心上、中、下神经组成的心脏支支配窦房结、房室交界、房室束、心房肌、心室肌而控制心律。颈椎任何部位的病变，只要影响上述三对神经节或其节后神经纤维，导致交感神经节后纤维的兴奋性增高，均可导致心律失常，以致冠状动脉供血障碍。

3. 诊断

（1）症状：

①心脏症状：心悸，不安，头晕，头痛，有心前区突然跳动或心跳似乎暂停的感觉，心前区不适，全身乏力等。

②颈椎病症状：颈肩背痛，后头痛，颈部活动受限，双（或单）上肢酸、胀、麻、痛及无力等。

③颈椎功能活动受限，颈、胸椎肌肉紧张，病变节段棘上、棘旁压痛，某些颈椎的特殊检查阳性。

④其他：常伴有失眠，多梦，多汗，心慌，视力模糊，烦躁，易怒等。

⑤心脏听诊各瓣膜区无病理性杂音，可听及心律失常。

⑥心电图检查：常表现为窦性心动过缓，窦性心动过速，轻度 ST-T 改变，可伴有房性、室性早搏，频发室性期前收缩可见二联律、三联律等。

⑦颈椎影像学检查符合颈椎病诊断。

（2）舌脉：舌淡、苔薄白，脉结代或脉弦。

（3）体征：颈部僵硬、肌紧张、活动受限，部分棘突、脊旁压痛，风池、风府按压试验阳性，臂丛神经牵拉试验多为阳性，颈局部按揉后症状缓解。

（4）影像学检查：颈椎 X 线平片可显示生理曲度消失、反张，钩椎增生，棘突偏歪。CT 及 MRI 检查符合颈椎病的表现。

（5）排除其他病：综合判断排除其他原因引起的心律失常的症状。

符合以上 5 条并排除其他疾病即可确诊为颈性心律失常。

包括现代医学颈椎病引起的心律失常。

诊断要点：在影像学检查结果的支持下，有颈椎病的症状，有心律失常的症状，心律失常的症状为主，但是随颈椎病症状的加重心律失常的症状也同时加重。

注：颈性心律失常及颈性心绞痛，在颈椎病患者中常见，在我们治疗的大部分病例中，经钩活术或手法复位治疗，均取得良好效果，此类病人因常先出现心前区不适及心悸症状，故均先到内科就诊。但此组病人对心血管药物均无效果，又因先后出现颈椎病症状，才就诊于骨科。因此对不明原因的心律失常，伴有颈椎病，对心血管药物治疗无效者，可诊断为颈性心律失常，经颈椎对症治疗后，随着颈椎病症状的缓解和消失，心脏的症状也缓解和消失，心电图恢复正常。

4. 鉴别诊断

（1）低血糖：可有心悸，面色苍白，多汗等症状，进食食物或静脉注射葡萄糖可迅速缓解症状。

（2）自主神经功能紊乱：是一种内脏功能失调的综合征，多由于心理社会因素诱发人体部分生理功能暂时性失调，神经内分泌功能出现相关改变而组织结构上并无相应的病理改变，临床特点首先是身体没有明显的器质性改变，其次病情加重或反复，常伴有焦虑、紧张、抑郁等情绪变化。

（3）胸肺部肿瘤：有心悸、气短等症状，并且出现痿证现象，或消耗性全身症状，通过影像学检查可以鉴别。

5. 分型辨证

（1）实证：心悸不宁，受惊易作，胸闷烦躁，失眠多梦，口干易怒。

（2）虚证：心悸不安，气短，头晕目眩，失眠健忘，面色无华，倦怠乏力。

6. 钩活术分型治疗

（1）选穴：

主穴：根据影像学检查选择相应穴位组合（见基本公式）。

穴位组合（$C_4$穴＋$C_3$穴较多）是根据影像和临床症状而定的，与证型无关。

配穴：实证：心俞（微内板2.5）　膈俞（微内板2.5）　膻中（微内板2.5）
内关（微内板2.5）　激发点（微内板2.5）

虚证：心俞（微内刃2.5）　膈俞（微内刃2.5）　膻中（微内刃2.5）
内关（微内刃2.5）　激发点（微内刃2.5）

以上配穴根据具体情况，取双侧穴或单侧穴，单侧取患侧穴位点。

方义提要：局部取穴和循经取穴。局部取穴，以颈部新夹脊穴为所取穴位点。循经取穴主要根据疾病所在的经络循行部位选穴，旨在养血安神、宽胸理气。并针对颈性心律失常的性质进行补泻。实证取心俞、膈俞、膻中、内关、激发点用微内板泻法，虚证取心俞、膈俞、膻中、内关、激发点用微内刃补法。以上配穴根据具体情况，取双侧穴或单侧穴，单侧取患侧穴位点。

（2）分型选钩：

实证：心律失常、心悸，或胸前区憋闷、刺痛，发作后被迫停止工作，精神好，选巨类内板颈胸型钩鍉针；心律失常、心悸，或胸前区憋闷、刺痛，发作不影响工作，精神好，选中类内板2.5钩鍉针；心律失常、心悸，或胸前区憋闷、刺痛，不影响正常工作和生活，或经钩活术治疗后好转80%，选微类内板2.5钩鍉针。

虚证：①精神尚可、病程长，一般情况选中类内刃2.5钩鍉针。②精神极差、少气无力、年老体弱，或久病刚愈、心律失常、心悸，或胸前区憋闷、刺痛，影响生活，选巨类内刃肛门型钩鍉针，此类情况较少；精神差、年老体弱，或久病刚愈、心律失常、心悸，或胸前区憋闷、刺痛，发作后基本不影响生活，选中类内刃2.5钩鍉针；精神稍差，或久病刚愈、心律失常、心悸，或胸前区憋闷、刺痛，发作后不影响生活，选微类内刃2.5钩鍉针。

（3）分型钩法：

实证：大部分利用单软钩法。心律失常、心悸，或胸前区憋闷、刺痛，发作后被迫停止或不停止工作，颈椎根据年龄退变相对较重者，选重单软；心律失常、心悸，或胸前区憋闷、刺痛，发作后被迫停止或不停止工作，颈椎根据年龄退变相对中等程度者，选中单软；心律失常、心悸，或胸前区憋闷、刺痛，发作后被迫停止或不停止工作，颈椎根据年龄退变相对较轻者，选轻单软；兼有颈椎管狭窄症状者选双软。

虚证：大部分需要轻单软钩法，同时根据体质和病程的长短调整钩进的速度，充分体现"进补"，并以速度和程度相结合体现轻补、中补、重补。主要在针具型号方面体现补法，根据具体情况对颈椎管狭窄患者也可考虑双软。

（4）钩治步骤：

常规九步钩活法，无菌操作，动作灵巧。

（参考附录11 钩活术的操作步骤）

7. 病案举例

[心悸胸闷　颈背痛]

孙某某，女，42岁，邯郸人，个体。

初诊：2013年1月10日。

主诉：心悸胸闷2年，颈背痛3个月。

现病史：心悸胸闷，头晕目眩2年，经外院按冠心病治疗，疗效不佳，且反复发作，口服冠心病药物后，颜面潮红，耳鸣口干。3个月前出现心悸胸闷加重，于2013年1月10日来本院求治。

既往史：既往体健。

分析：患者女性，42岁，个体，既往体健，身强力壮，阳性体质。心悸胸闷，头晕目眩2年，经外院按冠心病治疗，疗效不佳，且反复发作。3个月前出现心悸胸闷加重，耳鸣口干，此心律失常符合中医实证型心悸的发病过程。

检查：颈部僵硬，$C_{4,5}$棘突上压痛，棘突旁压痛，$C_{4,5}$棘突右偏，双手握力尚可，心电图检查：窦性心动过速，频发房性早搏，心率90次/分。肺、腹无异常，血压120/70mmHg。舌红、苔薄黄，脉弦数。

辅助检查：血常规、尿常规、血糖检查无异常。

影像学检查：X线（2-197）（2-198）（2-199）（2-200）。

X线表现：颈椎序列欠整齐，生理曲度欠佳，$C_{4～5}$棘突右偏，$C_{5～6}$椎间隙变窄，$C_{5～6}$椎体后缘增生，左侧$C_{5～6}$、$C_{6～7}$椎间孔略变小，项后软组织未见异常密度影。

印象：颈椎病

诊断：实证型心悸（中医）

颈性心律失常（西医）

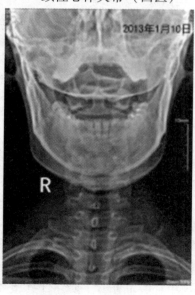

图2-197　X线正位片

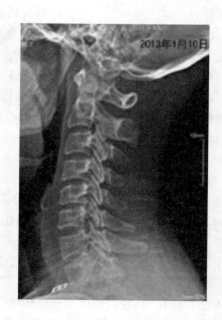

图2-198　X线侧位片

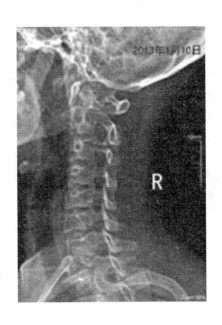

图2-199　X线右斜位片

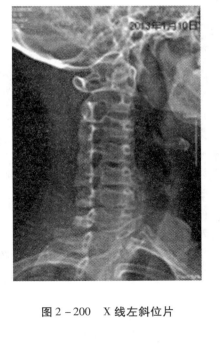

图2-200　X线左斜位片

治则：通利关节，疏通经脉。

治法：钩活术疗法。

选穴：主穴：$C_3$穴＋$C_4$穴（巨类颈胸型钩锃针）

　　　配穴：心俞（微内板2.5）平补平泻

　　　　　　膈俞（微内板2.5）平补平泻

常规钩活：利用中度单软钩活法，常规九步钩活逐一完成。保健枕保健。

10分钟钩活术，患者自述心悸、胸闷稍减轻，10日后复诊。

二诊：2013年1月20日，患者自述心悸胸闷、背痛减轻，愿做第二次钩活术治疗。

选穴：主穴：$C_3'$穴＋$C_4'$穴（巨类颈胸型钩锃针）

　　　配穴：膻中（微内板2.5）平补平泻

常规钩活：利用轻度单软钩活法，常规九步钩活逐一完成。

10分钟钩活术，患者自述心悸胸闷、颈背痛明显减轻，10日后复诊。

三诊：2013年1月30日，患者自述心悸胸闷、颈背痛、双肩沉重明显减轻，头晕、头痛稍好转，愿做第三次钩活术治疗。

选穴：主穴：$C_2$穴＋$C_5$穴（巨类颈胸型钩锃针）

　　　配穴：内关（微内板2.5）以泻法为主

常规钩活：利用轻度单软钩活法，常规九步钩活逐一完成。

10分钟钩活术，患者自述无不适，15天后复诊。

四诊：2013年2月15日，患者自述心悸胸闷、头晕、头痛、颈背痛、双肩沉重基本消失，嘱其每日做颈保健操。

随访：2014年2月15日电话随访，病情稳定，上述症状无反复。

【按语】此病例系瘀血内阻、经络受阻、胸阳不振，导致胸闷、心律失常。采用新

夹脊 $C_3$ 穴 + $C_4$ 穴（巨类颈胸型钩鍉针），辅配双心俞（微内板 2.5）、双膈俞（微内板 2.5）、膻中（微内板 2.5）平补平泻（因属虚实夹杂证）。常规两次钩活，症状明显好转，实祛大半。第三次采用 $C_2$ 穴 + $C_5$ 穴（中类内板 2.5 型钩鍉针）轻度单软钩法，辅配内关（微内板 2.5）以泻法为主（因属虚实夹杂证），故三次治愈。

8. 其他治疗

药物内服法、中药外用法、推拿、针灸、小针刀疗法、封闭、手术疗法。

手法治疗：首先应针对病因解除错位之关节对神经的刺激或压迫，恢复脊柱的内外平衡及神经的生理功能，使心脏恢复正常的自律性。我们治疗的患者全部采用颈椎定点旋转复位手法，胸椎膝顶法或俯卧位按压法或摇正法，均取得满意的疗效。

附方：

（1）实证：

黄连温胆汤（《六因条辨》）化裁：

半夏 15g，枳实 15g，竹茹 15g，陈皮 15g，茯苓 15g，黄连 10g，瓜蒌 10g，栀子 15g，胆南星 10g，炙甘草 6g，龙骨 30g，牡蛎 30g，远志 10g，菖蒲 10g。

（2）虚证

生脉饮（《医学启源》）化裁：

太子参 10g，寸冬 10g，五味子 10g，茯苓 10g，远志 10g，酸枣仁 30g，甘草 6g，黄芪 20g，白术 20g，菖蒲 10g。

## 三十一、血压异常

定义：高血压病是一种以收缩压和舒张压升高为特征的综合征。1994 年世界卫生组织专家组制定了高血压的诊断标准，凡收缩压≥140mmHg 和/或舒张压≥90mmHg 者，即可诊断为高血压。本文只讨论由颈椎病引起的血压异常（高血压或低血压），主要以高血压为主。

在安静状态下如血压经常超过 140/90mmHg，称为高血压，一般以舒张压来衡量，舒张压在 90～110mmHg 为轻、中度高血压，舒张压在 110～120mmHg 以上时为重度高血压。而血压低于 90/60mmHg，称为低血压。根据发病机制，可将高血压分为原发性高血压（高血压病）和继发性高血压（症状性高血压）两大类。

祖国医学认为的"头痛""眩晕""肝阳上亢""中风"等均属于本病的范畴。将眩晕描述为轻者闭目即止，重者如坐车船，旋转不定，不能站立，或伴有恶心、呕吐、汗出，甚至昏倒等症状。早在《黄帝内经》就有"诸风掉眩，皆属于肝""肾虚则头重高摇，髓海不足则脑转耳鸣"的记载，认为本病的眩晕与肝、肾有关。《千金翼方》指出："肝厥头痛，肝火厥逆，上攻头脑也""其痛必至巅顶，以肝之脉与督脉会于巅故也……肝厥头痛必多目眩晕"，说明头痛、眩晕是肝火厥逆所致。《东垣发明》又提出本病发生的年龄多在 40 岁以后，这时元气已衰，或者由于忧喜恣怒而损伤元气，因而发病。《丹溪心法》提出"无痰不眩，无火不晕"，认为痰与火是引起本病的另一原因。

1. 中医病因病机

中医认为本病多与情志失调，饮食不节，先天不足，劳倦内伤等有关。其病机多为虚、火、风、痰、气、瘀等方面，证候之间相互转化，虚实夹杂。实证：①情志失调：忧郁恼怒，情志不遂，肝失条达，气郁阳亢，或肝郁化火，阳亢火生，上扰清窍发为本病。②饮食不节：嗜食辛辣刺激，嗜酒无度，损伤脾胃，脾失健运，聚湿生痰，清阳不升，头窍失养发为本病。虚证：①先天不足：禀赋不足，肾精亏虚，肾主骨生髓，髓上通于脑，脑为髓海，髓海空虚，则发为本病。②劳倦内伤：久病体虚，思虑过度，损伤脾胃，气血生化乏源，血虚则清窍失养，可发为本病。

2. 西医病因病理

颈源性血压异常的发病原理目前尚不能肯定，其中颈椎病变造成的交感神经刺激应是公认的原因之一。我们初步认为可能与下列因素有关。

（1）颈椎的解剖结构和功能特点是本病发生的重要原因：$C_{4、5}$为主要发病部位，因$C_4$椎体所受正应力、扭转力及剪力最大，当颈椎于前倾和后仰15°时，$C_4$椎体前缘和$C_5$钩椎关节压应变最大，即冲击能量比较明显集中在第4颈椎。加以$C_{4、5}$解剖结构薄弱，在外伤等作用下，常以$C_4$为主在不同轴位上发生轻度移位，导致颈椎生理曲线改变，或相邻椎体代偿性颈曲改变，继而使下位椎体或椎间盘单位面积上受压不均而增加了它的磨损和退变。当颈椎外伤、慢性劳损、受凉、长期的单一姿势或姿势不良等都可造成颈部肌肉痉挛、僵硬，以及以$C_{4、5}$为多发部位的生理曲线改变，并逐渐出现颈椎的增生和退变，使颈部的血管、神经等软组织受到牵拉、刺激或压迫，出现交感神经功能紊乱及血管痉挛，从而影响大脑的供血。这种刺激持续存在，使脑内二氧化碳浓度增高，刺激血管运动中枢兴奋性增强，最后导致血压异常。

（2）当椎动脉受刺激或压迫时发生痉挛狭窄，导致椎动脉灌注率下降。另外，颈交感神经受刺激也可致椎动脉痉挛。各种原因造成脊柱内外平衡失调，刺激颈交感神经，均可导致椎-基底动脉系统血管痉挛，血流阻力增加，影响延髓的正常供血，颅内血管感受器受刺激而使血管运动中枢兴奋性增高，引起血压异常。

（3）颈部病变或颈部软组织外伤，除可能因交感神经受刺激而致血管神经功能异常外，还可能由于颈部肌肉、韧带等的损伤及损伤后反应性水肿，干扰了颈部的紧张反射。这些病理冲动通过深部感受器，不断经神经后根传入，造成血管运动中枢功能紊乱。

（4）颈椎椎旁的颈上、颈中、颈下交感神经节分别发出心上、中、下神经到达心脏，形成心浅丛及心深丛，分布于心肌、窦房结、房室结等。当颈椎的病变刺激椎旁的交感神经时，使其节后神经纤维兴奋性增高，不仅导致心悸、胸痛等类冠心病症状，而且使血管平滑肌收缩，血流阻力增大，日久导致血压增高或血压不稳。当交感神经节后神经纤维兴奋性降低，血管舒缩功能失调，血液循环障碍，导致脑缺血，影响脑舒血管中枢而出现低血压。

（5）由于外界所引起的某些强烈的、反复的、长期的刺激，精神过度紧张，以致大脑皮层功能紊乱，失去了对皮层下血管调节中枢的正常调节作用，在血管调节中枢形成固定兴奋灶，以交感神经中枢兴奋占优势，从而导致广泛的细小动脉痉挛，周围血管阻力增高，血压升高。这种现象开始只是暂时的加压反应，以后这种反应愈来愈经常和强烈，很小的刺激即可引起剧烈而持久的反应，交感神经呈长期兴奋，细小动脉长时间的痉挛，血管阻力持续增高，血压也就持续在高水平。

由于广泛的细小动脉痉挛，又可引起内脏缺血，在肾脏缺血时，肾素分泌增多，经转化酶的作用，形成血管紧张素Ⅱ，这样更促使全身细小动脉痉挛，从而更固定了已升高的血压，同时血管紧张素Ⅱ能刺激肾上腺皮质，使醛固酮的分泌增加，从而进一步升高血压。此外肾细小动脉痉挛，可引起肾细小动脉硬化，加重肾脏缺血，使增高的血压更为恒定。

3. 诊断

（1）症状：我们治疗的患者中，病程最短半月，最长 19 年。以颈椎病症状和血压升高同时出现者最多，血压异常后发现颈椎病症状者以及颈椎病症状早发于血压升高者次之，其中血压升高较多，降低较少。

颈性血压异常的诊断有以下特点。

①有颈椎病或头部外伤史，高血压的症状与颈椎病症状同时发生，或继发于颈椎病之后。

②高血压症状的轻重与颈椎病的轻重有直接关系。

③内科系统检查，排除其他疾病。

④颈部钩活术或手法治疗后，高血压症状有所缓解。

（2）舌脉：舌淡、苔薄黄、脉细或弦。

（3）体征：拇指触诊检查：多查及颈椎棘上、棘旁压痛，棘上韧带压痛，棘突偏歪。横突结节不对称。其中以 $C_4$、$C_3$、$C_5$ 最为常见。旋颈试验阳性。

（4）影像学检查：X 线片显示：均有颈椎病样改变，表现为生理曲线变直、反张、成角、中断、滑移，钩椎关节不对称及骨质增生等，其中 $C_4$、$C_5$、$C_3$ 最常见。CT 及 MRI 检查符合颈椎病的表现。

（5）排除其他病：综合判断排除其他原因引起的高血压症状。

符合以上 5 条并排除其他疾病即可确诊为颈性高血压。

包括现代医学的神经根型颈椎病和颈型颈椎病及有风湿痹证症状的其他型颈椎病。

诊断要点：在影像学检查的支持下，有颈椎病的症状，有高血压的症状，高血压的症状为主，但是随颈椎病症状的加重高血压的症状也同时加重。

4. 鉴别诊断

（1）梅尼埃病：又称为内耳性眩晕或发作性眩晕，是一种原因不明的内耳淋巴代谢障碍性疾病，多呈发作性眩晕，单侧耳鸣或耳聋，发作时有眼球震颤，其他尚有头痛、恶心、呕吐等症状，严重者天旋地转，不敢睁眼，面色苍白，无汗，甚至猝倒。这些和颈性眩晕颇相似，但一般和体位、颈部活动无关，无颈椎病的体征和 X 线特征，椎动脉造影正常。

（2）三叉神经痛：疼痛发作常无预兆，为骤然发生的闪电式、短暂而剧烈的疼痛。常被描述为电灼样、针刺样、刀割样或撕裂样的剧烈跳痛，发作严重者常伴有面部肌肉的反射性抽搐，口角牵向一侧，并有面部发红、结膜充血、流泪、流涎等症状，此又称为"痛性抽搐"。

（3）中风：多以老年人多见，常有头痛、眩晕的早期症状，多因素体肝阳亢盛。其中脏腑者，突然昏仆，并伴有口眼歪斜、偏瘫等症，神昏时间较长，苏醒后多遗留偏瘫、口眼歪斜及失语等后遗症。

（4）头部肿瘤：有头痛、眩晕的症状，并且出现痿证现象，或消耗性全身症状，通过影像学检查可以鉴别。

5. 分型辨证

（1）实证：头痛眩晕，口苦耳鸣，失眠多梦，头目胀痛，急躁易怒，肢体麻木。

（2）虚证：头晕目眩，心悸不安，少寐多梦，腰膝酸软，健忘耳鸣，视物模糊。

6. 钩活术分型治疗

（1）选穴：

主穴：根据影像学检查选择相应穴位组合（见基本公式）。

　　　　穴位组合（$C_4$穴 + $C_3$穴较多）是根据影像和临床症状而定的，与证型无关。

配穴：实证：风府（微内板1.2）　　风池（微内板1.2）　　百会（微内板2.5）

　　　　　　　太阳（微内板2.5）　　曲池（微内板2.5）　　公孙（微内板2.5）

　　　　虚证：风府（微内刃1.2）　　风池（微内刃1.2）　　百会（微内刃2.5）

　　　　　　　太阳（微内刃2.5）　　曲池（微内刃2.5）　　公孙（微内刃2.5）

以上配穴根据具体情况，取双侧穴或单侧穴，单侧取患侧穴位点。

方义提要：局部取穴和循经取穴。局部取穴，以颈部新夹脊穴为所取穴位点。循经取穴主要根据疾病所在的经络循行部位选穴，旨在疏肝解郁、调理气血、息风定眩。并针对高血压的性质进行补泻。实证取风府、风池、曲池、公孙、百会、太阳用微内板泻法，虚证取风府、风池、曲池、公孙、百会、太阳用微内刃补法。

注：综合判断符合以下条件的进行钩活术治疗。

①有颈部症状（如颈项疼痛，颈部活动有响声，颈项僵硬，颈部活动时临床症状加剧等）和体征（如颈部活动受限，棘突或横突位置偏歪、压痛，颈椎X线片有改变等）。

②高血压病程不长，约在5年以内者。

③血压波动较大，尤其是Ⅰ~Ⅱ期高血压。

④伴有自主神经功能紊乱者，如眩晕、恶心、咽部异物感、多汗或无汗等。

⑤眼底改变不太明显者。

⑥经内科排除其他器质性疾病所致的高血压，并按原发性高血压治疗效果不佳。

⑦至少连续3次测量其血压升高超过正常标准者，并在每次治疗前后测其血压以资对比。在治疗过程中要采用同一血压计测量。

（2）分型选钩：

实证：血压异常、头晕，或头痛，发作后被迫停止工作，精神好，选巨类内板颈胸型钩鍉针；血压异常、头晕，或头痛，发作不影响工作，精神好，选中类内板2.5钩鍉针；血压异常、头晕，或头痛，不影响正常工作和生活，或经钩活术治疗后好转80%，选微类内板2.5钩鍉针。

虚证：精神极差、少气无力、年老体弱，或久病刚愈、血压异常、头晕，或头痛，影响生活，选巨类内刃肛门型钩鍉针，此类情况较少；精神差、年老体弱，或久病刚愈、血压异常、头晕，或头痛，发作后基本不影响生活，选中类内刃2.5钩鍉针；精神稍差，或久病刚愈、血压异常、头晕，或头痛，发作后不影响生活，选微类内刃2.5钩鍉针。

（3）分型钩法：

实证：大部分利用单软钩法。血压异常、头晕，或头痛，发作后被迫停止或不停止工作，颈椎根据年龄退变相对较重者，选重单软；血压异常、头晕，或头痛，发作后被迫停止或不停止工作，颈椎根据年龄退变相对中等程度者，选中单软；血压异常、头晕，或头痛，发作后被迫停止或不停止工作，颈椎根据年龄退变相对较轻者，选轻单软；兼有颈椎管狭窄症状者选双软。

虚证：大部分需要轻单软钩法，同时根据体质和病程的长短调整钩进的速度，充分体现"进补"，并以速度和程度相结合体现轻补、中补、重补。主要在针具型号方面体现补法，根据具体情况对颈椎管狭窄患者也可考虑双软。

(4) 钩治步骤：

常规九步钩活法，无菌操作，动作灵巧。

（参考附录11 钩活术的操作步骤）

注：对于一些高血压及颈椎源性高血压并存的患者，我们主张在服用降压药的同时，应积极治疗颈椎病。颈椎病对高血压的发作亦会有附加的启动或激发作用。

7. 病案举例

(1) ［高血压　头晕头痛］

王某某，男，45岁，石家庄人，教师。

初诊：2013年1月18日。

主诉：高血压伴头晕头痛1年。

现病史：高血压伴头晕头痛1年。血压不稳，高时可达200/110mmHg，正常时可达120/80mmHg。服用各种降压药效果不佳。1个月前又出现颈痛，右上肢疼痛、麻木，血压200/100mmHg。易怒，失眠多梦，口苦，于2013年1月18日来本院求治。

既往史：既往体健。

分析：患者男性，45岁，教师职业，高血压病史，血压波动较大，出现颈痛，右上肢疼痛、麻木，血压200/100mmHg。易怒，失眠多梦，口苦，舌红、苔黄，脉弦滑，此血压异常符合中医实证型头风的发病过程。

检查：颈部僵硬，$C_4$棘突左偏，$C_4$棘突旁压痛，右臂丛神经牵拉试验（＋），双手握力尚可，心、肺、腹无异常，血压180/100mmHg。舌红、苔黄，脉弦滑。

辅助检查：血常规、尿常规、心电图、血糖检查无异常。

影像学检查：X线（2-201）(2-202)(2-203)(2-204)。

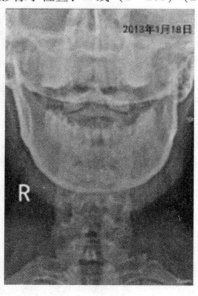

图2-201　X线正位片

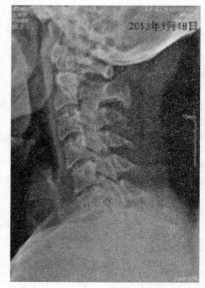

图2-202　X线侧位片

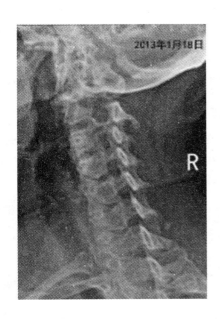
图2-203 X线右斜位片

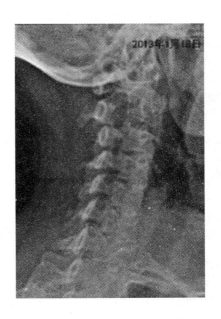
图2-204 X线左斜位片

X线表现：颈椎序列欠整齐，生理曲度欠佳，$C_4$棘突左偏，$C_{4～5}$、$C_{5～6}$椎间隙变窄，$C_{4～5}$、$C_{5～6}$椎体前后缘增生，双侧$C_{3～4}$椎间孔变小，项后软组织可见点状异常密度影。

印象：颈椎病

诊断：实证型头风（中医）

颈性高血压（西医）

治则：通利关节，疏通筋脉。

治法：钩活术疗法。

选穴：主穴：$C_3$穴+$C_4$穴（巨类颈胸型钩鍉针）

配穴：风府（微内板1.2）以泻法为主

双风池（微内板1.2）以泻法为主

常规钩活：利用中度单软钩活法，常规九步钩活逐一完成。保健枕保健。

10分钟钩活术，患者自述头晕头痛稍减轻，血压170/100mmHg，10日后复诊。

二诊：2013年1月28日，患者自述头晕头痛，右上肢疼痛减轻，麻木无好转，血压140/100mmHg，愿做第二次钩活术治疗。

选穴：主穴：$C_3'$穴+$C_4'$穴（巨类颈胸型钩鍉针）

配穴：百会（微内板2.5）以泻法为主

双太阳（微内板2.5）以泻法为主

常规钩活：利用轻度单软钩活法，常规九步钩活逐一完成。

10分钟钩活术，患者自述头晕头痛明显减轻，15日后复诊。

三诊：2013年2月12日，患者自述头晕、头痛、右上肢疼痛麻木明显减轻，血压130/90mmHg，愿做第三次钩活术治疗。

选穴：主穴：$C_2$穴+$C_5$穴（中类内板2.5型钩鍉针）

配穴：双曲池（微内板 2.5）以泻法为主

常规钩活：利用轻度单软钩活法，常规九步钩活逐一完成。

10 分钟钩活术，患者自述无不适，15 天后复诊。

四诊：2013 年 2 月 27 日，患者自述近日血压平稳，头晕头痛消失，颈痛、右上肢麻木疼痛基本消失，嘱其每日做颈保健操。

随访：2014 年 2 月 27 日电话随访，血压平稳，上述症状无反复。

【按语】此病例系肝风内动、痰瘀互结、清阳不生，导致血压异常。采用新夹脊 $C_3$ 穴 + $C_4$ 穴（巨类颈胸型钩锶针），辅配风府（微内板 1.2）、双风池（微内板 1.2）、百会（微内板 2.5）、双太阳（微内板 1.2）以泻为主。常规两次钩活，头晕头痛、右上肢疼痛麻木明显好转，血压稳定，实祛大半。第三次采用 $C_2$ 穴 + $C_5$ 穴（中类内板 2.5 型钩锶针）轻度单软钩法，辅配双曲池（微内板 2.5）以泻为主，故三次治愈。

(2) [高血压　颈痛]

朱某某，女，50 岁，石家庄人，个体。

初诊：2010 年 2 月 9 日。

主诉：颈痛 5 年，高血压 1 年。

现病史：颈椎病 5 年，固定姿势及劳累后颈痛。1 年前无明显原因血压升高，伴头晕头痛。血压不稳，高时可达 190/100mmHg，正常时可达 120/80mmHg。服用各种降压药效果不佳。少寐健忘，心烦口干，神倦乏力，耳鸣，于 2010 年 2 月 9 日来本院求治。

既往史：既往体健。

分析：患者女性，50 岁，个体，头颈外伤后发病，长期风寒环境工作和劳累，经络阻塞，气机不得宣通，引起肌肉痉挛或屈伸无力，导致关节活动不利，肢体功能障碍，此症状与天气变化有关，遇冷加重，遇热减轻，晨僵明显，此血压异常符合中医虚证型头风的发病过程。

检查：颈部僵硬，$C_{4-5}$ 棘突右偏，棘突旁压痛，抬头试验（+），双手握力尚可，心、肺、腹无异常，血压 180/110mmHg。舌红、苔薄，脉弦细。

辅助检查：血常规、尿常规、心电图、血糖检查无异常。

影像学检查：X 线（2-205）（2-206）（2-207）（2-208）。

X 线表现：颈椎序列欠整齐，生理曲度欠佳，$C_{4-5}$ 棘突右偏，$C_{5-6}$、$C_{6-7}$ 椎间隙变窄，$C_{6-7}$ 椎间隙前可见点状前纵韧带骨化影，双侧 $C_{3-4}$ 椎间孔变小，项后软组织未见异常密度影。

印象：颈椎病

诊断：虚证型头风（中医）

　　　颈性高血压（西医）

治则：通利关节，疏通经脉。

治法：钩活术疗法。

选穴：主穴：$C_3$ 穴 + $C_4$ 穴（巨类颈胸型钩锶针）

　　　配穴：风府（微内刃 1.2）以补法为主

　　　　　　双风池（微内刃 1.2）以补法为主

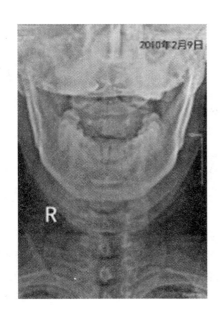
图2-205 X线正位片

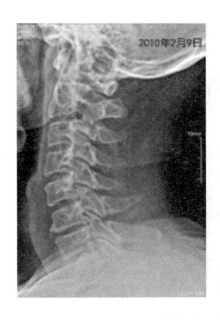
图2-206 X线侧位片

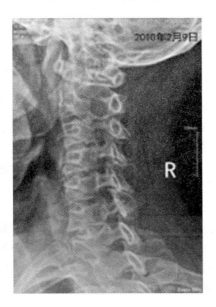
图2-207 X线右斜位片

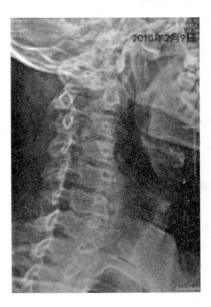
图2-208 X线左斜位片

常规钩活：利用中度单软钩活法，常规九步钩活逐一完成。保健枕保健。
10分钟钩活术，患者自述头晕头痛稍减轻，血压160/100mmHg，10日后复诊。

二诊：2010年2月19日，患者自述头晕、头痛、颈痛减轻，血压150/100mmHg，愿做第二次钩活术治疗。

选穴：主穴：$C_3'$穴+$C_4'$穴（巨类颈胸型钩鍉针）
　　　配穴：百会（微内刃2.5）以补法为主
　　　　　　双太阳（微内刃2.5）以补法为主

常规钩活：利用轻度单软钩活法，常规九步钩活逐一完成。

10分钟钩活术，患者自述头晕头痛明显减轻，15日后复诊。

三诊：2010年3月6日，患者自述头晕、头痛、颈痛明显减轻，血压130/90mmHg，愿做第三次钩活术治疗。

选穴：主穴：$C_2$穴+$C_5$穴（中类内刃2.5型钩锃针）

配穴：双公孙（微内刃2.5）平补平泻

常规钩活：利用轻度单软钩活法，常规九步钩活逐一完成。

10分钟钩活术，患者自述无不适，15天后复诊。

四诊：2010年3月21日，患者自述近日血压平稳，头晕、头痛、颈痛消失，血压120/80mmHg，嘱其每日做颈保健操。

随访：2014年2月23日电话随访，血压平稳，上述症状无反复。

【按语】此病例系肝肾阴亏、清窍失养、虚阳上越，导致血压异常。采用新夹脊$C_3$穴+$C_4$穴（巨类颈胸型钩锃针）用中度、轻度单软补法，因虚有瘀，则用巨钩补法，补益肝肾，平肝潜阳，辅配风府（微内刃1.2）、双风池（微内刃1.2）、百会（微内刃2.5）、双太阳（微内刃2.5），以补法为主，直达病位，调理气血。两次钩活后，症状明显好转，血压130/90mmHg，自感精神好。第三次采用新夹脊用$C_2$穴+$C_5$穴（中类内刃2.5型钩锃针），轻度单软钩法，辅配双公孙（微内刃2.5）平补平泻（因属虚实夹杂证），故三次治愈。

8. 其他治疗

药物内服法、中药外用法、推拿、针灸、小针刀疗法、封闭、手术疗法。

手法治疗：颈椎病所致的高血压与原发性高血压和其他原因所致的高血压有所不同，因而早期的诊断和治疗极为重要。本病治疗主要采用颈椎定点旋转复位及软组织松解手法治疗，配合头面部桥弓、印堂、发际、太阳、百会、风池、风府、头维、公孙、攒竹、大椎等穴进行直推法、拿法、揉法等。腹部的关元、气海、中脘等，用摩法、揉法。严重的患者亦可配合静脉输液及辨证应用中药。

注：经验之谈

临床表现多为颈椎病和血压异常的综合症状，如头痛，头晕，颈肩背痛，上肢酸困、麻木等。其中眩晕为主要症状，其眩晕的发作与颈部转动有密切关系，每因颈椎旋转时诱发或加重头晕，晕时不敢向某一方向转头，有的患者不能向左或右侧卧位。急性发作多表现旋转感、倾倒感，严重者出现猝倒，但猝倒后意识清楚，短时间即可恢复。慢性发作多表现头部昏昏沉沉，精神不振，记忆力减退等。早期以血压波动不稳最为常见，而且血压不稳会长期存在。随着病程的发展，表现为当病人颈椎病症状出现或加重时血压升高（少数降低），出现头晕、头痛等症状。当颈椎病症状缓解或消失时，血压随之下降或平稳。颈椎病病程长，退行性改变明显的老年患者，交感神经等受压迫或刺激长久，这种变化不明显。另外，这类患者对降压药物普遍不敏感，部分患者应用降压药后其血压可有部分降低，但效果不好，大部分应用降压药物无效。而针对颈椎病的相关治疗（如钩活术、手法、牵引等）却疗效显著，而且往往达到意想不到的效果。对于血压异常同时出现颈椎病症状，或先出现颈椎病症状者，往往治疗及时，效果较好，但对于先出现血压异常者，不易早期诊断，多按"原发性高血压"常规内科治疗，以致病程延长，治疗效果较差。

附方：

（1）实证：

天麻钩藤饮（《中医内科杂病证治新义》）化裁：

天麻 9g，钩藤 10g，石决明 15g，杜仲 15g，桑寄生 15g，黄芩 10g，栀子 12g，葛根 15g，牛膝 10g，炙甘草 6g，白芍 15g，菊花 10g。

（2）虚证：

左归丸（《景岳全书》）化裁：

熟地 20g，山药 20g，山萸肉 10g，菟丝子 30g，枸杞子 10g，川牛膝 20g，鹿角胶 15g，人参 10g，黄芪 20g，白术 20g，当归 10g。

### 三十二、单纯性甲状腺肿

定义：非炎症和非肿瘤原因的不伴有临床甲状腺功能异常的甲状腺肿称单纯性甲状腺肿。它是以缺碘为主的代偿性良性甲状腺上皮细胞过度增生形成的甲状腺肿大。所以常不伴有甲状腺功能失常。单纯性甲状腺肿分散发性和地方性两种，散发性占人群的 5%～7%，女性是男性的 3～5 倍，当患病率超过 10% 时即称为地方性甲状腺肿。

中医学将单纯性甲状腺肿归属于"瘿病"范畴。早在公元前 3 世纪《庄子》一书中就有关于"瘿"（即甲状腺肿）的记载。在以后，很多医书中相传以海藻、昆布等含碘植物治疗瘿病。本节讨论的是因脊源性（颈椎）因素即脊柱力学平衡的改变而继发的单纯性甲状腺肿。

1. 中医病因病机

本病的病因主要是情志内伤、饮食及水土失宜，但也与体制因素有密切关系，基本病机是气滞、痰凝、血瘀壅结颈前，初期多为气机郁滞、津凝痰聚、痰气搏结颈前所致，日久可引起血脉瘀阻，气、痰、瘀三者合而为患。本病的病位主要在肝脾，与心有关。以实证居多。

（1）情志内伤，忿郁恼怒或忧愁思虑日久，使肝气失于条达，气机郁滞，则津液不得正常疏布，易于凝聚成痰，气滞痰凝，壅于颈前，形成瘿病。

（2）饮食及水土失宜，饮食失调，或居住在高山地区，水土失宜，影响脾胃的功能，使脾失健运，不能运化水湿，聚湿生痰；影响气血的正常运行，致气滞、痰凝、血瘀壅结颈前则发为瘿病。

2. 西医病因病理

中医学认为"瘿病"是由于肝气郁结，以致脾的运化功能失调，内生湿痰，凝结在颈部所造成。

西医学认为本病的病因主要是碘的摄入不足，以致甲状腺素的分泌减少或合成过程受阻及某些致甲状腺肿物质引起。脊柱力学平衡失稳引起单纯性甲状腺肿大，在临床上偶可见到，病因不十分清楚，可能与下列因素有关。

（1）脊柱失稳造成脊神经功能及神经中枢的功能失调，影响甲状腺素的合成。

（2）脊柱失稳后刺激了交感神经、椎动脉，因而加强了对甲状腺激素的需要，以致碘相对不足而诱发甲状腺肿。

病理改变是甲状腺腺体呈对称性、弥漫性轻度或中度增生性肿大，即代偿性增生和肥大，血管增多，腺细胞增生、肥大等。

3. 诊断

（1）症状：

临床上一般无明显症状。散发性甲状腺肿常在青春期、妊娠期、哺乳期及绝经期发生或加重。腺体通常轻度肿大，呈弥漫性，表面平滑，质地较软，早期无结节，晚期可有结节。临床上常伴有颈或胸椎病的症状和体征，如颈项或胸背部疼痛伴胸闷、憋气、肩背胀痛等。检查可见棘突偏歪、韧带局限压痛等。X线片检查可见相应病变的部位有异常改变。无甲状腺功能紊乱的表现，基础代谢率、血清蛋白结合碘一般均正常。

（2）舌脉：舌红、苔薄白，脉弦。

（3）体征：颈部僵硬、肌紧张、活动受限，部分棘突压痛，或椎旁压痛。对称性、弥漫性肿大，无结节，质地较软。

（4）影像学检查：颈椎X线平片可显示生理曲度消失、变直，钩椎增生明显，椎体向前轻度滑移，关节突呈双影，关节间隙两侧不对称。CT及MRI检查符合颈椎病的表现。

（5）排除其他病：综合判断排除其他原因引起的甲状腺肿大症状。

符合以上5条并排除其他疾病即可确诊为颈性甲状腺肿。

包括现代医学的颈椎病引起的甲状腺肿。

诊断注意事项：甲状腺肿大不一，早期除腺体肿大外，一般无自觉症状，甲状腺呈弥漫性肿大，但甲状腺功能正常。对于在临床上所见的甲状腺肿大，若诊断不清可结合临床体格检查及颈椎或胸椎X线平片检查，在确诊有脊柱病的情况下，也可先做诊断性治疗，即先治疗脊柱疾病，如出现随脊椎病症状及体征的改变而甲状腺肿大也随之改变者，即可诊断为脊源性甲状腺肿。另外，还要做内科详细的实验室检查，以排除其他疾病。

诊断要点：在影像学检查结果的支持下，有颈椎病的症状，有甲状腺肿大症状，甲状腺肿大症状为主，但是随颈椎病症状的加重甲状腺肿大症状也同时加重。

4. 鉴别诊断

（1）慢性淋巴细胞性甲状腺炎：多表现为甲状腺双侧或单侧弥漫性小结节状或巨块状肿块，穿刺细胞学检查及实验室检查可鉴别诊断。

（2）甲状腺腺瘤：表现为甲状腺单发性肿块，质韧，超声检查结节外周有包膜，细针穿刺细胞学检查有助于鉴别。

（3）甲状腺癌：表现为甲状腺单发性或多发性肿块，质硬，临近淋巴结肿大，髓样癌伴有血清降钙素水平升高，病理学检查可确诊。

5. 分型辨证

（1）实证：颈前两旁结块肿大，质软不痛，胸闷气短，善太息，病情随情志波动而时轻时重。

（2）虚证：颈前两旁结块肿大，质软，起病较缓，心悸心烦，少寐自汗，倦怠乏力。

6. 钩活术分型治疗

（1）选穴：

主穴：根据影像学检查选择相应穴位组合（见基本公式）。

穴位组合（$C_4$穴 + $C_3$穴较多）是根据影像和临床症状而定的，与证型无关。

配穴：实证：天鼎（微内板2.5）　人迎（微内板2.5）　扶突（微内板2.5）

天突（微内板2.5）　足三里（微内板3.5）　三阴交（微内板3.5）

虚证：天鼎（微内刃2.5）　人迎（微内刃2.5）　扶突（微内刃2.5）
　　　天突（微内刃2.5）　足三里（微内刃3.5）　三阴交（微内刃3.5）

以上配穴根据具体情况，取双侧穴或单侧穴，单侧取患侧穴位点。

方义提要：局部取穴和循经取穴。局部取穴，以颈部新夹脊穴为所取穴位点。循经取穴主要根据疾病所在的经络循行部位选穴，旨在活血通络、温里通脉。并针对颈性单纯性甲状腺肿大的性质进行补泻。实证取天鼎、人迎、扶突、天突、足三里、三阴交用微内板泻法，虚证取天鼎、人迎、扶突、天突、足三里、三阴交用微内刃补法。

（2）分型选钩：

实证：甲状腺肿大，兼有头晕、头痛、失眠、易激动，或突眼等甲状腺症状，精神好，选巨类内板颈胸型钩锃针；甲状腺肿大，偶有头晕、头痛、失眠、易激动等甲状腺症状，精神好，选中类内板2.5钩锃针；甲状腺肿大，无头晕、头痛、失眠、易激动，或突眼等甲状腺症状，或经钩活术治疗后好转80%，选微类内板2.5钩锃针。

虚证：精神极差、少气无力、年老体弱，或久病刚愈、甲状腺肿大，兼有头晕、头痛、失眠、易激动，或突眼等甲状腺症状，偶尔影响生活，选巨类内刃肛门型钩锃针，此类情况较少；精神差、年老体弱，或久病刚愈、甲状腺肿大，偶有头晕、头痛、失眠、易激动等甲状腺症状，基本不影响生活，选中类内刃2.5钩锃针；精神稍差，或久病刚愈、甲状腺肿大，无头晕、头痛、失眠、易激动，或突眼等甲状腺症状，选微类内刃2.5钩锃针。

（3）分型钩法：

实证：大部分利用单软钩法。甲状腺肿大，兼有头晕、头痛、失眠、易激动，或突眼等甲状腺症状，颈椎根据年龄退变相对较重者，选重单软；甲状腺肿大，兼有头晕、头痛、失眠、易激动，或突眼等甲状腺症状，颈椎根据年龄退变相对中等程度者，选中单软；甲状腺肿大，兼有头晕、头痛、失眠、易激动，或突眼等甲状腺症状，颈椎根据年龄退变相对较轻者，选轻单软；兼有颈椎管狭窄症状者选双软。

虚证：大部分需要轻单软钩法，同时根据体质和病程的长短调整钩进的速度，充分体现"进补"，并以速度和程度相结合体现轻补、中补、重补。主要在针具型号方面体现补法，根据具体情况对颈椎管狭窄患者也可考虑双软。

（4）钩治步骤：

常规九步钩活法，无菌操作，动作灵巧。

（参考附录11 钩活术的操作步骤）

7. 病案举例

[颈部肿大　上肢麻木]

李某某，女，50岁，石家庄桥东区人，个体。

初诊：2013年4月19日。

主诉：颈部肿大疼痛1年，左上肢麻木1个月。

现病史：10年前左上肢麻木，经治疗后好转。1年前自觉颈部肿大伴疼痛、眼胀，且逐渐加重，他院诊断为单纯性甲状腺肿大，口服药物治疗效果不佳。1个月前左上肢麻木再现，颈部肿大加重，经人介绍于2013年4月19日来本院求治。

既往史：颈椎病史10年。

分析：患者女性，50岁，个体，慢性发病。1年前自觉颈部肿大伴疼痛、眼胀，且逐渐加重，他院诊断为单纯性甲状腺肿大，口服药物治疗效果不佳。1个月前左上肢麻木再现，颈部肿大加重，舌淡、苔薄白，脉滑，此单纯性甲状腺肿符合中医实证型瘿病的发病过程。

检查：颈部僵硬，$C_4$棘突左偏，棘上、椎旁压痛，局部捏提后眼胀减轻，颈前甲状腺呈对称性、弥漫性肿大，无结节，质地软，眼球无突起，无压痛，眼压正常，基础代谢率正常。血压120/80mmHg，心、肺、腹无异常。舌淡、苔薄白，脉滑。

辅助检查：血常规、尿常规、心电图、血糖检查无异常。

影像学检查：X线（2-209）（2-210）（2-211）（2-212）。

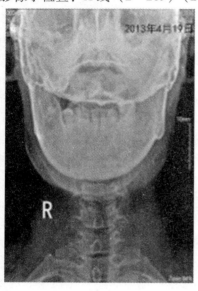

图2-209 X线正位片

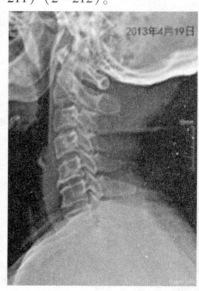

图2-210 X线侧位片

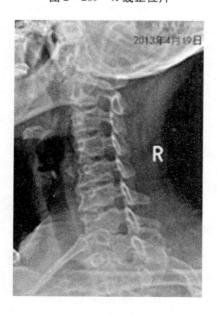

图2-211 X线右斜位片

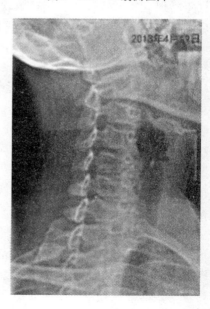

图2-212 X线左斜位片

X线表现：颈椎序列欠整齐，生理曲度欠佳，$C_4$棘突左偏，$C_{5\sim 6}$椎间隙变窄，$C_{5\sim 6}$、$C_{6\sim 7}$椎间隙前可见点状前纵韧带骨化影，双侧$C_{5\sim 6}$椎间孔变小，项后软组织未见异常密度影。

印象：颈椎病

诊断：实证型瘿病（中医）

颈性单纯性甲状腺肿（西医）

治则：调理气血，疏通经脉。

治法：钩活术疗法。

选穴：主穴：$C_3$穴＋$C_4$穴（巨类颈胸型钩鍉针）

配穴：双天鼎（微内板2.5）平补平泻法

双人迎（微内板2.5）平补平泻法

常规钩活：利用中度单软钩活法，常规九步钩活逐一完成。

10分钟钩活术，患者自述头晕减轻，10日后复诊。

二诊：2013年4月29日，患者自述头晕、胸闷明显减轻，左上肢麻木、颈痛、眼胀稍好转，愿做第二次钩活术治疗。

选穴：主穴：$C_3'$穴＋$C_4'$穴（巨类颈胸型钩鍉针）

配穴：双扶突（微内板2.5）平补平泻法

天突（微内板2.5）平补平泻法

常规钩活：利用中度单软钩活法，常规九步钩活逐一完成。

10分钟钩活术，患者自述无不适，10日后复诊。

三诊：2013年5月9日，患者自述头晕、胸闷基本消失，左上肢麻木、颈痛、眼胀明显好转，颈前肿大减轻，愿做第三次钩活术治疗。

选穴：主穴：$C_2$穴＋$C_5$穴（中类内板2.5型钩鍉针）

配穴：双足三里（微内板3.5）平补平泻法

双三阴交（微内板3.5）平补平泻法

常规钩活：利用轻度单软钩活法，常规九步钩活逐一完成。

10分钟钩活术，患者自述无不适，15天后复诊。

四诊：2013年5月24日，患者自述头晕、胸闷、左上肢麻木消失，眼胀、颈前肿大明显减轻，睡眠明显好转。

随访：2014年5月24日电话随访，2个月后颈部肿大全部消失，上述症状无反复。

【按语】此病例系瘀血内停、经络受阻、痰浊郁结，导致颈前瘿肿。采用新夹脊$C_3$穴＋$C_4$穴（巨类颈胸型钩鍉针），辅配天突（微内板2.5）、双天鼎（微内板2.5）、双人迎（微内板2.5）、双扶突（微内板2.5）平补平泻（因属虚实夹杂证）。常规两次钩活，胸闷、头晕、上肢麻木、眼胀明显好转，颈前肿大明显缩小。第三次采用$C_2$穴＋$C_5$穴（中类内板2.5型钩鍉针）轻度单软钩法，辅配双足三里（微内板3.5）、双三阴交（微内板3.5）平补平泻法（因属虚实夹杂证），故三次治愈。

胸椎退变外伤亦可引起单纯性甲状腺肿，有关治疗参考胸段脊柱相关疾病。

8. 其他治疗

药物内服法、中药外用法、推拿、针灸、小针刀疗法、手术疗法。

手法治疗：多数病人在$C_6$、$T_4$或$T_8$处有明显的压痛点，并可有棘突偏歪、局部高隆及韧带剥离。可先在痛点处采用按法、揉法、推法、分筋、理筋等手法治疗数遍。在放松颈项及肩背部肌肉的情况下，颈椎采用坐位定点旋转手法复位或卧位侧扳手法复位，胸椎采用俯卧位双手按压手法复位以纠正颈、胸椎偏歪之棘突和位移之小关节，待棘突偏歪及位移之小关节纠正后，再对局部软组织进行分筋、理筋手法治疗。然后在天鼎、合谷、足三里、两侧胸骨柄上窝或锁骨上窝处用一指禅推法及揉法配合点穴按揉治疗。平素多食含碘丰富食品，如海带、海蜇皮等。

附方：

（1）实证：

四海舒郁丸(《疡医大全》) 化裁：

昆布 12g，海藻 15g，海螵蛸 15g，海蛤壳 15g，浙贝母 12g，郁金 9g，木香 9g，青皮 12g。

（2）虚证：

天王补心丹(《校注妇人良方》) 化裁：

桔梗 9g，当归 10g，茯苓 12g，远志 9g，五味子 12g，天门冬 9g，酸枣仁 15g，麦门冬 10g，人参 9g，丹参 9g，玄参 9g，柏子仁 15g，生地黄 15g，川楝子 9g，枸杞子 12g。

### 三十三、甲状腺功能亢进

定义：甲状腺功能亢进简称甲亢，是神经－内分泌功能失调所致的一种全身性疾病，为内分泌系统疾病中的常见病，也是一种自身免疫性疾病，系因甲状腺分泌甲状腺激素过多所致。

其特征有甲状腺肿大、眼症、基础代谢增加和自主神经系统的失常。表现心动过速、神经过敏、烦躁易怒及体重减轻等。根据本病的证候特点，中医学将此病也称为"瘿病"，但将它归属于肝病范畴。因为肝具有升发透泄全身气机的生理功能，如果肝有病变，便产生肝气郁结，日久则可化火，火则伤阴，因而导致肝阴不足，阴虚又可导致肝阳上亢，而出现性情急躁、心跳、失眠等症状。本节讨论的是因颈椎病而伴发的甲状腺功能亢进。

1. 中医病因病机

中医把甲亢归为"瘿病"，认为本病多与情志内伤、地域因素有关，病位主要在肝，与脾心关系密切，气滞、血瘀、痰凝是本病的基本病机。痰：饮食失调或因水土失宜，影响脾胃运化功能，脾失健运，聚湿生痰，复因肝气郁结，气血运行不畅，痰与气结，壅于颈前而成瘿肿。邪：长期忿郁恼怒，情志不舒，致肝郁气滞，津液为之不运，凝聚成痰，痰气交阻而渐成本病。若气郁日久，或患者素体阴虚，易于化火而成肝火亢盛之势。若痰结日久，气血运行失常，造成气滞血瘀，可使瘿肿坚硬。虚：肝火亢盛，燔灼肝经，耗伤阴血，加之妇女经、带、胎、产等特点也易致阴血不足，成阴虚火旺之体，又因"壮火食气"，火旺日久则伤气，导致气阴两虚之证。

2. 西医病因病理

本病系由多种病因导致甲状腺功能亢进、甲状腺素分泌过多所致的临床综合征。病理解剖上本病呈弥漫性、结节性及混合性甲状腺肿，病理生理则以氧化过程加速，代谢率增高为基本病变。本病病因尚未完全阐明，但目前主要有以下两种学说。

（1）促甲状腺激素（TSH）过多学说：促甲状腺激素具有促进甲状腺滤泡上皮细

胞增生、甲状腺激素合成和释放的作用。有人认为由于各种原因导致垂体促甲状腺激素分泌过多，使垂体-甲状腺轴失常可引起本病。实验给豚鼠注射TSH可引起突眼和甲状腺功能亢进的表现。临床上还可观察到因各种精神刺激（悲伤、愤怒、惊吓、恐惧等）可诱发本病，提示各种不良刺激通过下丘脑-垂体-甲状腺轴也可引起本病。

（2）长效甲状腺刺激素（LATS）学说：有人报道甲状腺功能亢进的患者中其血浆里有一种使豚鼠甲状腺释放甲状腺素的物质，因它的作用缓慢而持久，故称长效甲状腺刺激素（LATS）。在本病中有60%~70%的患者可测得此物质，而在正常人则很少发现。LATS是7S-γ球蛋白，是属于G类的免疫球蛋白，来自病人的淋巴细胞。它与含有G类免疫球蛋白抗体的血清一同孵育，其活性可被中和；与甲状腺细胞微粒体一同孵育，其活性即被吸收，这表明LATS与甲状腺细胞某一成分之间存在着免疫反应。已知LATS能促使动物和人的甲状腺释放甲状腺素，且能激发甲状腺组织活动的各个环节，如碘的吸收，糖的氧化，磷脂的合成，核酸和蛋白质的合成，甲状腺腺泡的增生等。因此认为本病系自体免疫反应引起，但此种自体免疫发生的原因，至今尚未十分明了。至于LATS与突眼的关系尚未完全阐明。LATS学说虽使本病病因的研究前进了一大步，但仍不能解释精神因素在发病中的作用，更不能说明与突眼发生的相互关系。

病理变化是在过多的垂体促甲状腺激素或长效甲状腺刺激素的作用下，甲状腺增生、肿大，血管增生，血流旺盛，腺滤泡的上皮细胞由方形变成柱状，皱褶成乳突状突起，伸向滤泡腔，滤泡内胶质减少，甲状腺吸碘过程加快，吸碘量增多，甲状腺素的合成和分泌增多。

颈源性甲状腺功能亢进的病因目前还不十分清楚，为何颈椎病能引起内分泌功能紊乱，从解剖学上难以解释，可能还是由于交感神经和血管因素，机制有待今后进一步研究。

3. 诊断

（1）症状：

患者以女性多见，男女之比约为1∶4，各种年龄段均可发病，但以20~40岁者最为多见。大多数患者起病缓慢，不能确定何时发生；少数则起病较骤，每在精神刺激后发生。病情轻重不一，临床表现也各不相同，在早期及轻症、儿童和老年，本病患者常不典型，这些患者或以1~2个系统的功能紊乱为主要表现，或者症状、体征轻微，酷似神经衰弱。除有颈项痛伴头晕、手麻胀等颈椎病症状、体征以外，尚有以下各系统表现。

①神经系统：多数患者表现精神紧张、多言、多虑、常失眠、易激动、思想不集中、性情急躁，严重者可见亚躁狂症、呓语，双手平行伸出时常见细微震颤，平时无意义动作增多。

②代谢增高表现：患者畏热，皮肤温暖多汗，尤以手脚为甚，面、颈部及胸部皮肤微红润，胃纳明显亢进而体重下降，心动过速、心悸，疲乏无力，工作效率低。除危象发作时外，体温多数正常或偏高（低热）。

③甲状腺征象：不少患者以甲状腺肿大为主诉。腺体常弥漫性肿大，呈对称性，质地柔软，吞咽时随吞咽而上下移动。由于血管扩张和血流加速，可在肿大腺体之左右叶上下部闻及杂音和扪及震颤，尤以腺体上部较明显。

④突眼症：一般患者可有眼球发胀感，眼裂增宽，眼球突出，可为双侧突眼或一

侧较为明显，有时单侧突眼或一眼先突出而另一眼随后发生。

⑤心血管系统：多数患者主诉心悸、胸闷、运动时易气促、脉率加速，重病者可有严重心律不齐、心脏扩大、心力衰竭等表现。

⑥胃肠系统：食欲亢进，但易饥饿；少数为顽固性腹泻或大便次数增多，呈糊状，含有不消化食物，系由于肠蠕动亢进吸收不良所致。

⑦生殖系统：女性早期经少，周期延长至数月而不规则，继以闭经，但一般于治疗后可完全恢复，仍能生育。男性阳痿，偶有男性乳房发育症。

⑧皮肤表现：个别患者可出现局限性黏液性水肿，常见于小腿胫前下段，偶可延伸至足背与膝部。皮肤变厚、粗糙，初起时呈暗红色皮损，以后有广泛的大小不同的片状结节。个别患者皮肤划痕试验可呈阳性。

颈性甲亢的诊断有以下特点。

①有颈椎病或头部外伤史，甲亢症状与颈椎病症状同时发生，或继发于颈椎病之后。

②甲亢症状的轻重与颈椎病的轻重有直接关系。

③内分泌科系统检查，排除其他疾病。

④颈部钩活术或手法治疗后，甲亢症状有所缓解。

（2）舌脉：舌红、苔薄黄，脉弦数。

（3）体征：颈部僵硬、肌紧张，部分棘突压痛，或椎旁压痛。臂丛神经牵拉试验多为阳性。脉搏100次/分，甲状腺呈弥漫性、对称性肿大，甚者双手发颤。

（4）影像学检查：颈椎X线平片可显示生理曲度消失、反张，椎体向后滑移，其后缘及关节突呈双影，钩椎增生明显。CT及MRI检查符合颈椎病的表现。

（5）排除其他病：综合判断排除其他原因引起的甲亢症状。

符合以上5条并排除其他疾病即可确诊为颈性甲亢。

包括现代医学的颈椎病引起的甲亢。

诊断要点：在影像学检查结果的支持下，有颈椎病的症状，有甲亢症状，甲亢症状为主，但是随颈椎病症状的加重甲亢症状也同时加重。

4. 鉴别诊断

（1）原发性高血压病：没有发现导致血压升高的确切病因的高血压，称为原发性高血压，好发于中老年人，进展缓慢，初期很少有症状，偶有患者出现头痛，头胀而检查出高血压，实验室检查可明确诊断。

（2）糖尿病：是一组以高血糖为特征的代谢性疾病，典型表现为多饮、多食、多尿、消瘦，但颈部无肿大，甲亢多食易饥，上肢震颤，实验室检查可明确诊断。

（3）单纯性甲状腺肿大：两者同时有颈前肿大，但甲亢伴有多食易饥，怕热出汗，急躁易怒，恶性突眼，可鉴别诊断。

（4）甲状腺癌：表现为甲状腺单发性或多发性肿块，质硬，临近淋巴结肿大，髓样癌伴有血清降钙素水平升高，病理学检查可确诊。

5. 分型辨证

（1）实证：颈前两旁肿大，柔软光滑，烦热，易出汗，性情急躁易怒，手指颤动，口苦眼干。

（2）虚证：颈前两旁肿大，柔软光滑，心悸不宁，头晕目眩，少寐乏力，手指颤动，眼干目涩。

6. 钩活术分型治疗

（1）选穴：

主穴：根据影像学检查选择相应穴位组合（见基本公式）。

穴位组合（$C_4$穴+$C_3$穴较多）是根据影像和临床症状而定的，与证型无关。

配穴：实证：天鼎（微内板2.5） 人迎（微内板2.5） 扶突（微内板2.5）
天突（微内板2.5） 足三里（微内板3.5） 三阴交（微内板3.5）

虚证：天鼎（微内刃2.5） 人迎（微内刃2.5） 扶突（微内刃2.5）
天突（微内刃2.5） 足三里（微内刃3.5） 三阴交（微内刃3.5）

以上配穴根据具体情况，取双侧穴或单侧穴，单侧取患侧穴位点。

方义提要：局部取穴和循经取穴。局部取穴，以颈部新夹脊穴为所取穴位点。循经取穴主要根据疾病所在的经络循行部位选穴，旨在疏经活络、调和营卫。并针对颈性甲亢的性质进行补泻。实证取天鼎、人迎、扶突、天突、足三里、三阴交用微内板泻法，虚证取天鼎、人迎、扶突、天突、足三里、三阴交用微内刃补法。

以上配穴根据具体情况，取双侧穴或单侧穴，单侧取患侧穴位点。

（2）分型选钩：

实证：甲状腺功能异常、手颤、多汗、心动过速、头晕、头痛、失眠、易激动、突眼等部分甲状腺功能亢进症状，或甲状腺肿大，精神好，选巨类内板颈胸型钩锃针；甲状腺功能异常、偶有手颤、多汗、心动过速、头晕、头痛、失眠、易激动、突眼等部分甲状腺功能亢进症状，精神好，选中类内板2.5钩锃针；甲状腺功能轻度异常、手颤、多汗、心动过速、头晕、头痛、失眠、易激动、突眼等1~2个轻度甲状腺功能亢进症状，或经钩活术治疗后好转80%，选微类内板2.5钩锃针。

虚证：精神极差、少气无力、年老体弱，或久病刚愈、手颤、多汗、心动过速、头晕、头痛、失眠、易激动、突眼等部分甲状腺功能亢进症状，或甲状腺肿大，影响生活，甲状腺功能异常，选巨类内刃肛门型钩锃针，此类情况较少；精神差、年老体弱，或久病刚愈、手颤、多汗、心动过速、头晕、头痛、失眠、易激动、突眼等部分甲状腺功能亢进症状，或甲状腺肿大，甲状腺功能异常，基本不影响生活，选中类内刃2.5钩锃针；精神稍差，或久病刚愈、手颤、多汗、心动过速、头晕、头痛、失眠、易激动、突眼等1~2个轻度甲状腺功能亢进症状，或甲状腺肿大，甲状腺功能基本正常，选微类内刃2.5钩锃针。

（3）分型钩法：

实证：大部分利用单软钩法。甲状腺功能异常、手颤、多汗、心动过速、头晕、头痛、失眠、易激动、突眼等部分甲状腺功能亢进症状，或甲状腺肿大，精神好，颈椎根据年龄退变相对较重者，选重单软；甲状腺功能异常、手颤、多汗、心动过速、头晕、头痛、失眠、易激动、突眼等部分甲状腺功能亢进症状，或甲状腺肿大，精神好，颈椎根据年龄退变相对中等程度者，选中单软；甲状腺功能异常、手颤、多汗、心动过速、头晕、头痛、失眠、易激动、突眼等部分甲状腺功能亢进症状，或甲状腺肿大，精神好，颈椎根据年龄退变相对较轻者，选轻单软；兼有颈椎管狭窄症状者选双软。

虚证：大部分需要轻单软钩法，同时根据体质和病程的长短调整钩进的速度，充分体现"进补",并以速度和程度相结合体现轻补、中补、重补。主要在针具型号方面体现补法,根据具体情况对颈椎管狭窄患者也可考虑双软。

(4) 钩治步骤:

常规九步钩活法,无菌操作,动作灵巧。

(参考附录11 钩活术的操作步骤)

7. 病案举例

[心悸多汗 饥饿手颤]

谭某某,男,50岁,石家庄人,公司职员。

初诊:2012年3月21日。

主诉:心悸、多汗、饥饿、手颤6个月。

现病史:6个月前出现心悸、饥饿、多汗,未予重视,逐渐出现手颤,体重下降,颈部肿大,后经外院诊断为甲状腺功能亢进,口服药物治疗效果不佳,失眠多梦、急躁易怒,口苦,经人介绍于2012年3月21日来本院求治。

既往史:2年前有颈部外伤史。

分析:患者男性,50岁,公司职员,手颤,体重下降,颈部肿大,后经外院诊断为甲状腺功能亢进,口服药物治疗效果不佳,失眠多梦、急躁易怒,口苦,颈前甲状腺呈对称性、弥漫性肿大,无结节,质地软,舌红、苔薄黄,脉弦紧,此甲状腺功能亢进符合中医实证型瘿病的发病过程。

检查:颈部僵硬,$C_{4,5}$棘突偏歪,棘上、椎旁压痛,局部捏提后头晕、恶心减轻,颈前甲状腺呈对称性、弥漫性肿大,无结节,质地软,双手震颤,握力正常,体重53kg,呼吸20次/分,脉搏102次/分,体温36.9℃,血压100/70mmHg,基础代谢率+35%,眼球无突起,无压痛,心、肺、腹无异常。舌红、苔薄黄,脉弦紧。

辅助检查:血常规、尿常规、心电图、血糖检查无异常。

影像学检查:X线(2-213)(2-214)(2-215)(2-216)。

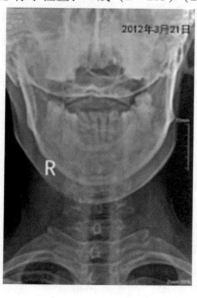

图2-213 X线正位片

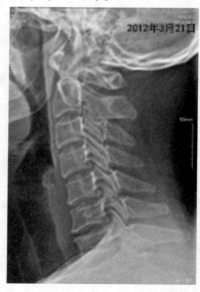

图2-214 X线侧位片

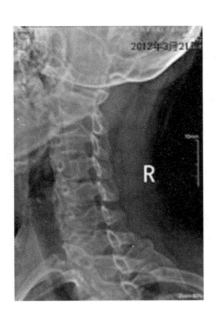
图2-215 X线右斜位片

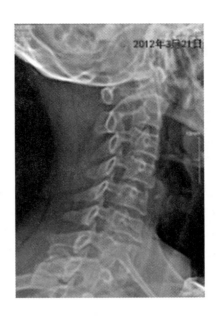
图2-216 X线左斜位片

X线表现：颈椎序列欠整齐，生理曲度欠佳，$C_{4~5}$棘突偏歪，$C_6$椎体前后缘增生，双侧$C_{3~4}$椎间孔变小，项后软组织未见异常密度影。

印象：颈椎病

诊断：实证型瘿病（中医）
颈性甲状腺功能亢进（西医）

治则：通利关节，疏通经脉。

治法：钩活术疗法。

选穴：主穴：$C_3$穴 + $C_4$穴（巨类颈胸型钩鍉针）
配穴：双人迎（微内板2.5）以泻法为主
双天鼎（微内板2.5）以泻法为主

常规钩活：利用中度单软钩活法，常规九步钩活逐一完成。

10分钟钩活术，患者自述头晕、恶心减轻，10日后复诊。

二诊：2012年3月31日，患者自述头晕、恶心明显减轻，心悸、多汗好转，愿做第二次钩活术治疗。

选穴：主穴：$C_3'$穴 + $C_4'$穴（巨类颈胸型钩鍉针）
配穴：双扶突（微内板2.5）以泻法为主
双水突（微内板2.5）以泻法为主

常规钩活：利用中度单软钩活法，常规九步钩活逐一完成。

10分钟钩活术，患者自述无不适，10日后复诊。

三诊：2012年4月10日，患者自述颈痛、头晕、呕吐基本消失，心悸、多汗、饥饿感明显好转，愿做第三次钩活术治疗。

选穴：主穴：$C_2$穴 + $C_3$穴（中类内板2.5型钩鍉针）
配穴：双足三里（微内板3.5）以泻法为主
双三阴交（微内板3.5）以泻法为主

常规钩活：利用轻度单软钩活法，常规九步钩活逐一完成。

10分钟钩活术，患者自述无不适，15天后复诊。

四诊：2012年4月25日，患者自述颈痛、头晕、呕吐消失，心悸、多汗、手颤、饥饿感明显好转，颈前肿大明显减轻，睡眠、情绪明显好转。

随访：2013年4月25日电话随访，2个月后饥饿感、手颤、颈部肿大全部消失，体重增加5kg，上述症状无反复。

【按语】此病例系痰浊凝结、郁而化热、内伤情志，导致心悸多汗、头晕头痛、颈前肿大。采用新夹脊 $C_3$ 穴 + $C_4$ 穴（巨类颈胸型钩鍉针），辅配双人迎（微内板2.5）、双天鼎（微内板2.5）、双扶突（微内板2.5）、双水突（微内板2.5）以泻法为主。常规两次钩活，头晕、目眩、心悸、多汗、饥饿明显好转，实祛大半。第三次采用 $C_2$ 穴 + $C_3$ 穴（中类内板2.5型钩鍉针）轻度单软钩法，辅配足三里（微内板3.5）、双三阴交（微内板3.5）以泻法为主，故三次治愈。

8. 其他治疗

药物内服法、中药外用法、推拿、针灸、小针刀疗法、手术疗法。

手法治疗：一般在进行颈项部软组织放松手法后，行坐位定点旋转复位或仰卧位侧扳复位手法以纠正错位之颈椎棘突或位移之小关节，检查复位满意后依次梳理项韧带及局部软组织，然后用大拇指点揉风池、大椎、太乙、意舍、人迎、内关、外关、合谷等穴位及推擦上胸段数次，以透热为度。

附方：

（1）实证：

栀子清肝汤（《外科正宗》）化裁：

牛蒡子12g，柴胡15g，川芎15g，白芍15g，石膏12g，当归9g，栀子9g，丹皮12g，黄芩12g，黄连9g，甘草9g，玄参12g，牡蛎9g，贝母12g。

（2）虚证：

海藻玉壶汤（《外科正宗》）化裁：

海藻9g，贝母10g，陈皮12g，昆布9g，青皮9g，川芎9g，当归12g，连翘10g，半夏9g，甘草6g，独活9g，海带9g，生地黄15g，枸杞子12g。

## 三十四、瘫痪

定义：瘫痪是指肌肉活动能力的减低或丧失而言。《圣济总录》载有："摊则懈惰而不能收摄，缓则弛纵而不能制物，故其证四肢不举，筋脉关节无力，不可枝梧者，谓之摊。其四肢虽能举动，而肢节缓弱，凭物方能运用者，谓之缓。或以左为摊，右为缓。"古代医籍所称的"四肢不用""四肢不举""足不收""弹线""痿蹙""偏枯""半身不遂"等均为本症范畴。本章节讨论的瘫痪是由于脊柱（颈椎）的退变和外伤而形成的颈性瘫痪。

1. 中医病因病机

多因寒、湿、热、毒、瘀、痰等邪阻滞经络，或因精血亏虚而筋肉失养，或因脑系病变及经气阻滞等所致。实证：①久处卑湿秽浊之地，或坐卧湿地，或冒雨涉水，或汗出入水，感受风毒、水湿之气，水湿秽浊侵入皮肉筋脉，遏阻气机，致使阳气不能充养筋脉，以致筋脉弛缓不用。②饮食不节，嗜食辛辣刺激，损伤脾胃，易致湿热蕴积，壅滞脉络，影响气血运行，从而筋脉失养而弛缓不用。虚证：①脾胃为后天之本，气血津液生化之源，主四肢、肌肉。思虑劳倦伤脾，或素体脾弱或久病成虚，则脾胃受纳运化和输布功能失常。一方面，气血津液生化之源不足，无以充养筋脉肢体。②素体肾阳不足，复又受冷、过劳或惊恐，更损肾气，以致阳气不能温煦筋脉，肢体失养而痿软失用，或肾阳不能温化水湿，湿邪壅阻筋脉而不用。③脾虚湿热不化，流注于下，久则亦能损及肝肾，导致肝肾之精气耗损，不能充筋脉，筋失所主而痿。

2. 西医病因病理

（1）偏瘫：

一侧上下肢体的运动障碍叫偏瘫。多见于脑部病变，但在临床上也见于颈椎病引起偏瘫或偏身麻木。①由于颈部的外伤、退变造成椎体失稳，在一定的外因作用下，使小关节错位，刺激、牵拉或压迫交感神经或椎动脉，反射性引起颅内供血障碍而产生半侧肢体的麻木、无力等症状。②脊髓前角细胞，以及由前角细胞发出的神经根也可因错位关节的挤压或刺激同时受损害而出现偏瘫。③脊髓单侧受压，主要表现为一侧的脊髓前角、椎体束与脊髓丘脑束损害的症状，即典型的或非典型的 Brown Sequard 综合征。

（2）截瘫：

两上肢瘫痪或两下肢瘫痪都叫作截瘫。但一般所谓的截瘫多指两下肢瘫痪。颈性截瘫是由于双侧锥体束病变引起的痉挛性截瘫。①由于椎体束的骶、腰、胸、颈各节段的神经纤维依次由外向内排列的缘故，即支配身体下部的运动纤维位于脊髓的表面，而支配上肢的运动纤维位于脊髓深面，因此外部来的骨质增生、小关节错位、椎间盘突出等首先压迫脊髓的表面，而产生的下肢痉挛性截瘫。②由于各种原因刺激交感神经，使交感神经的兴奋性增高，从而出现脊髓血管的痉挛，血流缓慢，供血不足，造成脊髓变性、软化、坏死。早期的改变是可逆性的。

（3）四肢瘫：

双侧上下肢的瘫痪叫作四肢瘫。颈性四肢瘫的病理改变是两种作用造成的，即各种原因直接对脊髓的机械性压迫、摩擦和交感神经刺激导致的脊髓血管痉挛，二者均可造成脊髓组织的血运障碍，从而发生变性、坏死和液化。①椎间盘髓核的突出和椎体后缘增生的骨赘及椎体的位移等，可直接刺激或压迫脊髓腹侧组织，尤其是脊髓前动脉的受压，对脊髓的变性坏死起着重要的作用。当脊髓腹侧受压时，其两侧的齿状韧带随之紧张，可以导致脊髓侧索的损害。造成脊髓病变的另一重要原因是椎体前后滑移失稳及椎体后缘增生的骨刺，在颈椎的活动中造成反复的摩擦。骨刺的形成可能与椎体后缘的损伤，韧带纤维环等处的出血、机化、钙化或骨化有关。②当颈椎发生退变时，可以导致椎体滑移或小关节的位置变化，在颈部屈伸活动时表现最为明显，这种变化的结果，可使椎体前后径变小，脊髓受到牵扯和压迫。③椎间隙狭窄可使黄韧带相对延长，加以颈椎不稳和颈椎屈伸活动时的牵张、摩擦，逐渐使得黄韧带增生变厚，压迫脊髓，特别是在颈椎后伸时，黄韧带相对延长，而且肥厚的黄韧带可形成皱褶突向椎管内，使椎管前后径变小而压迫脊髓。黄韧带的肥厚和颈椎活动时的摩擦，还可使局部产生无菌性炎症反应，其结果造成黄韧带和硬脊膜的粘连，随着粘连部位组织的纤维化，可在该处形成一个结实的束带环，术中剥离困难，往往造成硬脊膜撕裂。束带环和其他压迫还可影响脑脊液的循环，并由此影响脊髓组织的血液循环和代谢。④先天性椎管狭窄容易发生脊髓病变，但在正常情况下并不出现症状。只有在颈部损伤、退变等造成椎管内创伤性出血和反应性硬脊膜周围炎，以及由此继发的纤维粘连、骨质增生、韧带肥厚等情况下，才能产生症状。⑤颈椎的异常活动、关节面应力增加和创伤性炎症反应、小关节错位的刺激，均可导致交感神经的兴奋，从而出现脊髓血管收缩、痉挛，造成血流缓慢，血栓形成，这也是引起瘫痪的重要因素之一。

（4）单瘫：

四肢中的一肢出现瘫痪者叫作单瘫。①椎间盘退变，髓核突出，椎间隙和椎间孔狭窄，小关节面应力增大，关节面粗糙或破坏，颈椎的韧带和肌肉松弛，不协调，以及椎体、钩椎关节、小关节等的增生，均可导致颈椎不稳、关节错位，以及软组织创伤性反应等，造成颈部的交感神经、颈神经根和脊髓前角细胞的刺激或压迫，而出现一侧上肢的无力、瘫痪。②上述原因造成脊髓受压，而先出现一侧下肢的瘫痪，若治疗及时得以恢复，若不及时治疗可发展成截瘫或四肢瘫。偏瘫、截瘫、四肢瘫和单瘫的病因这里均为颈椎病的不同原因所造成，因此，对于颈性瘫痪的诊断除临床客观检查外，还需X线片的检查，必要时要进行CT、脊髓造影、磁共振等特殊检查。肌电图、体感诱发电位也可协助诊断。椎动脉造影要求技术条件高，个别患者可能出现血管痉挛关闭、出血、感染、猝死等严重合并症，因此，应慎重掌握。

此外，判定瘫痪时应首先排除某些疾病导致的运动受限，如帕金森病及其他疾病引起的肌强直或运动迟缓，因肢体疼痛不敢活动等。

3. 诊断

（1）症状：一侧上下肢的运动障碍叫偏瘫，双侧下肢运动障碍叫截瘫，双侧上下肢的瘫痪叫作四肢瘫，患肢肌张力增高，腱反射亢进，浅反射减弱或消失，出现病理反射，多无肌萎缩和肌束震颤，但长期瘫痪后可见失用性肌萎缩。

颈性瘫痪的诊断有以下特点。

①有颈椎病或头部外伤史，瘫痪症状与颈椎病症状同时发生，或继发于颈椎病之后。

②瘫痪症状的轻重与颈椎病的轻重有直接关系。

③神经内科系统检查，排除其他疾病。

④颈部钩活术或手法治疗后，瘫痪症状有所缓解。

（2）舌脉：舌淡红、苔薄白，脉弦紧。

（3）体征：颅神经正常，双上肢肌力减弱，或双下肢肌力减弱，甚至四肢肌力减弱，四肢肌张力高，四肢腱反射亢进，双侧Babinski征阳性，双上肢Hoffmann征阳性，皮肤感觉无明显障碍，颈部活动自如。颈部僵硬、肌紧张、活动受限，部分棘突压痛，或椎旁压痛。臂丛神经牵拉试验多为阴性。

（4）影像学检查：X线片显示颈曲变直，部分颈椎体前后缘均有不同程度骨质增生，部分椎间隙变窄、钩椎关节增生。CT检查符合颈椎病的表现，或MRI发现颈髓变性。

（5）综合判断排除其他原因引起的瘫痪症状。

符合以上5条并排除其他疾病即可确诊为颈性瘫痪。

包括现代医学颈椎病引起的瘫痪。

诊断要点：在影像学检查结果的支持下，有颈椎病的症状，有瘫痪症状，瘫痪症状为主，但是随颈椎病症状的加重瘫痪症状也同时加重。

4. 鉴别诊断

（1）帕金森病：又名震颤麻痹，是最常见的神经退行性疾病，多表现为运动过缓，肌强直，静止性震颤，姿势步态异常，睡眠障碍等，实验室检查及 MRI 可明确诊断。

（2）强直性脊柱炎：属风湿病的范畴，是以脊柱为主要病变的慢性病，累及骶髂关节，引起脊柱强直和纤维化，造成不同程度的眼、肺、肌肉、骨骼病变，属自身免疫性疾病，早期病变处关节有炎性疼痛，伴有关节周围肌肉痉挛，僵硬感，晨起明显，随着病情发展，关节疼痛减轻，各脊柱段及关节活动受限和畸形，晚期整个脊柱和下肢变成僵硬的弓形，向前屈曲，X 线及实验室检查可明确诊断。

（3）重症肌无力：是一种由神经-肌肉接头处传递功能障碍所引起的自身免疫性疾病，临床主要表现为部分或全身骨骼肌无力和易疲劳，活动后症状加重，新斯的明试验可鉴别。

（4）脑部肿瘤：常见运动及感觉功能障碍如肢体乏力、瘫痪及麻木、抽搐等症状，并且出现痿证现象，或消耗性全身症状，通过影像学检查可以鉴别。

5. 分型辨证

（1）实证：偏瘫或半身不利，四肢麻木，肌肉萎缩，头晕目眩。

（2）虚证：偏瘫或半身不遂，患侧肢体拘挛变形，肌肉萎软无力，腰膝酸软。

6. 钩活术分型治疗

（1）选穴：

主穴：根据影像学检查选择相应穴位组合（见基本公式）。

穴位组合（$C_1$ 穴 + $C_2$ 穴 + $C_3$ 穴较多）是根据影像和临床症状而定的，与证型无关。

配穴：实证：曲池（微内板 2.5）  合谷（微内板 2.5）  内关（微内板 2.5）
　　　　　　委中（微内板 2.5）  足三里（微内板 3.5）  三阴交（微内板 3.5）
　　　虚证：曲池（微内刃 2.5）  合谷（微内刃 2.5）  内关（微内刃 2.5）
　　　　　　委中（微内刃 2.5）  足三里（微内刃 3.5）  三阴交（微内刃 3.5）

以上配穴根据具体情况，取双侧穴或单侧穴，单侧取患侧穴位点。

方义提要：局部取穴和循经取穴。局部取穴，以颈部新夹脊穴为所取穴位点。循经取穴主要根据疾病所在的经络循行部位选穴，旨在疏经活络，调和营卫。并针对颈性瘫痪的性质进行补泻。实证取曲池、合谷、内关、委中、足三里、三阴交用微内板泻法，虚证取曲池、合谷、内关、委中、足三里、三阴交用微内刃补法。

（2）分型选钩：

实证：瘫痪首次治疗选巨类内板颈胸型钩鍉针，通过治疗在原来基础上相比好转 50%~80% 者选中类内板 2.5 钩鍉针，好转 80% 以上者选微类内板 2.5 钩鍉针。

虚证：精神极差、少气无力、年老体弱，或久病刚愈、瘫痪，选巨类内刃肛门型钩鍉针，此类情况较少；精神差、年老体弱，或久病刚愈、瘫痪，选中类内刃 2.5 钩鍉针；精神稍差，或久病刚愈、瘫痪，选微类内刃 2.5 钩鍉针。

注：脊源性瘫痪一是脊柱相关疾病，一是椎管狭窄，再是脊髓变性，后两者都是巨类内板颈胸性钩鍉针，前者可巨类内板，也可中类内板，其他类极少使用。

（3）分型钩法：

实证：大部分利用单软钩法。瘫痪，精神好，颈椎根据年龄退变相对较重者，选重单软；瘫痪，精神好，颈椎根据年龄退变相对中等程度者，选中单软；瘫痪，精神好，颈椎根据年龄退变相对较轻者，选轻单软；颈椎管狭窄瘫痪者选双软。

虚证：大部分需要中单软钩法，同时根据体质和病程的长短调整钩进的速度，充分体现"进补"，并以速度和程度相结合体现轻补、中补、重补。主要在针具型号方面体现补法，根据具体情况对颈椎管狭窄患者也可考虑双软。

注：脊源性瘫痪一是脊柱相关疾病，一是椎管狭窄，再是脊髓变性，后两者都是双软钩法，前者单软钩法。

(4) 钩治步骤：

常规九步钩活法，无菌操作，动作灵巧。

(参考附录11钩活术的操作步骤)

7. 病案举例

[瘫痪 四肢无力]

毕某某，女，50岁，石家庄无极人，农民。

初诊：2011年12月21日。

主诉：不能行走3个月。

现病史：4个月前因交通事故不省人事，约2分钟后苏醒，颈痛，四肢麻木，住院治疗，查：头颅CT无异常，颈椎X线：$C_{4、5}$阶梯样错位，建议大手术，病人不同意，15天后颈痛基本消失，四肢麻木无变化，病人要求出院调养，出院后15天逐渐出现四肢无力，不能站立行走，左手不能持物，经人介绍于2011年12月21日来本院求治。

既往史：4个月前有颈部外伤史。

分析：患者女性，50岁，农民，头颈外伤后发病，逐渐出现四肢无力，不能站立行走，左手不能持物，颈部僵硬，$C_{4、5}$棘突右偏，棘上、椎旁压痛，双手握力下降，肌力Ⅲ级，双下肢无力，不能站立，肌力Ⅱ级，此瘫痪符合中医痿证的发病过程。

检查：颈部僵硬，$C_{4、5}$棘突右偏，棘上、椎旁压痛，双手握力下降，肌力Ⅲ级，双下肢无力，不能站立，肌力Ⅱ级，四肢肌张力增高，腱反射亢进，双侧巴氏征（+），双手霍氏征（+），四肢触觉、痛觉、温觉无明显障碍，血压120/80mmHg，心、肺、腹无异常。舌紫暗，脉涩。

辅助检查：血常规、尿常规、心电图、血糖检查无异常。

影像学检查：X线（2-217）（2-218）（2-219）（2-220）。

X线表现：颈椎序列尚整齐，生理曲度变直，$C_{4~5}$棘突右偏，$C_{5~6}$、$C_{6~7}$椎间隙变窄，$C_{5~6}$、$C_{6~7}$椎间孔变小，项后软组织可见条索状异常密度影。

印象：颈椎病

诊断：痿证（中医）

颈性瘫痪（西医）

治则：通利关节，疏通筋脉。

治法：钩活术疗法。

选穴：主穴：$C_3$穴+$C_4$穴（巨类颈胸型钩锃针）

配穴：双足三里（微内刃3.5）以补法为主

双曲池（微内刃2.5）以补法为主

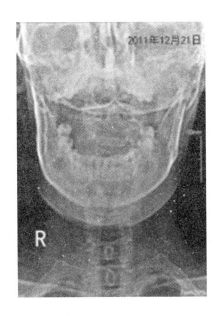

图 2-217　X 线正位片

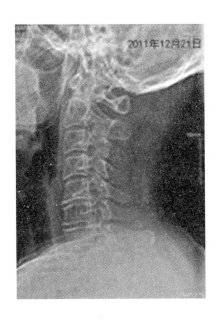

图 2-218　X 线侧位片

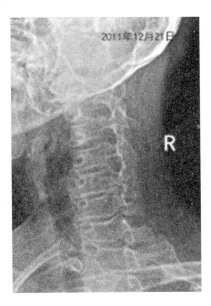

图 2-219　X 线右斜位片

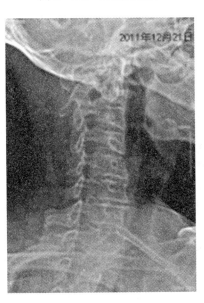

图 2-220　X 线左斜位片

常规钩活：利用中度双软钩活法，常规九步钩活逐一完成。
10 分钟钩活术，患者自述双下肢无力好转，10 日后复诊。
二诊：2011 年 12 月 31 日，患者自述四肢无力好转，愿做第二次钩活术治疗。
选穴：主穴：$C_3'$穴 + $C_4'$穴（巨类颈胸型钩锃针）
　　　配穴：双合谷（微内刃 2.5）以补法为主
　　　　　　双三阴交（微内刃 3.5）以补法为主
常规钩活：利用中度双软钩活法，常规九步钩活逐一完成。
10 分钟钩活术，患者自述双下肢麻木减轻，15 日后复诊。

三诊：2012年1月15日，患者自述四肢麻木无力好转，已能站立3分钟，用手能持筷用餐，愿做第三次钩活术治疗。

选穴：主穴：$C_2$穴＋$C_5$穴（中类内刃2.5型钩鍉针）
　　　配穴：双内关（微内板2.5）平补平泻
　　　　　　双委中（微内板2.5）平补平泻

常规钩活：利用轻度双软钩活法，常规九步钩活逐一完成。

10分钟钩活术，患者自述无不适，15天后复诊。

四诊：2012年1月30日，患者自述四肢麻木无力明显好转，已能拄双拐行走，1个月后复诊。

五诊：2012年3月2日，患者自述四肢麻木无力明显好转，能持杖行走。嘱其避风寒，慎劳作，注意调养。

随访：2013年3月2日电话随访，上述症状无反复。

【按语】此病例系外伤瘀血、经脉失养，造成四肢无力。采用新夹脊$C_3$穴＋$C_4$穴（巨类颈胸型钩鍉针）用中度、轻度单软补法，因虚有瘀，则用巨钩补法，补气补血，辅配双足三里（微内刃3.5）、双曲池（微内刃2.5）、双合谷（微内刃2.5）、双三阴交（微内刃3.5）以补法为主，直达病位，调理气血，疏通经脉。两次钩活后，四肢功能明显恢复，自感精神好。第三次采用新夹脊用$C_2$穴＋$C_5$穴（中类内刃2.5型钩鍉针），轻度单软钩法，辅配双内关（微内板2.5）、双委中（微内板2.5）平补平泻法（因属虚实夹杂证），故三次治愈。

附：脊柱胸段退变外伤也可以引起瘫痪，参考胸段脊柱相关疾病的治疗。

8. 其他治疗

药物内服法、中药外用法、推拿、针灸、小针刀疗法、手术疗法。

注：经验之谈

凡是临床上出现瘫痪，无论是偏瘫、截瘫、四肢瘫和单瘫，都要认真检查，仔细寻找病因，针对病因治疗。要与神经系统疾病相鉴别。在排除神经系统疾病以后，才可按颈椎病治疗。治疗的早晚直接影响到患者的预后，病变早期由于脊髓受压程度轻，没有发生变性，通过适当治疗可使症状完全恢复。若脊髓组织破坏严重者，即使解除了对脊髓的压迫，脊髓的变化也是不可逆的。颈性瘫痪除突然外伤引起外，大部分是缓慢起病的，以此可与脑血管病相鉴别。治疗首先应采取保守疗法钩活术，通过减压减张恢复脊柱内外平衡，若由于压迫物大，直接压迫脊髓者，且病情逐渐发展，可考虑手术治疗，根据病变部位采取后路或前路。

附方：

（1）实证：

当归拈痛汤（《医学启源》）化裁：

羌活15g，防风9g，升麻5g，葛根15g，当归9g，白术9g，苍术9g，人参10g，炙甘草6g，苦参6g，黄芩6g，知母9g，泽泻10g，茵陈15g，猪苓10g。

（2）虚证：

补阳还五汤（《医林改错》）化裁：

熟地20g，山药20g，山萸肉10g，川芎12g，红花12g，桃仁12g，黄芪15g，当归15g，赤芍10g。

附：瘫痪的分类

按瘫痪的分布分为：偏瘫、截瘫、四肢瘫和单瘫4种。

偏瘫：即一侧上、下肢的瘫痪。包括面肌在内的一侧上、下肢的瘫痪，叫脑性瘫痪。如果没有颅神经的瘫痪，而仅仅表现一侧上下肢瘫痪者，叫作脊髓性偏瘫。

截瘫，一般指双下肢的瘫痪，多为两侧锥体束损害引起。在双侧腰髓前角以下的下运动神经元损害也可造成截瘫。两上肢瘫叫上肢性截瘫。上肢性截瘫可以没有锥体束损害，是颈膨大的两侧前角细胞或前根的病变造成。

四肢瘫：即两侧上下肢的瘫痪，也叫高位截瘫或双侧偏瘫。

单瘫：一个肢体或肢体的某一部分瘫的属于单瘫。单瘫有两种可能性：一为大脑运动区局限性病变，引起该区所支配的肢体瘫痪，这属于上运动神经元性瘫痪。另一种可能是相应的脊髓、脊髓神经根、脊髓神经丛的病变，均可以出现单瘫，属于下运动神经元病变。但是单瘫也可以是偏瘫或截瘫的病程中某一阶段的表现。

按瘫痪的程度分为完全性瘫痪和不完全性瘫痪。为了判断瘫痪程度，临床上使用0~5度六级肌力评定标准。0度：完全瘫痪，肌肉完全没有收缩活动。1度：可见或仅在触摸时感到肌肉轻微收缩，但不能牵动关节产生肢体运动。2度：肢体能在床上移动，但不能抗地心引力而抬离床面。3度：肢体能克服地心引力抬离床面，做主动运动，但不能抗阻力。4度：肢体能做抵抗阻力的运动，但较正常肌力略差。5度：正常肌力。在颈性瘫痪病例中，以上的偏瘫、截瘫、四肢瘫和单瘫均可出现，并有程度不同的肌力瘫痪，通常早期发现，对于轻瘫，及时治疗，往往预后较好，对于后期，肌力在0~2度时，治疗效果较差，因此本病的早期诊断与早期治疗十分重要。

### 三十五、肩周炎

定义：由于颈、肩部外伤、劳损、退变或受风寒湿邪，使颈神经根受到刺激或压迫，引起单侧或双侧上肢疼痛、麻木，继而导致肩关节疼痛及运动功能部分或大部分受限，甚至形成"冻结肩"者，称为颈性肩周炎或颈肩综合征。中医学称之为"漏肩风"。本章节讨论的肩周炎是由于脊柱（颈椎）的退变或外伤引起的颈性肩周炎。

1. 中医病因病机

中医把本病归属于"痹证"范畴，以风、寒、湿三气杂合，慢性损伤，外伤为主要致病因素，然"邪之所凑，其气必虚"，因此除外伤、劳损、外邪外，也与患者身体虚弱，腠理不密，年老肝肾不足，饮食劳倦内伤，而致气血虚弱、精气不足等有关。

实证的病因病机：①情志不调，精神紧张，机体气机运行失常，气滞则血瘀，气血郁滞于肩部，不通则痛，肩部发生疼痛。②嗜食辛辣生冷，损伤脾胃，运化失司，脾胃主运化水湿，水湿内停，日久聚湿成痰，痰浊水湿留于肩部经络，壅滞气血，湿性黏滞，疼痛缠绵难愈。③风寒湿邪侵袭于肩部，致肩部筋脉挛缩，筋肉间粘连，痹阻筋脉，则引起疼痛，或肩部外伤，损及筋骨，血溢脉外，瘀血不去，新血不生，肌肉筋脉失养，久则发为疼痛。

虚证的病因病机：①先天禀赋不足，肝肾亏虚，或久病不愈，耗伤精血，精血亏虚不能濡养肩部筋脉，而致肩部疼痛。②年老体衰，气血不足，或脾胃损伤，气血生化乏源，气血两虚，血不养筋，肩部筋脉失养，而发为本病。

2. 西医病因病理

肩部肌群由$C_5$~$T_1$脊神经支配，在皮层中枢的指挥下，协调完成肩关节的运动功能。颈椎的损伤、劳损、炎症刺激、骨赘或小关节错位造成脊柱内外平衡失调，刺激、牵拉或压迫颈脊神经，致使神经支配的一个或多个肌肉发生紧张、痉挛而产生疼痛。小关节的错位可使前斜角肌发生痉挛，交感神经纤维受刺激，病肩血液循环则不良，常有肩部冷厥感，受风遇冷后疼痛加重，久之，肩关节协调运动不同程度地受限，肌力减退，肌肉萎缩。由于活动障碍及交感神经受影响，肩关节中某些滑囊的滑液分泌异常而肿胀，形成肩关节周围无菌性炎症。由于肩部的疼痛，反射性引起肩周肌肉的保护性痉挛，关节功能进一步受限而形成恶性循环。若仍不能及时合理地治疗，终致肌挛缩、肩关节粘连而使肩关节功能丧失。中医学认为是由于年老体虚，气血不足，正气下降；或因肩部外伤、慢性劳损使肩部气血瘀滞，复感风寒湿邪，致使肩部气血凝涩，筋失濡养，经脉拘急引起。《济生方》曰："皆因体虚，腠理空疏，受风寒湿而成痹也。"《素问·上古天真论》指出：女子七七，男子七八，"天癸竭"，肝肾气血虚衰。说明人体生理功能在50岁前后退变较快，因此又将此病称为"五十肩"。肩周炎与病者肝肾气血亏虚有关，肝血虚，筋失所养，出现筋弛痿无力，使脊椎失稳，肾气衰，骨髓不充，使骨愈懈惰，肢冷乏力，甚至骨质疏松。

3. 诊断

（1）症状：

早期：颈肩部疼痛不适，晨起为甚，活动后稍有缓解。患者不能做持久的肩外展或前屈动作（如伏案书写、骑自行车时手扶车把、手提重物），需间断休息或不时甩动患肢以缓解症状，卧床时则需经常变动患肢的位置或将患肢置于头顶方感舒适。但肩关节活动范围正常。上述症状时发时愈，时轻时重，且与气候变化有关，可维持一个较长的过程。

中期：上述症状加重，患者持续疼痛，主动或被动活动患肩均引起剧痛，肩关节活动不同程度受限，尤以后伸动作明显，穿衣系腰带均感不便。患肩怕风畏寒，睡眠时常因翻身或变换患肢位置而引起剧痛。伴有上肢乏力，持物不能，甚至生活不能自理。检查见患肩肌肉明显萎缩，肩周多处压痛，冈下肌、三角肌、大圆肌、小圆肌僵硬，触痛明显。肩关节活动明显受限。

晚期：肩关节疼痛略缓和，但肩关节运动功能严重受限或丧失，肩周肌肉广泛明显萎缩。此期患肢的怕风畏寒、酸胀麻木、无力等症状较显著，严重影响睡眠。肩关节周围严重粘连。

颈性肩周炎的诊断有以下特点。

①有颈椎病或头部外伤史，肩部疼痛症状与颈椎病症状同时发生，或继发于颈椎病之后。

②肩部疼痛症状的轻重与颈椎病的轻重有直接关系。

③外科系统检查，排除其他疾病。

④颈部钩活术或手法治疗后，肩部疼痛症状有所缓解。

（2）舌脉：舌淡、苔薄白，脉细弱或浮。

（3）体征：颈部僵硬、肌紧张、活动受限，部分棘突压痛，或椎旁压痛可向远隔部位放射。臂丛神经牵拉试验多为阳性。

（4）影像学检查：颈椎X线平片可显示生理曲度消失、反张；钩椎增生明显，斜位片除骨质增生外、椎间孔矢径与上下径均减小，其部位与临床表现相一致。CT及

MRI检查符合颈椎病的表现。

（5）排除其他病：综合判断排除其他原因引起的肩部疼痛症状。

符合以上5条并排除其他疾病即可确诊为肩周炎。

包括现代医学的颈椎病。

诊断要点：在影像学检查结果的支持下，有颈椎病的症状，有肩部疼痛症状，肩部疼痛症状为主，但是随颈椎病症状的加重肩部疼痛症状也同时加重。

4. 鉴别诊断

（1）胸廓出口综合征：是指臂丛神经和锁骨下动、静脉在胸腔出口部和胸小肌喙突附着部受压所引起的综合症状，多单侧肩臂痛，手臂发麻，乏力感，患臂持重物或上举时症状加重，Adson试验阳性，X线等检查可鉴别。

（2）喙突炎：喙突是肩部肌腱和韧带的主要附着点，当肌腱、韧带、滑膜囊的损伤、退变和炎症时，均可累及其附着点——喙突，引起喙突部疼痛和压痛。本病好发于青壮年，除疼痛症状外，被动外旋功能也受限，但上举和外展功能一般正常。

（3）肩撞击综合征：肩峰下关节由于结构的原因或动力的原因在肩的上举、外展运动中发生肩峰下组织的撞击而产生的疼痛症状，可发生于任何年龄，多发生在肩峰前1/3及肩锁关节的下面，除肩部疼痛外，肩上举受限，疼痛弧征阳性，撞击实验阳性，检查X线片、CT、MRI可鉴别。

（4）肺部肿瘤：肺癌发生于肺尖部，浸润颈部神经血管，而引起肩部疼痛的症状，多伴随上肢感觉异常及血管受压的症状，检查时在锁骨上窝有时可摸到发硬的肿物，或消耗性全身症状，通过影像学检查可以鉴别。

5. 分型辨证

（1）实证：肩部疼痛，痛彻项背，上肢活动受限，上肢麻木，遇冷加重，遇热减轻。

（2）虚证：肩部酸痛麻木，上肢活动受限，神疲乏力，面色萎黄，头晕心悸。

6. 钩活术分型治疗

（1）选穴：

主穴：根据影像学检查选择相应穴位组合（见基本公式）。

穴位组合（$C_4$穴+$C_3$穴较多）是根据影像学和临床症状而定的，与证型无关。

配穴：实证：肩贞（微内板2.5）　　肩井（微内板2.5）　　天宗（微内板2.5）
　　　　　　肩髃（微内板2.5）　　肩髎（微内板2.5）　　臑俞（微内板2.5）
　　　虚证：肩贞（微内刃2.5）　　肩井（微内刃2.5）　　天宗（微内刃2.5）
　　　　　　肩髃（微内刃2.5）　　肩髎（微内刃2.5）　　臑俞（微内刃2.5）

以上配穴根据具体情况，取双侧穴或单侧穴，单侧取患侧穴位点。

方义提要：局部取穴和循经取穴。局部取穴，以颈部新夹脊穴为所取穴位点。循经取穴主要根据疾病所在的经络循行部位选穴，旨在疏经活络，调和营卫。并针对颈性肩周炎的性质进行补泻。实证取肩贞、肩髃、肩髎、肩井、臑俞、天宗用微内板泻法，虚证取肩贞、肩髃、肩髎、肩井、臑俞、天宗用微内刃补法。

（2）分型选钩：

实证：早中期肩周炎，肩周疼痛影响睡眠、肩周活动严重受限者，选巨类内板颈胸型钩鍉针；肩周炎通过治疗或未通过治疗，肩周疼痛和活动不影响功能者，选中类内板 2.5 钩鍉针；肩周炎肩周稍有疼痛，活动不影响者，或通过治疗好转 80% 以上者，选微类内板 2.5 钩鍉针。

虚证：体质差、疼痛和肩周功能基本缓解者选中类内刃 2.5 钩鍉针，体质差、病程长、疼痛和肩周功能好转 80% 以上者选微类内刃 2.5 钩鍉针，巨类内刃肛门型钩鍉针基本不用。

（3）分型钩法：

实证：大部分利用单软钩法。早中期肩周炎，肩周疼痛影响睡眠，肩周活动严重受限者，选重单软；早中期肩周炎，肩周疼痛，可勉强入睡，肩周活动严重受限者，选中单软；早、中、晚期肩周炎，肩周疼痛基本不影响睡眠，肩周活动受限者，选轻单软；兼有颈椎管狭窄症状者选双软。

虚证：大部分需要中单软钩法。晚期肩周炎肌肉萎缩者，注意补法的使用，同时根据体质和病程的长短调整钩进的速度，充分体现"进补"，并以速度和程度相结合体现轻补、中补、重补。

肩周炎虚证少，实证多。

（4）钩治步骤：

常规九步钩活法，无菌操作，动作灵巧。

（参考附录 11 钩活术的操作步骤）

7. 病案举例

（1）[肩痛绵绵　功能障碍]

孙某某，女，60 岁，石家庄无极人，农民。

初诊：2012 年 10 月 3 日。

主诉：左肩疼痛，活动受限 1 年。

现病史：颈部僵硬疼痛、偶有左上肢麻木 5 年，经口服药物、贴膏药等治疗稍有好转，但是时轻时重。1 年前出现左肩疼痛绵绵，活动功能受限，少气懒言，四肢乏力，经针灸、按摩等治疗无好转且逐渐加重，于 2012 年 10 月 3 日来本院求治。

既往史：有颈椎病史 5 年。

分析：患者女性，60 岁，农民，慢性发病，颈椎病史，左肩疼痛绵绵，活动功能受限，少气懒言，四肢乏力，经针灸、按摩等治疗无好转且逐渐加重，此肩周炎符合中医虚证型肩周炎的发病过程。

检查：颈部僵硬，$C_{4,5}$ 棘突右偏，棘上、椎旁压痛，左肩活动功能受限，上举 30°，外展 10°，摸背试验（+），摸耳试验（+），阿普莱搔痒试验（+），血压 130/90mmHg，心、肺、腹无异常。舌淡、苔白，脉细沉。

辅助检查：血常规、尿常规、心电图、血糖检查无异常。

影像学检查：X 线（2-221）（2-222）（2-223）（2-224）。

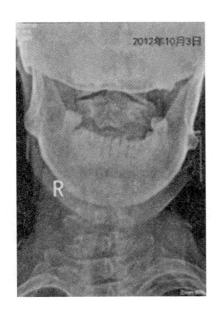

图2-221 X线正位片

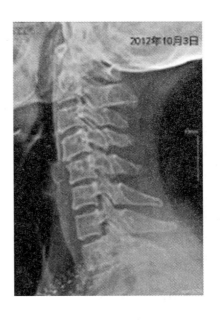

图2-222 X线侧位片

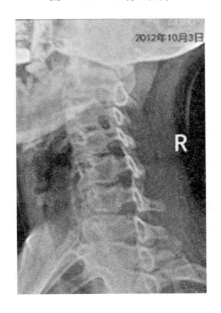

图2-223 X线右斜位片

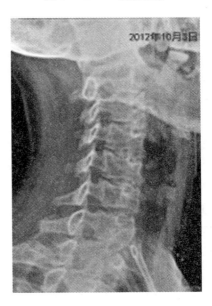

图2-224 X线左斜位片

X线表现：颈椎序列欠整齐，生理曲度变直，$C_{4~5}$棘突右偏，$C_{4~5}$、$C_{5~6}$椎间隙变窄，$C_{4~5}$、$C_{5~6}$椎体缘增生，右侧$C_{3~4}$椎间孔变小，项后软组织未见异常密度影。

印象：颈椎病

诊断：虚证型肩周炎（中医）

　　　颈性肩周炎（西医）

治则：通利关节，疏通经脉。

治法：钩活术疗法。

选穴：主穴：$C_3$穴 + $C_4$穴（巨类颈胸型钩鍉针）

配穴：左肩髃（微内刃2.5）以补法为主

左肩髎（微内刃2.5）以补法为主

常规钩活：利用中度单软钩活法，常规九步钩活逐一完成。

10分钟钩活术，患者自述左肩抬举、后背功能好转，疼痛明显减轻，10日后复诊。

二诊：2012年10月13日，患者自述左肩活动功能好转，疼痛明显减轻，愿做第二次钩活术治疗。

选穴：主穴：$C_3'$穴+$C_4'$穴（巨类颈胸型钩鍉针）

配穴：左臑俞（微内刃2.5）以补法为主

左天宗（微内刃2.5）以补法为主

常规钩活：利用中度单软钩活法，常规九步钩活逐一完成。

10分钟钩活术，患者自述抬举后背功能进一步好转，嘱其每日做爬墙、后背、摸耳等功能锻炼，10日后复诊。

三诊：2012年10月23日，患者自述上举功能基本恢复，摸耳和后背功能明显好转，愿做第三次钩活术治疗。

选穴：主穴：$C_2$穴+$C_5$穴（中类内刃2.5型钩鍉针）

配穴：左肩贞（微内刃2.5）以补法为主

左肩井（微内刃2.5）以补法为主

常规钩活：利用轻度单软钩活法，常规九步钩活逐一完成。

10分钟钩活术，患者自述无不适，15天后复诊。

四诊：2012年11月8日，患者自述左肩疼痛基本消失，活动功能障碍明显好转，嘱其继续功能锻炼，1个月后复诊。

五诊：2012年12月8日，患者自述左肩疼痛和功能障碍基本消失，无其他不适。

随访：2013年12月8日电话随访，上述症状无反复。

【按语】此病例系气血两虚、经脉失养而不通，造成肩部活动受限、冷凉，重则肌痿。采用新夹脊$C_3$穴+$C_4$穴（巨类颈胸型钩鍉针）用中度、轻度单软补法，因虚有瘀，则用巨钩补法，补气补血，辅配左肩髃（微内刃2.5）、左肩髎（微内刃2.5）、左臑俞（微内刃2.5）、左天宗（微内刃2.5）以补法为主，直达病位，调理气血。两次钩活后，左上肢功能明显恢复，自感精神好。第三次采用新夹脊用$C_2$穴+$C_5$穴（中类内刃2.5型钩鍉针），轻度单软钩法，辅配左肩贞（微内刃2.5）、左肩井（微内刃2.5）以补法为主，故三次治愈。

(2) [肩功能障碍　上肢麻木]

石某某，男，46岁，石家庄赞皇人，农民。

初诊：2011年9月23日。

主诉：右肩活动受限伴疼痛，右上肢麻木10个月。

现病史：1年前骑车跌倒后肩部着地，当时无明显不适，10个月前出现右肩不能抬举，后背伴疼痛，右上肢麻木，夜间为甚，疼痛拒按，经按摩、口服药物、贴膏药等治疗稍好转，于2011年9月23日来本院求治。

既往史：既往体健。

分析：患者男性，46岁，农民，肩部外伤后发病，出现右肩不能抬举，后背伴疼痛，右上肢麻木，夜间为甚，疼痛拒按，经按摩、口服药物、贴膏药等治疗稍好转，右肩拒按,右肩活动功能受限,此肩周炎符合中医实证型肩周炎的发病过程。

检查:颈部僵硬,$C_{5,6}$棘突偏歪,棘上、椎旁压痛,右肩拒按,右肩活动功能受限,上举20°,外展10°,摸背试验(+),摸耳试验(+),阿普莱搔痒试验(+),血压120/90mmHg,心、肺、腹无异常。舌质暗、苔薄黄,脉弦。

辅助检查:血常规、尿常规、心电图、血糖检查无异常。

影像学检查:X线(2-225)(2-226)(2-227)(2-228)。

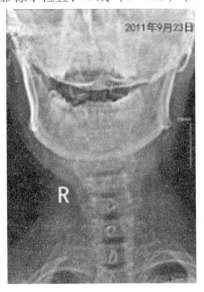

图2-225 X线正位片

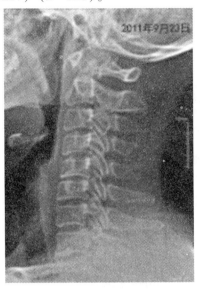

图2-226 X线侧位片

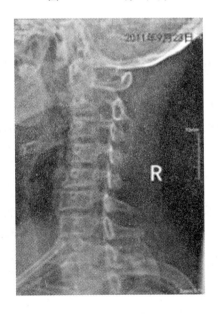

图2-227 X线右斜位片

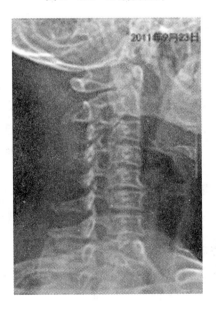

图2-228 X线左斜位片

X线表现：颈椎序列尚整齐，生理曲度变直，$C_{5\sim6}$棘突偏歪，$C_{5\sim6}$椎间隙变窄，$C_{5\sim6}$椎体后缘略增生，右侧$C_{5\sim6}$椎间孔变小，项后软组织未见异常密度影。

印象：颈椎病

诊断：实证型肩周炎（中医）

　　　颈性肩周炎（西医）

治则：通利关节，疏通筋脉。

治法：钩活术疗法。

选穴：主穴：$C_2$穴＋$C_3$穴（巨类颈胸型钩鍉针）

　　　配穴：右肩髃（微内板2.5）以泻法为主

　　　　　　右肩髎（微内板2.5）以泻法为主

常规钩活：利用中度单软钩活法，常规九步钩活逐一完成。

10分钟钩活术，患者自述右肩抬举功能好转，后背疼痛明显减轻，10日后复诊。

二诊：2011年10月3日，患者自述右肩活动功能好转，后背疼痛明显减轻，愿做第二次钩活术治疗。

选穴：主穴：$C_2'$穴＋$C_3'$穴（巨类颈胸型钩鍉针）

　　　配穴：右天髎（微内板2.5）以泻法为主

　　　　　　右天宗（微内板2.5）以泻法为主

常规钩活：利用中度单软钩活法，常规九步钩活逐一完成。

10分钟钩活术，患者自述抬举功能、后背疼痛进一步好转，嘱其每日做爬墙、后背、摸耳等功能锻炼，15日后复诊。

三诊：2011年10月18日，患者自述右肩上举功能基本恢复，摸耳功能明显好转，疼痛、麻木明显减轻，愿做第三次钩活术治疗。

选穴：主穴：$C_1$穴＋$C_2$穴（中类内板2.5型钩鍉针）

　　　配穴：右肩贞（微内板2.5）以泻法为主

　　　　　　右肩井（微内板2.5）以泻法为主

常规钩活：利用轻度单软钩活法，常规九步钩活逐一完成。

10分钟钩活术，患者自述无不适，15天后复诊。

四诊：2011年11月2日，患者自述右肩疼痛、右上肢麻木基本消失，活动功能障碍明显好转，嘱其继续功能锻炼，1个月后复诊。

五诊：2011年12月2日，患者自述右肩疼痛和功能障碍基本消失，无其他不适。

随访：2012年12月2日电话随访，上述症状无反复。

【按语】此病例系外伤瘀血、经络受阻，导致功能障碍、活动受限，动辄疼痛，属瘀血实证。采用新夹脊$C_2$穴＋$C_3$穴（巨类颈胸型钩鍉针），辅配右肩髃（微内板2.5）、右肩髎（微内板2.5）、右天髎（微内板2.5）、右肩髎（微内板2.5）以泻法为主。常规两次钩活，右肩疼痛、活动障碍明显好转，上肢麻木基本消失，实祛大半。第三次采用$C_1$穴＋$C_2$穴（中类内板2.5型钩鍉针）轻度单软钩法，辅配右肩贞（微内板2.5）、右肩井（微内板2.5）以泻法为主，故三次治愈。

8. 其他治疗

药物内服法、中药外用法、推拿、针灸、小针刀疗法、封闭、全麻大手法复位疗法。

手法治疗：①纠正小关节错位，恢复脊柱内外平衡，一般颈椎棘突偏歪与患肩同侧，并有明显的节段性，偏歪棘突复位后，临床症状明显缓解，肩关节功能逐渐改善直至恢复正常。

②肩关节周围的软组织松解手法，可疏通经络，活血止痛，滑利关节，加强局部肌腱及韧带的功能，常用拔伸、按揉、弹拨、摇摆等手法以及肩关节的其他被动活动，以松解粘连，滑利关节，促使关节功能逐渐恢复。

附方：

（1）实证：

蠲痹汤（《杨氏家藏方》）化裁：

羌活12g，防风12g，姜黄10g，黄芪15g，当归12g，白芍12g，甘草6g。

（2）虚证：

八珍汤（《瑞竹堂经验方》）化裁：

熟地15g，白芍12g，当归10g，川芎12g，白术12g，茯苓12g，人参10g，甘草6g。

附：功能锻炼

功能锻炼对于巩固疗效，预防粘连，恢复功能起重要作用，要持之以恒，循序渐进地进行肩部功能锻炼。

（1）爬墙锻炼：面对墙壁，用双手或单手沿墙壁缓缓向上爬动，使上肢尽量高举，然后再缓缓向下回到原处，反复进行。

（2）体后拉手：双手向后反背，由健手拉住患肢腕部，渐渐向上抬拉，反复进行。

（3）外旋锻炼：背部靠墙而立，双手握拳，上臂贴身屈肘，以肘部作为支点进行外旋活动，反复进行。

### 三十六、网球肘

定义：因颈椎病造成前臂桡侧伸腕肌痉挛、无菌性炎症反应而引起疼痛者，即为颈性网球肘。临床上不多见，但国内外均有此报道。中医把本病归属"臂痹""肘劳"等范畴。本章节讨论的网球肘是由于脊柱（颈椎）的退变或外伤引起的颈性网球肘。

1. 中医病因病机

中医认为本病多由于气血不足，筋脉失养，不通则痛。实证：①慢性劳损，使肘部的筋脉慢性损伤，迁延日久，气血阻滞，脉络不通，不通则痛。②久病体虚，腠理不固，寒邪侵入肘部，寒性凝滞，气血不畅，不通则痛。虚证：①饮食失节，损伤脾胃，气虚生化不足，气血虚弱，血不养筋，发为本病。②年老体弱，阳气衰微，肌肉失于温煦，筋骨失于濡养，不荣则痛。

2. 西医病因病理

网球肘本身多发生在前臂旋前、腕关节主动背伸时的急性扭伤或慢性劳损。而颈性网球肘则可能是由于颈椎的外伤、劳损及退变引起脊柱错位，刺激脊神经，而桡侧伸腕肌、指总伸肌及前臂旋后肌群是由桡神经（$C_{5-8}$神经根组成）支配，颈椎的失稳、错位等刺激或压迫这些神经根，使其所支配的肌群收缩、痉挛，从而挤压夹于这些肌肉间的血管、神经束，使之产生水肿及无菌性炎症，造成局部组织粘连、机化等。

3. 诊断

（1）症状：

肱骨外上髁、肱桡关节附近，以及桡侧伸腕肌肌腹均有不同程度的疼痛，尤其在前臂旋转，腕关节主动背伸时，疼痛更为明显，同时患者常伴有颈部疼痛，并向上肢放射，疼痛的轻重与颈椎病症状成正比。同时可出现上肢或手的麻木及力量减弱。

颈性网球肘的诊断有以下特点。

①有颈椎病或头部外伤史，肘部疼痛症状与颈椎病症状同时发生，或继发于颈椎病之后。

②肘部疼痛症状的轻重与颈椎病的轻重有直接关系。

③外科系统检查，排除其他疾病。

④颈部钩活术或手法治疗后，肘部疼痛症状有所缓解。

（2）舌脉：舌淡、苔薄白，脉迟。

（3）体征：颈部活动不受限，颈肌僵硬，臂丛神经牵拉试验多为阳性。双上肢生理反射对称引出，Hoffmann 征阴性，部分棘突压痛，肩胛内上缘、肩胛内线及肩胛腋窝线均有明显压痛。桡侧伸腕肌肌腹及肱骨外上髁均有明显压痛。前臂对抗旋转疼痛加重。

（4）影像学检查：X 线平片显示肘关节片正常，颈曲变直，或成角反张，椎间隙变窄，颈椎体后缘骨质增生，项韧带钙化影，钩椎关节骨质增生。CT 及 MRI 检查符合颈椎病的表现。

（5）排除其他病：综合判断排除其他原因引起的肘部疼痛的症状。

符合以上 5 条并排除其他疾病即可确诊为网球肘。

包括现代医学的神经根型颈椎病。

诊断要点：在影像学检查结果的支持下，有颈椎病的症状，有肘部疼痛症状，肘部疼痛症状为主，但是随颈椎病症状的加重肘部疼痛症状也同时加重。

4. 鉴别诊断

（1）肘部掌侧骨间神经卡压症：病变多位于一些特定解剖部位，骨-纤维管，或无弹性的肌肉纤维缘，腱弓等神经通道关键卡压点，临床不难与之鉴别。

（2）化脓性骨髓炎：多伴有指关节、腕、肘疼痛，并有红肿、发热。多见于儿童，起病较急，逐步加重，抗生素治疗后明显改善症状。

（3）类风湿关节炎：多见于女性，多关节病变，呈游走性疼痛，好发于手足等关节，伴有关节明显疼痛肿胀，活动受限，化验检查常有血沉增快，检查 X 线片、CT、MRI 可鉴别。

（4）颈部肿瘤：有肘部疼痛症状，并且出现明显的神经受压症状，或消耗性全身症状，通过影像学检查可以鉴别。

5. 分型辨证

（1）实证：肘部疼痛，活动受限，痛处固定，痛如针刺，肢体麻木，失眠多梦。

（2）虚证：肘部疼痛，活动受限，疼痛隐隐，面色萎黄，心悸失眠，头晕。

6. 钩活术分型治疗

（1）选穴：

主穴：根据影像学检查选择相应穴位组合（见基本公式）。

穴位组合（$C_4$穴 + $C_3$穴较多）是根据影像学和临床症状而定的，与证型无关。

配穴：实证：曲池（微内板2.5）　尺泽（微内板2.5）　肘髎（微内板2.5）

　　　　　手三里（微内板2.5）　手五里（微内板2.5）　激发点（微内板2.5）

虚证：曲池（微内刃2.5）　尺泽（微内刃2.5）　肘髎（微内刃2.5）
手三里（微内刃2.5）　手五里（微内刃2.5）　激发点（微内刃2.5）

以上配穴根据具体情况，取双侧穴或单侧穴，单侧取患侧穴位点。

方义提要：局部取穴和循经取穴。局部取穴，以颈部新夹脊穴为所取穴位点。循经取穴主要根据疾病所在的经络循行部位选穴，旨在疏经活络，调和营卫。并针对颈性网球肘的性质进行补泻，实证取曲池、尺泽、肘髎、手三里、手五里、激发点用微内板泻法，虚证取曲池、尺泽、肘髎、手三里、手五里、激发点用微内刃补法。

（2）分型选钩：

实证：网球肘疼痛影响睡眠、肘关节活动严重受限者，选巨类内板颈胸型钩鍉针；网球肘通过治疗或未通过治疗，肘关节疼痛和活动不影响功能者，选中类内板2.5钩鍉针；肘关节稍有疼痛，活动不影响者，或通过治疗好转80%以上者，选微类内板2.5钩鍉针。

虚证：体质差、疼痛和肘关节功能缓解50%~80%者，选中类内刃2.5钩鍉针；体质差、病程长、疼痛和肘关节功能好转80%以上者，选微类内刃2.5钩鍉针。巨类内刃肛门型钩鍉针基本不用。

（3）分型钩法：

实证：大部分利用单软钩法，肘关节疼痛影响睡眠、活动严重受限者，选重单软；肘关节疼痛影响睡眠、肩周活动严重受限者，选中单软；肘关节疼痛基本不影响睡眠、肩周活动受限者，选轻单软；兼有颈椎管狭窄症状者选双软。

虚证：大部分需要中单软钩法，晚期网球肘肌肉萎缩者，注意补法的使用，同时根据体质和病程的长短调整钩进的速度，充分体现"进补"，并以速度和程度相结合体现轻补、中补、重补。

网球肘虚证少，实证多。

（4）钩治步骤

常规九步钩活法，无菌操作，动作灵巧。

（参考附录11钩活术的操作步骤）

7. 病案举例

（1）［肘痛　功能障碍］

郑某某，男，56岁，石家庄辛集人，农民。

初诊：2012年12月16日。

主诉：左肘疼痛，活动受限10个月。

现病史：颈部僵硬疼痛2年，夜晚偶有左上肢麻木至手，时轻时重，10个月前出现左肘疼痛，活动功能受限，遇寒加重，得温痛缓，经针灸、按摩等治疗无好转，经人介绍于2012年12月16日来本院求治。

既往史：有颈椎病史2年。

分析：患者男性，56岁，农民，颈部僵硬疼痛2年，夜晚偶有左上肢麻木至手，但是时轻时重，10个月前出现左肘疼痛，活动功能受限，遇寒加重，得温痛缓，经针灸、按摩等治疗无好转，舌淡、苔白滑，脉弦紧。此网球肘符合中医实证型肱骨外上髁炎的发病过程。

检查：颈部僵硬，$C_{5、6}$棘突左偏，棘上、椎旁压痛，左肘疼痛，活动功能受限，主动屈肘70°-0°-20°，血压120/80mmHg，心、肺、腹无异常。舌淡、苔白滑，脉弦紧。

辅助检查：血常规、心电图、血糖检查无异常。

影像学检查：X线（2-229）（2-230）（2-231）（2-232）。

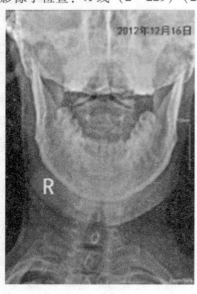

图2-229 X线正位片

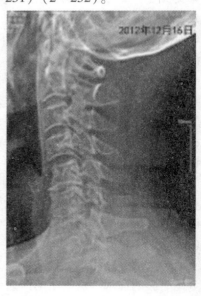

图2-230 X线侧位片

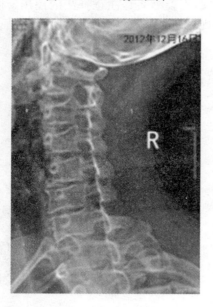

图2-231 X线右斜位片

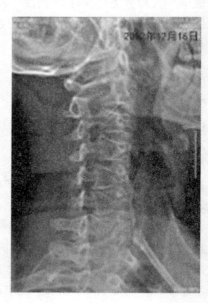

图2-232 X线左斜位片

X线表现：颈椎序列欠整齐，生理曲度变直，$C_{5~6}$棘突左偏，$C_{5~6}$椎间隙变窄，$C_5$椎体缘增生，双侧$C_{5~6}$椎间孔变小，项后软组织未见异常密度影。

印象：颈椎病

诊断：实证型肱骨外上髁炎（中医）

颈性网球肘（西医）

治则：通利关节，疏通经脉。

治法：钩活术疗法。

选穴：主穴：$C_2$穴+$C_3$穴（巨类颈胸型钩鍉针）

配穴：左曲池（微内板2.5）平补平泻法

左手三里（微内板2.5）平补平泻法

常规钩活：利用中度单软钩活法，常规九步钩活逐一完成。

10分钟钩活术，患者自述左肘屈伸功能好转，疼痛明显减轻，10日后复诊。

二诊：2012年12月26日，患者自述左肘活动功能好转，疼痛明显减轻，愿做第二次钩活术治疗。

选穴：主穴：$C_2'$穴+$C_3'$穴（巨类颈胸型钩鍉针）

配穴：左肘髎（微内板2.5）平补平泻法

左手五里（微内板2.5）平补平泻法

常规钩活：利用中度单软钩活法，常规九步钩活逐一完成。

10分钟钩活术，患者自述左肘活动功能进一步好转，嘱其每日做屈伸功能锻炼，10日后复诊。

三诊：2013年1月5日，患者自述左肘疼痛、活动功能明显好转，愿做第三次钩活术治疗。

选穴：主穴：$C_1$穴+$C_2$穴（中类内板2.5型钩鍉针）

配穴：左尺泽（微内板2.5）平补平泻法

常规钩活：利用轻度单软钩活法，常规九步钩活逐一完成。

10分钟钩活术，患者自述无不适，嘱其继续做屈伸功能锻炼，15天后复诊。

四诊：2013年1月20日，患者自述左肘疼痛基本消失，活动功能障碍明显好转，嘱其继续功能锻炼，1个月后复诊。

五诊：2013年2月20日，患者自述左肘疼痛和功能障碍基本消失，无其他不适。

随访：2014年2月20日电话随访，上述症状无反复。

【按语】此病例系风寒阻络、瘀血内停，导致左肘疼痛，功能障碍。采用新夹脊$C_2$穴+$C_3$穴（巨类颈胸型钩鍉针），辅配左曲池（微内板2.5）、左手三里（微内板2.5）、左肘髎（微内板2.5）、左手五里（微内板2.5）平补平泻法（因属虚实夹杂证），常规两次钩活，左肘疼痛减轻，活动障碍明显好转，实祛大半。第三次采用$C_1$穴+$C_2$穴（中类内板2.5型钩鍉针）轻度单软钩法，左尺泽（微内板2.5）平补平泻法（因属虚实夹杂证），故三次治愈。

（2）[肘痛绵绵 功能障碍]

米某某，女，53岁，石家庄无极人，会计。

初诊：2012年6月10日。

主诉：右肘疼痛，活动受限3年。

现病史：反复发作性右肘疼痛3年，提物无力，按揉后好转，3天前因电脑工作时间过长右肘疼痛绵绵，喜按喜揉，少气懒言，四肢无力，经人介绍于2012年6月10日来本院就诊。

既往史：既往体健。

分析：患者女性，53岁，会计，慢性发病，右肘疼痛、反复发作，因电脑工作时间过长右肘疼痛绵绵，喜按喜揉，少气懒言，四肢无力，舌淡、苔薄白，脉沉细，此网球肘符合中医虚证型肱骨外上髁炎的发病过程。

检查：颈部僵硬，$C_{5,6}$棘突左偏，局部捏提后右肘疼痛减轻，右肘肱骨外上髁压痛，活动功能受限，主动屈肘80°-0°-10°，血压120/80mmHg，心、肺、腹无异常。舌淡、苔薄白，脉沉细。

辅助检查：血常规、心电图、血糖检查无异常。

影像学检查：X线（2-233）（2-234）（2-235）（2-236）。

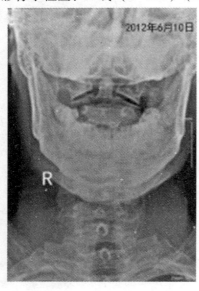

图2-233　X线正位片

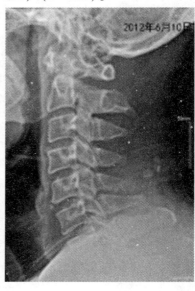

图2-234　X线侧位片

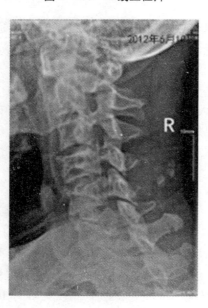

图2-235　X线右斜位片

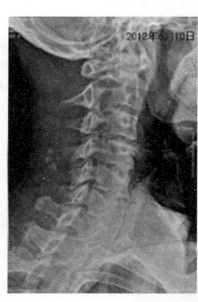

图2-236　X线左斜位片

X线表现：颈椎序列尚整齐，生理曲度欠佳，$C_{5\sim6}$棘突左偏，$C_{5\sim6}$椎间隙前可见点状前纵韧带骨化影，$C_{5\sim6}$椎体后缘增生，双侧$C_{3\sim4}$、$C_{4\sim5}$、$C_{5\sim6}$椎间孔变小，$C_{3\sim4}$椎小关节可见双边双突征，项后软组织可见团块状异常密度影。

印象：颈椎病

诊断：虚证型肱骨外上髁炎（中医）
　　　颈性网球肘（西医）

治则：通利关节，疏通筋脉。

治法：钩活术疗法。

选穴：主穴：$C_2$穴＋$C_3$穴（巨类颈胸型钩鍉针）
　　　配穴：右曲池（微内刃2.5）以补法为主
　　　　　　右手三里（微内刃2.5）以补法为主

常规钩活：利用中度单软钩活法，常规九步钩活逐一完成。

10分钟钩活术，患者自述右肘屈伸功能好转，疼痛明显减轻，10日后复诊。

二诊：2012年6月16日，患者自述右肘活动功能好转，疼痛明显减轻，愿做第二次钩活术治疗。

选穴：主穴：$C_2'$穴＋$C_3'$穴（巨类颈胸型钩鍉针）
　　　配穴：右肘髎（微内刃2.5）以补法为主
　　　　　　右手五里（微内刃2.5）以补法为主

常规钩活：利用中度单软钩活法，常规九步钩活逐一完成。

10分钟钩活术，患者自述左肘活动功能进一步好转，嘱其每日做屈伸功能锻炼，15日后复诊。

三诊：2012年7月1日，患者自述右肘疼痛、活动功能明显好转，愿做第三次钩活术治疗。

选穴：主穴：$C_1$穴＋$C_4$穴（中类内刃2.5型钩鍉针）
　　　配穴：右尺泽（微内刃2.5）以补法为主

常规钩活：利用轻度单软钩活法，常规九步钩活逐一完成。

10分钟钩活术，患者自述无不适，嘱其继续做屈伸功能锻炼，15天后复诊。

四诊：2012年7月16日，患者自述右肘疼痛基本消失，活动功能障碍明显好转，嘱其继续功能锻炼，1个月后复诊。

五诊：2012年8月16日，患者自述右肘疼痛和功能障碍基本消失，无其他不适。

随访：2013年8月16日电话随访，上述症状无反复。

【按语】此病例系气血两虚、经脉失养而不通，导致肘关节活动受限。采用新夹脊$C_2$穴＋$C_3$穴（巨类颈胸型钩鍉针）用中度、轻度单软补法，因虚有瘀，则用巨钩补法，补气补血，辅配右曲池（微内刃2.5）、右手三里（微内刃2.5）、右肘髎（微内刃2.5）、右手五里（微内刃2.5）以补法为主，直达病位，调理气血。两次钩活后，右肘关节活动明显好转，自感精神好。第三次采用新夹脊用$C_1$穴＋$C_4$穴（中类内刃2.5型钩鍉针），轻度单软钩法，辅配右尺泽（微内刃2.5）以补法为主，主穴和配穴全部补虚，故三次治愈。

8. 其他治疗

药物内服法、中药外用法、推拿、针灸、小针刀疗法、封闭、手术疗法。

手法治疗：首先要针对病因手法复位偏歪的棘突，解除病因对神经根的刺激或压迫，恢复其正常的解剖位置及生理平衡。

配穴治疗：在颈椎两侧，冈上肌、斜方肌及肩部用按揉法，以松解肌肉，增加血液循环，然后用㨰法从肘部沿前臂背侧治疗，在曲池、手三里穴按揉，最后按揉擦前臂桡侧伸腕肌，以透热为度。也可配合理疗及热敷治疗。

附方：

（1）实证：

身痛逐瘀汤（《医林改错》）化裁：

秦艽 12g，川芎 12g，桃仁 10g，红花 10g，甘草 6g，羌活 12g，没药 5g，当归 12g，五灵脂 10g，香附 9g，牛膝 12g，地龙 9g。

（2）虚证：

归脾汤（《瑞竹堂经验方》）化裁：

酸枣仁 15g，远志 9g，当归 10g，黄芪 12g，白术 9g，茯苓 9g，人参 10g，甘草 6g，木香 6g，龙眼肉 10g。

### 三十七、抑郁症

定义：抑郁症又称抑郁障碍，以显著而持久的心境低落为主要临床特征，是心境障碍的主要类型。临床可见心情低落与其处境不相称，情绪的消沉可以从闷闷不乐到悲痛欲绝，自卑抑郁，甚至悲观厌世，可有自杀企图或行为；甚至发生木僵；部分患者有明显的焦虑和运动性激越，严重者可出现幻觉、妄想等精神病性症状。中医把本病称之为"郁证"。《素问·六元正纪大论》说"郁之甚者，治之奈何"。本章节讨论的抑郁症是由于脊柱（颈椎）的退变或外伤引起的颈性抑郁症。

1. 中医病因病机

中医认为本病多由于情志所伤，发病与肝的关系最为密切，其次涉及心、脾。肝失疏泄、脾失健运、心失所养、脏腑阴阳气血失调是郁证的主要病机。情志失调，刺激过于持久，超过机体的调节能力，导致情志失调，尤以悲忧恼怒最易致病。恼怒伤肝，肝失条达，气失疏泄，而致肝气郁结。饮食不节，损伤脾胃，津液疏布失司，聚而成痰，痰气郁结；或气血生化不足，心失所养，久成郁证。

2. 西医病因病理

抑郁症的病因并不清楚，但可以肯定的是生物、心理与社会环境诸多方面因素参与了抑郁症的发病过程。生物学因素主要涉及遗传、神经生化、神经内分泌、神经再生等方面；与抑郁症关系密切的心理学易患因素是病前性格特征，如抑郁气质。而颈性抑郁症则可能是由于颈椎的外伤、劳损及退变引起脊柱错位，刺激脊神经，当颈椎正常解剖位置发生轻微错位后，椎动脉可因机械压迫或刺激血管痉挛，使椎-基底动脉系统血流减少。引起缺血的原因，还有与伴随颈内动脉支配大脑和眼部血管、眼睑平滑肌及伴随椎动脉进入颅内支配小脑、脑干的节后交感神经纤维受累有关。脑部的缺血、缺氧，导致脑血管硬化，脑变性等脑器质性病变，均可伴发抑郁症。颈椎损伤错位后，引起的长期疼痛不适，长期就医，对疾病的绝望，也会引发患者的抑郁。

3. 诊断

（1）症状：

心境低落：主要表现为显著而持久的情感低落，抑郁悲观。轻者闷闷不乐、无愉快感、兴趣减退，重者痛不欲生、绝望悲观、度日如年、生不如死。典型的患者的抑郁心境有晨重夜轻的节律变化。常伴有自责自罪，严重者出现罪恶妄想和疑病妄想，部分患者出现幻觉。

思维迟缓：患者思维速度缓慢，反应迟钝，思路闭塞，自觉"脑子像涂了一层浆糊一样"，临床可见言语减少，语速减慢，对答困难，严重者无法顺利进行交流。

意志活动减退：患者意志活动成显著持久的抑制。

颈性抑郁症的诊断有以下特点。

①有颈椎病或头部外伤史，抑郁症症状与颈椎病症状同时发生，或继发于颈椎病之后。

②抑郁症症状的轻重与颈椎病的轻重有直接关系。

③神经内科系统检查，排除其他疾病。

④颈部钩活术或手法治疗后，抑郁症症状有所缓解。

（2）舌脉：舌红、苔黄，脉弦或弦数。

（3）体征：颈部僵硬、肌紧张、活动受限，部分棘突压痛，或椎旁压痛。臂丛神经牵拉试验多为阳性。

（4）影像学检查：颈椎 X 线平片可显示生理曲度消失、反张，椎间隙狭窄，钩椎增生。风池、风府穴按压试验阳性。CT 及 MRI 检查符合颈椎病的表现。

（5）排除其他病：综合判断排除其他原因引起的抑郁症症状。

符合以上 5 条并排除其他疾病即可确诊为颈性抑郁症。

包括现代医学的颈椎病性抑郁症。

诊断注意事项：临床表现为行为缓慢，生活被动、懒散、不想做事，不愿和周围的人接触交往，严重者连吃、喝等生理需要和个人卫生都不顾，甚至不语、不动、不食，称"抑郁性木僵"。患者出现消极自杀的观念和行为。躯体症状：主要有睡眠障碍、乏力、食欲减退、体重下降，躯体的不适可涉及到各个脏器。认知功能损害：患者存在认知功能损害，主要表现为近事记忆力下降、注意力障碍、警觉性增高、眼手协调能力差。

诊断要点：在影像学检查结果的支持下，有颈椎病的症状，有抑郁症症状，抑郁症症状为主，但是随颈椎病症状的加重抑郁症症状也同时加重。

4. 鉴别诊断

（1）神经衰弱：轻度情绪抑郁常有头晕、头痛、无力和失眠的主诉，易误诊为神经衰弱。神经衰弱的情感以焦虑、脆弱为主，自知力良好，症状波动性大，求治心切，病前往往有明显的引起高级神经活动过度紧张等精神因素。

（2）脑动脉硬化性精神障碍：由明显的脂肪代谢障碍引起的动脉硬化，可伴有神经系统病理性体征。临床上多见于情绪不稳，易激动或情感脆弱，可有幻觉妄想，内容中断，多有头痛、眩晕、记忆及智能障碍。病程进行性发展，最终可出现器质性痴呆。

（3）老年性痴呆：在老年期抑郁症中，有的患者可显示既有抑郁症状，又有智能障碍的表现。后者如记性和认知机能的障碍。对此种情况有称之为抑郁性假性痴呆，引起痴呆是可逆的。但在脑器质损害的老年痴呆的病例中，病程初期也可出现抑郁、焦虑症状，此时智能障碍尚不明确。

5. 分型辨证

（1）实证：精神抑郁，胸胁胀满，性情急躁易怒，口苦口干，头痛耳鸣，失眠多梦。

（2）虚证：精神抑郁，心悸失眠头晕，多疑易惊，悲忧善哭，情绪低落，喜怒无常。

6. 钩活术分型治疗

（1）选穴：

主穴：根据影像学检查选择相应穴位组合（见基本公式）。

穴位组合（$C_4$穴+$C_3$穴较多）是根据影像学和临床症状而定的，与证型无关。

配穴：实证：风府（微内板1.2）　　风池（微内板1.2）　　曲池（微内板2.5）
　　　　　　四神聪（微内板2.5）　　强间（微内板2.5）　　后顶（微内板2.5）
　　　虚证：风府（微内刃1.2）　　风池（微内刃1.2）　　曲池（微内刃2.5）
　　　　　　四神聪（微内刃2.5）　　强间（微内刃2.5）　　后顶（微内刃2.5）

以上配穴根据具体情况，取双侧穴或单侧穴，单侧取患侧穴位点。

方义提要：局部取穴和循经取穴。局部取穴，以颈部新夹脊穴为所取穴位点。循经取穴主要根据疾病所在的经络循行部位选穴，旨在疏肝解郁、交通心肾。并针对颈性抑郁症的性质进行补泻。实证取风府、风池、曲池、四神聪、强间、后顶用微内板泻法，虚证取风府、风池、曲池、四神聪、强间、后顶用微内刃补法。

（2）分型选钩：

实证：精神抑郁，影响正常工作和生活，选巨类内板颈胸型钩鍉针；精神抑郁，基本不影响正常工作和生活，选中类内板2.5钩鍉针；精神抑郁，不影响正常工作和生活，选微类内板2.5钩鍉针。

虚证：精神极差、少气无力、年老体弱，或久病刚愈、精神抑郁，影响正常工作和生活，选巨类内刃肛门型钩鍉针，此类情况较少；精神差、年老体弱，或久病刚愈、精神抑郁，基本不影响生活，选中类内刃2.5钩鍉针；精神稍差、或久病刚愈、精神抑郁，不影响正生活，选微类内刃2.5钩鍉针。

（3）分型钩法：

实证：大部分利用单软钩法。精神抑郁，影响或不影响正常工作和生活，体质好，颈椎根据年龄相对重度退变，选重单软；精神抑郁，影响或不影响正常工作和生活，体质好，颈椎根据年龄相对中度退变，选中单软；精神抑郁，影响或不影响正常工作和生活，体质好，颈椎根据年龄相对轻度退变，选轻单软；兼有颈椎管狭窄症状者选双软。

虚证：大部分需要轻单软钩法，同时根据体质和病程的长短调整钩进的速度，充分体现"进补"，并以速度和程度相结合体现轻补、中补、重补。主要在针具型号方面体现补法，虚证明显兼有颈椎管狭窄症状者也可考虑选双软。

（4）钩治步骤：

常规九步钩活法，无菌操作，动作灵巧。

（参考附录11钩活术的操作步骤）

7. 病案举例

［焦虑悲哀　忧郁不畅］

张某某，女，48岁，石家庄市人，公务员。

初诊：2012年9月9日。

主诉：忧郁、心情不畅3年。

现病史：3年前丈夫交通事故暴亡，伤心过度，忧伤悲哀，心悸失眠，自觉生命不久，欲离开人世，接连出现颈部不适、颈部僵硬、头痛头晕、记忆力减退。查颅神经无异常，神经内科检查无异常，按抑郁症治疗效果不佳，经人介绍于2013年7月5日来本院求治。

既往史：既往体健。

分析：患者，女性，48岁，公务员，悲伤过度，伤及心神，心悸失眠，自觉生命不久，欲离开人世，影响颈部气血运行而出现颈部不适、颈部僵硬、头痛头晕、记忆力减退。舌淡、苔少，脉弦，此抑郁症符合中医实证型郁病的发病过程。

检查：颈部僵硬，$C_{4,5}$棘突右偏，棘上、椎旁压痛，四肢腱反射正常，病理反射未引出，心、肺、腹未见异常，血压130/70mmHg。舌淡、苔少，脉弦。

辅助检查：血常规、尿常规、心电图、血糖检查无异常。

影像学检查：X线（2-237）（2-238）（2-239）（2-240）。

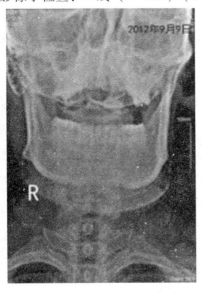

图2-237　X线正位片

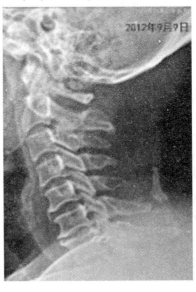

图2-238　X线侧位片

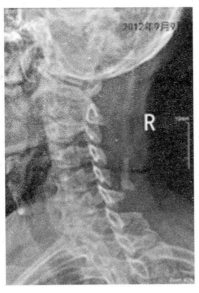

图2-239　X线右斜位片

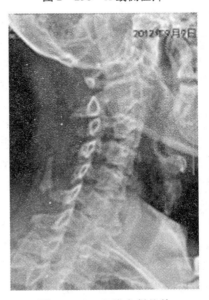

图2-240　X线左斜位片

X线表现：颈椎序列欠整齐，生理曲度欠佳，$C_{4\sim5}$棘突右偏，$C_{4\sim5}$、$C_{5\sim6}$椎间隙前可见点状前纵韧带骨化影，$C_{5\sim6\sim7}$椎体缘增生变尖，左侧$C_{3\sim4}$、$C_{4\sim5}$、$C_{5\sim6}$、$C_{6\sim7}$椎间孔变小，$C_5$椎小关节可见双边双突征，项后软组织可见条索状异常密度影。

印象：颈椎病

诊断：实证型郁病（中医）
　　　颈源性抑郁（西医）

治则：通利关节，疏通经脉。

治法：钩活术疗法。

选穴：主穴：$C_3$穴＋$C_4$穴（巨类颈胸型钩锃针）
　　　配穴：风府（微内板1.2）平补平泻
　　　　　　双曲池（微内板2.5）平补平泻

常规钩活：利用中度单软钩活法，常规九步钩活逐一完成。保健枕保健。

10分钟钩活术，患者无任何不适，10日后复诊。

二诊：2012年9月19日，家人叙述患者忧伤情绪及睡眠好转，愿做第二次钩活术治疗。

选穴：主穴：$C_3'$穴＋$C_4'$穴（巨类颈胸型钩锃针）
　　　配穴：双风池（微内板1.2）平补平泻
　　　　　　四神聪（微内板2.5）平补平泻

常规钩活：利用轻度单软钩活法，常规九步钩活逐一完成。

10分钟钩活术，患者自述无不适，15日后复诊。

三诊：2012年10月4日，家人叙述患者心情明显好转，食欲增加，愿做第三次钩活术治疗。

选穴：主穴：$C_2$穴＋$C_5$穴（中类内板2.5型钩锃针）
　　　配穴：后顶（微内板2.5）平补平泻
　　　　　　强间（微内板2.5）平补平泻

常规钩活：利用轻度单软钩活法，常规九步钩活逐一完成。

10分钟钩活术，患者自述无不适，15天后复诊。

四诊：2012年10月19日，患者自述情绪、睡眠明显好转，食欲好，嘱其每日做颈保健操。

随访：2013年10月19日电话随访，病情稳定，上述症状无反复。

【按语】此病例系悲伤过度、情志不舒、经络受阻，导致心悸失眠、头痛头晕、记忆力减退、烦躁抑郁。采用新夹脊$C_3$穴＋$C_4$穴（巨类颈胸型钩锃针），辅配风府（微内板1.2）、双曲池（微内板2.5）、双风池（微内板1.2）、四神聪（微内板2.5）平补平泻（因属虚实夹杂证）。常规两次钩活，烦躁抑郁明显好转，实祛大半。第三次采用$C_2$穴＋$C_5$穴（中类内板2.5型钩锃针）轻度单软钩法，辅配后顶（微内板2.5）、强间（微内板2.5）平补平泻（因属虚实夹杂证），故三次治愈。

8. 其他治疗

药物内服法、中药外用法、推拿、针灸、小针刀疗法、封闭、埋线疗法。

手法治疗：首先要针对病因手法复位偏歪的棘突，解除病因对神经根的刺激或压迫，恢复其正常的解剖位置及生理平衡。

配穴治疗：在颈椎两侧，冈上肌、斜方肌及肩部用按揉法，以松解肌肉，增加血液循环，然后用㨰法从肘部沿前臂背侧治疗，在曲池、手三里穴按揉，最后按揉擦前臂桡侧伸腕肌，以透热为度。也可配合理疗及热敷治疗。

附方：

（1）实证：

丹栀逍遥散（《内科摘要》）化裁：

柴胡 12g，薄荷 12g，郁金 10g，香附 10g，当归 12g，白芍 12g，白术 10g，茯苓 12g，丹皮 10g，栀子 9g，菊花 12g，钩藤 9g。

（2）虚证：

甘麦大枣汤（《金匮要略》）化裁：

甘草 9g，小麦 15g，大枣 10 枚，郁金 12g，合欢花 12g，夜交藤 12g，柏子仁 15g，茯神 10g，制首乌 10g。

## 第五节　康复预防

颈段脊柱相关疾病的治疗很重要，但是康复治疗应该说是治疗的延续，在消除症状、功能康复等方面，康复治疗显得极为重要。任何疾病的预防应该说是治疗疾病的前提，因为预防到位就能防止疾病的发生，或防止疾病的演变，所以防重于治是科学的。下面首先谈谈颈段脊柱相关疾病的康复治疗。

### 一、康复

1. 心理疗法

颈段脊柱相关疾病除了有生理病理上的改变外，尚有对本病多种心理异常反应。如产生忧虑，对病痛焦虑不安，对有可能致残、致瘫的恐惧心理。尤其是咽部异物感、吞咽困难、舌下神经麻痹、梅尼埃病、晕厥、睡眠障碍、颈性类冠心病、瘫痪、抑郁症等具有心理障碍的症状。因此，掌握心理疗法，重视心理疗法，合理运用心理疗法，是颈段脊柱相关疾病康复过程中的一个重要方面。《素问·五藏别论》指出"凡治病，必察其上下，适其脉，观其意志，与其病也"，强调身心同治同护的观点。而《灵枢·师传》说："人之情，莫不恶死而乐生，告之其败，语之其善，导之其便，开之以其所苦，虽有无道之人，恶有不听者乎？"说明了心理疗法的原理和作用。具体内容有：

（1）劝导释疑：颈段脊柱相关疾病的病人，尤其对这些有心理障碍的病人，往往对该病可能致残致瘫看得相当严重，忧心忡忡，到处寻医觅药，当服药效果不佳时，则产生悲观厌世情绪。因此，医生要以诚相待，做患者的知己朋友，取得患者的信任，这样，可使他把心中的疑虑讲出来，然后耐心解释，消除其疑虑，配以相应的康复措施。另外病人对疾病有正确的认识，消除其悲伤的心理状态，树立起战胜疾病的信心，密切配合各种康复治疗，就能使病人的心情舒畅，精神开朗，气血畅通，有利于康复。

（2）调畅情志：当颈段脊柱相关疾病出现咽部异物感、吞咽困难、舌下神经麻痹、梅尼埃病怀疑身患癌症，晕厥、睡眠障碍、颈性类冠心病、瘫痪、抑郁症、怀疑绝对瘫痪或心源性猝死，常有情绪改变。或忧虑，或悲观，致使心情更抑郁，加重病情，或使病情反弹，影响康复。此时医生要分散他们的注意力，不要让其整日考虑自己的病情，而应开拓其思路，使其思想焦点转移到他处。常用的方法有栽花、养鸟、唱歌、跳舞等各种有益的文娱活动，每人可根据具体情况分别选用，以调畅情志，行气活血，振奋精神。

2. 饮食疗法

中医在疾病康复过程中应用食物来进行"食疗"或"营养"的历史十分悠久。本病为慢性病，病程长，缠绵难愈，中医认为"久病必虚""邪之所凑，其气必虚"，根据中医"虚则补之""损则益之"的理论及不同的体质和病情，选择不同性质的食物进补，对本病的康复治疗也十分有利。

3. 自我保健法

（1）功能锻炼：

①注意颈椎的保养，坚持做魏氏颈椎保健操，不要长时间一个姿势，避风寒，慎劳作。

②肩背部：患者站位，双肩上提，头部后仰回缩，上下同时发力，以颈部有酸楚感为度，一般4~6次，双上肢再做轮旋转式及大鹏展翅式，各4~6下，每日3~4次。

（2）自我按摩：

患者五指并拢，从上到下按理颈后10~20次。捏拉耳垂10~20次。双手擦面部8~10次。点按风池穴10~20次。拿按肩井、肩髃各10~20次。按揉擦曲池、足三里、外关及合谷各10~20次。擦双上肢各10~20次，自我按摩每日2~3次。

4. 医疗体育

医疗体育可通过调整颈椎和周围软组织关系，缓解脊髓、神经根的病理刺激，改善血液循环，放松痉挛肌肉，增加肌力及颈椎稳定性及缓解症状。介绍以下两种方法。

（1）患者取自然站立位或坐位，颈部先做前曲、后伸、左右侧屈动作2~3次，而后双手交叉在一起，双手掌面置于枕部，双手向前用一定力量推枕部，头颈向后用力做抵抗动作，早晚各20次。俯卧床上，用力挺胸抬头，使颈胸离开床面，早晚各20次。

（2）中医学中的颈功对本病有较好的防止作用。

①与项争力：患者取站立位，两足分开与肩同宽，两手叉腰，抬头望天，还原；低头看地，还原。

②往后观瞧：姿势同上。头颈向右转，目视右方，还原；同法完成向左动作。

③前伸探海：姿势同上。头颈向前伸并转向右下方，双目前下视，似向海底窥探，还原；同法完成向左动作。

④金狮摇头：姿势同上。头颈做环绕动作，顺、逆时针各1~2周。

在做以上动作时力度要适中，循序渐进，以防造成颈部的再次损伤。平时也可以养成打太极拳、五禽戏的习惯。

二、预防

1. 未病先防

本病的发病从根本上讲是由于颈部肌肉、骨骼、韧带的劳损、退变、外伤等引起的经络不通、气机不畅、瘀血阻滞，另外先天不足、肝肾亏虚也是原因之一。故预防本病的发生应注意调养肾气，调和气血，避免过度劳伤，应当劳逸结合。对于本病应加强颈背部肌肉和韧带的锻炼,有利于增强脊柱稳定性。在工作劳动时,凡非生理性体位、疲劳性的工作及运动都应注意对颈部肌肉、骨骼及韧带的保护。先天禀赋不足者,应重视后天培育,逐渐弥补先天不足,加强体育锻炼,增强体质和抵抗外邪的能力,预防颈段脊柱相关疾病的发生。生活起居有常对预防本病的发生也有一定意义。

2. 既病防变

本病发病以后,临床治疗效果和预后在很大程度上取决于早期的明确诊断及合理的治疗。许多病人因未能及时明确诊断而致病情延误,使许多病人失去最佳治疗时机,病情日益加重。一旦诊断明确后,及时采用钩活术疗法进行治疗,或中医综合疗法,未能及时缓解症状者,必须及时行手术疗法。对于手术治疗后的患者,应内服补益肝肾、强筋壮骨的中药,同时配合推拿按摩,防止术后粘连,旧病复发。

# 第三章　胸段脊柱相关疾病

胸段脊柱相关疾病是指由于脊柱胸段力学不平衡而致肌张力失衡，骨关节轻度位移，刺激压迫周围的血管神经（尤其是交感神经），引起身体其他系统的相应症状、体征。

## 第一节　病因病机病理

胸段脊柱相关疾病的病因病机病理与颈段基本相同，只是受损受累的椎体不同，在临床上有所差别。胸段脊柱相关疾病也是一种多因素、多系统、多脏器互相影响，不断由量的积累到质的改变的复杂病理解剖和病理生理过程。

### 一、病因

病因是指导致疾病发生发展的因素。即六淫邪气入侵为外因，七情所伤为内因，饮食劳倦、跌仆、金刃及虫兽所伤为不内外因。包括急性损伤、慢性劳损、外邪侵袭、内在因素、七情内伤。

### 二、病机

病机是指疾病发生、发展、变化及其结局的机理。病机学说在脊柱相关疾病的临床应用范围广泛，从整体、系统、器官、组织到细胞，都有其不可或缺的指导价值。在临床常见的病证有实证、虚证、气滞证、血瘀证等。

### 三、病理

病理是对疾病发生、发展与变化机理的研究。脊柱相关疾病其病理过程涉及应力集中、平衡失调、代偿紊乱、脏腑不和、气滞血瘀、痰湿瘀阻等几个方面。而在病变过程中，这几个方面又常互相影响，密切联系。

## 第二节　西医学病因病机与诊断

脊柱胸段的疾患除可产生自身功能范围的改变外，也可引起脊髓、神经、血管及周围软组织损伤等临床综合征。胸段源性疾患与胸椎损伤节段的病理变化有关，尤其是各相关系统脏器的功能紊乱，胸段脊柱相关疾病和亚健康状态交互存在，使其临床表现错综复杂，给诊断和鉴别诊断带来一定困难，但也有一定的内在规律可以遵循。

现就胸段的一般临床表现做简要介绍。

胸椎两侧为足太阳膀胱经的循行部位，很多内脏对应的腧穴位于这个部位，也是脊柱内脏相关疾病体表反映点的常见部位。临床表现主要以内脏的功能失调为主。

## 一、胸段脊柱相关病证发病特点

胸段脊柱相关病证的发病具有非常典型的表里相关性和感觉运动障碍的节段性，由于疾病表现的临床学科跨度大，有时给诊断带来一定的困难和混乱。

### （一）肌节反射与皮节反射的区别与联系

在胚胎发育过程中，体躯部演化成为未来的四肢和躯干；内脏部形成未来的内脏器官；神经节段则向体躯部和内脏部分别发出躯体神经和内脏神经，将两者连成一体。胚胎由一脊髓节段所发出的传出神经纤维，经过相应的前根，到达相应的肌节、皮节和内脏器官，以支配运动（分泌）；同样，皮节和内脏的感觉信息，则由其传入神经纤维相应的后根传入同序列的脊髓节段。

随着胚胎生长分化，体节各部发生很大移位，肌节和皮节的节段性变得难以辨认，有些器官虽已转移至他处形成异形体节，但不管肢节如何伸长，皮节和肌节如何变位或转移，内脏演化成什么形态，支配它们的神经怎样重新排列组合，神经系统与体躯（包括肌肉及皮肤）和内脏之间，仍保持着原始的节段性关系。如由颈部肌节发生的膈肌，虽已转移至胸腔、腹腔之间，而支配膈肌的膈神经仍起于 $C_4$ 节段；又如睾丸发生于 $T_{10}$ 节段，胚胎时期存在于腹腔内，发生后虽然已转入阴囊，但支配它的神经仍来自 $T_{10}$ 节段。体表和内脏之间这种固定的神经节段（neurotome）联系犹如地理学上经纬度一样，固定了坐标位置。

1. 肌肉神经节段性分布

机体中只有少数肌肉是单肌节组成的，这种肌肉仍由一个脊髓节段来的神经纤维所支配，如头后小直肌、头斜肌、颏舌肌及甲状舌骨肌，均来自 $C_1$ 肌节；肛提肌来自 $S_5$ 肌节及椎骨间的棘突间肌，由相应脊髓节段的神经纤维所支配，它们都是单肌节发展来的肌肉。某些原为单肌节肌肉，后来由两个肌节合并在一起形成双肌节，于是这些肌肉受两个脊髓节段来的神经纤维所支配，如拇短展肌受来自 $C_8$ 和 $T_1$ 节段的神经纤维支配，胫骨前肌受来自 $L_4$ 和 $L_5$ 节段的神经纤维支配。原始的肌节（myotome）在发育过程中，发生合并、分裂、分层、转移、消失等变化，原来一个肌节受一个脊髓节段支配的情况也发生了变化。人体内大部分肌肉均由多肌节合并而成，尤其是四肢肌，可由两个、三个甚至四个肌节合成，从而受多神经节段来的神经纤维支配。如股二头肌和臀大肌分别由 $L_4$、$L_5$ 和 $S_1$、$S_2$ 等4个肌节构成，故该肌群也由 $L_4$、$L_5$ 和 $S_1$、$S_2$ 等4个脊髓节段来的纤维支配。

2. 皮肤神经节段性分布

一个背根与其神经节供应的皮肤区，称为一个皮节（dermatome）。人体各部分皮肤感觉神经分布，可分根性和周围性分布两种。根性分布是从胞体发出的神经纤维未经合并重组形成神经丛，仍保持原始的神经根性分布于外周，如脑神经及 $T_{2-12}$ 神经均为根性分布，其节段性比较容易辨认。而分布于四肢的神经纤维，均经过合并形成神经丛（如颈丛、臂丛、腰丛、骶丛）之后重新排列形成神经干，如上肢的桡神经、正中神经、尺神经，下肢的股神经、腓总神经、坐骨神经、胫神经等，均为周围性分布。

在躯干部位，由于没有形成神经丛，$T_{2～12}$神经出椎间孔后没有合并重新排列组合，仍按原神经根的节段支配躯干部位体表，胚胎期分布方式与大体解剖分布方式完全一致；在头面部，也能表现出节段性支配；四肢的周围神经则与胚胎期的节段性分布差别较大，从表面上看节段性关系不十分明显。

（二）内脏痛与躯体痛的区别与联系

1. 内脏痛与躯体痛　内脏痛指的是内部脏器如肠管、膀胱、直肠、子宫、卵巢及输卵管等引起的疼痛感觉，与它相对应的是躯体痛，后者指的皮肤、筋膜和肌肉如外生殖器、肛门、尿道及壁层腹膜。与躯体痛不同，内脏痛难以定位，通常表现为切割样、压榨性或烧灼样，虽然表现为躯体疼痛但通常不在受累内脏部位。临床研究证明，能够引起内脏痛的原因有：①空腔内脏肌肉的扩张或异常收缩，如分娩中的子宫收缩；②突然牵拉实性内脏的包膜，如出血性卵巢囊肿破裂；③内脏缺氧或坏死，如心肌梗死；④致痛物质的分泌，如痛经和子宫内膜异位症时的前列腺素的分泌；⑤内脏末梢神经的化学刺激，如囊性畸胎瘤破裂，油脂性内容物外溢；⑥韧带或血管突然受压；⑦炎症，如附件炎。另外，内脏对疼痛的敏感性差异很大，疼痛阈值以浆膜最低，肌肉次之，实质性器官最高。外生殖器含有丰富的躯体神经，对疼痛非常敏感，疼痛容易定位。

内脏感觉的神经传导机制不同于躯体神经的感受系统。与躯体神经比较，内脏神经髓鞘质含量极低或缺乏，传导速度较慢。内脏神经是纤细的Aδ类和C类神经纤维，与躯体神经不同，这些传入神经可能既无伤害性感受器也缺乏高阈值专门的神经末梢，因此受到刺激后不感到特定疼痛。替而代之的是它们终止于机械性感受器，具有根据刺激强度逐渐反应的能力。所以，从内脏神经末梢传入中枢的信息并非是特异的伤害性（疼痛）刺激，但它反映的确实是疼痛刺激。通过周围神经分泌的强度来识别有害的刺激，脊髓及中枢神经也参与了信号的处理。因此，内脏痛是内脏受到机械或化学刺激后引起的，并受中枢神经系统调控的一系列复杂的神经反射的结果。内脏神经的密度远低于躯体神经，因此内脏的感觉范围定位不准确。有学者研究猫的神经分布，估计在脊髓的传入神经中，内脏的传入神经仅是躯体传入神经的1.5%～2.5%。

人们传统上将内脏痛分为真性内脏痛和反射性内脏痛两类。真性内脏痛比如卵巢扭转开始时的疼痛范围广、部位深，通常伴有其他自主神经反射如恶心、出汗和恐惧，它不像反射性内脏痛，无进行性皮肤疼痛敏感性增加（皮肤痛觉过敏）。反射性内脏痛指的是内脏受到有害刺激后在远离内脏的皮肤出现的疼痛，部位通常明确、表浅，可以从脊髓的感觉神经皮节分布图推测。一条脊神经所支配的皮肤区域称为一个皮节。身体每一个位点大约至少有来自5个不同脊神经背束的神经轴突分布。因此，皮节的大小取决于初级传入神经纤维与脊髓背角次级神经元之间的相互作用。内脏器官实际的疼痛部位取决于相应内脏传入神经传入的脊髓节段。

2. 神经节段支配与内脏性牵涉痛

（1）内脏性牵涉痛：内脏性牵涉痛是一种来自内脏的冲动，并由自主神经传导（一般是交感神经）的疼痛。牵涉性内脏痛的部位常出现在与疾病器官有一定距离的体表，且符合神经节段支配规律。不同脏器的内脏牵涉痛部位及其牵涉痛神经节段。当内脏疾患时，也可在头部发生感觉过敏区和牵涉痛，这是因为内脏疼痛觉，不但通过交感神经，而且还通过迷走神经及膈神经，迷走神经内的内脏感觉纤维从$C_2$节段进入脊髓，膈神经内的传入纤维终止于 $C_{3~5}$ 节段。这些神经的刺激可扩散到三叉神经脊束核及颈节胶状质和后角，这些部分兴奋又可投射到枕部及面部各点。

（2）内脏性牵涉痛产生部位的一些规律：内脏病变牵涉痛主要出现于躯干部位的腹背侧，但当内脏受到刺激过强时，其传入冲动可在脊髓节段上下扩散，因而内脏的"疼痛"就可以从上肢神经节段交界处传到四肢。支配肩及上肢的神经节段为 $C_{3~8}$ 及 $T_{1~2}$ 节段，肩及上肢掌侧的桡侧从肩到拇指尖神经节段顺序为 $C_3 \to C_4 \to C_5 \to C_6$，是从肩至拇指尖的方向，而尺侧的节段顺序为 $C_8 \to T_1 \to T_2$，是从小指尖至腋下的方向。当高位迷走神经感觉传入时，对上肢的影响是从上方开始扩散，下行到拇指，如哮喘患者后头沉重感，肩部酸胀感，这时上肢的拇指桡侧（相当于手太阴肺经上）也出现反应，可以认为这是迷走神经性过敏症的结果；当内脏感觉神经冲动从低于上肢节段的部位传入，则可以从下方开始扩散，如心脏交感神经传入兴奋很强时，则从尺侧下方开始扩散，上行至腋下的路线相当于手少阴心经的方向，产生放射性疼痛。内脏器官是由交感神经和副交感神经双重支配的，但引起牵涉痛常则以占优势支配地位的感觉神经为主。例如，心绞痛的产生通常是通过交感性感觉支配，发生从前胸到上肢尺侧的牵涉痛，而迷走神经性的头颈部放射痛则很微弱。此外，食管、胃、十二指肠、胆道等器官以交感性上腹痛为主，同时有微弱的迷走感觉性恶心、嗳气和肩部放射痛，而交感性感觉占优势的小肠只有上、中腹部疼痛，而不伴有特殊的脏器感觉；卵巢和睾丸为交感性感觉占优势，仅发生侧腹部与腰部的牵涉痛。与此相反，迷走神经占优势的肺脏疾患，能产生颈部的牵涉痛，并可以从肩部放射到上肢桡侧。盆腔脏器除卵巢外，亦属骶髓副交感占优势感觉传入。交感神经性感觉纤维由脊髓胸腰段传入，因此交感神经占优势支配的脏器疾患时，其牵涉痛是按节段引起反应，有明显的节段性。对体壁局部产生局部性的牵涉痛、海氏带、压痛点、局部充血、贫血等带有明显的节段性反应，其成为诊断疾病和按节段治疗的依据。

## 二、胸段脊柱相关病证的症状体征

### （一）胸脊神经激惹症状

表现为损伤的神经节段支配区的放射性或局限性胸背部疼痛、麻木、肌肉紧张、痉挛或肌肉萎缩。例如 $T_{7~10}$ 脊神经受激惹，引起季肋部疼痛或束带感，$T_{8~12}$ 脊神经受激惹，产生下腹部及腹股沟区的疼痛并向会阴部放散。这类症状为感觉和运动同时出现不适或障碍，应与末梢神经张力性疼痛相鉴别。后者为单纯性感觉不适或障碍，无运动受限。多表现为肩胛骨内缘和棘突等骨突部位限局性疼痛。

### （二）自主神经功能紊乱症状

上段胸脊椎（$T_{1~5}$）损伤的症状主要表现为头、颈、胸腔脏器和上肢的感觉异常及功能紊乱，与颈脊椎交感神经受激惹的症状相似，如头、颈、胸背、上肢的血管运动机能失调、汗液分泌紊乱。上述部位的皮肤表现为苍白、潮红、冰凉、灼热、多汗或无汗等。心血管和呼吸系统的功能紊乱亦和上胸椎损伤有关，表现为心悸、心律失常、假性心绞痛、胸闷、胸部堵塞和压迫感、呼吸不畅、喘咳或痉挛性呛咳以及哮喘等。中下段胸脊椎（$T_{5~12}$）损伤的症状主要表现为腹腔实质性器官和结肠脾曲以前的消化道功能紊乱症状。以食欲不振、脘腹胀满、胃痛、腹痛、腹泻、便秘等消化道功能紊乱症状多见。长期的内脏运动和分泌功能紊乱，最终可导致器官的实质性病变。

如胃十二指肠溃疡、慢性胃炎、胃下垂、慢性结肠炎、胆囊炎等。

(三) 胸背部的压痛点

1. 胸、腰棘上韧带压痛点　棘上韧带为连续的细索状突起，是连接棘突与棘突之间的坚强韧带。上端起于 $C_7$ 棘突，下端至 $L_3$ 棘突或骶中嵴，为纵行胶原纤维组成，在胸椎棘上韧带大部分纤维在深部连接相邻棘突，起止于棘突尖部的上、下角，浅部纤维在棘突尖部表面与下面相邻的棘突连接，腰椎与胸椎相类似，但无胸椎粗大，纤维以胶原纤维为主。

棘上韧带压痛与长期伏案工作、持续弯腰等姿势有关，压痛点多见于主要受力点的棘上韧带起止处，胸椎多于腰椎，浅压痛，压痛点局限及明显，偶见棘突尖的上、下角按压可触及病变处较肥大，质硬。

2. 棘突间压痛　棘突间韧带薄而无力，不如棘上韧带坚韧，附于两棘突间的较深处，主要由致密的胶原纤维构成，含有少量弹性纤维，附于下一椎弓板上及椎骨棘突的基底，朝上后至上一椎骨的棘突，在腰骶部棘间韧带较发达，有报道其厚度达 4~12cm，多与此处棘上韧带薄弱和消失有关。由于其功能多为限制脊柱的过度前弯，故 $L_{4,5}$、$L_5$~$S_1$ 之间基本上由棘间韧带维持姿势，当极度弯腰时，$L_5$~$S_1$ 所受张力比其他部位大，也是最易受损的部位。临床以下腰部酸胀无力为主要症状，压痛点多为 $L_5$、$S_1$ 棘间深压痛，多与韧带损伤、腰椎体滑脱错位、脊椎位移有关。

3. 胸棘突旁压痛点　棘旁压痛多与脊神经后内侧支嵌压有关，胸脊神经后内侧支较其他脊神经内侧支粗大而长，其走行穿过棘肌在棘突旁近尖部达菱形肌、斜方肌或背阔肌深面改变角度近于垂直向下行至下个棘突平面，穿出肌肉或腱膜、深筋膜到皮下再直角转向外方，分布到背部的皮肤。该神经在此通道过程中易受这些肌肉张力的影响，另外胸椎的位移也会刺激及嵌压脊神经后内侧支出现临床症状。临床上多出现顽固性背痛，且无其他阳性结果，特别是在夜间患者有痛醒的病史，伏案时间较长背部不适等情况，诊断时须排除其他器质性疾病的存在。压痛点多在棘旁紧贴棘突侧方骨面，浅压痛，压痛明显且局限。多在同侧，多连续出现几个棘旁压痛点。好发部位以 $T_{4~7}$ 棘旁为多。

4. 肩胛内侧压痛点　位于肩胛脊柱缘稍内侧处，多为大、小菱形肌在肩胛内缘的附着处。压痛点根据肌肉损伤和部位不同而变化，偶尔可触及小的硬条索，压痛表浅，局限。

5. 冈下肌压痛点　位于肩胛冈中点下方 3~6cm 处，为冈下肌在肩胛骨的附着处。由于该肌深层存在有大量静脉丛，故深压痛多为局部胀痛感，临床上较常见，压痛明显，剧烈者往往使患者不能忍受。有时疼痛可放射至上肢及手的尺侧，并常有尺侧手指发麻、发凉感。

6. 背部肌肉挛缩压痛点　多为背浅部。

7. 胸段脊椎后关节压痛点　胸椎的关节功能紊乱。

8. 胸椎压痛点　多位于 $T_4$、$T_7$ 棘突及其两侧，主要为大菱形肌、小菱形肌及各椎旁肌肉的附丽端。压迫此两点，疼痛可放射至肩、上臂并有胸闷感。

9. 肋软骨压痛点　颈椎病常常引起第 4、5 肋软骨处疼痛，痛点固定，以左侧常见，检查局部无红肿，颈椎病治愈后，疼痛自行消失，注意与肋软骨炎相鉴别。对于以上各痛点，在手法纠正棘突偏歪以后，可针对不同患者及不同压痛点，给予一指禅推法、按法、揉法及拿法同时配合治疗，以解除肌肉的痉挛，临床上可收到良好的效果。但若不纠正偏歪棘突，单纯在压痛点上行手法治疗，往往难以收到满意效果，因此，首先要解除病因，再行辅助手法治疗。

10. 胸椎前屈试验  病人站立位，使胸椎尽量前屈到最大程度，引起或加重背部疼痛，或引起两胁胀痛、放射痛，或胸腹不适等为阳性，否则为阴性（图3-1）。

11. 胸椎后伸试验  病人站立位，使胸椎尽量后伸到最大程度（图3-2），引起或加重背部疼痛，或两胁胀痛、放射痛，或胸腹不适等为阳性，否则为阴性。

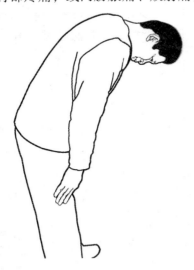

图3-1  胸椎前屈试验

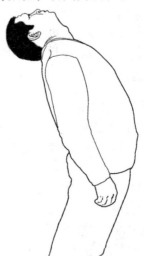

图3-2  胸椎后伸试验

12. 胸椎椎间孔挤压试验  病人站立位，嘱其向左或向右最大程度地侧屈，引起或加重背部疼痛、两胁痛、放射痛或腰腹部不适为阳性，否则为阴性（图3-3）。

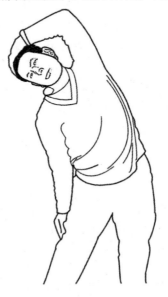

图3-3  胸椎椎间孔挤压试验

## 第三节 辨病与辨证

胸段脊柱相关疾病在临床诊断与治疗上应将西医学的辨病和中医学的辨证相结合，做到明确诊断、明确辨证。有利于选钩、选穴、定位、选手法，准确钩活对症治疗。

### 一、辨病

按照胸段脊柱相关疾病的定义准确地辨认其病，为之胸段脊柱相关疾病的辨病。首先符合胸段脊柱相关疾病的病史、症状、体征、影像学检查，其次是排除其他病即鉴别诊断，为准确治疗打下基础。

### 二、辨证

1. 病因病机辨证

本病病位在胸椎，临床以背痛、胃脘坠胀不适、两胁胀痛、腹痛、胸痛胸闷为主要症状，严重者影响正常生活与工作。

（1）肾精亏虚：背部或腰背部酸困疼痛，疲劳感，小腹疼痛，隐痛绵绵不断，反复发作，遇劳加重，休息得缓，或五心烦热，潮热盗汗，或畏寒肢冷，舌红苔少，脉细数或舌淡苔白滑，脉沉细等。

（2）外邪痹阻：背部或腰背部疼痛、胃脘不适、两胁胀痛、腹痛、胸痛胸闷，遇寒加重，得温则缓，卧床休息缓解不明显。若寒邪偏重时，则疼痛更剧，痛点固定，筋脉挛急；若湿邪偏重时，则疼痛日久不愈，肌肤麻木不仁，舌淡、苔白或稍腻，脉象沉紧或沉缓。

（3）气滞血瘀：腰痛、腹痛、胸痛胸闷，疼痛如刺，痛有定处，痛处拒按，日轻夜重，或伴有头晕眼花，视物模糊，失眠健忘，精神烦躁，或两胁胀痛，舌质紫黯，或有瘀斑，脉多细涩或弦涩。

（4）气血两虚：胃脘坠胀不适、两胁胀痛、腹痛、胸痛胸闷，绵绵发作，遇劳加重，面色晦滞或淡白，女性患者每于月经后症状加重，或经期紊乱，舌淡、苔薄白，脉弱。

（5）痰湿阻滞：两胁胀痛、腹痛、胸痛胸闷，肩臂酸胀不适，肢体沉重，伴有头重脑胀，胸脘满闷，食少，多寐，苔白腻，脉沉滑或沉缓。

2. 经络辨证

一般来说，胸段脊柱相关疾病与督脉、足阳明胃经、足太阴脾经、足太阳膀胱经、足少阴肾经、足少阳胆经和足厥阴肝经有关。

（1）督脉：

循行部位：起于胞中，下出会阴，后行于腰背正中，经项部，进入脑内，属脑。并由项沿头部正中线，经头顶、额部、鼻部、上唇，到上唇系带处。并有支脉络肾，贯心。背痛与督脉有关。

（2）足阳明胃经：

循行部位：足阳明之脉，起于鼻，交頞中，旁纳太阳之脉，下循鼻外，入上齿中，还出挟口，环唇，下交承浆，却循颐后下廉，出大迎，循颊车……其支者，别跗上，入大趾间，出其端。胃脘坠胀不适、腹痛、与足阳明胃经有关。

(3) 足太阴脾经：

循行部位：脾足太阴之脉，起于大趾之端，循趾内侧白肉际，过核骨后，上内踝前廉，上踹内，循胫骨后，交出厥阴之前，上膝股内前廉，入腹，属脾，络胃，上膈，挟咽，连舌本，散舌下。其支者，复从胃别上膈，注心中。胃脘坠胀不适、腹痛、与足太阴脾经有关。

(4) 足太阳膀胱经：

循行部位：膀胱足太阳之脉，起于目内眦，上额交巅。其支者，从巅至耳上角。其直者，从巅入络脑，还出别下项，循肩膊内，挟脊，抵腰中，入循膂，络肾，属膀胱……其支者，从膊内左右，别下贯胛，挟脊内，过髀枢，循髀外，从后廉下合腘中。以下贯踹内，出外踝之后，循京骨，至小趾外侧。背痛与足太阳膀胱经有关。

(5) 足少阴肾经：

循行部位：肾足阴之脉，起于小趾之下，斜走足心，出于然谷之下，循内踝之后，别入跟后，以上踹内，出腘内廉，上股内后廉，贯脊，属肾，络膀胱。其直者，从肾上贯肝膈，入肺中，循喉咙，挟舌本。其支者，从肺出络心，注胸中。腹痛与足少阴肾经有关。

(6) 足少阳胆经：

循行部位：胆足少阴之脉，起于目锐眦，上抵头角，下耳后，循颈行手少阳之前，至肩上，却交出手少阳之后，入缺盆……其支者，别跗上，入大趾之间，循大趾歧骨内出其端，还贯爪甲，出三毛。两胁胀痛、胆囊炎与足少阳胆经有关。

(7) 足厥阴肝经：

循行部位：肝足厥阴之脉，起于大趾丛毛之际，上循足跗上廉，去内踝一寸，上踝八寸，交出太阴之后，上腘内廉，循股阴，入毛中，过阴器，抵小腹，挟胃，属肝，络胆，上贯膈，布胁肋，循喉咙之后，上入颃颡，连目系，上出额，与督脉会于巅。其支者，从目系，下颊里，环唇内。其支者，复从肝，别贯膈，上注肺。背痛、两胁胀痛、胸痛胸闷与足厥阴肝经有关。

3. 分型辨证

(1) 实证型：各种原因引起的气滞血瘀、营卫不和、痰浊瘀阻等，使背部、两胁、腹部经络受阻，筋脉失养，而出现背痛、胃脘坠胀不适、两胁胀痛、腹痛、胸痛胸闷，兼有饮食亢进、烦躁不安、疼痛剧烈等亢进症状。舌淡、苔薄白，脉弦实。

(2) 虚证型：脾胃虚弱则不能受纳水谷，水谷精微不能生化成气血濡养全身，症见胃痛、胃胀、胃脘不适、腹痛、腹泻、腹胀、便溏、便秘、下坠感、恶心欲呕、食少纳呆、疲乏无力、寐不安等，兼有面黄唇白，舌质淡，脉缓。若兼有肾虚者，则出现少腹拘急，手足不温，唇白纳呆，舌质淡嫩、苔薄白。

4. 分度辨证

(1) 轻度：大多年龄小，病程短，初次发病，影像学检查轻度退变，基本不影响正常工作。

(2) 中度：大多为青壮年，或年龄较小多次发病，病程相对较长（1～2年），初次或再次发病，影像学检查中度退变，影响正常工作。

(3) 重度：大多年龄较大，或年龄较小而多次发病，病程长，反复发作，影像学检查重度退变（多节段），压迫症状明显，功能下降，严重影响正常工作。

## 第四节　中医微创钩活术疗法

利用中医理论将胸段脊柱相关疾病的胸痛胸闷、哮喘、背痛、慢性胃炎、急性胃炎、急性腹痛、胃、十二指肠溃疡、腹泻、肠易激综合征、功能性便秘、慢性非特异性溃疡性结肠炎、胆囊炎、胃下垂、糖尿病分为相应的实证型、虚证型。根据中医分型的证候特点选用相应的穴位，运用钩活术的各种手法进行综合治疗。

胸段脊柱相关疾病是钩活术的适应证，但须排除禁忌证，同时进行相关的各种检查，检查的结果符合胸段脊柱相关疾病的诊断，未发现其他疾病引起的相关症状，综合辨证分析后确定所选穴位点。

1. 选穴原则

根据影像学检查胸段脊柱相关疾病的结果，进行病位选穴，并结合临床症状，二者相符，确定病位，准确选取穴位。（所取穴位的定位主治见附录3）

局部取穴

第一组胸穴

胸1穴 + 胸2穴 = $T_1$穴 + $T_2$穴，胸2穴 + 胸3穴 = $T_2$穴 + $T_3$穴

胸3穴 + 胸4穴 = $T_3$穴 + $T_4$穴，胸4穴 + 胸5穴 = $T_4$穴 + $T_5$穴

胸5穴 + 胸6穴 = $T_5$穴 + $T_6$穴，胸6穴 + 胸7穴 = $T_6$穴 + $T_7$穴

胸7穴 + 胸8穴 = $T_7$穴 + $T_8$穴，胸8穴 + 胸9穴 = $T_8$穴 + $T_9$穴

胸9穴 + 胸10穴 = $T_9$穴 + $T_{10}$穴，胸10穴 + 胸11穴 = $T_{10}$穴 + $T_{11}$穴

胸11穴 + 胸12穴 = $T_{11}$穴 + $T_{12}$穴

第二组胸穴

胸3穴 + 胸12穴 = $T_3$穴 + $T_{12}$穴，胸4穴 + 胸1穴 = $T_4$穴 + $T_1$穴

胸5穴 + 胸2穴 = $T_5$穴 + $T_2$穴，胸6穴 + 胸3穴 = $T_6$穴 + $T_3$穴

胸7穴 + 胸4穴 = $T_7$穴 + $T_4$穴，胸8穴 + 胸5穴 = $T_8$穴 + $T_5$穴

胸9穴 + 胸6穴 = $T_9$穴 + $T_6$穴，胸10穴 + 胸7穴 = $T_{10}$穴 + $T_7$穴

胸11穴 + 胸8穴 = $T_{11}$穴 + $T_8$穴，胸12穴 + 胸9穴 = $T_{12}$穴 + $T_9$穴

第三组胸撇穴

胸1穴 + 胸2穴 = $T_1$穴 + $T_2$穴，胸2穴 + 胸3穴 = $T_2$穴 + $T_3$穴

胸3穴 + 胸4穴 = $T_3$穴 + $T_4$穴，胸4穴 + 胸5穴 = $T_4$穴 + $T_5$穴

胸5穴 + 胸6穴 = $T_5$穴 + $T_6$穴，胸6穴 + 胸7穴 = $T_6$穴 + $T_7$穴

胸7穴 + 胸8穴 = $T_7$穴 + $T_8$穴，胸8穴 + 胸9穴 = $T_8$穴 + $T_9$穴

胸9穴 + 胸10穴 = $T_9$穴 + $T_{10}$穴，胸10穴 + 胸11穴 = $T_{10}$穴 + $T_{11}$穴

胸11穴 + 胸12穴 = $T_{11}$穴 + $T_{12}$穴

第四组胸撇穴

胸3穴 + 胸12穴 = $T_3$穴 + $T_{12}$穴，胸4穴 + 胸1穴 = $T_4$穴 + $T_1$穴

胸5穴 + 胸2穴 = $T_5$穴 + $T_2$穴，胸6穴 + 胸3穴 = $T_6$穴 + $T_3$穴

胸7穴 + 胸4穴 = $T_7$穴 + $T_4$穴，胸8穴 + 胸5穴 = $T_8$穴 + $T_5$穴

胸9穴 + 胸6穴 = $T_9$穴 + $T_6$穴，胸10穴 + 胸7穴 = $T_{10}$穴 + $T_7$穴

胸11穴 + 胸8穴 = $T_{11}$穴 + $T_8$穴，胸12穴 + 胸9穴 = $T_{12}$穴 + $T_9$穴

以上穴位点利用巨颈胸型，或中内板，或微内板钩鍉针。

2. 选针注意事项

因脊柱相关疾病钩治量比脊柱退变性疾病小，故选针时应遵循宁小勿大的原则。

（1）"颈胸型"代表巨类颈胸型钩鍉针；下面出现的"中内板3.5双或单，补、泻或平"代表中类内板3.5cm型钩鍉针双取穴或单取穴，补法、泻法或平补平泻法；"微内刃2.5双或单，补、泻或平"代表微类内刃2.5cm型钩鍉针双取穴或单取穴，补法、泻法或平补平泻法；"微内板1.2"代表微类内板1.2cm型钩鍉针。依此类推。可辨证选用巨类、中类、微类钩鍉针。

（2）使用巨类颈胸型钩鍉针，在必要情况下也可以考虑使用肛门型巨类钩鍉针，因肛门型巨类钩鍉针属巨类内刃，本身就为补法而设计。中微类内板和内刃也可辨证使用。

（3）胸段脊柱相关疾病有虚实之分，根据具体情况，采用平补平泻法，或用补法而使用内刃钩鍉针，或用泻法使用内板钩鍉针。

3. 选穴注意事项

根据影像学和临床表现综合辨证选取相应穴位组合。由于脊柱的变形，在取穴定位时必须使用坐标定位法定位。根据临床症状缓解情况，综合分析酌情做第二次钩活术，第二次钩活术应选取对应的撒穴组合。在特殊情况下，第二、三次钩活术也可选择十二正经腧穴或阿是穴。根据临床情况，如需辅以配穴，选2~3穴为宜，四肢穴位点为主，也可不选。

4. 钩治注意事项

钩治时进针的方向，必须是垂直进针和倒八字钩提法；钩治的深度是宁浅勿深，达到病灶的深度即可，但不能损伤正常组织；钩割的量度是宁少勿多，手法轻柔，医者感到钩头部位有紧、困、阻力消失时，即达到了应钩治的量度，可退针。根据胸椎的特点，只采用浅单软钩法，胸段脊柱相关疾病是虚实夹杂证，在治疗方面要注意以平补平泻法为主。

**一、胸闷胸痛**

定义：胸椎病变引起胸痛、胸闷，在临床上经常见到。常呈阵发性灼痛和刺痛，疼痛多于转头、转身时加剧。中医称为"胸痹""真心痛""厥心痛"等。中医认为，胸为人体阳气汇聚的地方，内藏心、肺二脏，当胸阳不足，痰浊、饮邪乘虚上犯，留滞胸中，使胸部阳气运行不通畅，或心阳气虚，运行血脉之力不够，心血瘀阻，"不通则痛"，或血脉阻滞成瘀而发生胸痛、胸闷。本章节讨论的胸痛、胸闷是由于脊柱（胸椎）的退变和外伤而形成的病变。

1. 中医病因病机

可因外伤、火热内灼、痰饮内阻、气滞血瘀等所致。肺、心、胸膈的多种疾病如胸痹心痛、肺痈、肺热病、悬饮、气胸、百日咳、肺癌、胸部损伤等皆可见胸痛。实证：①饮食不节：过食肥甘厚味，嗜烟酒，或嗜食辛辣，致脾胃损伤，运化失司，聚湿生痰，上犯心胸，气机不畅，心脉瘀阻，发为本病。②情志失调：忧思伤脾，脾失健运，津液输布不利，聚而成痰；郁怒伤肝，肝失疏泄，肝郁气滞，气郁化火，灼津成痰；均可使血行失畅，脉络不利，而致气血瘀滞，心脉痹阻，不通则痛，发为本病。虚证：①年迈体虚：年老体弱，精血渐衰，肾阴亏虚，不能濡养五脏之阴，水不涵木，不能上济于心，因而心肝火旺，心阴耗伤，心脉失于濡养，而致本病。②久病体虚，脾胃功能受损，气血生化乏源，不能上荣于心，可发为本病。

2. 西医病因病理

（1）胸椎由于外伤、劳损、退变等原因造成胸椎生物力学紊乱、骨质增生、椎间盘退变，加之椎间失稳，刺激或压迫胸部交感神经节，使其节后神经纤维兴奋性增高，从而使血管的舒缩平衡失调，心脏的冠状动脉由于血管平滑肌的痉挛而变得狭窄，造成心脏供血不足，缺血、缺氧而出现胸痛、胸闷症状。周围的交感神经丛受到刺激时，刺激冲动通过心中、心下神经支产生内脏感觉反射，可引起心前区疼痛、胸闷等症状。

（2）胸椎小关节紊乱，刺激肋间神经感觉纤维、脊髓后根传入纤维、支配心脏及主动脉的感觉纤维、支配气管与支气管及食管的迷走神经的感觉纤维，或膈神经的感觉纤维等，均可引起胸痛、胸闷。

（3）胸椎病引起的心绞痛，是胸部神经后根受到刺激所致。胸椎病导致神经根受压、肌肉痉挛是非常普遍的现象，胸椎病变压迫其神经产生的疼痛为弥散性质。痉挛的斜方肌夹压脊神经后支的分支时，可通过副交感神经反射引起肋间肌痉挛和沿前支反射引起肋间神经痛。像这类胸痛我们称之为假性心绞痛。临床上可查及这些肌肉部位的压痛情况，调正胸椎错位之椎体，松解痉挛的肌肉，解除神经根受压，可以解除胸闷、胸痛症状。

3. 诊断

（1）症状：

①胸痛：常呈阵发性灼痛和刺痛，并与转头与翻身有直接关系，当变换体位时，可使疼痛加剧。

②胸闷：胸部有束带感，气不够用，喜长叹气，常常因为胸闷、呼吸困难而不能平卧，与颈、胸部病变程度一致。

③胸部或背部疼痛：有时伴有上肢与肋间部的放射痛，上肢的麻木、酸胀、无力，胸椎功能活动受限。

④可伴有自主神经系统功能紊乱的表现，如心烦意乱、心慌、心律失常、心绞痛、头晕、失眠、健忘等。

胸性胸痛、胸闷的诊断有以下特点。

①有颈椎病或胸椎病史，胸痛、胸闷症状与颈、胸椎病症状同时发生，或胸椎病之后。

②胸痛、胸闷症状的轻重与颈、胸椎病的轻重有直接关系。

③内科系统检查，排除其他疾病。

④胸部钩活术或手法治疗后，胸痛、胸闷症状有所缓解。

（2）舌脉：舌淡、苔薄白，脉弦。

（3）体征：胸部僵硬、肌紧张、活动受限，部分棘突压痛，或椎旁压痛，臂丛神经牵拉试验或阳性。

（4）影像学检查：胸椎X线平片可显示生理曲度消失，椎间隙狭窄，椎体后缘有骨赘形成，椎间孔矢径与上下径均减小。CT及MRI检查符合胸椎病的表现。

（5）排除其他病：综合判断排除其他原因引起的胸痛、胸闷症状。

符合以上5条并排除其他疾病即可确诊为胸痛、胸闷。

诊断要点：在影像学检查结果的支持下，有胸椎病的症状，有胸痛、胸闷症状，胸痛、胸闷症状为主，但是随胸椎病症状的加重胸痛、胸闷症状也同时加重。

注：在临床上可引起胸痛、胸闷的疾病很多，胸壁病变及胸腔脏器病变均可引起不同程度的胸痛、胸闷，但根据病史及体征不难鉴别，颈胸椎病变引起的胸痛、胸闷，具有自己的特点，根据颈胸部症状及详细认真的体格检查，结合X线片或其他特殊检查，不难做出诊断。必要时，请内科进一步详细检查，以排除胸腔脏器病变。

4. 鉴别诊断

（1）急性胰腺炎：有上腹部持续性剧痛，可有阵发性加重现象，多伴有恶心呕吐，中度发热，上腹部压痛，血淀粉酶增高。

（2）急性胆囊炎：易于饱餐或高脂肪饮食后诱发，右上腹绞痛，疼痛可向右肩胛或右肩放射，伴恶心呕吐，疼痛发作后可出现轻度黄疸及发热，右上腹压痛，墨菲氏征（+），明显的腹肌紧张，B超可明确诊断。

（3）心绞痛：是由于冠状动脉供血不足，心肌急剧的暂时缺血与缺氧所引起的以发作性胸痛或胸部不适为主要表现的临床综合征，特点是前胸阵发性、压榨性疼痛，疼痛主要位于胸骨后部，可放射至心前区与左上肢，多因劳累和激动诱发，每次发作持续1~3分钟，休息或服用硝酸酯制剂可消失，心电图检查可明确诊断。

（4）胸部肿瘤：可有胸闷胸痛的症状，并且出现痿证现象，或消耗性全身症状，通过影像学检查可以鉴别。

5. 分型辨证

（1）实证：心胸疼痛，痛有定处，痛引肩背，伴有胸闷，日久不愈。

（2）虚证：胸痛、胸闷隐隐发作，头晕耳鸣，失眠健忘，腰膝酸软，心悸盗汗。

6. 钩活术分型治疗

（1）选穴：

主穴：根据影像学检查选择相应穴位组合（见基本公式）。

穴位组合（$T_9$穴+$T_{10}$穴较多）是根据影像学和临床症状而定的，与证型无关。

配穴：实证：膻中（微内板2.5）　内关（微内板2.5）　心俞（微内板2.5）
　　　　　　　膈俞（微内板2.5）　神门（微内板2.5）　激发点（微内板2.5）
　　　虚证：膻中（微内刃2.5）　内关（微内刃2.5）　心俞（微内刃2.5）
　　　　　　　膈俞（微内刃2.5）　少海（微内刃2.5）　神门（微内刃2.5）

以上配穴根据具体情况，取双侧穴或单侧穴，单侧取患侧穴位点。

方义提要：局部取穴和循经取穴。局部取穴，以胸部新夹脊穴为所取穴位点。循经取穴主要根据疾病所在的经络循行部位选穴，旨在疏通经络，宽胸理气。并针对胸性胸闷、胸痛的性质进行补泻，实证取膻中、内关、心俞、膈俞、神门、激发点用微内板泻法，虚证取膻中、内关、心俞、膈俞、神门、神门用微内刃补法。

（2）分型选钩：

实证：胸痛为主，症状较重者，选巨类内板颈胸型钩鍉针；中等程度者选中类内板2.5钩鍉针；症状较轻或好转80%以上者选微类内板2.5钩鍉针。

虚证：体质差、病程长、年龄大、少气懒言、胸痛时隐时现、胸闷嗳气者选巨类内刃肛门型钩鍉针，此情况极少；胸闷为主，胸痛绵绵者，选中类内刃2.5钩鍉针；体质差、病程长、症状较轻者选微类内刃2.5钩鍉针。

（3）分型钩法：

实证和虚证钩法相同，都是浅单软钩法：浅、慢、少为特点。这是由胸椎的特殊结构所决定的，倒八字钩法自上而下倾斜逐渐变为垂直的方向。在针具型号方面体现补泻。

（4）钩治步骤：

常规九步钩活法，无菌操作，动作灵巧。

（参考附录11钩活术的操作步骤）

7. 病案举例

（1）[胸痛 胸闷 上肢麻木]

黄某某，女，48岁，石家庄辛集人，农民。

初诊：2013年2月10日。

主诉：胸痛，胸闷3年，左上肢麻木1年。

现病史：胸前区隐痛，胸闷3年，偶有头晕、耳鸣，曾在当地医院诊断为冠心病，经输液、口服救心丸、丹参片、五福心脑康等治疗无效。近1年出现左上肢麻木至手，胸痛、胸闷加重，气短乏力，心烦少寐，腰膝酸软，经人介绍于2013年2月10日来本院就诊。

既往史：既往体健。

分析：患者女性，48岁，农民，长期劳累，气血不足，不能上荣于心，不荣则痛；慢性发病，胸闷、胸痛，气短乏力，心烦少寐，腰膝酸软，此胸闷、胸痛符合中医虚证型胸痹的发病过程。

检查：$T_{3,4}$棘突左偏，棘突上压痛，棘突旁压痛，心电图检查：窦性心率，68次/分，叩诊心界不大，听诊各瓣膜区无病理性杂音，血压120/80mmHg，肺、腹无异常。舌红、苔少、脉细数。

辅助检查：血常规、尿常规、心电图、血糖检查无异常。

影像学检查：X线（3-4）（3-5）。

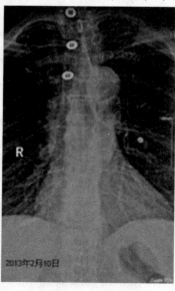

图3-4 X线正位片

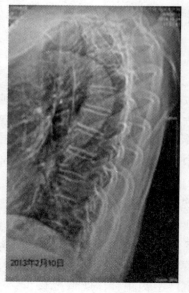

图3-5 X线侧位片

X 线表现：胸椎序列尚整齐，生理曲度存在，胸椎上段轻度左侧突，$T_{3~4}$棘突左偏。各椎间隙未见变窄，椎体边缘轻度唇样变，椎旁软组织未见异常。

印象：胸椎病

诊断：虚证型胸痹（中医）

胸痛胸闷（西医）

治则：通利关节，疏通经脉。

治法：钩活术疗法。

选穴：主穴：$T_9$穴＋$T_{10}$穴（巨类颈胸型钩鍉针）

配穴：膻中（微内刃2.5）以补法为主

内关（微内刃2.5）以补法为主

常规钩活：利用轻度单软钩法，常规九步钩活逐一完成。保健枕保健。

10分钟钩活术，患者自述胸痛、胸闷稍减轻，10日后复诊。

二诊：2013年2月20日，患者自述胸痛、胸闷、左上肢麻木减轻，愿做第二次钩活术治疗。

选穴：主穴：$T_9'$穴＋$T_{10}'$穴（巨类颈胸型钩鍉针）

配穴：心俞（微内刃2.5）以补法为主

膈俞（微内刃2.5）以补法为主

常规钩活：利用轻度单软钩活法，常规九步钩活逐一完成。

10分钟钩活术，患者自述胸痛、胸闷、头晕、头痛明显减轻，15日后复诊。

三诊：2013年3月7日，患者自述胸痛、胸闷、头晕、头痛、左上肢麻木明显减轻，愿做第三次钩活术治疗。

选穴：主穴：$T_8$穴＋$T_{11}$穴（中类内刃2.5型钩鍉针）

配穴：少海（微内刃2.5）以补法为主

神门（微内刃2.5）以补法为主

常规钩活：利用轻度单软钩法，常规九步钩活逐一完成。

10分钟钩活术，患者自述无不适，15天后复诊。

四诊：2013年3月22日，患者自述胸痛、胸闷、头晕、头痛、恶心、欲呕消失，左上肢麻木基本消失，嘱其每日做颈保健操。

随访：2014年3月22日电话随访，上述症状无反复。

【按语】此病例系长期劳累，气血不足，不能上荣于心，不荣则痛。采用新夹脊$T_9$穴＋$T_{10}$穴巨类颈胸型钩鍉针，辅配膻中（微内刃2.5）、内关（微内刃2.5）以补法为主，直达病灶，筋脉畅通，症状逐渐好转。第二次钩活术力度随之减小，第三次钩活术治疗用$T_8$穴＋$T_{11}$穴中类内刃2.5型钩鍉针轻度单软钩法，辅配少海（微内刃2.5）神门（微内刃2.5）以补法为主，故三次治愈。

（2）[胸痛　胸闷　颈痛]

范某某，女，50岁，石家庄灵寿人，农民。

初诊：2011年2月11日。

主诉：胸痛，胸闷2年，颈痛1个月。

现病史：因受凉后反复发作性胸痛，胸闷2年，如刺如绞，固定不移，入夜为甚，心电图检查无异常，口服速效救心丸无效，1个月前出现项背痛，胸痛胸闷加重，经人介绍于 2011 年 2 月 11 日以胸背痛来本院就诊。

既往史：既往体健。

分析：患者女性，50 岁，农民，长期劳累、贪凉，经络阻塞，气血不通，不通则痛，有受凉史，寒性凝滞，阻滞气机，胸闷胸痛，如刺如绞，固定不移，入夜为甚，此胸闷、胸痛符合中医实证型胸痹的发病过程。

检查：面色晦暗，$T_{3,4}$ 棘突右偏，棘突旁压痛，心电图检查：窦性心率，70 次/分，叩诊心界不大，听诊各瓣膜区无病理性杂音，血压 120/80mmHg，肺、腹无异常。舌紫暗，脉沉涩。

辅助检查：血常规、尿常规、心电图、血糖检查无异常。

影像学检查：X 线（图 3-6）（图 3-7）。

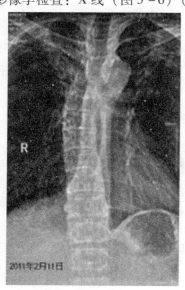

图 3-6　X 线正位片

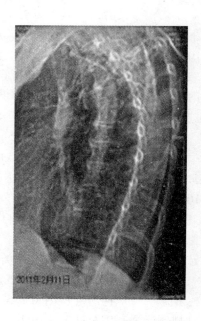

图 3-7　X 线侧位片

X 线表现：胸椎序列不整齐，生理曲度存在，胸椎中段左突侧弯，$T_{3\sim4}$ 棘突右偏，各椎间隙未见变窄，椎体边缘轻度唇样变，椎旁软组织未见异常。

印象：胸椎病

诊断：实证型胸痹（中医）

　　　胸痛胸闷（西医）

治则：通利关节，疏通经脉。

治法：钩活术疗法。

选穴：主穴：$T_9$ 穴 + $T_{10}$ 穴（巨类颈胸型钩锃针）

　　　配穴：膻中（微内板 2.5）以泻法为主

　　　　　　内关（微内板 2.5）以泻法为主

常规钩活：利用中度单软钩活法，常规九步钩活逐一完成。保健枕保健。

10 分钟钩活术，患者自述胸痛胸闷稍减轻，10 日后复诊。

二诊：2011 年 2 月 21 日，患者自述胸痛胸闷、项背痛减轻，愿做第二次钩活术治疗。

选穴：主穴：$T_9'$ 穴 + $T_{10}'$ 穴（巨类颈胸型钩锃针）

配穴：心俞（微内板2.5）以泻法为主
　　　　膈俞（微内板2.5）以泻法为主

常规钩活：利用轻度单软钩活法，常规九步钩活逐一完成。

10分钟钩活术，患者自述胸痛、胸闷、头晕、头痛明显减轻，15日后复诊。

三诊：2011年3月7日，患者自述胸痛、胸闷、项背痛明显减轻，愿做第三次钩活术治疗。

选穴：主穴：$T_8$穴+$T_{11}$穴（中类内板2.5型钩鍉针）
　　　配穴：少海（微内板2.5）以泻法为主
　　　　　　神门（微内板2.5）以泻法为主

常规钩活：利用轻度单软钩活法，常规九步钩活逐一完成。

10分钟钩活术，患者自述无不适，15天后复诊。

四诊：2011年3月22日，患者自述胸痛、胸闷、项背痛消失，嘱其注意保暖。

随访：2012年3月22日电话随访，上述症状无反复。

【按语】此病例系受风寒湿侵袭经络，气血不畅，经络不通所致，不通则痛。采用新夹脊$T_9$穴+$T_{10}$穴巨类颈胸型钩鍉针，辅配膻中（微内板2.5）、内关（微内板2.5）以泻法为主，直达病灶，筋脉畅通，胸闷胸痛逐渐减轻。所以第三次钩活术治疗取$T_8$穴+$T_{11}$穴中类内板2.5型钩鍉针轻度单软钩法，辅配少海（微内板2.5）、神门（微内板2.5）以泻法为主，故三次治愈。

附：颈椎退变外伤亦可引起胸闷胸痛，有关治疗参考颈段脊柱相关疾病。

8. 其他治疗

药物内服法、中药外用法、推拿、针灸、小针刀疗法、电针、手术疗法。

手法治疗：针对病因采取手法复位错位之小关节，纠正偏歪的棘突，恢复脊柱的内外平衡，解除对交感神经及脊神经的刺激或压迫，使其恢复正常的生理功能。

附方：

（1）实证：

瓜蒌薤白白酒汤（《金匮要略》）化裁：

瓜蒌9g，薤白6g，桃仁6g，红花6g，当归9g，赤芍9g，川芎9g，炙甘草6g，羌活9g，桂枝6g，降香6g，郁金10g。

（2）虚证：

天王补心丹（《校注妇人良方》）化裁：

生地12g，茯苓12g，玄参10g，丹参15g，桔梗10g，远志12g，五味子10g，人参10g，麦门冬10g，天门冬10g，当归10g，柏子仁15g，酸枣仁15g。

## 二、背痛

定义：腰背部组织，自外向内包括皮肤、皮下组织、肌肉、筋膜、韧带、脊椎、肋骨、椎间盘、脊神经、脊髓和脊髓膜等。上述任何一种组织的病变都可以引起背痛。不但在骨科，就是内科、外科、神经科也时常遇到。其中以骨科的脊柱（包括脊椎骨、韧带、筋膜、神经、椎间盘）疾病最常引起背痛。背痛大致可以分为脊柱疾病、脊柱旁软组织疾病、脊神经根及皮神经病损所致的背痛。本章节讨论的背痛是由于脊柱（胸椎）的退变和外伤而形成的背痛。

1. 中医病因病机

中医对本病没有明确的论述，膀胱经及督脉皆走行于背部，背痛的基本病机为筋脉痹阻，不通则痛。本病多因跌仆损伤，致经络气血运行不畅，气血瘀滞，瘀血留滞，不通则痛。或年老体弱，肾精亏虚，致背部经络失于濡养，不荣则痛。

2. 西医病因病理

因颈、胸椎小关节错位、劳损、退变等刺激或压迫脊神经根，使脊神经支配的背部肌肉产生收缩、痉挛而产生疼痛。若长时间处于痉挛状态，则使肌肉缺血、缺氧，产生无菌性炎症，而出现僵硬、疼痛等症状。错位的小关节直接或间接刺激椎旁肌肉及神经组织，引起背部肌肉的收缩、痉挛，或小关节的错位牵拉棘上及棘间韧带，使之造成慢性劳损。

3. 诊断

（1）症状：

①背痛本身是一种症状，临床上引起背痛的疾病也相当复杂，而由颈椎病和胸椎小关节紊乱引起的背痛较为常见，局部多为沉重或酸痛感，也有呈剧烈、放射性疼痛的，多因神经根的刺激引起，表现为背痛，不敢用力，可因咳嗽、喷嚏等而加剧疼痛，甚至不敢大喘气。常见菱形肌、大圆肌、小圆肌、斜方肌等处有明显的压痛点。

②胸椎小关节紊乱的其他症状：胸椎部位的疼痛，上肢无力、酸胀、麻木、疼痛，有时可伴有肋间神经受刺激症状，发生向肋间隙和胸前部或腰腹部的放射性疼痛。临床上虽然引起背痛的病因很多，但应根据病史及临床体格检查予以鉴别，胸椎小关节紊乱引起的背痛，以及临床难以确诊者，需拍胸椎X线片以排除结核、肿瘤及其他畸形等疾病。

背痛的诊断有以下特点。

①胸椎病史，背痛症状与胸椎病症状同时发生，或继发于胸椎病之后。

②背痛症状的轻重与胸椎病的轻重有直接关系。

③内科系统检查，排除其他疾病。

④胸部钩活术或手法治疗后，咳嗽、咳痰、喘息症状有所缓解。

（2）舌脉：舌淡、苔薄白，脉沉细或弦紧。

（3）体征：胸部僵硬、肌紧张、活动受限，部分棘突压痛，或椎旁压痛可向远隔部位放射。局部按揉、理疗缓解。

（4）影像学检查：胸椎X线平片可显示生理曲度消失、反张，椎间隙狭窄；棘突偏移，椎体侧弯。CT及MRI检查符合颈、胸椎病的表现。

（5）排除其他病：综合判断排除其他原因引起的背痛症状。

符合以上5条并排除其他疾病即可确诊为背痛。

包括现代医学的胸椎病。

诊断要点：在影像学检查结果的支持下，有胸椎病的症状，有背痛症状，背痛症状为主，但是随胸椎病症状的加重背痛症状也同时加重。

4. 鉴别诊断

（1）带状疱疹：是由水痘——带状疱疹病毒引起的急性感染性皮肤病，好发部位依次为肋间神经、颈神经、三叉神经和腰骶神经支配区域，患处先出现潮红斑，很快出现粟粒至黄豆大小的丘疹，簇状分布而不融合，继之变为水疱，皮损沿某一周围神经呈带状排列，多发生于身体一侧，一般不超过正中线，可有轻度发热、乏力等全身症状。

（2）急性胰腺炎：多种病因导致胰酶在胰腺内被激活后引起胰腺组织自身消化、水肿、出血甚至坏死的炎症反应，临床有腹痛向背部放射，同时伴有恶心、呕吐、黄疸、脱水、发热等，实验室检查可鉴别。

（3）强直性脊柱炎：是四肢大关节，以及椎间盘纤维环及附近结缔组织纤维化和骨化，以及关节强直为病变特点的慢性炎症性疾病，属风湿病范畴，化验检查常有血沉增快，检查X线片、CT、MRI可鉴别。

（4）肿瘤：有些肿瘤会出现背痛症状，多属于晚期骨转移，出现消耗性全身症状，通过影像学检查可以鉴别。

5. 分型辨证

（1）实证：背痛，甚则连及胸胁，痛处固定不移，痛如针刺，痛处拒按，咳嗽时疼痛加重。

（2）虚证：背痛隐隐，局部冷凉，缠绵不愈，面色㿠白，四肢不温，畏寒喜暖。

6. 钩活术分型治疗

（1）选穴：

主穴：根据影像学检查选择相应穴位组合（见基本公式）。

穴位组合（$T_8$穴+$T_9$穴较多）是根据影像学和临床症状而定的，与证型无关。

配穴：实证：督俞（微内板3.5）　　膈俞（微内板3.5）　　天宗（微内板2.5）
　　　　　　灵台（微内板3.5）　　至阳（微内板3.5）　　激发点（微内板2.5）
　　　虚证：督俞（微内刃3.5）　　膈俞（微内刃3.5）　　天宗（微内刃2.5）
　　　　　　灵台（微内刃3.5）　　至阳（微内刃3.5）

以上配穴根据具体情况，取双侧穴或单侧穴，单侧取患侧穴位点。

方义提要：局部取穴和循经取穴。局部取穴，以颈部新夹脊穴为所取穴位点。循经取穴主要根据疾病所在的经络循行部位选穴，旨在疏通经络，宽胸理气。并针对背痛的性质进行补泻。实证取督俞、膈俞、天宗、灵台、至阳、激发点用微内板泻法，虚证取督俞、膈俞、天宗、灵台、至阳用微内刃补法。

（2）分型选钩：

实证：背痛为主，症状较重者，选巨类内板颈胸型钩鍉针；中等程度者选中类内板2.5钩鍉针；症状较轻或好转80%以上者选微类内板2.5钩鍉针。

虚证：体质极差、病程长、背痛时有时无、年老体弱者，选巨类内刃肛门型钩鍉针；背痛隐隐，症状不重而缠绵难愈，病程较长，体质较差者，选中类内刃2.5钩鍉针；体质差、病程长、背痛时隐时现者，选微类内刃2.5钩鍉针。

（3）分型钩法：

实证和虚证钩法相同，都是浅单软钩法：浅、慢、少为特点。这是由于胸椎的特殊结构所决定的，倒八字钩法自上而下倾斜逐渐变为垂直的方向。在针具型号方面体现补泻。

（4）钩治步骤：

常规九步钩活法，无菌操作，动作灵巧。

（参考附录11钩活术的操作步骤）

7. 病案举例

（1）[背痛 胁痛]

江某某，男，41岁，石家庄行唐人，农民。

初诊：2013年1月6日。

主诉：背痛，放射至右胁部1年，加重1个月。

现病史：背痛，时轻时重1年，疲乏无力，颜面无华，1个月前因秋收劳作背痛加重，放射至右侧季胁部，固定不移，夜晚加重影响睡眠，经人介绍于2013年1月6日来本院就诊。

既往史：有背痛病史1年。

分析：患者男性，41岁，农民，长期劳累，气血不足，不能上荣于背部经络，不荣则痛，劳累后发病，素体虚弱，疲乏无力，气血不足，此胸椎病符合中医虚证型背痛的发病过程。

检查：$T_{5,6}$棘突右偏，棘上、椎旁压痛，放射至右胁部，血压120/80mmHg，心、肺、腹无异常。舌质暗、苔少、脉涩。

辅助检查：血常规、尿常规、心电图、血糖检查无异常。

影像学检查：X线（图3-8）（图3-9）。

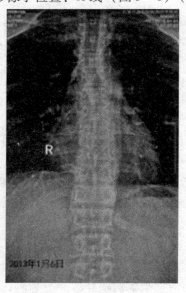
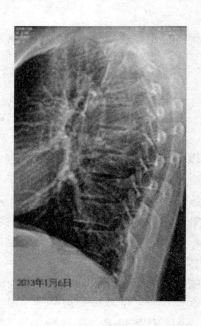

图3-8  X线正位片　　　　　　　图3-9  X线侧位片

X线表现：胸椎序列尚整齐，生理曲度存在，胸椎上段轻度右侧突，$T_{5-6}$棘突右偏。各椎间隙未见变窄，$T_6$椎体楔形变，椎旁软组织未见异常。

印象：胸椎病

诊断：虚证型背痛（中医）

　　　胸椎病（西医）

治则：通利关节，疏通经脉。

治法：钩活术疗法。

选穴：主穴：$T_7$穴+$T_8$穴（巨类颈胸型钩鍉针）

配穴：督俞（微内板2.5）以泻法为主
　　　　膈俞（微内板2.5）以泻法为主

常规钩活：利用中度单软钩活法，常规九步钩活逐一完成。

10分钟钩活术，患者自述背痛好转，10日后复诊。

二诊：2013年1月16日，患者自述背痛好转，偶有放射至右胁部，愿做第二次钩活术治疗。

选穴：主穴：$T_7'$穴+$T_8'$穴（巨类颈胸型钩锃针）
　　　配穴：天宗（微内板2.5）以泻法为主

常规钩活：利用中度单软钩活法，常规九步钩活逐一完成。

10分钟钩活术，患者自述背痛明显好转，15日后复诊。

三诊：2013年1月31日，患者自述背痛疼痛基本消失，右胁部放射痛消失。未做其他治疗，嘱其1个月后复诊。

四诊：2013年3月2日，患者自述右胁痛消失，无其他不适。

随访：2014年3月2日电话随访，上述症状无反复。

【按语】此病例系长期劳累，气血不足，不能上荣于背部经络，不荣则痛。劳累后发病，痛处固定，是典型的虚中夹瘀证，采用新夹脊$T_7'$穴+$T_8'$穴巨类颈胸型钩锃针，以破瘀理气，辅配督俞（微内板2.5）、膈俞（微内板2.5）、天宗（微内板2.5）以泻法为主，直达病灶，筋脉畅通。故两次治愈。

(2)［背痛　左胁痛］

花某某，男，52岁，石家庄赵县人，农民。

初诊：2012年7月9日。

主诉：背痛，放射至左胁部6个月。

现病史：6个月前无明显原因背部隐隐作痛，劳累后加重，休息后减轻，20天前因收麦后播种劳作背痛加重，放射至左侧季胁部，经人介绍于2012年7月9日以背痛来本院就诊。

既往史：既往体健。

分析：患者男性，52岁，农民，长期劳累，肾精亏虚，不能上荣于背部筋脉，引起肌肉痉挛或屈伸无力，不荣则痛，背部隐隐作痛，驼背，劳累后加重，休息后减轻，此胸椎病符合中医虚证型背痛的发病过程。

检查：$T_{4,5}$棘突左偏，棘上、椎旁压痛放射至左胁部，血压120/80mmHg，心、肺、腹无异常。舌淡、苔薄白，脉细弱。

辅助检查：血常规、尿常规、心电图、血糖检查无异常。

影像学检查：X线（图3-10）（图3-11）。

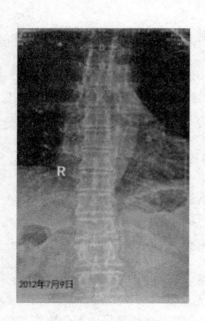
图3-10 X线正位片

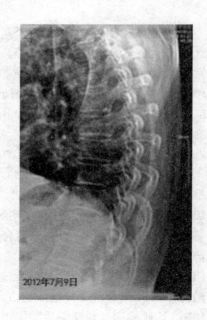
图3-11 X线侧位片

X线表现：胸椎序列尚整齐，生理曲度存在，$T_{4~5}$棘突左偏。各椎间隙未见变窄，$T_{10~12}$椎体前缘轻度唇样变，椎旁软组织未见异常。

印象：胸椎病

诊断：虚证型背痛（中医）

　　　胸椎病（西医）

治则：通利关节，疏通筋脉。

治法：钩活术疗法。

选穴：主穴：$T_8$穴 + $T_9$穴（巨类颈胸型钩锃针）

　　　配穴：督俞（微内刃2.5）以补法为主

　　　　　　膈俞（微内刃2.5）以补法为主

常规钩活：利用中度单软钩活法，常规九步钩活逐一完成。

10分钟钩活术，患者自述背痛好转，10日后复诊。

二诊：2012年7月19日，患者自述背痛好转，偶有放射至左胁部，愿做第二次钩活术治疗。

选穴：主穴：$T_8'$穴 + $T_9'$穴（巨类颈胸型钩锃针）

　　　配穴：灵台（微内刃2.5）以补法为主

　　　　　　至阳（微内刃2.5）以补法为主

常规钩活：利用中度单软钩活法，常规九步钩活逐一完成。

10分钟钩活术，患者自述背痛明显好转，15日后复诊。

三诊：2012年8月4日，患者自述背痛疼痛基本消失，左胁部放射痛消失。未做其他治疗，嘱其1个月后复诊。

四诊：2012年9月4日，患者自述左胁痛消失，无其他不适。

随访：2013年9月4日电话随访，上述症状无反复。

【按语】此病例系长期劳役，肾精亏虚，不能上荣于背部筋脉，不荣则痛，驼背，背部隐隐作痛多时，劳累后发病，痛处固定，是典型的肾虚加瘀证。采用新夹脊 $T_8$ 穴 + $T_9$ 穴（巨类颈胸型钩鍉针），以破瘀理气，辅配督俞（微内刃 2.5）、膈俞（微内刃 2.5）、灵台（微内刃 2.5）、至阳（微内刃 2.5）以补法为主，已补肾虚，直达病灶，筋脉畅通。故两次治愈。

附方：

（1）实证：

身痛逐瘀汤（《医林改错》）化裁：

秦艽 9g，羌活 9g，桃仁 9g，红花 9g，当归 9g，没药 6g，川芎 9g，五灵脂 12g，牛膝 9g，炙甘草 6g，香附 9g，地龙 9g。

（2）虚证

右归丸（《景岳全书》）化裁：

熟地 15g，山药 15g，山萸肉 12g，菟丝子 15g，枸杞子 15g，川牛膝 15g，鹿角胶 15g，肉桂 10g，附子 5g，杜仲 12g，当归 10g。

### 三、慢性胃炎

定义：胃炎是指任何病因引起的胃黏膜炎症，而仅有上皮损伤和细胞再生则一般称为胃病。胃炎是最常见的消化道疾病之一，中医称之为胃脘痛，其诊断主要依靠内镜检查和病理组织学检查。胃炎按临床发病的缓急，可以分为慢性胃炎和急性胃炎两大类，与脊柱相关的主要见于慢性胃炎，少部分急性胃炎也与脊柱损伤有密切联系。慢性胃炎系指脊柱原因所致的慢性胃黏膜的炎性变化，多数以胃窦为主的全胃炎，胃黏膜层以淋巴细胞及浆细胞浸润为主。本章节讨论的慢性胃炎是由于脊柱（胸椎）的退变和外伤而形成的胸性慢性胃炎。

1. 中医病因病机

中医认为脾胃为后天之本，胃主受纳，脾主运化，脾主升，胃主降，脾喜燥恶湿，胃喜润恶燥。脾胃的生理功能，主要是气机作用，而气机的调畅，有赖于肝的正常疏泄功能及胃阳的温煦推动作用。如肝的疏泄功能失调，则会出现肝气犯胃的病理变化，如肾阳不足，则会出现脾胃阳虚的病理变化。实证：①饮食因素：饮食不节、烈酒、辛辣之品等损伤脾胃，运化失职，湿浊内生，阻滞气机，或郁久化热，热伤胃膜，胃失和降致痞满。②情志因素：恼怒伤肝，肝木横逆，胃气受扰，或忧思伤脾，脾失健运，胃失和降，乃作胃痞。③感受邪气：饮食不节，邪（主要是湿邪、热邪）随口入，侵犯脾胃，运化失职，纳降受碍，气机不畅，胃失和降致病。虚证：①脾胃虚弱：脾胃禀赋不足，或长期饮食不节，或年高体衰，脾胃虚弱，运化失司，无以运转气机、水湿，致气滞、湿阻、血瘀，胃失和降，发为本病。

2. 西医病因病理

慢性胃炎的病因尚未完全阐明，中枢神经功能失调，影响胃的功能，可能与发病有关。下列因素可能为其致病原因。

支配胃的神经有交感神经与副交感神经。

交感神经节前纤维起于脊髓第 6~10 胸节段，经交感干、内脏神经至腹腔神经丛内腹腔神经节，节后纤维随腹腔干分支至胃壁。交感神经抑制胃的分泌与蠕动，增强幽门括约肌的张力，并使胃的血管收缩。

胃的副交感神经节前纤维来自迷走神经。迷走神经为混合性神经，是行程最长、分布最广的脑神经，其在腹部的分支全部由迷走神经背核发出的副交感节前纤维和终于孤束核的内脏感觉纤维组成。迷走神经前后干均分出若干胃支，在胃的前、后壁形成胃前、后丛，进入胃壁，管理胃壁的运动、分泌和感觉，通常促进胃酸与胃蛋白酶的分泌，增强胃的蠕动。若脊柱病变引起迷走神经兴奋性降低，使胃酸分泌减少。在胃酸缺乏的情况下，细菌容易在胃内繁殖而引起胃炎。

脊柱小关节错位，刺激或压迫交感神经，交感神经兴奋性增强，使胃肠蠕动减弱，血管收缩，胃壁组织持续缺氧，营养发生障碍，可引起胃黏膜慢性炎症。

3. 诊断

（1）症状：

①本病病程缓慢，可长期反复发作。临床表现颇不规则，且无典型的症状。多数患者主要表现为非特异性的消化不良症状，如中上腹部饱闷感或疼痛、食欲减退、恶心、呕吐、嗳气、泛酸等。症状的轻重，有时与胃镜所见的病变程度不一致，但往往与脊柱病变一致。临床上可根据胃镜检查做出诊断。

②胸部不适、疼痛、僵硬及双上肢的麻木、疼痛，胸背部疼痛、胸闷等症状。

胸性慢性胃炎的诊断有以下特点。

①有胸椎病或胸部外伤史，慢性胃炎症状与胸椎病症状同时发生，或继发于胸椎病之后。

②慢性胃炎的轻重与胸椎病的轻重有直接关系。

③消化内科系统检查，排除其他疾病。

④胸部钩活术或手法治疗后，慢性胃炎症状有所缓解。

（2）舌脉：舌淡、苔白或苔黄，脉细弱或弦。

（3）体征：胸部僵硬、肌紧张、活动受限，部分棘突压痛，或椎旁压痛。

（4）影像学检查：胸椎 X 线平片可显示生理曲度改变、棘突偏歪、椎间隙狭窄。CT 及 MRI 检查符合胸椎病的表现。

（5）排除其他病：综合判断排除其他原因引起的慢性胃炎症状。

符合以上 5 条并排除其他疾病即可确诊为脊源性慢性胃炎。

包括现代医学的胸椎病引起的慢性胃炎。

诊断要点：在影像学检查结果的支持下，有胸椎病的症状，有慢性胃炎症状，慢性胃炎症状为主，但是随胸椎病症状的加重慢性胃炎的症状也同时加重。

4. 鉴别诊断

（1）慢性胆囊炎：多由于急性胆囊炎反复发作或长期存在的胆囊结石所致的胆囊功能异常，有部分患者存在细菌感染，多出现长期的右上腹隐痛，餐后上腹饱胀、嗳气，腹部 B 超可明确诊断。

（2）胃溃疡：以上腹部疼痛为主要症状，长呈隐痛、钝痛、胀痛、烧灼样痛。疼痛多在餐后 1 小时内出现，经 1~2 小时逐渐缓解，直至下餐进食后在复现上述节律，胃镜检查可明确诊断。

（3）胰腺炎：腹痛多为持续性，逐渐加重，常有后背牵扯痛，平卧时可诱发上腹痛，当坐位或髋关节屈曲时则缓解或减轻，实验室检查可明确诊断。

（4）胃部肿瘤：腹痛无规律，多上腹部不适、膨胀、沉重感。按胃炎治疗，症状可暂时缓解，患者常伴有食欲不振、贫血、消瘦、乏力等消耗性全身症状，通过影像学检查可以鉴别。

5. 分型辨证

（1）虚证：胃痛隐隐，吞酸嘈杂，头晕心悸，失眠多梦，面色㿠白。

（2）实证：腹痛腹胀，两胁胀痛，心烦易怒，嗳腐吞酸，口苦口干。

6. 钩活术分型治疗

（1）选穴：

主穴：根据影像学检查选择相应穴位组合（见基本公式）。

穴位组合（$T_7$穴＋$T_8$穴较多）根据影像和临床症状而定的，与证型无关。

配穴：实证：脾俞（微内板2.5）　胃俞（微内板2.5）　中脘（微内板3.5）

　　　　　　天枢（微内板3.5）　　足三里（微内板3.5）　激发点（微内板2.5）

　　　虚证：胃俞（微内刃2.5）　脾俞（微内刃2.5）　中脘（微内刃3.5）

　　　　　　足三里（微内刃3.5）　天枢（微内刃3.5）　气海（微内刃3.5）

以上配穴根据具体情况，取双侧穴或单侧穴，单侧取患侧穴位点。

方义提要：局部取穴和循经取穴。局部取穴，以胸部新夹脊穴为所取穴位点。循经取穴主要根据疾病所在的经络循行部位选穴，旨在疏通经络气血，理气止痛。并针对胸性慢性胃炎的性质进行补泻，实证取脾俞、胃俞、中脘、天枢、足三里、激发点用微内板泻法，虚证取脾俞、胃俞、中脘、天枢、足三里、气海用微内刃补法。

（2）分型选钩：

实证：胃脘胀痛，症状较重者，选巨类内板颈胸型钩鍉针；中等程度者选中类内板2.5钩鍉针；症状较轻或好转80%以上者选微类内板2.5钩鍉针。

虚证：体质差、病程长、年老体弱、长期消化不良、胃胀不适者，选巨类内刃肛门型钩鍉针，此情况较少；脾胃虚弱，胃脘胀痛，时作时止者，选中类内刃2.5钩鍉针；病程长、胀痛隐隐者，选微类内刃2.5钩鍉针。

（3）分型钩法：

实证和虚证钩法相同，都是浅单软钩法：浅、慢、少为特点。这是由于胸椎的特殊结构所决定的，倒八字钩法自上而下倾斜逐渐变为垂直的方向。在针具型号方面体现补泻。

（4）钩治步骤：

常规九步钩活法，无菌操作，动作灵巧。

（参考附录11 钩活术的操作步骤）

7. 病案举例

（1）[胃痛胃胀　背痛]

朱某某，女，46岁，邯郸永年人，个体。

初诊：2013年4月12日。

主诉：胃胀、胃痛3年，背痛6个月。

现病史：胃痛隐隐、胃胀、嘈杂不适，夜寐欠佳3年，经外院诊断为慢性胃炎，服用多种中西药治疗效果不佳，6个月前又出现背痛，食少口干，大便干燥，经人介绍于2013年4月12日以背痛来本院就诊。

既往史：既往体健。

分析：患者女性，46岁，因个体商贩，长期饮食不节，阴虚不荣，脉失濡养，胃失和降，弯腰劳损，不通则痛。胃痛隐隐、胃胀、嘈杂不适、夜寐欠佳、背痛，迁延不愈，日久则虚，此慢性胃炎符合中医虚证型胃脘痛的发病过程。

检查：体瘦、面色无华，胃脘部轻压痛，腹部无压痛，无包块，$T_{5,6}$棘突左偏高起，棘突上压痛，椎旁压痛，血压100/70mmHg，心、肺无异常。舌红，脉细数。

辅助检查：血常规、尿常规、心电图、血糖检查无异常。

影像学检查：X线（图3-12）（图3-13）。

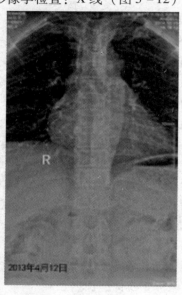
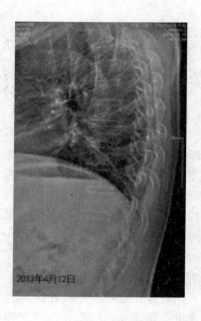

图3-12　X线正位片　　　　　　　　　　　图3-13　X线侧位片

X线表现：胸椎序列尚整齐，生理曲度存在，$T_{5\sim6}$棘突左偏。各椎间隙未见变窄，椎旁软组织未见异常。

印象：胸椎病

诊断：虚证型胃脘痛（中医）
　　　慢性胃炎（西医）

治则：通利关节，疏通筋脉。

治法：钩活术疗法。

选穴：主穴：$T_7$穴＋$T_8$穴（巨类颈胸型钩鍉针）
　　　配穴：中脘（微内刃3.5）以补法为主
　　　　　　足三里（微内刃3.5）以补法为主

常规钩活：利用中度单软钩活法，常规九步钩活逐一完成。保健枕保健。

10分钟钩活术，患者自述胃部胀痛减轻，10日后复诊。

二诊：2013年4月22日，患者自述胃痛、背痛减轻，愿做第二次钩活术治疗。

选穴：主穴：$T_7'$穴＋$T_8'$穴（巨类颈胸型钩鍉针）
　　　配穴：气海（微内刃3.5）以补法为主
　　　　　　天枢（微内刃3.5）以补法为主

常规钩活：利用轻度单软钩活法，常规九步钩活逐一完成。

10分钟钩活术，患者自述无不适，15日后复诊。

三诊：2013年5月7日，患者自述胃部背痛、胀痛明显减轻，恶心欲呕明显减轻，愿做第三次钩活术治疗。

选穴：主穴：$T_6$穴+$T_9$穴（中类内刃2.5型钩鍉针）

配穴：脾俞（微内刃2.5）以补法为主

胃俞（微内刃2.5）以补法为主

常规钩活：利用轻度单软钩活法，常规九步钩活逐一完成。

10分钟钩活术，患者自述无不适，15天后复诊。

四诊：2013年5月22日，患者自述胃痛、胃胀、嘈杂不适、恶心欲呕基本消失，背痛消失，查：面色红润，胃脘部压痛消失，血压120/80mmHg，嘱其注意饮食。

随访：2014年5月22日电话随访，上述症状无反复，体重增加。

【按语】此病例系长期饮食不节，阴虚不荣，脉失濡养。采用新夹脊$T_7$穴+$T_8$穴（巨类颈胸型钩鍉针），辅配中脘（微内刃3.5）、足三里（微内刃3.5）以补法为主，直达病灶，筋脉畅通，胃痛症状逐渐好转。第三次采用新夹脊$T_6$穴+$T_9$穴（中类内刃2.5型钩鍉针），辅配脾俞（微内刃2.5）、胃俞（微内刃2.5）以补法为主，用轻度单软钩法，故三次治愈。

(2) [胃痛胃胀 背痛]

董某某，男，41岁，邯郸邢台人，个体。

初诊：2012年1月10日。

主诉：胃胀、胃痛、背痛12年。

现病史：胃胀、胃痛12年，多与骑车时发作，痛时扯及后背，痛有定处，拒按，被迫停车休息，经外院诊断为慢性胃炎，服用多种药治疗效果不佳，经人介绍于2013年4月12日以背痛来本院就诊。

既往史：既往背部外伤史。

分析：患者男性，41岁，个体，有背部劳损史，损伤经络，气滞血瘀，不通则痛。胃痛迁延不愈，痛处固定，拒按，此慢性胃炎符合中医实证型胃脘痛的发病过程。

检查：胃脘部轻压痛，腹部无压痛，无包块，$T_{5、6}$棘突左偏高起，棘突上压痛，椎旁压痛，血压100/70mmHg，心、肺无异常。舌质暗，脉涩。

辅助检查：血常规、尿常规、心电图、血糖检查无异常。

影像学检查：X线（图3-14）（图3-15）。

X线表现：胸椎序列尚整齐，生理曲度存在，$T_{5\sim6}$棘突左偏，各椎间隙未见变窄，$T_{10\sim12}$椎体前缘轻度唇样变，椎旁软组织未见异常。

印象：胸椎病

诊断：实证型胃脘痛（中医）

慢性胃炎（西医）

治则：通利关节，疏通筋脉。

治法：钩活术疗法。

选穴：主穴：$T_7$穴+$T_8$穴（巨类颈胸型钩鍉针）

配穴：中脘（微内板，3.5）以泻法为主

足三里（微内板3.5）以泻法为主

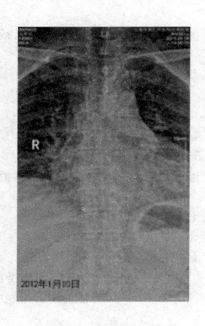
图3-14 X线正位片

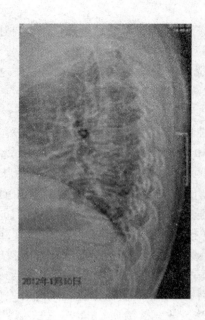
图3-15 X线侧位片

常规钩活：利用中度单软钩活法，常规九步钩活逐一完成。保健枕保健。

10分钟钩活术，患者自述胃部胀痛减轻，10日后复诊。

二诊：2012年1月20日，患者自述胃痛、胃胀、背痛减轻，愿做第二次钩活术治疗。

选穴：主穴：$T_7'$穴 + $T_8'$穴（巨类颈胸型钩鍉针）

配穴：气海（微内板3.5）以泻法为主

天枢（微内板3.5）以泻法为主

常规钩活：利用轻度单软钩活法，常规九步钩活逐一完成。

10分钟钩活术，患者自述无不适，15日后复诊。

三诊：2012年2月5日，患者自述胃痛、胃胀、背痛明显减轻，愿做第三次钩活术治疗。

选穴：主穴：$T_6$穴 + $T_9$穴（中类内板2.5型钩鍉针）

配穴：脾俞（微内板2.5）以泻法为主

胃俞（微内板2.5）以泻法为主

常规钩活：利用轻度单软钩活法，常规九步钩活逐一完成。

10分钟钩活术，患者自述无不适，15天后复诊。

四诊：2012年2月20日，患者自述胃痛、胃胀、背痛消失，查：$T_{5,6}$棘突序列整齐，压痛消失，嘱其每日做颈保健操。

随访：2013年2月20日电话随访，上述症状无反复。

【按语】此病例系劳损后经络受损，气血不畅，经络不通所致。采用新夹脊$T_7'$穴 + $T_8'$穴（巨类颈胸型钩鍉针），辅配中脘（微内板3.5）、足三里（微内板3.5）以泻法为主，直达病灶，筋脉畅通，胃痛逐渐缓解，常规做第二次钩活术治疗。第三次采用新夹脊$T_6$穴 + $T_9$穴（中类内板2.5型钩鍉针），辅配脾俞（微内板2.5）、胃俞（微内板2.5）以泻法为主，用轻度单软钩法，故三次治愈。

附：颈椎亦可引起慢性胃炎，钩活术治疗可参考颈段脊柱相关疾病。

8. 其他治疗

药物内服法、中药外用法、推拿、针灸、小针刀疗法、手术疗法。

手法治疗：脊柱病变引起的慢性胃炎，病因如不去除，单纯用内科综合治疗效果往往不明显，必须针对病因，首先解除错位之关节处交感神经及副交感神经的压迫和刺激，以恢复脊柱的内外平衡，使自主神经功能恢复平衡，以解除临床症状。此病多由胸椎小关节错位引起，但也有颈椎或胸椎病变引起者，近年来国内外均有报道。临床上用针对病因的治疗，都能取得较满意的效果。但慢性胃炎还有其他病因引起者，如长期服用胃刺激物，鼻、口、咽喉部位的慢性感染灶的细菌或误服或吞服腐蚀剂，营养缺乏等。还要针对不同病因治疗。

附方：

（1）实证：

左金丸（《丹溪心法》）化裁：

柴胡9g，黄连6g，吴茱萸6g，黄芩6g，栀子9g，乌贼骨9g，瓦楞子9g。

（2）虚证：

归脾汤（《正体类要》）化裁：

党参10g，黄芪20g，甘草6g，生姜10g，远志10g，茯神木15g，木香6g，龙眼肉15g，白术20g，当归10g。

### 四、急性胃炎

定义：急性胃炎系各种外在和内在因素引起的急性广泛性或局限性的胃黏膜急性炎症，急性胃炎的症状体征因病因不同而不尽相同，多起病较急，表现为中上腹不适、疼痛，以致剧烈的腹部绞痛、厌食、恶心、呕吐，因常伴有肠炎而有腹泻，大便呈水样，严重者可有休克和酸中毒等症状。体检有上腹部或脐周压痛，肠鸣音亢进。中医把本病归为"胃脘痛、痞满、嘈杂"等。本章节讨论的急性胃炎是由于脊柱（胸椎）退变或外伤所致的急性胃黏膜的炎性变化。

1. 中医病因病机

主要是外邪犯胃、饮食不节、情志不畅，致使脾胃升降失司。治疗原则：升清降浊，理气止痛。

（1）外邪犯胃：外感风、寒、湿诸邪，内客于胃，皆可致胃脘气机阻滞，不通则痛。

（2）饮食伤胃：饮食不节，过饥或过饱，损伤脾胃，胃气壅滞，致胃失和降，不通则痛。

（3）情志不畅：忧思恼怒，伤肝损脾，肝失疏泄，横逆犯胃，脾失健运，胃气阻滞，均致胃失和降，发为本病。

2. 西医病因病理

慢性胃炎的病因尚未完全阐明，中枢神经功能失调，影响胃的功能，可能与发病有关。下列因素可能为其致病原因。

支配胃的神经有交感神经与副交感神经。

交感神经节前纤维起于脊髓第6~10胸节段，经交感干、内脏神经至腹腔神经丛内腹腔神经节，节后纤维随腹腔干分支至胃壁。交感神经抑制胃的分泌与蠕动，增强幽门括约肌的张力，并使胃的血管收缩。

胃的副交感神经节前纤维来自迷走神经。迷走神经为混合性神经，是行程最长、分布最广的脑神经，其在腹部的分支全部由迷走神经背核发出的副交感节前纤维和终于孤束核的内脏感觉纤维组成。迷走神经前后干均分出若干胃支，在胃的前、后壁形成胃前、后丛，进入胃壁，管理胃壁的运动、分泌和感觉，通常促进胃酸与胃蛋白酶的分泌，增强胃的蠕动。若脊柱病变引起迷走神经兴奋性降低，使胃酸分泌减少。在胃酸缺乏的情况下，细菌容易在胃内繁殖而引起胃炎。

脊柱小关节错位，刺激或压迫交感神经，交感神经兴奋性增强，使胃肠蠕动减弱，血管收缩，胃壁组织持续缺氧，营养发生障碍，可引起胃黏膜慢性炎症。

胸性急性胃炎的诊断有以下特点。

①有胸椎病或胸部外伤史，急性胃炎与胸椎病症状同时发生，或继发于胸椎病之后。

②急性胃炎症状的轻重与胸椎病的轻重有直接关系。

③消化内科系统检查，排除其他疾病。

④胸部钩活术或手法治疗后，急性胃炎症状有所缓解。

3. 诊断

（1）症状：本病急性发生，常被原发病掩盖，多发生于急性脊柱外伤后。以上腹痛、饱胀不适、恶心、呕吐与食欲不振为主。

（2）舌脉：舌淡、苔薄白，脉弦或紧。

（3）体征：胸背部僵硬、肌紧张、活动受限，部分棘突压痛，或椎旁压痛。

（4）影像学检查：胸椎 X 线平片可显示生理曲度改变、棘突偏移、胸椎侧弯，CT 及 MRI 检查符合胸椎病的表现。

（5）排除其他病：综合判断排除其他原因引起的急性胃炎的症状。

符合以上 5 条并排除其他疾病即可确诊为脊源性急性胃炎。

包括现代医学胸椎病引起的急性胃炎。

诊断要点：在影像学检查结果的支持下，有胸椎病的症状，有急性胃炎的症状，急性胃炎的症状为主，但是随胸椎病症状的加重急性胃炎的症状也同时加重。

4. 鉴别诊断

（1）急性胰腺炎：常有暴饮暴食史或胆道结石病史，突发性上腹部疼痛，重者呈刀割样疼痛，伴有持续性腹胀和恶心、呕吐；血、尿淀粉酶在早期增高，重症患者腹水中淀粉酶含量明显增高。B 超、CT 等辅助检查可发现胰腺呈弥漫性或局限性肿大。

（2）肠梗阻：呈持续性腹痛，阵发性加剧，伴剧烈呕吐，肛门停止排便排气。早期腹部听诊可闻及高亢的肠鸣音或气过水声，晚期肠鸣音减弱或消失。腹部 X 线平片可见充气肠袢及多个液平面。

（3）空腔脏器穿孔：患者多起病急骤，表现为全腹剧烈疼痛，体检有压痛与反跳痛，腹肌紧张呈板样，叩诊肝浊音界缩小或消失，X 线可见膈下游离气体。

（4）胃部肿瘤：腹痛无规律，多上腹部不适、膨胀、沉重感。按胃炎治疗，症状可暂时缓解，患者常伴有食欲不振、贫血、消瘦、乏力等消耗性全身症状，通过影像学检查可以鉴别。

5. 分型辨证

（1）实证：胃痛暴作，得温痛减，遇寒加重，恶心呕吐，饮食欠佳。

（2）虚证：脘腹胀满、疼痛，时轻时重，神疲乏力，气短懒言，纳少便溏。

6. 钩活术分型治疗

（1）选穴：

主穴：根据影像学检查选择相应穴位组合（见基本公式）。

穴位组合（$T_7$穴+$T_8$穴较多）是根据影像学和临床症状而定的，与证型无关。

配穴：实证：脾俞（微内板2.5）　胃俞（微内板2.5）　中脘（微内板3.5）
　　　　　　　天枢（微内板3.5）　足三里（微内板3.5）　激发点（微内板2.5）

　　　虚证：胃俞（微内刃2.5）　脾俞（微内刃2.5）　中脘（微内刃3.5）
　　　　　　足三里（微内刃3.5）　天枢（微内刃3.5）　气海（微内刃3.5）

以上配穴根据具体情况，取双侧穴或单侧穴，单侧取患侧穴位点。

方义提要：局部取穴和循经取穴。局部取穴以胸部新夹脊穴为所取穴位点。循经取穴主要根据疾病所在的经络循行部位选穴，旨在疏通经络气血，理气止痛。并针对胸性急性胃炎的性质进行补泻。实证取脾俞、胃俞、中脘、天枢、足三里、激发点用微内板泻法，虚证取脾俞、胃俞、中脘、天枢、足三里、气海用微内刃补法。

（2）分型选钩：

实证：急性胃脘疼痛，不能忍受，症状较重者，选巨类内板颈胸型钩鍉针；中等程度者选中类内板2.5钩鍉针；症状较轻或好转80%以上者选微类内板2.5钩鍉针。

虚证：体质差、胃脘急性疼痛，但能忍受的轻度疼痛者，选中类内刃2.5钩鍉针；病程长、体质差、年龄大、症状较轻或时隐时现者，选微类内刃2.5钩鍉针，一般不用巨类内刃肛门型。

（3）分型钩法：

实证和虚证钩法相同，都是浅单软钩法：浅、慢、少为特点。这是由于胸椎的特殊结构所决定的，倒八字钩法自上而下倾斜逐渐变为垂直的方向。在针具型号方面体现补泻。

（4）钩治步骤：

常规九步钩活法，无菌操作，动作灵巧。

（参考附录11钩活术的操作步骤）

7. 病案举例

[胃痛　背痛]

沙某某，男，32岁，石家庄栾城人，工人。

初诊：2013年4月17日。

主诉：背痛、胃痛10天。

现病史：1个月前，因骑车跌倒后背痛，局部青紫肿胀，X线检查无异常，口服活血化瘀药3天后局部疼痛减轻，7天前不明原因出现胃胀胃痛、恶心呕吐，头颅CT未见异常，按急性胃炎治疗稍有好转，经人介绍于2013年4月17日以背痛来本院就诊。

既往史：既往体健。

分析：患者男性，32岁，工人，背部外伤后发病，瘀血阻滞经脉，旧血不去，新血不生，不通则痛。急性起病，疼痛拒按，痛处不移。此急性胃炎符合实证型胃痛的发病过程。

检查：胃脘部轻压痛，腹部无压痛，无包块，肠鸣音活跃，胸椎中段正中偏右可见皮肤瘀青，局部压痛，$T_{7,8}$棘突右偏，血压120/80mmHg，心、肺无异常。舌紫暗，脉涩。

辅助检查：血常规、尿常规、心电图、血糖检查无异常。

影像学检查：X线（图3-16）（图3-17）。

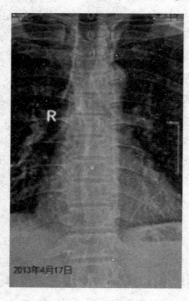

图3-16  X线正位片

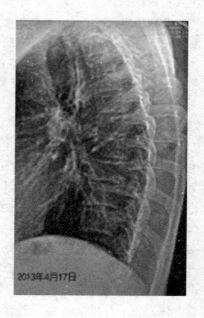

图3-17  X线侧位片

X线表现：胸椎序列尚整齐，生理曲度存在，$T_{7\sim9}$棘突右偏，各椎间隙未见变窄，椎旁软组织未见异常。

印象：胸椎病

诊断：实证型胃痛（中医）

急性胃炎（西医）

治则：通利关节，疏通经脉。

治法：钩活术疗法。

选穴：主穴：$T_5$穴＋$T_6$穴（巨类颈胸型钩锃针）

配穴：中脘（微内板3.5）以泻法为主

足三里（微内板3.5）以泻法为主

常规钩活：利用中度单软钩活法，常规九步钩活逐一完成。保健枕保健。

10分钟钩活术，患者自述胃胀恶心减轻，10日后复诊。

二诊：2013年4月27日，患者自述胃痛、胃胀、恶心、呕吐减轻，愿做第二次钩活术治疗。

选穴：主穴：$T_5'$穴＋$T_6'$穴（中类内板2.5型钩锃针）

配穴：气海（微内板3.5）以泻法为主

天枢（微内板3.5）以泻法为主

常规钩活：利用轻度单软钩活法，常规九步钩活逐一完成。

10分钟钩活术，患者自述无不适，10日后复诊。

三诊：2013 年 5 月 7 日，患者自述胃胀、胃痛、背痛减轻，恶心欲呕明显减轻，愿做第三次钩活术治疗。

选穴：主穴：T₄穴 + T₇穴（微类内板 2.5 型钩鍉针）

配穴：脾俞（微内板 2.5）以泻法为主

胃俞（微内板 2.5）以泻法为主

常规钩活：利用轻度单软钩活法，常规九步钩活逐一完成。

10 分钟钩活术，患者自述无不适，15 天后复诊。

四诊：2013 年 5 月 22 日，患者自述胃胀、胃痛、恶心欲呕、背痛消失，查：面色红润，胃脘部压痛消失，胸椎局部压痛消失，嘱其每日做颈保健操。

随访：2014 年 5 月 22 日电话随访，上述症状无反复。

【按语】此病例系外伤后瘀血阻滞经络，气血不畅，经络不通所致。采用新夹脊 T₅穴 + T₆穴（巨类颈胸型钩鍉针），辅配中脘（微内板 3.5）、足三里（微内板 3.5）以泻法为主，直达病灶，筋脉畅通，用中度单软钩法；胃痛症状明显好转，常规第二次钩活术治疗；第三次采用新夹脊 T₄穴 + T₇穴（微类内板 2.5 型钩鍉针），辅配脾俞（微内板 2.5）、胃俞（微内板 2.5）以泻法为主，用轻度单软钩法，故三次治愈。

8. 其他治疗

药物内服法、中药外用法、推拿、针灸、小针刀疗法、手术疗法。

手法治疗：脊柱病变引起的急性胃炎，在解痉止痛、抑酸、胃黏膜保护基础上应积极纠正胸椎关节位置改变，防止变成慢性胃炎。解除错位之关节交感神经及副交感神经的压迫和刺激，以恢复脊柱的内外平衡，使自主神经功能恢复平衡，以解除临床症状，以胸椎整棘手法为主。

附方：

（1）实证：

良附丸（《良方集腋》）化裁：

高良姜 9g，吴茱萸 9g，香附 6g，乌药 6g，陈皮 9g，木香 6g。

（2）虚证：

补中益气汤（《内外伤辨惑论》）化裁：

陈皮 12g，甘草 6g，柴胡 10g，升麻 9g，人参 10g，黄芪 20g，白术 12g，当归 10g。

五、胃、十二指肠溃疡

定义：胃、十二指肠溃疡是一种慢性疾病，其形成和发展均与胃液中胃酸和胃蛋白酶的消化作用有关，近年研究表明其发病与胃幽门螺杆菌感染有关。本病以上腹部疼痛为主症。疼痛有节律性、周期性、规律性。可出现上腹部饱胀感或疼痛、食欲减退、恶心、呕吐、嗳气、泛酸等消化不良症状。中医通称为"胃脘痛"或"胃气痛"，常为脾、胃病变，多由外感邪气、内伤饮食情志、脏腑功能失调导致气机郁滞，胃失所养引起。

脾胃的生理功能，主要是对气机的调节作用，而气机的调畅，有赖于肝的正常疏泄功能及肾阳的温煦推动作用。如肝的疏泄功能失调，则会出现肝气犯胃，胃失和降的病理变化；如果肾阳不足，则会出现脾胃阳虚的病理变化，虚寒作痛；肾阴亏耗，肾水不足，不能上济于胃，或胃肾阴亏，阴虚作痛。本节所讨论的主要是由脊柱（胸椎）病变引起的胃、十二指肠溃疡，即脊源性胃、十二指肠溃疡。

1. 中医病因病机

本病是在慢性胃脘痛基础上，病邪阻滞的实痛、热痛。病初起自脾胃，后波及肝及其他脏腑。然慢性胃脘痛，或由寒邪、食积阻滞；或肝气犯胃；或脾胃虚寒；或瘀血凝滞所致各不相同。胃溃疡穿孔多发生在近幽门的胃前壁的小弯侧，穿孔一般较十二指肠者略大，且胃内容物多于十二指肠，故引起的急性腹膜炎症常较重。有长期慢性溃疡病史的急性穿孔，溃疡部有明显瘢痕，少数无溃疡病史的急性穿孔，溃疡局部胃和肠壁接近正常，无明显增厚或炎症。

（1）郁怒伤肝，肝气犯胃：长期忧思恼怒，情怀不畅，肝郁气滞，疏泄失职，横逆犯胃，气血壅滞不行，不通则痛。由于气血相依，气滞日久，还可导致瘀血的产生，瘀血阻络，其痛剧烈，并可见吐血、便血等证。

（2）饮食不节，损伤脾胃：暴饮暴食，饥饱无度，最易损伤脾胃之气。或过食生冷，寒积胃脘，气血凝滞不通，而致胃寒作痛；或恣食肥甘辛辣，过饮烈酒，以致湿热中阻，而致胃热作痛。

（3）禀赋不足，脾胃虚弱：素体脾胃虚弱，或劳倦内伤，或久病不愈，延及脾胃，或用药不当，皆可损伤脾胃。脾胃虚寒，中阳不运，寒从内生者多为虚寒胃痛，常因触冒风寒，饮食不慎而发病。

2. 西医病因病理

胸交感神经与胃、十二指肠有关的主要是7个胸神经节及其分支，即$T_{6\sim12}$胸脊髓侧角发出的节前纤维，通过$T_{6\sim12}$的交感干神经节后，组成内脏大小神经，到腹腔神经丛及肠系膜上神经丛，于丛中交换神经元后，发出的节后纤维随腹腔动脉的分支分布到腹部的实质性器官及结肠左曲以前的消化道。而腹腔丛发出的分支形成次级丛、肝丛、脾丛等，其中肝丛分支随肝动脉而行走，纤维达胃、十二指肠动脉及胃右网膜动脉，形成胃下丛，分支分布于胃大弯部，脾丛发出的分支分布于胃大弯、胃底等；胃上丛随胃左动脉行走，分布于胃小弯；肠系膜上丛伴随肠系膜上动脉行走，分支分布于结肠左曲以前的小肠。

胸交感神经节前纤维随脊神经根通过椎间孔，椎旁交感神经节由深筋膜附丽于肋骨小头，当椎小关节错位，脊神经根受到刺激或压迫，交感神经节前纤维常同时受累，导致自主神经功能失调而发病。椎间关节错位使椎间软组织损害，损伤引起渗出、水肿甚或出血、机化。脊神经根与交感神经一方面受到椎间孔变窄的骨性刺激或压迫，另一方面受到软组织的非特异性炎症刺激或因软组织肿胀、粘连，深筋膜的牵张或压迫，加剧神经继发性损害，严重的可引起神经脱髓鞘。炎症刺激可引起神经兴奋，如压迫重或受压时间久，可使神经功能进入间生态。如果交感神经出现抑制状态，则副交感神经将会相对地兴奋而致胃酸分泌增多，引起胃痉挛，支配内脏的血管神经功能障碍，使局部组织缺血缺氧而导致组织坏死，形成溃疡。

颈、胸椎小关节错位，均可产生对交感神经的慢性刺激和压迫。交感神经的功能减弱或丧失，使交感神经和迷走神经之间的协调功能发生紊乱，使交感神经对内脏抑制作用减弱并阻断血管收缩的神经通路，结果产生麻痹性血管舒张和迷走神经兴奋性升高。据Guttmem意见，麻痹性血管舒张，导致黏膜出血、出现坏死区及最后形成胃肠道黏膜溃疡。Pollock和Finkelmen发现$T_5$水平以上脊髓损伤中，20%有明显的胃酸升高，他们认为是由于失去交感神经抑制作用之故。另一方面由于副交感神经的刺激而加速大量含有胃酸和胃酶的胃液流动；同时副交感神经兴奋释放出乙酰胆碱，后者对肠系膜和胃动脉有收缩作用。随着"应激"（损伤性）儿茶酚胺值升高也导致血管收缩和胃黏膜血流减少，这样就会引起黏膜下缺血病灶。很难说这些由血管收缩所致的缺血性病灶或由麻痹性血管扩张导致的出血灶乃发生于胃、十二指肠出血和溃疡形成之前。但是当这些缺血性和出血性病灶，受到大量富有胃酶和酸的胃液作用时，会进一步导致黏膜的糜烂和坏死。

3. 诊断

（1）症状：

①慢性疼痛：由于溃疡在愈合之后易于复发，因此多数患者呈周期性发作上腹疼痛，每当胸部症状加重时，上腹部疼痛也加重。

②恶心与呕吐：在单纯的消化性溃疡患者其恶心与呕吐并不常见，但如溃疡具有高度的活动性，疼痛剧烈，伴有幽门痉挛，或当幽门区因瘢痕收缩而发生幽门梗阻时，则常有恶心与呕吐。

③嗳气与反酸：消化性溃疡并发幽门梗阻时，嗳气与反酸尤为常见。在十二指肠溃疡伴有胃酸反流，提示胃酸分泌过多。

④其他消化系统症状：一般患者的食欲并无改变。有时十二指肠溃疡患者由于其疼痛可暂时为食物所抑制，所以摄食频繁，其实并非食欲亢进。胃溃疡患者则可能因痛畏食，须与厌食相鉴别。此外，便秘较腹泻为多见。

⑤体征：体格检查消化性溃疡缓解期一般为阴性，但在发作期间，可以发现上腹部压痛，胃溃疡的压痛，多位于中上腹或上腹偏左，十二指肠溃疡的压痛则偏右。

脊源性（胸椎）胃、十二指肠溃疡的诊断有以下特点。

①有胸椎病或胸背部外伤史，脊源性胃、十二指肠溃疡症状与胸椎病症状同时发生，或继发于胸椎病之后。

②脊源性胃、十二指肠溃疡症状的轻重与胸椎病的轻重有直接关系。

③消化内科系统检查，排除其他疾病。

④胸部钩活术或手法治疗后，脊源性胃、十二指肠溃疡症状有所缓解。

（2）舌脉：舌淡、苔薄白，脉弱或沉迟。

（3）体征：胸背部僵硬、肌紧张、活动受限，部分棘突压痛，或椎旁压痛。

（4）影像学检查：胸椎X线平片可显示生理曲度改变、棘突间隙不等宽，棘突偏移，椎体侧弯，椎体可见骨赘形成。CT及MRI检查符合胸椎病的表现。

（5）排除其他病：综合判断排除其他原因引起的胃、十二指肠溃疡的症状。

符合以上5条并排除其他疾病即可确诊为脊源性胃、十二指肠溃疡。

包括现代医学的胸椎病引起的胃、十二指肠溃疡。

诊断要点：在影像学检查结果的支持下，有胸椎病的症状，有胃、十二指肠溃疡症状，胃、十二指肠溃疡症状为主，但是随胸椎病症状的加重胃、十二指肠溃疡症状也同时加重。

4. 鉴别诊断

（1）功能性消化不良：上腹部疼痛或饱胀不适，也可有反酸、嗳气等表现，体检可完全正常或上腹部轻度压痛，多与情志变化有关，影像学检查可鉴别。

（2）胃泌素瘤：特征是血清胃泌素异常增高，胃酸分泌增高、上消化道多发、难治性溃疡伴腹泻。溃疡呈多发性，位置不典型，且难治愈，胃酸分泌量和血清胃泌素检查有助于两者的鉴别。

（3）钩虫病：也可出现类似消化道溃疡的症状，胃镜检查在十二指肠降部见到钩虫虫体或出血点，或粪便检查发现钩虫卵可有助于诊断。

（4）胃肠道肿瘤：有恶心、呕吐、反酸等症状，并且出现消瘦现象，或消耗性全身症状，通过影像学检查可以鉴别。

5. 分型辨证

（1）实证：腹痛腹胀，痛有定时，反酸嗳气，胸脘满闷，食少便溏。

（2）虚证：腹痛隐隐，空腹痛甚，反酸嗳气，四肢倦怠，手足不温，神疲纳呆。

6. 钩活术分型治疗

（1）选穴：

主穴：根据影像学检查选择相应穴位组合（见基本公式）。

穴位组合（$T_6$穴 + $T_7$穴较多）是根据影像学和临床症状而定的，与证型无关。

配穴：实证：胃俞（微内板2.5）　脾俞（微内板2.5）　膈俞（微内板2.5）

上脘（微内板3.5）　中脘（微内板3.5）　下脘（微内板3.5）

虚证：胃俞（微内刃2.5）　脾俞（微内刃2.5）　膈俞（微内刃2.5）

上脘（微内刃3.5）　中脘（微内刃3.5）　下脘（微内刃3.5）

以上配穴根据具体情况，取双侧穴或单侧穴，单侧取患侧穴位点。

方义提要：局部取穴和循经取穴。局部取穴，以胸部新夹脊穴为所取穴位点。循经取穴主要根据疾病所在的经络循行部位选穴，旨在疏通经络气血，调理脾胃。并针对脊源性胃、十二指肠溃疡的性质进行补泻，实证取胃俞、脾俞、膈俞、上脘、中脘、下脘用微内板泻法，虚证取胃俞、脾俞、膈俞、上脘、中脘、下脘用微内刃补法。

（2）分型选钩：

实证：上腹疼痛、嗳气反酸发作期，选巨类内板颈胸型钩鍉针；发作期过后仍有部分症状，选中类内板3.5钩鍉针；进入缓解期有轻度症状者，选微类内板2.5钩鍉针。

虚证：发作期过后，上腹疼痛、嗳气反酸若有若无，选中类内刃3.5钩鍉针；症状基本消失者，选微类内刃2.5钩鍉针，一般不用巨类内刃肛门型。

（3）分型钩法：

实证和虚证钩法相同，都是浅单软钩法：浅、慢、少为特点。这是由于胸椎的特殊结构所决定的，倒八字钩法自上而下倾斜逐渐变为垂直的方向。在针具型号方面体现补泻。

（4）钩治步骤：

常规九步钩活法，无菌操作，动作灵巧。

（参考附录11 钩活术的操作步骤）

7. 病案举例

（1）［上腹痛　背痛］

赵某某，男，57岁，石家庄新乐人，银行职员。

初诊：2011年5月13日。

主诉：上腹疼痛2年，背痛7年，加重10天。

现病史：饥饿后上腹部疼痛绵绵2年，时轻时重，胃肠X线透视诊断为十二指肠球部溃疡，经多种中西药治疗效果不佳，7年前，因劳累后出现背痛，僵硬酸困，当时没有在意，之后每遇固定姿势及劳累后背痛发作且伴有上腹部疼痛加重，自觉背痛与上腹部疼痛有关，喜按喜揉，神疲乏力，大便多溏，于2011年5月13日来本院求治。

既往史：既往体健。

分析：患者男性，57岁，银行职员，因劳累后出现背痛，僵硬酸困，上腹痛，经络阻塞，气血不畅则痛。有劳累史，腹痛隐隐，缠绵难愈，自觉背痛与上腹部疼痛有关，喜按喜揉，神疲乏力，大便多溏。此胃、十二指肠溃疡符合中医虚证型胃脘痛的发病过程。

检查：体瘦，神疲乏力，上腹部偏右压痛，下腹部平软。$T_{7,8}$棘突左偏，棘上、椎旁压痛，血压120/80mmHg，心、肺无异常。舌淡、苔薄白，脉沉细。

辅助检查：血常规、尿常规、心电图、血糖检查无异常。

影像学检查：X线（图3-18）（图3-19）。

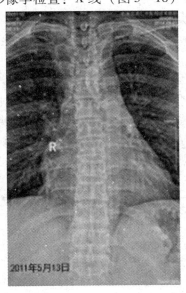

图3-18 X线正位片

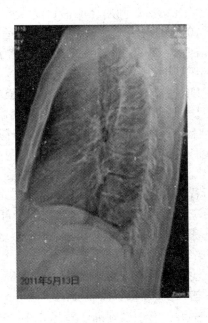

图3-19 X线侧位片

X线表现：胸椎序列尚整齐，生理曲度存在，$T_{7~8}$棘突左偏，各椎间隙未见变窄，椎旁软组织未见异常。

印象：胸椎病

诊断：虚证型胃脘痛（中医）
　　　胃、十二指肠溃疡（西医）

治则：通利关节，疏通筋脉。

治法：钩活术疗法。

选穴：主穴：$T_5$穴 + $T_6$穴（巨类颈胸型钩鍉针）
　　　配穴：胃俞（微内刃2.5）以补法为主
　　　　　　上脘（微内刃3.5）以补法为主

常规钩活：利用中度单软钩活法，常规九步钩活逐一完成。

10分钟钩活术，患者自述背痛、胃痛减轻，10日后复诊。

二诊：2011年5月23日，患者自述背痛、胃痛减轻，愿做第二次钩活术治疗。

选穴：主穴：$T_5'$穴＋$T_6'$穴（巨类颈胸型钩鍉针）

配穴：脾俞（微内刃2.5）以补法为主

中脘（微内刃3.5）以补法为主

常规钩活：利用中度单软钩活法，常规九步钩活逐一完成。

10分钟钩活术，患者自述无不适，15日后复诊。

三诊：2011年6月7日，患者自述背痛、上腹部疼痛明显减轻，愿做第三次钩活术治疗。

选穴：主穴：$T_4$穴＋$T_9$穴（中类内刃3.5型钩鍉针）

配穴：膈俞（微内刃2.5）以补法为主

下脘（微内刃3.5）以补法为主

常规钩活：利用轻度单软钩活法，常规九步钩活逐一完成。

10分钟钩活术，患者自述无不适，15天后复诊。

四诊：2011年6月22日，患者自述上腹部疼痛、背痛消失，查：$T_{7,8}$序列整齐，局部压痛消失。

随访：2012年6月22日电话随访，上述症状无反复。

【按语】此病例系劳累损伤，气血不畅，经络不通所致，背痛乃气滞血瘀，自觉背痛与上腹部疼痛有关，喜按喜揉，神疲乏力，大便多溏，乃气虚阳虚。采用新夹脊$T_5$穴＋$T_6$穴（巨类颈胸型钩鍉针）用中度单软钩法，理气活血，辅配胃俞（微内刃2.5）、上脘（微内刃3.5）以补法为主，补虚而祛瘀，直达病灶，筋脉畅通；钩活一次后背痛及上腹痛逐渐好转，常规二次钩活；第三次采用新夹脊用$T_4$穴＋$T_9$穴（中类内刃2.5型钩鍉针），主穴和配穴全部补虚，膈俞（微内刃2.5）、下脘（微内刃3.5）以补法为主，轻度单软钩法，故三次治愈。

(2) ［右上腹痛　背痛］

沈某某，女，54岁，石家庄无极人，教师。

初诊：2011年10月2日。

主诉：右上腹疼痛、背痛2年，加重3天。

现病史：2年有高处坠落史，劳累后右上腹部疼痛，反复发作，腹痛时拒按，疼痛固定不移，胃肠X线透视诊断为十二指肠球部溃疡，经住院治疗效果不佳，3天前，因辅导学生作业3个小时出现背痛，随即右上腹部疼痛，固定不移，拒按，经人介绍于2011年10月2日来本院求治。

既往史：外伤史2年。

分析：患者女性，54岁，教师，外伤坠落史，劳累后右上腹部疼痛，反复发作，腹痛时拒按，疼痛固定不移，胃肠X线透视诊断为十二指肠球部溃疡，此十二指肠球部溃疡符合中医实证型胃痛的发病过程。

检查：上腹部偏右压痛，下腹部平软。$T_{6,7}$棘突右偏，棘上、椎旁压痛，血压130/90mmHg，心、肺无异常。舌质暗，脉涩。

辅助检查：血常规、尿常规、心电图、血糖检查无异常。

影像学检查：X线（图3-20）（图3-21）。

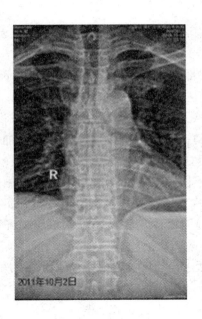

图3-20 X线正位片

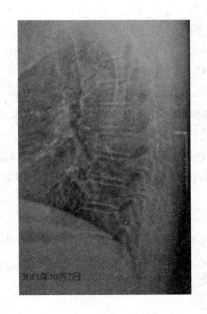

图3-21 X线侧位片

X线表现：胸椎序列尚整齐，生理曲度存在，$T_{6\sim7}$棘突右偏，各椎间隙未见变窄，椎旁软组织未见异常。

印象：胸椎病

诊断：实证型胃痛（中医）

　　　　胃、十二指肠溃疡（西医）

治则：通利关节，疏通筋脉。

治法：钩活术疗法。

选穴：主穴：$T_6$穴+$T_7$穴（巨类颈胸型钩鍉针）

　　　配穴：胃俞（微内板2.5）以泻法为主

　　　　　　上脘（微内板3.5）以泻法为主

常规钩活：利用中度单软钩活法，常规九步钩活逐一完成。

10分钟钩活术，患者自述背痛、胃痛减轻，10日后复诊。

二诊：2011年10月12日，患者自述背痛、右上腹疼痛减轻，愿做第二次钩活术治疗。

选穴：主穴：$T_6'$穴+$T_7'$穴（巨类颈胸型钩鍉针）

　　　配穴：脾俞（微内板2.5）以泻法为主

　　　　　　中脘（微内板3.5）以泻法为主

常规钩活：利用中度单软钩活法，常规九步钩活逐一完成。

10分钟钩活术，患者自述无不适，15日后复诊。

三诊：2011年10月27日，患者自述背痛、右上腹部疼痛明显减轻，愿做第三次钩活术治疗。

选穴：主穴：$T_5$穴+$T_8$穴（中类内板2.5型钩鍉针）

　　　配穴：膈俞（微内板2.5）平补平泻法

　　　　　　下脘（微内板3.5）平补平泻法

常规钩活：利用轻度单软钩活法，常规九步钩活逐一完成。

10分钟钩活术，患者自述无不适，15天后复诊。

四诊：2011年11月12日，患者自述右上腹部疼痛、背痛消失，查：$T_{6,7}$序列整齐，局部压痛消失。

随访：2012年11月12日电话随访，上述症状无反复。

【按语】此病例系外伤背部经络不通，劳累后右上腹部疼痛，反复发作，腹痛时拒按，疼痛固定不移，胃肠X线透视诊断为十二指肠球部溃疡。采用新夹脊$T_6$穴+$T_7$穴（巨类颈胸型钩鍉针），辅配胃俞（微内板2.5）、上脘（微内板3.5）、脾俞（微内板2.5）、中脘（微内板3.5）以泻法为主。常规两次钩活，背痛腹痛明显好转，实祛则虚存。第三次采用$T_5$穴+$T_8$穴（中类内板2.5型钩鍉针）轻度单软钩法，辅配膈俞（微内板2.5）、下脘（微内板3.5）平补平泻法，故三次治愈。

附：颈椎病亦可引起胃、十二指肠溃疡，钩活术治疗可参考颈段脊柱相关疾病。

8. 其他治疗

药物内服法、中药外用法、推拿、针灸、小针刀疗法、手术疗法。

手法治疗：是利用手法来纠正错位的小关节，使脊柱的内外平衡达到统一，解除交感神经的刺激或压迫，使交感神经与迷走神经的功能达到平衡统一。迷走神经的高度兴奋一旦解除，胃酸及胃蛋白酶的分泌就减少，溃疡面就逐渐愈合。

附方：

（1）实证：

香砂六君子汤（《古今名医方论》）化裁：

党参9g，白术6g，云苓6g，木香6g，砂仁9g，半夏9g，陈皮9g，干姜9g，吴茱萸9g，炙甘草6g。

（2）虚证：

黄芪建中汤（《金匮要略》）化裁：

陈皮10g，半夏9g，大枣10g，饴糖10g，甘草6g，生姜10g，黄芪20g，白芍12g，桂枝10g。

## 六、腹泻

定义：腹泻是临床上常见的症状，系指排便次数增加，粪便稀薄并带有黏液、脓血或未消化的食物。腹泻可分为急性腹泻与慢性腹泻，腹泻超过两个月者属慢性腹泻。本节讨论脊柱相关的慢性腹泻，与胸椎病关系最为密切。急性腹泻多与肠道感染、全身性感染、急性中毒或过敏性疾病有关，不及时治或治疗不当，单纯考虑内科问题，可变为慢性腹泻。

腹泻，中医又称为泄泻，在古典医籍中名目繁多，分类不一。《黄帝内经》多以泄泻症情和大便性质分类而有飧泻、洞泻、溏泻、水泻、濡泻等名称。《难经》则从脏腑立论，又有胃泻、大肠泻、小肠泻等名。后世诸家或从外感病因辨证分为湿、火、气、痰、积等腹泻；或从内伤分型，如脾虚腹泻、肾虚腹泻、肝脾不和腹泻、食积腹泻等。在《伤寒论》《金匮要略》二书中，将腹泻称为"利"或"下利"，腹泻完谷不化者称"下利清谷"。张仲景对痢疾也称"下利"，或为了与腹泻下利区分，有时称"下利脓血""热利下重"等等。腹泻和痢疾不同，正如《类证治裁·泄泻门》曰："泻由水谷不分，病在中焦；痢以血脂伤败，病在下焦。在中焦者分利脾胃之湿，在下焦者调理肝肾之伤。"本章节讨论的腹泻是由于脊柱（胸椎）的退变和外伤而形成的胸性腹泻。

1. 中医病因病机

中医学认为"泄泻之本，无不由于脾胃。盖胃为水谷之海，而脾主运化，使脾健胃和，则水谷腐化而为气血以行营卫。若饮食失节，寒温不调，以致脾胃受伤，则水反为湿，谷反为滞，精华之气，不能运化，乃致合污下降，而泄泻作矣。"生理状态下，胃主降，脾主升，脾胃健旺，则消化吸收功能正常。如果各种致病原因，导致脾胃功能失常，则发生泄泻。导致脾胃功能障碍而发生泄泻的因素有以下几种：实证：①感受外邪。六淫之邪，能使人泄泻，但其中以寒、湿、暑、热等原因引起者较为多见。脾脏喜燥而恶湿，故湿邪最能引起泄泻，所以有"湿多成五泄"和"无湿不成泻"之说。其他如寒邪或暑热之邪，除了侵袭皮毛肺卫之处，也能直接影响于脾胃，使脾胃功能障碍而引起泄泻，但仍多与湿邪有关。②情志失调。脾气素虚，或原有食滞，或本有湿邪，但未至发病，复因情志失调，忧思恼怒，精神紧张，以致肝气失于疏泄，横逆乘脾犯胃，脾胃受制，运化失常，而成泄泻。虚证：①肾阳虚衰。脾的阳气与肾中真阳密切相关，命门之火能助脾胃腐熟水谷，帮助肠胃的消化吸收。若年老体弱，或久病之后，损伤肾阳，肾阳虚衰，命火不足，则不能温煦脾土，运化失常，而引起泄泻。②脾胃虚弱。脾主运化，胃主受纳，若因长期饮食失调，劳倦内伤，久病缠绵，均可导致脾胃虚弱，不能受纳水谷和运化精微，水谷停滞，清浊不分，混杂而下，而成泄泻。

2. 西医病因病理

腹泻的病因很多，有胃源性腹泻、肠源性腹泻、内分泌紊乱性腹泻及功能性腹泻，本文主要讨论胸椎性腹泻。下丘脑常被认为是调节内脏神经的高级中枢，边缘叶对内脏的活动调节，主要是通过下丘脑往下传递。下丘脑亦是副交感神经的高级中枢，当刺激视前区和视上区副交感神经中枢时，即产生胃肠蠕动和腺体分泌增强。

另外，当肌肉超负荷工作，长时间保持强力收缩状态时，肌肉内压力增高，血供不足，缺血缺氧，能源得不到充分补充，肌糖原代谢不全，产生大量乳酸等代谢产物不能及时清除，导致肌萎缩，水肿及粘连，产生肌肉劳损。肌肉劳损后，肌力减弱，保持姿势的应力集中于韧带和关节囊，韧带和关节囊遭受过多的牵拉而弹性减弱，并发生水肿，结果导致粘连、增生、肥厚等一系列改变，最后发生韧带和关节劳损。节前纤维起自第2~4骶髓的侧角，经第2~4骶神经和盆神经丛，分布于降结肠、乙状结肠、直肠、膀胱等器官内的神经节，其节后纤维分布于上述各器官。作用为加强结肠和直肠的蠕动，抑制肛门内括约肌收缩，当损伤的腰骶部交感神经受压，副交感神经的功能占优势，使胃肠蠕动增强，并增进胃液、肠液、胆汁和胰液的分泌。

3. 诊断

（1）症状：症状轻重不一，有呈持续性，也有反复发作者，大便为每日4~5次到8~9次不等的水样便。病程长者，多有全身营养不良状态，每次发作与胸部症状相一致，当胸部症状减轻，腹泻也有所减轻。

可根据以下几项做出胸性腹泻诊断。

①腹痛或腹部不适，肠鸣及腹胀，食欲不振等。
②胸部症状：胸痛，头晕，眼花耳鸣等自主神经功能紊乱的症状。
③经内科检查治疗，效果不明显，大便常规检查无红、白细胞。
④胸部触诊有棘突压痛及棘间韧带压痛等。
⑤X 线片显示符合胸椎病之改变。
（2）舌脉：舌淡、苔薄白、脉濡缓或沉细。
（3）体征：胸部僵硬、肌紧张、活动受限，部分棘突压痛，或椎旁压痛。
（4）影像学检查：胸椎 X 线平片可显示生理曲度消失、椎间隙狭窄、胸椎侧弯；CT 及 MRI 检查符合胸椎病的表现。
（5）排除其他病：综合判断排除其他原因引起的腹泻症状。
符合以上 5 条并排除其他疾病即可确诊为脊源性腹泻。
包括现代医学的胸椎病引起的腹泻。
诊断要点：在影像学检查结果的支持下，有胸椎病的症状，有腹泻症状，腹泻症状为主，但是随胸椎病症状的加重腹泻症状也同时加重。

4. 鉴别诊断

（1）细菌性痢疾：是由细菌感染（痢疾杆菌）引起的肠道传染病，主要表现为发热、腹痛、腹泻、里急后重、排黏液脓血样大便，以夏秋季多见，抗菌治疗效果明显。

（2）霍乱：是一种急性腹泻的疾病，由不洁的食品引发，多在夏季发病，多由霍乱弧菌所引起，能在数小时内造成腹泻脱水甚至死亡，多突然腹泻开始，继而呕吐，一般无明显腹痛，无里急后重感，每日大便次数难以计数，量多，呕吐不伴有恶心，喷射样，实验室检查可明确诊断。

（3）结肠炎：是指各种原因引起的结肠炎症性病变，主要表现腹泻、腹痛、黏液便及脓血便、里急后重，甚则大便秘结、数日内不能通大便；常伴有消瘦乏力、肠鸣等，多反复发作。

（4）肠道肿瘤：有腹泻、腹痛的症状，并且出现排便习惯的改变、大便带血、消瘦等现象，或消耗性全身症状，通过影像学检查可以鉴别。

5. 分型辨证

（1）实证：泄泻清稀，肠鸣腹痛，头痛，肢体酸痛，食少纳呆。
（2）虚证：肠鸣即泻，完谷不化，泻后则安，形寒肢冷，胸膝酸软。

6. 钩活术分型治疗

（1）选穴：

主穴：根据影像学检查选择相应穴位组合（见基本公式）。

穴位组合（$T_4$穴+$T_3$穴较多）是根据影像学和临床症状而定的，与证型无关。

配穴：实证：脾俞（微内板 2.5）　胃俞（微内板 2.5）　关元俞（微内板 3.5）
　　　　　　足三里（微内板 3.5）　关元（微内板 3.5）　激发点（微内板 2.5）
　　　虚证：脾俞（微内刃 2.5）　胃俞（微内刃 2.5）　关元俞（微内刃 2.5）
　　　　　　足三里（微内刃 3.5）　天枢（微内刃 3.5）　关元（微内刃 3.5）

以上配穴根据具体情况，取双侧穴或单侧穴，单侧取患侧穴位点。

方义提要：局部取穴和循经取穴。局部取穴，以胸部新夹脊穴为所取穴位点。循经取穴主要根据疾病所在的经络循行部位选穴，旨在调和气血，温中补虚。并针对胸性腹泻的性质进行补泻。实证取脾俞、胃俞、关元俞、足三里、激发点用微内板泻法，虚证取脾俞、胃俞、关元俞、足三里、天枢、关元用微内刃补法。

（2）分型选钩：

实证：腹泻5~8次/日，兼有腹痛，但精神尚可，选巨类内板颈胸型钩锃针；腹泻3~5次/日，腹痛隐隐，精神可，选中类内板2.5钩锃针；症状好转80%以上者选微类内板2.5钩锃针。

虚证：体质差、病程长，腹泻5~8次/日或更多，腹部不适，精神极差，选巨类内刃肛门型钩锃针，此情况较少；病程长、腹泻5~8次/日或更多，腹部不适，精神差，选中类内刃2.5钩锃针；腹泻5~8次/日，腹部不适，精神可，选微类内刃2.5钩锃针。

（3）分型钩法：

实证和虚证钩法相同，都是浅单软钩法：浅、慢、少为特点。这是由于胸椎的特殊结构所决定的，倒八字钩法自上而下倾斜逐渐变为垂直的方向。在针具型号方面体现补泻。

（4）钩治步骤：

常规九步钩活法，无菌操作，动作灵巧。

（参考附录11钩活术的操作步骤）

7. 病案举例

［腹痛腹泻　头晕头痛］

王某某，女，34岁，石家庄桥西区人，公务员。

初诊：2012年7月10日。

主诉：腹痛、腹泻3年，背痛2个月。

现病史：3年前，因扭伤背部出现背痛，时轻时重，逐渐出现不明原因的腹痛、腹泻，4~5次/日，服用各种止泻药疗效欠佳。近2个月出现腹痛、腹泻加重，急躁易怒，头晕、头痛，经人介绍于2012年7月10日来本院求治。

既往史：3年前有背部扭伤史。

分析：患者女性，34岁，公务员，3年前，因扭伤背部出现背痛，时轻时重，逐渐出现不明原因的腹痛、腹泻，4~5次/日，急躁易怒，头晕、头痛，此腹泻符合中医实证型泄泻的发病过程。

检查：腹软、脐周轻压痛、肠鸣音活跃，大便检查未见异常，结肠镜检查未见异常。$T_{9,10}$棘突右偏，椎旁压痛，血压110/70mmHg，心、肺无异常。舌红，脉弦。

辅助检查：血常规、尿常规、心电图、血糖检查无异常。

影像学检查：X线（图3-22）（图3-23）。

X线表现：胸椎序列尚整齐，生理曲度存在，$T_{8~10}$棘突右偏，各椎间隙未见变窄，椎旁软组织未见异常。

印象：胸椎病

诊断：实证型泄泻（中医）

　　　　腹泻（西医）

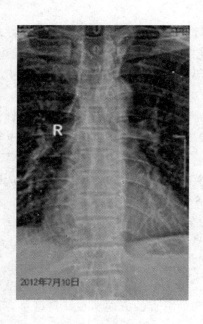 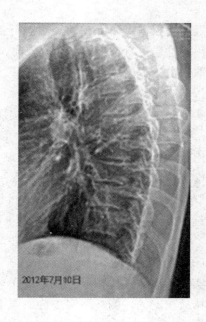

图 3-22　X 线正位片　　　　　图 3-23　X 线侧位片

治则：通利关节，疏通经脉。
治法：钩活术疗法。
选穴：主穴：$T_3$穴 + $T_4$穴（巨类颈胸型钩鍉针）
　　　配穴：脾俞（微内板 2.5）以泻法为主
　　　　　　胃俞（微内板 2.5）以泻法为主
常规钩活：利用中度单软钩活法，常规九步钩活逐一完成。
10 分钟钩活术，患者自述头晕、头痛减轻，10 日后复诊。
二诊：2012 年 7 月 20 日，患者自述腹痛、头晕、头痛减轻，腹泻无变化，愿做第二次钩活术治疗。
选穴：主穴：$T_3'$穴 + $T_4'$穴（巨类颈胸型钩鍉针）
　　　配穴：关元俞（微内板 3.5）以泻法为主
　　　　　　足三里（微内板 3.5）以泻法为主
常规钩活：利用中度单软钩活法，常规九步钩活逐一完成。
10 分钟钩活术，患者自述无不适，10 日后复诊。
三诊：2012 年 7 月 30 日，患者自述腹痛、腹泻明显好转，腹泻 2~3 次/日，愿做第三次钩活术治疗。
选穴：主穴：$T_4$穴 + $T_5$穴（中类内板 2.5 型钩鍉针）
　　　配穴：天枢（微内板 3.5）以泻法为主
　　　　　　关元（微内板 3.5）以泻法为主
常规钩活：利用轻度单软钩活法，常规九步钩活逐一完成。
10 分钟钩活术，患者自述无不适，15 天后复诊。
四诊：2012 年 8 月 14 日，患者自述腹痛、腹泻消失，头晕、头痛消失，饮食佳、二便调，夜寐佳。查：$T_{4,5}$棘突序列整齐，局部压痛消失。

随访：2013年8月14日电话随访，上述症状无反复。

【按语】此病例系外伤背部经络不通，劳累后右上腹部、腹泻，反复发作，发作时烦躁头痛。采用新夹脊$T_3$穴+$T_4$穴（巨类颈胸型钩鍉针），辅配脾俞（微内板2.5）、胃俞（微内板2.5）、关元俞（微内板3.5）、足三里（微内板3.5）以泻法为主。常规两次钩活，背痛腹泻明显好转，实祛大半。第三次采用$T_4$穴+$T_5$穴（中类内板2.5型钩鍉针）轻度单软钩法，辅配天枢（微内板3.5）、关元（微内板3.5）以泻法为主，故三次治愈。

附：颈椎和腰椎疾患亦可引起腹泻，钩活术治疗可参考颈段和腰段脊柱相关疾病。

8. 其他治疗

药物内服法、中药外用法、推拿、针灸、小针刀疗法、手术疗法。

手法治疗：在排除内科其他各种原因之后，确诊为胸性腹泻，对偏歪棘突予以纠正，恢复其正常解剖位置，使内外平衡统一、协调，完成体内生理功能。

附方：

（1）实证：

藿香正气散（《太平惠民和剂局方》）化裁：

藿香9g，苍术6g，茯苓6g，半夏6g，陈皮9g，木香9g，厚朴9g，大腹皮15g，紫苏9g，炙甘草6g，白芷9g，桔梗6g，防风6g。

（2）虚证：

四神丸（《内科摘要》）化裁：

补骨脂10g，肉豆蔻10g，吴茱萸10g，五味子10g，枸杞子10g，川牛膝20g，人参10g，黄芪20g，白术20g，干姜5g，附子3g。

### 七、肠易激综合征（IBS）

定义：本病是以腹痛、腹泻、便秘或便秘腹泻交替出现，并伴自主神经功能紊乱的一种慢性功能性肠道病变。本章节讨论的肠易激综合征是由于脊柱（胸椎）的退变和外伤而形成的胸性肠易激综合征。

1. 中医病因病机

中医学没有肠易激综合征这一病名，根据临床表现可归属于泄泻、腹痛、便秘、滞下、休息痢、郁证、肠澼等病证范畴。病因主要有情志失调、外邪内侵、素体虚弱、饮食不节等几个方面，其病位在大肠，发病主要与肝胆的疏泄、脾胃的运化和升清降浊功能及肾的温煦、主司二便功能失调有关。

情志失调导致肝木乘脾是本病发病的一个主要病因与病机。IBS多由情志失调而诱发。中医七情，喜、怒、忧、思、悲、恐、惊，其中肝与情绪恼怒变化关系最为密切。《医方考》曰："泻责之于脾，痛责之肝，肝责之实，脾责之虚，脾虚肝实故令痛泻。"多数人认为本病其病在肝，其标在肠，其制在肝，肝郁脾虚是其主要的临床证型，病理性质为寒热错杂，正虚邪实。情志失调致肝郁气滞，肝脾不调引起肠道气机不利，肠道传导失司而导致腹痛、腹泻、便秘诸症丛生。实证：①感受外邪，内犯脾胃，运化失职，水反为湿，谷反为滞，混杂而下，形成泄泻，气机阻滞，不通则痛，发为腹痛；热伤津液，肠腑失汤，则为便秘。②情志失调：忧思恼怒，情志不畅，肝失调达，疏泄失职，木横克土，脾运失健，水谷不化，湿邪内生，气机阻滞，大肠传导失职，形成肠易激。③饮食不节：饮食过量，宿食内停，不节肥甘，呆胃滞脾，过食生冷，损伤中阳,嗜食辛辣,胃中郁热,凡此皆可使脾胃运化失司,水谷不化,气机阻滞,发为肠易激综合征。虚证的病因病机:素体虚弱或久病体弱,脾阳不足,温运失职,或肾阳虚弱,火不暖土,运化无权,水谷精微混杂而下形成泄泻,脾肾阳虚,阴寒内生,寒凝气滞,不通则痛,而致腹痛,阳气虚衰,阴寒内盛,凝滞肠胃,阳气不运,津液不行,或脾肾阴虚,肠腑失濡,又可形成便秘。

2. 西医病因病理

内脏小神经起于第10~11胸交感节,穿膈肌而终于腹腔节。肠系膜下神经丛分布于结肠及直肠。由于脊柱椎间关节失稳,在姿势不良、疲劳过度、受寒冷或失眠烦躁等诱因下致胸椎错位,因而损害胸交感神经,受刺激使交感神经兴奋或受压迫使交感神经抑制而发病。从生理病理方面分析,一个自主效应器被去除神经后,它将对化学物质的敏感性越来越强,称为去神经敏感性。胸椎及胸椎关节错位使交感神经节前纤维受到严重压迫,神经功能低下,肠壁细胞处于类去神经的内脏感觉过敏状态,或许多正常食物或某些刺激性食物显示过敏现象不耐受而致肠功能紊乱症状诱发加重(临床表现为副交感神经相对兴奋状态)。

3. 诊断

(1) 症状:

①腹痛:大部分肠易激综合征患者有不同程度的腹痛,为绞痛或不适感,以左下腹或下腹多见,也可位于脐周,腹痛常在便前发生或加重,便后或排气后缓解、消失,进餐可诱发,极少睡眠中痛醒。

②腹泻或便秘:25%~45%的病人有便秘、腹泻或腹泻便秘交替出现,大便多呈稀糊状,也可成形软便或稀水样。部分患者粪质量少而黏液量很多,但无脓血。排便不扰睡眠。便秘呈现干结、量少,呈羊粪状或细杆状,表面可附黏液。

③其他消化道症状:胃肠胀气和消化不良,上腹胀满,频繁嗳气,餐后加重,长伴口干、口苦等,可有排便不尽感、排便窘迫感。

④自主神经功能紊乱:焦虑、紧张、失眠、乏力、心悸、手足多汗、血压偏低、头面阵热与头晕等。

⑤腹部多无阳性体征发现,血、尿、粪便检查、培养(至少3次)及潜血试验,肝、肾功能,电解质,血沉,甲状腺功能和血清酶学检查无异常。结肠镜检查:肠管痉挛持续时间长,收缩频繁,肠镜推进困难,肠腔内可见黏膜充血,黏液分泌增多或正常,组织活检正常。结肠功能测定:可行结肠内置管测压或吞下微型传感器和胃肠肌电图等方法测定肠运动功能。

胸性肠易激综合征的诊断有以下特点。

①有胸椎病或胸部外伤史,肠易激综合征与胸椎病症状同时发生,或继发于胸椎病之后。

②肠易激综合征症状的轻重与胸椎病的轻重有直接关系。

③消化内科系统检查,排除其他疾病。

④胸部钩活术或手法治疗后,肠易激综合征有所缓解。

(2) 舌脉:舌淡、苔薄白,脉弦或沉。

(3) 体征:背部僵硬、肌紧张、活动受限,部分棘突压痛,或椎旁压痛。棘突偏歪,棘间韧带压痛。

（4）影像学检查：胸椎X线平片可显示生理曲度消失、椎间隙狭窄，胸椎间关节排列紊乱，左右关节突关节不对称，较重者脊椎侧弯，或棘突左右偏歪，或棘突间距上宽下窄或上窄下宽。CT及MRI检查符合胸椎病的表现。

（5）排除其他病：综合判断排除其他原因引起的肠易激综合征的症状。

符合以上5条并排除其他疾病即可确诊为脊源性肠易激综合征。

包括现代医学的胸椎病引起的肠易激综合征。

诊断要点：在影像学检查结果的支持下，有胸椎病的症状，有肠易激综合征的症状，肠易激综合征的症状为主，但是随胸椎病症状的加重肠易激综合征的症状也同时加重。

4. 鉴别诊断

（1）急性阑尾炎：转移性右下腹痛及阑尾压痛点、反跳痛为其常见临床表现，多为持续性伴阵发性加剧的右下腹痛、恶心、呕吐，多数病人白细胞和嗜中性粒细胞计数增高，右下腹阑尾区（麦氏点）压痛则是该病的主要体征。

（2）溃疡性结肠炎：血性腹泻是最常见的早期症状，伴有腹痛、便血、体重减轻、里急后重、呕吐等，也可有发热、肝功能障碍等，病变多位于乙状结肠和直肠，病程漫长，反复发作，肠镜等检查可明确诊断。

（3）胃溃疡：以上腹部疼痛为主要症状，长呈隐痛、钝痛、胀痛、烧灼样痛。疼痛多在餐后1小时内出现，经1~2小时逐渐缓解，直至下餐进食后在复现上述节律，胃镜检查可明确诊断。

（4）肠道肿瘤：有腹泻、腹痛的症状，并且出现排便习惯的改变、大便带血、消瘦等现象，或消耗性全身症状，通过影像学检查可以鉴别。

5. 分型辨证

（1）实证：腹泻便秘交替出现，腹部胀痛，痛无定处，痛引少腹，时作时止，嗳气或矢气则舒。

（2）虚证：腹泻便秘交替出现，腹痛隐隐，时作时止，神疲乏力，气短懒言，胃纳不佳，面色无华。

6. 钩活术分型治疗

（1）选穴：

主穴：根据影像学检查选择相应穴位组合（见基本公式）。

穴位组合（$T_2$穴+$T_3$穴较多）是根据影像学和临床症状而定的，与证型无关。

配穴：实证：脾俞（微内板2.5）　胃俞（微内板2.5）　关元俞（微内板3.5）
　　　　　　足三里（微内板3.5）　关元（微内板3.5）　激发点（微内板2.5）

　　　　虚证：脾俞（微内刃2.5）　胃俞（微内刃2.5）　关元俞（微内刃3.5）
　　　　　　足三里（微内刃3.5）　天枢（微内刃3.5）　关元（微内刃3.5）

以上配穴根据具体情况，取双侧穴或单侧穴，单侧取患侧穴位点。

方义提要：局部取穴和循经取穴。局部取穴，以胸部新夹脊穴为所取穴位点。循经取穴主要根据疾病所在的经络循行部位选穴，旨在调和气血，温中补虚。并针对胸性腹泻的性质进行补泻。实证取脾俞、胃俞、关元俞、足三里、激发点用微内板泻法，虚证取脾俞、胃俞、关元俞、足三里、天枢、关元用微内刃补法。

（2）分型选钩：

实证：腹痛腹泻，腹泻5~8次/日，但精神尚可，选巨类内板颈胸型钩鍉针；腹泻 3~5 次/日，腹痛隐隐，精神可，选中类内板 2.5 钩锃针；症状好转 80% 以上者选微类内板 2.5 钩锃针。

虚证：体质差、病程长、腹泻 5~8 次/日或更多，腹部不适，精神极差，选巨类内刃肛门型钩锃针，此情况较少；腹痛腹泻病程长，腹泻 5~8 次/日或更多，精神差，选中类内刃 2.5 钩锃针；腹泻 5~8 次/日，腹部不适，精神可，选微类内刃 2.5 钩锃针。

（3）分型钩法：

实证和虚证钩法相同，都是浅单软钩法：浅、慢、少为特点。这是由于胸椎的特殊结构所决定的，倒八字钩法自上而下倾斜逐渐变为垂直的方向。在针具型号方面体现补泻。

（4）钩治步骤：

常规九步钩活法，无菌操作，动作灵巧。

（参考附录 11 钩活术的操作步骤）

7. 病案举例

[腹痛腹胀　腰背痛]

杨某某，男，44 岁，石家庄桥东人，装卸工。

初诊：2012 年 3 月 5 日。

主诉：腹痛、腹胀 5 年，腰背痛 3 年，加重 1 个月。

现病史：5 年前，无明显诱因经常腹痛、腹胀，常在进食时引发，排便后疼痛缓解，大便不成形，结肠镜检未见器质性病变，口服多种中西药治疗稍有好转。3 年前，因一次大量装卸货物，出现腰背痛，未经治疗休息后减轻，此后，因劳作过多腰背痛反复发作，腹痛、腹泻也随之加重，腰背痛减轻，腹痛、腹泻也随之减轻。近 1 个月，上述症状加重，经人介绍于 2012 年 3 月 5 日来本院求治。

既往史：既往体健。

分析：患者，男，44 岁，装卸工，经常腹痛、腹胀，常在进食时引发，排便后疼痛缓解，大便不成形，结肠镜检未见器质性病变，劳累伤气后加重，此肠易激综合征符合中医虚证型腹痛的发病过程。

检查：腹软、脐周轻压痛、肠鸣音活跃，大便检查未见异常，结肠镜检查未见异常。背部肌肉僵硬，$T_{9\sim10}$ 棘突右偏，椎旁压痛，按揉后，腹部舒服，血压 120/80mmHg，心、肺无异常。舌淡、苔薄白，脉弦紧。

辅助检查：血常规、尿常规、心电图、血糖检查无异常。

影像学检查：X 线（图 3-24）（图 3-25）。

X 线表现：胸椎序列尚整齐，生理曲度存在，$T_{4\sim5}$、$T_{9\sim10}$ 棘突右偏，各椎间隙未见变窄，椎旁软组织未见异常。

印象：胸椎病

诊断：虚证型腹痛（中医）

　　　肠易激综合征（西医）

治则：通利关节，疏通经脉。

治法：钩活术疗法。

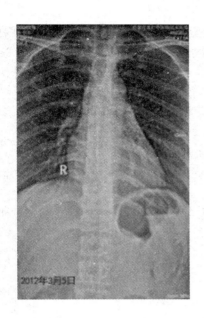
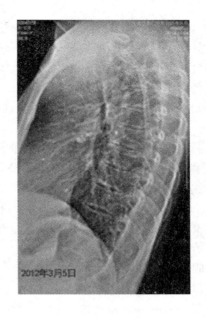

图 3-24　X 线正位片　　　　　　　　图 3-25　X 线侧位片

选穴：主穴：$T_2$ 穴 + $T_3$ 穴（中类内刃 2.5 型钩锃针）

配穴：脾俞（微内刃 2.5）以补法为主

胃俞（微内刃 2.5）以补法为主

常规钩活：利用中度单软钩活法，常规九步钩活逐一完成。

10 分钟钩活术，患者自述腰背痛减轻，10 日后复诊。

二诊：2012 年 3 月 15 日，患者自述腰背痛减轻，腹痛、腹泻减轻，愿做第二次钩活术治疗。

选穴：主穴：$T_2'$ 穴 + $T_3'$ 穴（中类内板 2.5 型钩锃针）

配穴：关元俞（微内刃 3.5）以补法为主

足三里（微内刃 3.5）以补法为主

常规钩活：利用中度单软钩活法，常规九步钩活逐一完成。

10 分钟钩活术，患者自述无不适，10 日后复诊。

三诊：2012 年 3 月 25 日，患者自述腰背痛基本消失，腹痛、腹泻减轻，愿做第三次钩活术治疗。

选穴：主穴：$T_1$ 穴 + $T_2$ 穴（中类内刃 2.5 型钩锃针）

配穴：天枢（微内刃 3.5）以补法为主

关元（微内刃 3.5）以补法为主

常规钩活：利用轻度单软钩活法，常规九步钩活逐一完成。

10 分钟钩活术，患者自述无不适，15 天后复诊。

四诊：2012 年 4 月 9 日，患者自述腰背痛消失，腹痛、腹泻消失，大便成形，饮食佳、二便调，夜寐佳，精神好。查：$T_{10,11}$ 棘突序列整齐，局部压痛消失。

随访：2013 年 4 月 9 日电话随访，上述症状无反复。

【按语】此病例系外伤背部经络不通，劳累后右上腹部、腹泻，劳累伤气后加重，大便不成形。采用 $T_2$ 穴 + $T_3$ 穴（中类内刃 2.5 型钩锃针），辅配脾俞（微内刃 2.5）、胃俞（微内刃2.5）、足三里（微内刃3.5）以补法为主，常规两次钩活，轻度祛瘀，同时补虚，背痛腹泻明显好转，实祛正缓。第三次采用$T_1$穴＋$T_2$穴（中类内刃2.5型钩锃针）轻度单软钩法，辅配天枢（微内刃3.5）、关元（微内刃3.5）以补法为主，重度补虚，同时祛瘀，故三次治愈。

附：腰椎疾患亦可引起胃下垂，钩活术治疗可参考腰段脊柱相关疾病。

8. 其他治疗

药物内服法、中药外用法、推拿、针灸、小针刀疗法、手术疗法。

手法治疗：本病治疗主要是积极寻找并祛除促发因素和对症治疗，强调综合治疗和个性化治疗的原则。

手法复位治疗：用揉、拿、搓、推、分筋理筋、镇定等手法松弛胸、臀部软组织。根据椎体错位类型选用摇腿揉胸法、坐式旋转复位法、间接分压法斜搬法（单人、双人）、俯卧按胸搬腿法。

附方：

（1）实证：

柴胡疏肝散（《证治准绳》）化裁：

柴胡9g，枳壳6g，川芎9g，葛根15g，牛膝9g，炙甘草6g，香附9g，陈皮12g，芍药12g，菊花10g。

（2）虚证

小建中汤（《景岳全书》）化裁：

饴糖10g，附子3g，干姜10g，桂枝10g，鹿角胶15g，党参10g，芍药10g，白术20g，甘草6g。

## 八、功能性便秘

定义：便秘是指大便秘结不通，排便间隔时间较平时习惯延长，或虽有便意，但排便困难而言。在正常情况下，食物通过胃肠道，经过消化、吸收，所余残渣的排泄常常需24～48小时。正常人每周排便不少于3次，便秘患者表现为每周排便少于3次，同时若排便间隔超过48小时，当可视为便秘。但是健康人的排便习惯有所不同，有隔2～3天1次者，未必即为便秘。便秘可见于多种病因与疾病，主要由于大肠传导功能失常，粪便在肠内停留时间过久，水分被吸收，造成粪质干燥、坚硬所致。能排除器质性疾病，则这类便秘称为功能性便秘。现代医学认为主要分结肠便秘和直肠便秘两种，前者系食物残渣在结肠中运行迟缓而致；后者则因食物残渣在直肠滞留过久，也称排便困难。本章节讨论的便秘是由于脊柱（胸椎）的退变和外伤而形成的胸性便秘。

1. 中医病因病机

中医学认为便秘的基本病机属大肠传导失常，同时与肺、脾、胃、肝、肾等脏腑的功能失调有关。胃与肠相连，胃热炽盛，下传大肠，燔灼津液，大肠热盛，燥屎内结；恣食生冷，凝滞胃肠，或外感寒邪，积聚胃肠，则肠失传导，糟粕不行。脾主运化，若脾虚失运，糟粕内停，则大肠失传导之功；肺热肺燥，下移大肠，则肠燥津枯；肝主气机，若肝郁气滞，或气郁化火伤津，则腑气不通，气滞不行；肾司二便，若肾阴不足，则肠失濡养，便干不行，若肾阳不足，则大肠失于温煦，传运无力，大便不通。可见便秘虽属大肠传导失职，但以上诸因皆可影响大肠的传导，而发为本病证。功能性便秘一般病程较长，反复发作，多数医家赞同"因虚致秘"的病机理论，认为本病证多责之于脏腑气血阴阳之不足，证属本虚标实。便秘偏实：多由素体阳盛或过食辛辣厚味，以致胃肠积热；或误服药石，毒热内盛；或热病后余热留恋，肺热移于大肠，耗伤津液，导致肠道燥热，大便干结。也因忧思过度，久坐少动，则气不降，大肠气机郁滞，通降失常，传导失职，糟粕内停而成。便秘偏虚：多由病后、产后，气血两伤未复，或年迈体弱，气血亏耗，气虚则大肠传运无力，血虚则津亏，肠失滋润，而成便秘；或下焦阳气不充，阴寒凝结，腑气受阻，糟粕不行，淤积肠道而为便秘。

2. 西医病因病理

降结肠以下肠管的自主神经支配：

副交感神经：节前纤维起自第2～4骶髓的侧角，经第2～4骶神经和盆内脏神经以及盆神经丛，分布于降结肠、乙状结肠、直肠和膀胱等器官内的神经节，其节后纤维分布于上述各器官。作用为加强结肠和直肠的蠕动，抑制肛门内括约肌收缩。

交感神经：节前纤维发自上部胸髓侧角（主要是第1、2胸髓），路径为相应胸神经的白交通支。穿过胸交感神经节和腹主动脉处，止于肠系膜下神经节或（上）腹下丛中散在的小神经节。节后纤维经（上）腹下丛、腹下神经和盆神经丛而分布至降结肠、直肠和膀胱的平滑肌。作用为抑制结肠和直肠的蠕动，使肛门内括约肌收缩。引起便秘的原因颇多，主要有结肠性和直肠性便秘两类。原因有以下几种。

（1）排便动力的缺乏：排便的动力，主要依赖膈肌、腹肌、提肛肌与肠壁平滑肌，由于各种原因造成上述四种肌肉的衰弱，均可引起便秘。

（2）肠道所受刺激不足，肠黏膜应激力减弱，肠内容物运行受阻以及各种原因引起排便反射消失，也均可引起便秘。

（3）直肠肛门疾患，盆腔、腹腔区大肿瘤及腹水的压迫等。

（4）我们所讨论的便秘是由于颈椎病或胸椎病所引起的便秘，是由于脊柱小关节的错位或增生骨刺，刺激或压迫了交感神经，或造成脑干、丘脑下部及高位脊髓供血不足，而抑制副交感神经系统，使分布在肠壁的胸、胸支交感神经的作用亢进，胃肠蠕动减弱和分泌减少产生便秘。

3. 诊断

（1）症状：大多数无内、外科器质性病变的所谓单纯性便秘患者，无症状或无阳性体征。由于粪块在乙状结肠和直肠内过度壅滞，病人有时可感到左下腹胀痛，常有里急后重、欲便不畅等症状。又因粪块过于坚硬，可引起痔疮、肛裂等肛门疾患。

在习惯用泻药或灌肠的病人，由于胃肠运动紊乱，可诉中上腹饱胀不适、嗳气、反胃、恶心、腹痛、腹鸣、矢气等。在痉挛性结肠便秘时，常有阵发性腹部疼痛。少数病例有骶骨部、臀部、大腿后侧的隐痛与酸胀感觉，是由于粪块压迫第3～5骶神经根前支所致。

慢性便秘特别是习惯用泻药或灌肠的患者往往陈述所谓轻度毒血症症状，如食欲减退、恶心、口苦、精神萎靡、头晕乏力、全身酸痛，甚至有轻度贫血与营养不良等表现。

胸性便秘的诊断有以下特点。

①有胸椎病或胸部外伤史，便秘与胸椎病症状同时发生，或继发于胸椎病之后。

②便秘的轻重与胸椎病的轻重有直接关系。

③消化内科系统检查,排除其他疾病。
④胸部钩活术或手法治疗后,便秘有所缓解。
(2) 舌脉:舌淡、苔薄白,脉沉迟。
(3) 体征:胸部僵硬、肌紧张、活动受限,部分棘突压痛,或椎旁压痛。
(4) 影像学检查:胸椎 X 线平片可显示生理曲度消失、椎间隙狭窄,椎间孔矢径与上下径均减小,椎体后缘有骨赘形成;棘突偏移。CT 及 MRI 检查符合胸椎病的表现。
(5) 排除其他病:综合判断排除其他原因引起的便秘症状。
符合以上 5 条并排除其他疾病即可确诊为便秘。
包括现代医学的胸椎病。
诊断要点:在影像学检查结果的支持下,有胸椎病的症状,有便秘症状,便秘症状为主,但是随胸椎病症状的加重便秘症状也同时加重。
注:对于便秘的诊断并不困难,但欲推究引起便秘的病因,则应详细分析病史。特别是在 40 岁以上的患者,既往排便一直规律,逐渐发生顽固性便秘者,必须想到结肠癌的可能。经内外科排除其他器质性便秘,并经手法治疗后,症状改善者才可考虑为脊源性便秘。

4. 鉴别诊断
(1) 肠梗阻:多数病人有腹腔手术、创伤、出血、异物或炎症疾病史,临床多为阵发性腹痛,伴恶心、呕吐、腹胀及停止排便排气等,X 线检查可明确诊断。
(2) 先天性巨结肠:是由于远端结肠病变肠段肌间神经丛缺乏神经节细胞,使结肠的正常蠕动和肛门内括约肌对直肠扩张的反射性松弛消失,临床大多为慢性便秘症状,肛门指检时可诱发排气与排出糊状粪便,钡剂灌肠可显示病变肠段呈不规则狭窄。
(3) 肠易激综合征:便秘常受到情绪紧张或忧虑等因素的影响,患者常有阶段性的腹泻史,钡餐及肠镜检查无明显的器质性病变。
(4) 肠道肿瘤:有便秘症状,多伴有大便习惯及大便形状的改变,并且出现痿证现象,或消耗性全身症状,通过影像学检查可以鉴别。

5. 分型辨证
(1) 实证:大便干结,欲便不得出,或便而不爽,肠鸣矢气,腹中胀痛,嗳气频作。
(2) 虚证:大便干,排出困难,小便清长,四肢不温,腰膝酸冷,面色㿠白。

6. 钩活术分型治疗
(1) 选穴:
主穴:根据影像学检查选择相应穴位组合(见基本公式)。
穴位组合($T_3$穴+$T_4$穴较多)是根据影像学和临床症状而定的,与证型无关。
配穴:实证:足三里(微内板3.5)　脾俞(微内板2.5)　上脘(微内板3.5)
　　　　　中脘(微内板3.5)　关元(微内板3.5)　大肠俞(微内板3.5)
　　　虚证:足三里(微内刃3.5)　脾俞(微内刃2.5)　上脘(微内刃3.5)
　　　　　中脘(微内刃3.5)　关元(微内刃3.5)　大肠俞(微内刃3.5)
以上配穴根据具体情况,取双侧穴或单侧穴,单侧取患侧穴位点。
方义提要:局部取穴和循经取穴。局部取穴,以胸部新夹脊穴为所取穴位点。循经取穴主要根据疾病所在的经络循行部位选穴，旨在补气养血、泄热导滞、通便。并针对胸性便秘的性质进行补泻，实证取足三里、脾俞、上脘、中脘、关元、大肠俞用微内板泻法，虚证取足三里、脾俞、上脘、中脘、关元、大肠俞用微内刃补法。

（2）分型选钩：

实证：便秘不影响正常工作，精神可，大便5~8日一行，大便干燥，腹胀或无腹部症状，选巨类内板颈胸型钩锃针；大便3~5日一行，大便干燥，无腹部症状，选中类内板2.5钩锃针；大便1~2日一行，大便质量尚可，无腹部症状，选微类内板2.5钩锃针。

虚证：体质极差、病程长、大便2~3日一行，排便无力，便质正常，选巨类内刃肛门型钩锃针，此类情况较少；体质差、大便3~5日一行，排便力量差，便质尚可，选中类内刃2.5钩锃针；病程长、症状较轻、体质差者，大便3~5日一行，排便力量尚可，便质轻度干燥，选微类内刃2.5钩锃针。

（3）分型钩法：

实证和虚证钩法相同，都是浅单软钩法：浅、慢、少为特点。这是由于胸椎的特殊结构所决定的，倒八字钩法自上而下倾斜逐渐变为垂直的方向。在针具型号方面体现补泻。

（4）钩治步骤：

常规九步钩活法，无菌操作，动作灵巧。

（参考附录11 钩活术的操作步骤）

7. 病案举例

［便秘　上肢麻木］

李某某，女，50岁，石家庄无极人，农民。

初诊：2012年7月9日。

主诉：便秘、右上肢麻木6年，加重20天。

现病史：便秘、右上肢麻木6年，时轻时重，5~7天/次，因固定姿势劳作加重20天，大便艰难，干燥如栗，腹部胀满，按之作痛，口臭，于2012年7月9日来本院求治。

既往史：便秘10年。

分析：患者，女，50岁，农民，便秘日久，时轻时重，5~7天/次，因固定姿势劳作加重20天，大便艰难，干燥如栗，腹部胀满，按之作痛，口臭，此功能性便秘符合中医实证型便秘的发病过程。

检查：$T_{9、10}$棘突左偏，椎旁压痛，腹部平软，肠鸣音减弱，2~3次/分，左下腹可触及条索状粪便，血压120/80mmHg，心、肺无异常。舌苔黄，脉滑实。

辅助检查：血常规、尿常规、心电图、血糖检查无异常。

影像学检查：X线（图3-26）（图3-27）。

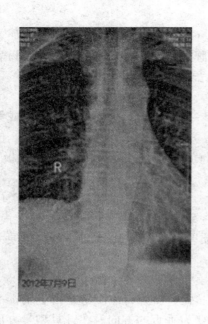 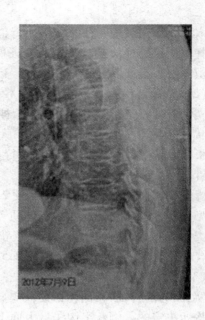

图 3-26　X 线正位片　　　　　　　　　图 3-27　X 线侧位片

X 线表现：胸椎序列尚整齐，生理曲度欠佳，$T_{9～10}$棘突左偏，各椎间隙未见变窄，椎旁软组织未见异常。

印象：胸椎病

诊断：实证型便秘（中医）

　　　功能性便秘（西医）

治则：通利关节，疏通经脉。

治法：钩活术疗法。

选穴：主穴：$T_3$穴 + $T_4$穴（巨类颈胸型钩鍉针）

　　　配穴：足三里（微内板 3.5）以泻法为主

　　　　　　脾俞（微内板 2.5）以泻法为主

常规钩活：利用中度单软钩活法，常规九步钩活逐一完成。

10 分钟钩活术，患者自述右上肢麻木减轻，10 日后复诊。

二诊：2012 年 7 月 19 日，患者自述便秘、右上肢麻木减轻，愿做第二次钩活术治疗。

选穴：主穴：$T_3'$穴 + $T_4'$穴（巨类颈胸型钩鍉针）

　　　配穴：上脘（微内板 3.5）以泻法为主

　　　　　　中脘（微内板 3.5）以泻法为主

常规钩活：利用中度单软钩活法，常规九步钩活逐一完成。

10 分钟钩活术，患者自述无不适，10 日后复诊。

三诊：2012 年 7 月 29 日，患者自述便秘、右上肢麻木明显减轻，愿做第三次钩活术治疗。

选穴：主穴：$T_2$穴 + $T_3$穴（中类内板 2.5 型钩鍉针）

　　　配穴：天枢（微内板 3.5）以泻法为主

　　　　　　关元（微内板 3.5）以泻法为主

常规钩活：利用轻度单软钩活法、常规九步钩活逐一完成。

10分钟钩活术，患者自述无不适，15天后复诊。

四诊：2012年8月13日，患者自述便秘、右上肢麻木消失，大便不干，排便顺畅，1～2天/次。查：$T_{9、10}$棘突序列整齐，局部压痛消失。

随访：2013年8月13日电话随访，上述症状无反复。

【按语】此病例系腹气不通造成的便秘。采用新夹脊$T_3$穴+$T_4$穴（巨类颈胸型钩鍉针），辅配足三里（微内板3.5）、脾俞（微内板2.5）、上脘（微内板3.5）、中脘（微内板3.5）以泻法为主，常规两次钩活，便秘明显好转，实祛大半。第三次采用$T_2$穴+$T_3$穴（中类内板2.5型钩鍉针）轻度单软钩法，辅配天枢（微内板3.5）、关元（微内板3.5）以泻法为主，故三次治愈。

附：颈椎和腰椎疾患亦可引起功能性便秘，钩活术治疗可参考颈段和腰段脊柱相关疾病。

8. 其他治疗

药物内服法、中药外用法、推拿、针灸、熏蒸疗法、小针刀疗法、埋线疗法。

手法治疗：对于便秘患者的处理，应注意下述六点原则：①探求便秘的原因，针对病因来解决便秘。②向患者宣传排便的生理知识，养成定时排便的习惯。③纠正或防止患者经常服用泻药或灌肠的习惯。④手法纠正脊柱的小关节错位或棘突偏歪，是主要的病因治疗。⑤辅助推拿治疗，治疗原则为利肠通便，在腹部的中脘、天枢、大横、关元穴用推、摩法；然后在背部的肝俞、脾俞、胃俞、肾俞、大肠俞、八髎穴用推、按、揉、搓法治疗。⑥多喝开水（晨起空腹饮服淡盐水1杯），平时多食蔬菜、水果，尤其是粗纤维蔬菜，如芹菜、韭菜等。忌食辛辣刺激性食品。

附方：

（1）实证：

六磨汤（《世医得效方》）化裁：

槟榔9g，沉香6g，木香6g，乌药6g，大黄5g，枳壳9g，川芎9g。

（2）虚证：

济川煎（《景岳全书》）化裁：

附子10g，火麻仁30g，枳壳10g，川牛膝20g，肉苁蓉15g，当归10g。

**九、慢性非特异性溃疡性结肠炎**

定义：本病是一种原因不明的慢性结肠炎（以下简称慢性结肠炎），病变以溃疡为主，多累及远端结肠，但亦有遍及整个结肠者，病变主要限于大肠黏膜与黏膜下层。主要症状有腹泻、黏液脓血便、腹痛。病程缓慢，病情轻重不一，有反复发作的慢性病程。本病可发生于任何年龄，但多在20～40岁之间，男女发病率无明显差别。溃疡性结肠炎临床表现为腹痛、腹泻、黏液便或脓血便及里急后重等，其症状轻重不一。在我国，国内患者临床表现多不典型，以轻、中度患者多见。关于本病的发病机制，多数学者认为本病以遗传因素为背景，感染和环境因素通过启动肠道免疫和非免疫系统，使黏膜对抗原呈高敏反应，免疫调节功能紊乱，释放大量细胞因子和炎症介质，最终导致肠黏膜慢性炎症和组织损伤。本章节讨论的结肠炎是由于脊柱（胸椎）的退变和外伤而形成的胸性慢性非特异性溃疡性结肠炎。

1. 中医病因病机

在中医古籍文献中，并无"溃疡性结肠炎"这一病名，由于其临床表现不一，而对本病病名存在多种提法，如"泄泻、腹泻、便血、肠风、痢疾、休息痢、滞下、脏毒、肠澼、大瘕泄"等。但在近年来出现的国家标准《中医临床诊疗术语》的病名定义中，本病的中医病名是"大瘕泄"。国内对于本病的病因病机存在不同意见，在病因上，多数观点认为与外感六淫、饮食不节、情志失调有关，外感六淫中主要是湿热之邪，但外感寒湿也可引起本病。在病机上，多数观点认为本病病位在大肠，为本虚标实，与肝、脾、肾有关，标主要为湿热蕴结、气滞血瘀等；病初与脾胃肠有关，后期涉及肾。本病初期多为标实，日久则为正邪相争、虚实互现或寒热错杂，久病则多为正虚。

实证：①饮食不节：饮食过量，停滞不化；或恣食膏粱厚味，辛辣肥腻，湿热内生，蕴结肠胃；或误食生冷不洁之物，导致脾胃损伤，运化失职，水谷精微不能转输吸收，停为湿滞，而引起泄泻。②情志不调：肝失疏泄，脾气虚弱，或本有食滞，或湿阻，复因情志不畅，忧思恼怒，则气郁化火，致肝失条达，失于疏泄，横逆乘脾犯胃，脾胃不和，运化失常，而成泄泻。若患者情绪郁滞不解，虽无食滞或湿阻因素，亦可因遇大怒气伤或精神刺激，而发生泄泻。虚证：①脾胃虚弱：饮食不节日久，或劳倦内伤，或久病缠绵不愈，均可导致脾胃虚弱。脾气不足，运化不健，乃致水反成湿，谷反成滞，湿滞不去，清浊不分，混杂而下，遂成泄泻。②肾阳虚衰：年老体弱或久病之后，损伤肾阳，命门之火不足，则不能温煦脾土，运化失司，引起泄泻。

2. 西医病因病理

本病的病因迄今尚不明确，有下列各种学说：

（1）由于本病的病理变化和临床表现酷似菌痢，有人认为本病即系慢性杆菌性痢疾。但未能得到证实。

（2）有人认为神经精神因素可能成为本病的主要原因。大脑皮层活动障碍可通过自主神经系统功能紊乱，产生肠道及其血管的平滑肌痉挛，而形成结肠黏膜的糜烂及溃疡。

（3）肠壁分泌过多的溶菌酶破坏黏液的保护作用，因而招致细菌侵入，发生黏膜坏死。但患者的溶菌酶分泌过多可能为炎症刺激的后果，同时以抗溶菌酶治疗并无疗效。

（4）严重病例可伴有多关节炎及皮疹，因此有人倡议本病为一种慢性胶原性疾病，是由于自体免疫机制所引起的。

（5）由于少数病例对某种食物有过敏，如从食谱中排除此种食物后或脱敏后，病情好转或痊愈，因此有人提出过敏学说。

（6）关于营养缺乏学说，一般认为营养缺乏为结肠炎的后果而不是病因。

（7）我们认为是由于交感神经功能低下而引起。腹腔脏器受交感神经和副交感神经的双重支配，腹腔内脏交感神经节前纤维起自胸髓第 5～12 节的侧柱细胞，与相应的脊髓前根并行。经白交通支，通过交感神经干，至靠近内脏的椎前神经节交换神经元，其节后纤维分布于腹腔内脏，在正常情况下，自主神经的功能随着内外环境的变化而处于相对的平衡状态，完成体内复杂的生理活动。但由于某些原因致使交感神经节前纤维受到抑制后其兴奋性降低，相对的迷走神经的兴奋性变高，无论是消化腺的分泌，还是胃肠活动和胃肠血管的动力，都会发生变化，这些变化在早期仅仅是功能上的紊乱，如呕吐、腹泻和腹痛等，继而由于消化道的营养障碍，黏膜抵抗力的减弱和胃肠内容物的侵蚀，便可以形成消化道溃疡。

引起交感神经兴奋性降低的原因是由于胸椎关节紊乱，胸椎关节的紊乱产生和对交感神经功能的影响有以下三种原因：

①胸段脊柱的生理弯曲向后呈弧形，直立、坐位时弯曲的焦点便落在第6、7胸椎，此处上下应力集中，增加了负荷。本组病例84.6%发生于该处。

②急、慢性劳损：急性外伤较为少见，但慢性劳损经常发生于第6、7胸椎处，其椎间关节常有骨质增生。由于内在平衡稳定性的减弱，又会增加损伤机会，破坏胸脊柱内外平衡，使胸椎单个或多个椎体发生轻微移位，造成后关节错位。久之，这些错位的关节周围关节囊及椎间组织，可发生无菌性炎症。

③椎间盘、胸椎间韧带等组织退变后，由于内在平衡稳定性的减弱，而干扰了交感神经节前纤维。但很难解释多数病人唯有交感神经症状而没有其他脊髓神经症状。根据解剖的关系认为是，硬膜外腔是脂肪结缔组织，内有静脉丛，由于上述各种原因，会使该部位粘连。另外，软膜是一富有血管的膜，实际上是两层组织，内层是由网状纤维和弹力纤维形成致密网，紧贴在脊髓表面上，并发出纤维隔进入脊髓，血管沿着此隔进出脊髓神经。脊髓两侧的软膜外层向外突出，经蛛网膜下腔穿过蛛网膜与硬膜相连，形成齿状韧带，正常时不影响脊髓随着脊柱的弯曲而活动。但当胸椎关节紊乱时，其张力增加。由于齿状韧带的紧张，便会影响软膜的血运，进一步影响到侧柱细胞的血运，而出现交感神经功能低下。

3. 诊断

（1）症状：

除少数患者起病急骤外，一般起病缓渐。病情轻重不一，症状以腹泻为主，严重者10~30次/日，腹泻主要与炎症导致大肠黏膜对水、钠吸收障碍以及结肠运动功能失常有关，排出含有脓、血和黏液的粪便，伴有阵发性结肠痉挛性绞痛与压痛，多位于左下腹，肠鸣音亢进，并有里急后重，排便后常获缓解。轻者大便次数不多，但有血、脓及黏液排出。少数出现腹胀。本病有反复发作的趋势，发作的诱因有情绪激动、劳累、饮食失调、继发感染等。

胸性慢性非特异性溃疡性结肠炎的诊断有以下特点。

①有胸椎病或胸背部外伤史，慢性结肠炎与胸椎病症状同时发生，或在胸椎病之后发生。

②慢性结肠炎症状的轻重与胸椎病的轻重有直接关系。

③消化内科系统检查，排除其他疾病。

④胸部钩活术或手法治疗后，慢性结肠炎的症状有所缓解。

（2）舌脉：舌淡、苔薄白或白腻，脉弱或濡缓。

（3）体征：腹部有轻度压痛，无反跳痛。胸部僵硬、肌紧张、活动受限，部分棘突压痛，或椎旁压痛。

（4）影像学检查：胸椎X线平片可显示生理曲度改变、侧弯、棘突偏移，椎体后缘有骨赘形成；CT及MRI检查符合胸椎病的表现。

(5) 特殊检查：

①粪便检验：粪便中有脓、血及黏液，反复检验无痢疾杆菌、溶组织阿米巴或血吸虫卵等特异性结肠炎的病原体发现。

②直肠乙状结肠镜检查：在绝大多数病例特别是在发作期，发现黏膜呈充血、出血、水肿及颗粒状；在晚期有肠壁增厚、肠腔狭窄、假息肉形成甚至癌变。活体组织检查显示非特异性炎症性病变或纤维瘢痕。

③X线检查：钡剂灌肠可见到结肠黏膜型紊乱、结肠袋形加深或消失、肠壁痉挛、溃疡所引起的外廓小刺或锯齿形阴影，有时可见到结肠缩短、管壁强直、管腔狭窄、息肉所引起的充盈缺损等。

(6) 排除其他病：综合判断排除其他原因引起的腹泻症状。

符合以上6条并排除其他疾病即可确诊为脊源性慢性结肠炎。

包括现代医学的胸椎病引起的慢性非特异性溃疡性结肠炎。

诊断要点：在影像学检查结果的支持下，有胸椎病的症状，有慢性结肠炎症状，慢性结肠炎的症状为主，但是随胸椎病症状的加重慢性结肠炎的症状也同时加重。

4. 鉴别诊断

(1) 细菌性痢疾：是由细菌感染（痢疾杆菌）引起的肠道传染病，主要表现为发热、腹痛、腹泻、里急后重、排黏液脓血样大便，以夏秋季多见，抗菌治疗效果明显。

(2) 霍乱：是一种急性腹泻的疾病，由不洁的食品引发，多在夏季发病，多由霍乱弧菌所引起，能在数小时内造成腹泻脱水甚至死亡，多突然腹泻开始，继而呕吐，一般无明显腹痛，无里急后重感，每日大便次数难以计数，量多，呕吐不伴有恶心，喷射样，实验室检查可明确诊断。

(3) 阿米巴肠炎：病变主要侵犯右侧结肠，也可累及左侧结肠，结肠溃疡较深，边缘潜行，溃疡间黏膜多属正常，粪便或结肠镜取溃疡渗出物检查可找到溶组织阿米巴滋养体和包囊。血清抗阿米巴滋养体抗体阳性，抗阿米巴治疗有效。

(4) 肠道肿瘤：有腹泻、血性便的症状，并且出现大便习惯的改变，或消耗性全身症状，通过影像学检查可以鉴别。

5. 分型辨证

(1) 实证：腹痛，腹泻，里急后重，脘腹胀满，头身困重。

(2) 虚证：大便时溏时泄，神疲乏力，面色萎黄，食少，腰膝酸冷。

6. 钩活术分型治疗

(1) 选穴：

主穴：根据影像学检查选择相应穴位组合（见基本公式）。

穴位组合（$T_8$穴+$T_7$穴较多）是根据影像学和临床症状而定的，与证型无关。

配穴：实证：足三里（微内板3.5）　三阴交（微内板3.5）　关元（微内板3.5）
　　　　　　气海（微内板3.5）　脾俞（微内板2.5）　胃俞（微内板2.5）

　　　虚证：脾俞（微内刃2.5）　胃俞（微内刃2.5）　足三里（微内刃3.5）
　　　　　　三阴交（微内刃3.5）　关元（微内刃3.5）　气海（微内刃3.5）

以上配穴根据具体情况，取双侧穴或单侧穴，单侧取患侧穴位点。

方义提要：局部取穴和循经取穴。局部取穴，以胸部新夹脊穴为所取穴位点。循经取穴主要根据疾病所在的经络循行部位选穴，旨在调和气血，利水渗湿。并针对胸性慢性结肠炎的性质进行补泻，实证取足三里、三阴交、关元、气海、脾俞、胃俞用微内板泻法，虚证取足三里、三阴交、关元、气海、脾俞、胃俞用微内刃补法。

（2）分型选钩：

实证：腹泻 8～10 次/日或更多，兼有腹痛，但精神可，选巨类内板颈胸型钩锃针；腹泻 3～5 次/日，腹痛隐隐，精神可，选中类内板 2.5 钩锃针；症状好转 80% 以上者选微类内板 2.5 钩锃针。

虚证：体质差、病程长、腹泻 5～8 次/日或更多，腹部不适，精神极差，选巨类内刃肛门型钩锃针，此情况较少；病程长、腹泻 5～8 次/日或更多，腹部不适，精神差，选中类内刃 2.5 钩锃针；腹泻 5～8 次/日，腹部不适，精神尚可，选微类内刃 2.5 钩锃针。

（3）分型钩法：

实证和虚证钩法相同，都是浅单软钩法：浅、慢、少为特点。这是由于胸椎的特殊结构所决定的，倒八字钩法自上而下倾斜逐渐变为垂直的方向。在针具型号方面体现补泻。

（4）钩治步骤：

常规九步钩活法，无菌操作，动作灵巧。

（参考附录 11 钩活术的操作步骤）

7. 病案举例

［背痛　腹泻］

许某某，男，50 岁，石家庄辛集人，农民。

初诊：2010 年 8 月 2 日。

主诉：背痛 15 年，腹泻 5 年。

现病史：劳累后背痛 15 年，时轻时重，口服布洛芬可缓解，腹泻黏液样便 5 年，每日 3～4 次，便前左下腹隐痛，便后缓解，口服抗生素、泻痢停无好转。近 2 年，患者自觉背痛与腹痛、腹泻有关，腹冷，喜暖，四肢不温，经人介绍于 2010 年 8 月 2 日来本院求治。

既往史：既往体健。

分析：患者，男性，50 岁，农民，腹泻黏液样便 5 年，每日 3～4 次，便前左下腹隐痛，便后缓解，腹冷，喜暖，四肢不温，此慢性非特异性溃疡性结肠炎符合中医虚证型泄泻的发病过程。

检查：面白消瘦，$T_{5,6}$ 棘突左偏后突，椎旁压痛，左下腹轻压痛，便常规无异常，结肠镜检可见散在溃疡灶，血压 120/80mmHg，心、肺无异常。舌淡胖、苔薄白，脉沉细。

辅助检查：血常规、尿常规、心电图、血糖检查无异常。

影像学检查：X 线（图 3-28）（图 3-29）。

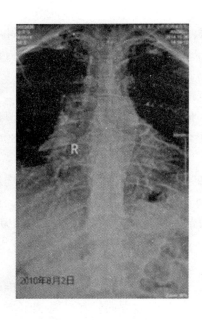
图3-28 X线正位片

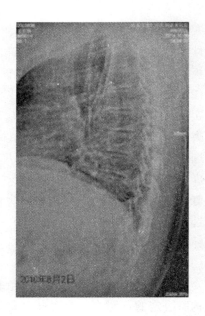
图3-29 X线侧位片

X线表现：胸椎序列尚整齐，生理曲度存在，$T_{5\sim6}$棘突左偏，各椎间隙未见变窄，椎旁软组织未见异常。

印象：胸椎病

诊断：虚证型泄泻（中医）

　　　慢性非特异性溃疡性结肠炎（西医）

治则：通利关节，疏通经脉。

治法：钩活术疗法。

选穴：主穴：$T_7$穴 + $T_8$穴（巨类颈胸型钩鍉针）

　　　配穴：足三里（微内刃3.5）以补法为主

　　　　　　三阴交（微内刃3.5）以补法为主

常规钩活：利用中度单软钩活法，常规九步钩活逐一完成。

10分钟钩活术，患者自述背部僵硬、疼痛减轻，10日后复诊。

二诊：2010年8月12日，患者自述背部僵硬、疼痛减轻，便前左下腹痛减轻，愿做第二次钩活术治疗。

选穴：主穴：$T_7'$穴 + $T_8'$穴（巨类颈胸型钩鍉针）

　　　配穴：关元（微内刃3.5）以补法为主

　　　　　　气海（微内刃3.5）以补法为主

常规钩活：利用中度单软钩活法，常规九步钩活逐一完成。

10分钟钩活术，患者自述无不适，10日后复诊。

三诊：2010年8月22日，患者自述背部疼痛、僵硬、酸胀明显减轻，黏液便好转，愿做第三次钩活术治疗。

选穴：主穴：$T_6$穴 + $T_7$穴（中类内刃2.5型钩鍉针）

　　　配穴：脾俞（微内刃2.5）以补法为主

　　　　　　胃俞（微内刃2.5）以补法为主

常规钩活：利用轻度单软钩活法，常规九步钩活逐一完成。

10分钟钩活术，患者自述无不适，15天后复诊。

四诊：2010年9月6日，患者自述背部疼痛、僵硬、酸胀消失，腹痛消失，大便成形、无黏液，排便顺畅，1日/次。查：$T_{5,6}$棘突序列整齐，局部压痛消失。左下腹压痛消失。

随访：2011年9月6日电话随访，上述症状无反复。

【按语】此病例系外伤致背部经络不通，劳累后右上腹痛、腹泻，劳累伤气后加重，大便不成形。采用$T_7$穴+$T_8$穴（巨类颈胸型钩鍉针），辅配三阴交（微内刃3.5）、关元（微内刃3.5）、气海（微内刃3.5）、足三里（微内刃3.5）以补法为主，常规两次钩活，轻度祛瘀，同时补虚，背痛、腹泻明显好转，实祛正缓。第三次采用$T_6$穴+$T_7$穴（中类内刃2.5型钩鍉针）轻度单软钩法，辅配脾俞（微内刃2.5）、胃俞（微内刃2.5）以补法为主，重度补虚，同时祛瘀，故三次治愈。

附：颈椎疾患亦可引起慢性非特异性溃疡性结肠炎，钩活术治疗可参考颈段脊柱相关疾病。

8. 其他治疗

药物内服法、中药外用法、推拿、针灸、小针刀疗法、埋线疗法。

手法治疗：①既往对慢性结肠炎的治疗，主要采用对症、消炎及中草药治疗，但往往效果不满意。我们采用纠正偏歪的棘突，恢复脊柱的内外平衡，解除交感神经节前纤维的压迫，改善侧柱细胞血液的供应，使自主神经恢复生理平衡，从而得到功能的恢复。②对轻型病例，可予以适当休息，减少顾虑，避免精神上的紧张与烦恼，做到心静。在急性发作和严重慢性病例，应绝对卧床休息。③饮食要以柔软、易消化、富于营养、有足够热量为原则，宜少食多餐。对急性发作期病例，饮食应限于无渣半流质，避免冷饮、水果、多纤维素的蔬菜及其他具有刺激性的食物。④临床症状缓解后指导其行胸背及颈部生理范围内功能锻炼，防止症状复发。

附方：

（1）实证：

不换金正气散（《易简方》）化裁：

藿香10g，枳实10g，木香6g，陈皮10g，甘草6g，大枣9g，桂枝12g，炮姜10g，苍术10g，半夏10g，厚朴10g，当归6g，白芍10g。

（2）虚证：

参苓白术散（《太平惠民和剂局方》）化裁：

砂仁9g，山药20g，陈皮10g，桔梗10g，白扁豆15g，莲子肉10g，薏苡仁15g，人参10g，茯苓20g，白术20g，甘草10g。

### 十、胆囊炎

定义：胆囊炎为外科常见病之一，根据胆囊内有无结石，将胆囊炎分为结石性和非结石性胆囊炎。如治疗不当，常反复发作，引起体内代谢障碍、感染及胆汁潴留，加重结石形成等变化。本章节讨论的胆囊炎是由于脊柱（胸椎）的退变和外伤而形成的胸性胆囊炎。

中医学认为胆囊炎属"胁痛""肝气"或黄疸等证，表现为肝气郁结的见症。同时，郁而化火，火邪郁结在里，便有口苦、泛酸、烧心等症，肝气郁结又会损伤脾胃，导致脾虚；此外，长期的肝气郁结，可使血流不畅，形成血瘀。

1. 中医病因病机

中医学认为胆囊炎是由于肝胆气滞，湿热壅阻，影响肝脏的疏泄和胆腑的通降机能而发病，与饮食不节、寒温不适等因素有关。急性发作期以实证为主，慢性或缓解期以本虚标实为主。湿可从热化，亦可以从寒化。

①饮食偏嗜，多食油腻、厚味、炙煿之物，伤及脾胃，气机壅塞，升降失常，土壅木郁，肝胆疏泄失职，而成胆胀；或酿生湿热，阻于肝胆，使肝失疏泄，胆失通降，而成胆胀、胁痛。

②忧思暴怒，肝气郁结，疏泄失常，胆失通降，久郁蕴热，而成胆胀，甚或黄疸等。

③寒湿不适，易感外邪，使肝胆之疏泄通降失常，而致胆胀、胁痛。

④素体湿热内蕴，阻于肝胆，使肝失疏泄，胆失通降而致胆胀，胆汁流出不畅，胆道瘀塞不通，胆汁外溢，可致黄疸。

⑤因跌仆损伤，或强力负重，致使胁络受伤，瘀血停留，阻塞胁络，可发为本病。

2. 西医病因病理

（1）病因：

①胆囊管梗阻、胆汁排出受阻：其中约80%是由胆囊结石引起的，尤其小结石易于嵌顿在胆囊颈部引起梗阻。其他原因有胆囊管扭转、狭窄等。梗阻后局部释放炎症因子，包括溶血磷脂酰胆碱等，引起急性炎症。

②致病菌入侵：大多数致病菌通过胆道逆行进入胆囊，也可自血循环入侵。入侵的细菌主要为厌氧菌等。一旦胆囊胆汁排出不畅或梗阻时，胆囊的内环境则有利于细菌的繁殖和生长。中医学很早就有关于胆囊炎的记载，一般散见于胁痛、郁证、黄疸等篇中，尚少见有专著。认为其发病原因与饮食不节、精神抑郁等多种因素相互作用有关。其发病机制则与湿热内盛、肝胆气滞或气郁化热有关。

③脊柱小关节发生错位，刺激或压迫自主神经，使之功能发生紊乱而造成奥狄氏括约肌及胆囊管痉挛，使胆汁不易排出，造成胆汁瘀滞、胆汁浓缩障碍或成分改变，胆囊壁受刺激而致增厚或萎缩或瘢痕形成。

（2）病理：

胆囊壁中度增厚，与周围组织粘连。多数因瘢痕组织收缩，囊腔非常狭窄，甚至完全闭合。如胆囊管或颈部为浓厚黏液或胆石嵌顿，胆囊亦可膨胀，使囊壁变薄，囊腔充满由囊壁分泌的黏液（呈稀薄液状，或浓缩成胶状小块，称为胆泥）。囊内的胆石与囊壁的黏膜黏着，或被机化的纤维网包裹。胆石可使囊壁发生溃疡或引起穿孔。胆囊可与邻近器官粘连而产生幽门或结肠梗阻。显微镜检查见胆囊黏膜有损坏，代以肉芽或瘢痕组织。囊壁有淋巴细胞浸润、纤维性变或钙化现象。胆囊如无膨大，胆囊肌层常肥厚。胆囊胆固醇沉着，亦称"草莓样胆囊"，较为常见，占胆囊病总数的20%～30%，其特征为胆囊黏膜的绒毛有无数黄色斑点或条纹状胆固醇及其他脂质沉着，形似草莓。胆固醇沉着可侵犯整个胆囊（弥漫型），或局限于一部分黏膜（局限型）；病灶大小不一，小的如针头，大的如豌豆；有些呈带蒂的息肉样赘生物突入胆囊腔。约半数草莓样胆囊有代谢性胆石存在。本病病因不明，多数认为系胆固醇代谢失调所致，组织学检查常无炎变证据。

3. 诊断

（1）症状：

①在右上腹部有轻重不一的腹胀、隐痛或不适，呈持续性或右肩胛区疼痛，疼痛常于颈、肩、胸背部劳累后发作，发作后稍休息或胸背部揉按后疼痛能减轻，重者不敢咳嗽、打喷嚏、深呼吸等，有的伴有胃灼热感、嗳气、嗳酸等消化不良的症状。合并感染化脓时伴高热，体温可达40℃。

②当进油煎或脂肪性食物，或神经过度紧张时，上述症状可加重。

③多数有恶心、胀气，兼有呕吐。少数可有轻度黄疸。

（2）舌脉：舌红、苔黄，脉弦。

（3）体征：胸背部僵硬、肌紧张、活动受限，部分棘突压痛，或椎旁压痛。或按揉胸椎旁腹痛好转。

（4）影像学检查：

①X线胆囊造影术：是诊断慢性胆囊炎的重要方法。腹部X线平片可显示膨大的胆囊、胆囊钙化、胆囊乳状不透明阴影等。胆囊造影可发现胆囊缩小、变形，胆囊浓缩及收缩功能不良等现象。如二次口服造影剂，胆囊均不显影，则表示胆囊功能丧失或有胆囊管梗阻。

②胸椎X线检查：可见有胸椎病之表现，临床发现，有不少找不出原因的本病患者，在胸椎后关节可发现有错位，当纠正该错位的关节后症状往往缓解，甚至以后长时期虽食油腻也未见复发。因此胸椎有关节段后关节的错位很可能是发生本病的一个重要原因。

③超声波检查：目前列为首选诊断方法，可间接探查出膨大或缩小的胆囊、囊壁增厚、胆囊收缩功能不良等，并可探及胆囊内结石，对诊断具有参考价值。

CT及MRI检查符合胸椎病的表现。

（5）排除其他病：综合判断排除其他原因引起的胆囊炎症状。

符合以上5条并排除其他疾病即可确诊为脊源性胆囊炎。

诊断要点：在影像学检查结果的支持下，有胸椎病的症状，有胆囊炎症状，胆囊炎症状为主，但是随胸椎病症状的加重胆囊炎症状也同时加重。

4. 鉴别诊断

（1）急性阑尾炎：以转移性右下腹痛为特点，除腹痛外，还有胃肠道及全身症状，腹膜刺激征阳性。实验室检查白细胞计数增高或有核左移。

（2）急性胰腺炎：有上腹部持续性剧痛，可有阵发性加重现象，多伴有恶心呕吐，中度发热，上腹部压痛，血淀粉酶增高。

（3）带状疱疹：带状疱疹好发于肋间神经，发疹前可有轻度发热、乏力、纳差等全身症状，患处皮肤自觉灼热或神经痛，触之有明显的痛觉敏感，随之出现患处皮肤潮红斑，很快出现粟粒至黄豆大小的丘疹，簇状分布而不融合，继之迅速变成水疱，疱壁紧张发亮，疱液澄清，外周绕以红晕，皮损沿某一周围神经呈带状排列，多发为身体的一侧，不超过正中线。

（4）胆囊部肿瘤：早期可有乏力、腹胀、恶心、黄疸等症状，并且出现局部疼痛进行性加重，局部触及肿块等现象，或消耗性全身症状，通过影像学检查可以鉴别。

5. 分型辨证

（1）实证：胁肋刺痛，痛有定处，腹胀恶心，入夜痛甚。

（2）虚证：胁痛隐隐，悠悠不休，纳差乏力，遇劳加重，头晕目眩。

6. 钩活术分型治疗

（1）选穴：

主穴：根据影像学检查选择相应穴位组合（见基本公式）。

　　　　穴位组合（$T_8$穴+$T_7$穴较多）是根据影像学和临床症状而定的，与证型无关。

配穴：实证：膈俞（微内板2.5）　　肝俞（微内板2.5）　　脾俞（微内板2.5）
　　　　　　　期门（微内板2.5）　　章门（微内板2.5）　　足临泣（微内板1.2）
　　　虚证：膈俞（微内刃2.5）　　肝俞（微内刃2.5）　　脾俞（微内刃2.5）
　　　　　　　期门（微内刃2.5）　　章门（微内刃2.5）　　足临泣（微内刃1.2）

以上配穴根据具体情况，取双侧穴或单侧穴，单侧取患侧穴位点。

方义提要：局部取穴和循经取穴。局部取穴，以胸部新夹脊穴为所取穴位点。循经取穴主要根据疾病所在的经络循行部位选穴，旨在行气导滞，疏肝和胃。并针对胸性胆囊炎的性质进行补泻。实证取膈俞、肝俞、脾俞、期门、章门、足临泣用微内板泻法，虚证取膈俞、肝俞、脾俞、期门、章门、足临泣用微内刃补法。

（2）分型选钩：

实证：胁痛为主，症状较重者，选巨类内板颈胸型钩锃针；症状中等程度者选中类内板2.5钩锃针；症状较轻或好转80%以上者选微类内板2.5钩锃针。

虚证：体质差、病程长、年龄大、少气懒言、胁痛时隐时现、胸闷嗳气者，选巨类内刃肛门型钩锃针，此情况极少；胁痛绵绵、病程长、体质差者，选中类内刃2.5钩锃针；病程长、症状较轻者，选微类内刃2.5钩锃针。

（3）分型钩法：

实证和虚证钩法相同，都是浅单软钩法：浅、慢、少为特点。这是由于胸椎的特殊结构所决定的，倒八字钩法自上而下倾斜逐渐变为垂直的方向。在针具型号方面体现补泻。

（4）钩治步骤：

常规九步钩活法，无菌操作，动作灵巧。

（参考附录11钩活术的操作步骤）

注：钩活术治疗的是脊柱（胸椎）的退变和外伤而形成的胸性胆囊炎，对急性胆囊炎，除抗炎对症治疗效果不理想者，或慢性胆囊炎保守疗法效果差者，可考虑腹腔镜手术治疗。

7. 病案举例

［腹胀隐痛　上肢麻木］

井某某，女，35岁，石家庄赞皇人，农民。

初诊：2010年11月3日。

主诉：右上腹隐痛、腹胀1年，左上肢麻木3年。

现病史：左上肢麻木3年，夜晚加重。1年前不明原因出现右上腹隐痛、腹胀，偶有右肩胛区疼痛，进食油腻食物后上述症状加重，B超诊断胆囊炎，口服消炎利胆片可稍缓解，但仍反复发作。1个月前，因劳累后左上肢麻木加重，右上腹隐痛、腹胀也随之加重，发病后烦躁不安，口中臭气，腹痛拒按，口服抗生素、消炎利胆片无缓解，经人介绍于2010年11月3日来本院求治。

既往史：既往体健。

分析：患者女性，49岁，司机职业，因劳累后左上肢麻木加重，右上腹隐痛、腹胀也随之加重，发病后烦躁不安，口中臭气，腹痛拒按，此胆囊炎符合中医实证型胁痛的发病过程。

检查：背肌僵硬，$T_{5,6}$棘突左偏后突，棘上、椎旁压痛，右上腹压痛，体温正常，血分析：白细胞$11.2 \times 10^9/L$，血压120/80mmHg，心、肺无异常。舌淡、苔薄白，脉弦紧。

辅助检查：血常规、尿常规、心电图、血糖检查无异常。

影像学检查：X线（图3-30）（图3-31）。

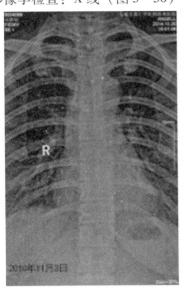

图3-30 X线正位片

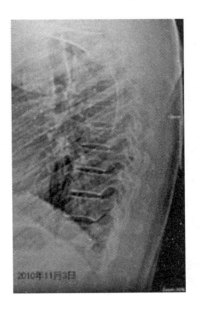

图3-31 X线侧位片

X线表现：胸椎序列尚整齐，生理曲度存在，$T_{5~7}$棘突左偏，各椎间隙未见变窄，椎旁软组织未见异常。

印象：胸椎病

诊断：实证型胁痛（中医）
　　　胆囊炎（西医）

治则：通利关节，疏通经脉。

治法：钩活术疗法。

选穴：主穴：$T_7$穴 + $T_8$穴（巨类颈胸型钩鍉针）
　　　配穴：膈俞（微内板2.5）以泻法为主
　　　　　　肝俞（微内板2.5）以泻法为主

常规钩活：利用中度单软钩活法，常规九步钩活逐一完成。

10分钟钩活术，患者自述左上肢麻木减轻，10日后复诊。

二诊：2010年11月13日，患者自述左上肢麻木减轻，右上腹隐痛减轻，愿做第二次钩活术治疗。

选穴：主穴：$T_7{}'$穴 + $T_8{}'$穴（巨类颈胸型钩鍉针）
　　　配穴：章门（微内板2.5）以泻法为主

期门（微内板2.5）以泻法为主

常规钩活：利用中度单软钩活法，常规九步钩活逐一完成。

10分钟钩活术，患者自述无不适，10日后复诊。

三诊：2010年11月23日，患者自述左上肢麻木明显减轻，腹胀、右上腹隐痛明显好转，愿做第三次钩活术治疗。

选穴：主穴：$T_6$穴＋$T_7$穴（中类内板2.5型钩锃针）

配穴：脾俞（微内板2.5）以泻法为主

足临泣（微内板1.2）以泻法为主

常规钩活：利用轻度单软钩活法，常规九步钩活逐一完成。

10分钟钩活术，患者自述无不适，15天后复诊。

四诊：2010年12月8日，患者自述左上肢麻木消失，腹胀、右上腹隐痛基本消失，查：$T_{5,6}$棘突序列整齐，局部压痛消失。右上腹压痛消失。白细胞：$6.3\times10^9/L$。

随访：2011年12月8日电话随访，上述症状无反复。

【按语】此病例系肝郁气滞、经络不通、腹中浊气不降，腹痛拒按。采用新夹脊$T_7$穴＋$T_8$穴（巨类颈胸型钩锃针），辅配肝俞（微内板2.5）、膈俞（微内板2.5）、章门（微内板2.5）、期门（微内板2.5）以泻法为主。常规两次钩活，腹痛烦躁明显好转，实祛大半。第三次采用$T_6$穴＋$T_7$穴（中类内板2.5型钩锃针）轻度单软钩法，辅配脾俞（微内板2.5）、足临泣（微内板1.2）以泻法为主，故三次治愈。

附：颈椎退变和外伤亦可引起胆囊炎，钩活术治疗参考颈椎脊柱相关疾病。

8. 其他治疗

药物内服法、中药外用法、推拿、针灸、小针刀疗法、手术疗法。

手法治疗：对于因胸椎小关节错位引起的慢性胆囊炎，手法纠正错位之小关节，使之恢复其内外平衡，即可达到治疗目的。

附方：

（1）实证：

复原活血汤（《医学发明》）化裁：

柴胡9g，瓜蒌9g，桃仁6g，红花6g，当归9g，穿山甲9g，川芎9g，延胡索5g，大黄3g，炙甘草6g，三七3g。

（2）虚证：

一贯煎（《续名医类案》）化裁：

生地20g，沙参10g，山萸肉10g，枸杞子10g，川牛膝20g，川楝子5g，麦冬10g，黄芪20g，白芍15g，当归10g。

## 十一、胃下垂

定义：胃的位置取决于人的姿势、体形、胃和小肠的充盈程度和腹壁的张力，它正常位置，大部分在左季肋下，小部分在上腹部。贲门是胃唯一的相对固定点，位于中线的左侧，相当于第10胸椎或第11胸椎水平。下端与十二指肠相连，称之为幽门。幽门位置相当于第1腰椎下缘右侧。一般以胃小弯弧线最低点下降至髂嵴连线以下，十二指肠球部向左偏移时，称为胃下垂。胃下垂是一种慢性疾病。中医学虽无此病名，但在《灵枢·本藏》中已有"脾应肉，肉䐃坚大者，胃厚；肉䐃小而么者，胃不坚"的记载。本章节讨论的胃下垂是由于脊柱（胸椎）的退变和外伤而形成的胸性胃下垂。

1. 中医病因病机

中医学认为脾胃损伤或七情所伤,肝气郁结,横逆犯胃,脾胃受损,进而生化之源不足,日久导致元气亏损,中气下陷,升高无力,而形成此病。《脾胃论》说:"故夫饮食失节,寒温不适,脾胃乃伤。""喜怒忧恐,损耗元气,资助心火,火与元气不两立,火胜则乘其土位,此所以病也。""形体劳役则脾病。"本病的病机可以概括为脾胃失和。

脾喜燥恶湿,胃喜润恶燥;脾主升,胃主降;脾主运化,胃主受纳。脾胃脏腑功能失调即表现脾胃这一矛盾的功能紊乱,或为脾湿,或为胃燥,或为脾气下陷,或为胃气上逆,或为脾不运化,或为胃不受纳。既有虚证,也有实证,故气虚可见,气滞亦有。初病在经在气,久病入络在血,故《金匮要略》有:"腹不满,其人言我满,为有瘀血。"

根据以上所述,可以认为饮食、七情、劳累可以使肌体肌肉瘦薄,加之脾胃失和,纳食减少,味不能归于形,更使肌体瘦削,肌肉不坚,而形成胃缓。其他如先天禀赋薄弱,分娩后腹壁松弛,均可使肌肉不坚,也可形成胃缓。胃缓所表现的脾胃脏腑功能失调的病机,本是虚证,但因运化受碍,常有气机阻滞的一面,日久入络,又有瘀血内停的一面。其他如夹湿、夹饮亦常同时存在,故多呈虚实夹杂,正虚邪实或本虚标实,治疗上应当按照虚实的情况,标本兼顾。实证:瘀血内停:气虚日久,运血无力,或久病入络,血脉不通,瘀血内停,筋脉失于濡养,发为本病。虚证:①情志失调:思虑伤脾,致脾气下陷,健运失司,肌肉不坚,胃府失固而下垂。②禀赋不足:素体阳虚,或久病多产伤及阴血,五志气火内燔,致胃阴不足,胃之筋脉失于濡润,缓纵不收。

2. 西医病因病理

脊柱平衡失稳引起胃下垂,具体机制目前不十分清楚,可能与椎旁交感神经节受刺激或压迫有一定的关系。有待今后进一步探讨。

3. 诊断

(1) 症状:

①胃下垂者多为瘦长体型,胃脘部凹陷,腹部突出,并有慢性腹痛史。病人食后即有胀感,自觉胃下垂和肠鸣作声。偶见有便秘、腹泻,或腹泻、便秘交替出现。

②脊柱失稳症状或先或后发生颈部或胸背部疼痛,活动僵硬,一侧或双侧上肢麻木、无力、疼痛,头痛、头晕,全身乏力,心慌,视物模糊,失眠以及直立性低血压等诸症状。

诊断胃下垂需根据临床表现,结合胃肠钡餐检查,站立时胃的位置下降,紧张力减退,小弯弧线最低点在髂嵴线以下,并且球部不随胃一起下垂,胃呈马蹄形,球部因受牵拉,其上角尖锐。

胸性胃下垂的诊断有以下特点。

①有胸椎病史,胃下垂的症状与胸椎病症状同时发生,或继发于胸椎病之后。
②胃下垂症状的轻重与胸椎病的轻重有直接关系。
③消化内科系统检查,排除其他疾病。
④胸椎钩活术或手法治疗后,胃下垂症状有所缓解。

(2) 舌脉:舌淡、苔白,脉弱。

(3) 体征：胸部肌紧张、活动受限，部分棘突压痛，或椎旁压痛。

(4) 影像学检查：胃肠造影发现胃下垂；胸椎X线平片可显示生理曲度减小，棘突偏移，或胸椎侧弯。CT及MRI检查符合胸椎病的表现。

(5) 排除其他病：综合判断排除其他原因引起的胃下垂症状。

符合以上5条并排除其他疾病即可确诊为脊源性胃下垂。

诊断要点：在影像学检查结果的支持下，有胸椎病的症状，有胃下垂症状，胃下垂症状为主，但是随胸椎病症状的加重胃下垂症状也同时加重。

4. 鉴别诊断

(1) 急性胃扩张：急性胃扩张常发生于创伤、麻醉和外科手术后数小时或饱餐后不久，主要表现为上腹胀或持续性胀痛，继而出现呕吐，主要为胃内容物，量小，但发作频繁，虽吐而腹胀不减，X线检查可明确诊断。

(2) 消化性溃疡：多因胃酸分泌过多，幽门螺旋杆菌感染和胃黏膜保护作用减弱等因素引起，疼痛多成周期性，节律性发作，口服抑制胃酸药物可明显缓解。

(3) 慢性肝炎：多表现为容易疲劳和胃部不适，伴有恶心、黄疸、尿色深等症状，严重者可有腹水、低蛋白血症。实验室检查可明确诊断。

(4) 胃部肿瘤：有上腹痛和贫血或出血的症状，并且出现痿证现象，或消耗性全身症状，通过影像学检查可以鉴别。

5. 分型辨证

(1) 实证：腹胀，腹痛，大便时干时稀，嗳气吞酸，肢体困重。

(2) 虚证：腹胀，大便稀溏，少气懒言，面色萎黄，体倦乏力。

6. 钩活术分型治疗

(1) 选穴：

主穴：根据影像学检查选择相应穴位组合（见基本公式）。

穴位组合（$T_8$穴+$T_9$穴较多）是根据影像学和临床症状而定的，与证型无关。

配穴：实证：脾俞（微内板2.5）　胃俞（微内板2.5）　鸠尾（微内板2.5）
　　　　　　中脘（微内板3.5）　气海（微内板3.5）　激发点（微内板2.5）
　　　虚证：脾俞（微内刃2.5）　胃俞（微内刃2.5）　鸠尾（微内刃2.5）
　　　　　　中脘（微内刃3.5）　气海（微内刃3.5）

以上配穴根据具体情况，取双侧穴或单侧穴，单侧取患侧穴位点。

方义提要：局部取穴和循经取穴。局部取穴，以胸部新夹脊穴为所取穴位点。循经取穴主要根据疾病所在的经络循行部位选穴，旨在益气健脾，升阳举陷。并针对胸性胃下垂的性质进行补泻。实证取脾俞、胃俞、鸠尾、中脘、气海、激发点用微内板泻法，虚证取脾俞、胃俞、鸠尾、中脘、气海用微内刃补法。

(2) 分型选钩：

实证：腹痛为主，胃脘下坠，症状较重者，选巨类内板颈胸型钩鍉针，此类情况较少；症状中等程度者选中类内板2.5钩鍉针；症状较轻或好转80%以上者选微类内板2.5钩鍉针。

虚证：体质差、病程长、年龄大、少气懒言、腹痛时隐时现、胸闷嗳气者，选巨类内刃肛门型钩鍉针，此情况极少；胃痛绵绵、病程长、体质差者，选中类内刃2.5钩鍉针，此类情况较多；病程长症状较轻者，选微类内刃2.5钩鍉针。

（3）分型钩法：

实证和虚证钩法相同，都是浅单软钩法：浅、慢、少为特点。这是由于胸椎的特殊结构所决定的，倒八字钩法自上而下倾斜逐渐变为垂直的方向。在针具型号方面体现补泻。

（4）钩治步骤：

常规九步钩活法，无菌操作，动作灵巧。

（参考附录11 钩活术的操作步骤）

7. 病案举例

[胃痛胃胀]

栗某某，女，42岁，石家庄平山人，农民。

初诊：2010年10月9日。

主诉：胃痛、胃胀5年。

现病史：胸椎病史6年，胃痛绵绵，胃胀5年，当地医院胃肠钡餐检查诊断为胃下垂，经多种中西药治疗效果不佳。10天前与邻居发生口角背痛、胃痛、胃胀加重，神疲乏力，手足不温，大便多溏，经人介绍于2010年10月9日来本院求治。

既往史：胸椎病史6年。

分析：患者女性，42岁，农民，胃痛、胃胀，神疲乏力，手足不温，大便多溏，此胃下垂符合中医虚证型中气下陷的发病过程。

检查：$T_{4、5}$棘突右偏，棘上压痛，胃脘部凹陷，轻度压痛，腹部略突出，血压120/80mmHg，心、肺无异常。舌质淡，脉沉细。

辅助检查：血常规、尿常规、心电图、血糖检查无异常。

影像学检查：X线（图3-32）（图3-33）。

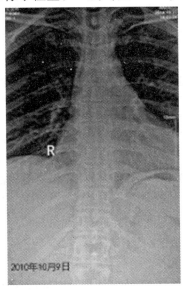

图3-32　X线正位片

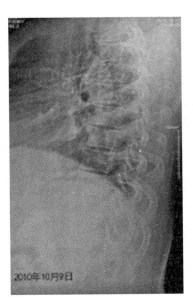

图3-33　X线侧位片

X线表现：胸椎序列尚整齐，生理曲度欠佳，$T_{4\sim5}$棘突右偏，各椎间隙未见变窄，椎旁软组织未见异常。

印象：胸椎病
诊断：中气下陷（中医）
　　　胃下垂（西医）
治则：通利关节，疏通经脉。
治法：钩活术疗法。
选穴：主穴：$T_8$穴＋$T_9$穴（巨类颈胸型钩锃针）
　　　配穴：脾俞（微内刃2.5）以补法为主
　　　　　　胃俞（微内刃2.5）以补法为主
常规钩活：利用中度单软钩活法，常规九步钩活逐一完成。
10分钟钩活术，患者自述胃胀减轻，10日后复诊。
二诊：2010年10月19日，患者自述胃痛、胃胀稍减轻，愿做第二次钩活术治疗。
选穴：主穴：$T_8'$穴＋$T_9'$穴（巨类颈胸型钩锃针）
　　　配穴：鸠尾（微内刃2.5）以补法为主
　　　　　　中脘（微内刃3.5）以补法为主
常规钩活：利用中度单软钩活法，常规九步钩活逐一完成。
10分钟钩活术，患者自述无不适，10日后复诊。
三诊：2010年10月29日，患者自述胃痛、胃胀明显减轻，愿做第三次钩活术治疗。
选穴：主穴：$T_7$穴＋$T_{10}$穴（中类内刃2.5型钩锃针）
　　　配穴：气海（微内刃3.5）以补法为主
常规钩活：利用轻度单软钩活法，常规九步钩活逐一完成。
10分钟钩活术，患者自述无不适，15天后复诊。
四诊：2010年11月13日，患者自述胃痛、胃胀基本消失，二便调，查：$T_{5、6}$棘突序列整齐，胃脘部压痛消失。
随访：2011年11月13日电话随访，上述症状无反复。

【按语】此病例系中气下陷。采用新夹脊$T_8$穴＋$T_9$穴（巨类颈胸型钩锃针）用中度单软补法，补气补血，辅配胃俞（微内刃2.5）、脾俞（微内刃2.5）、鸠尾（微内刃2.5）、中脘（微内刃3.5）以补法为主，直达病灶，筋脉畅通。二次钩活后，上腹痛逐渐好转，自己感觉精神好。第三次采用新夹脊用$T_7$穴＋$T_{10}$穴（中类内刃2.5型钩锃针），轻度单软钩法，气海（微内刃3.5）以补法为主。主穴和配穴全部补虚，故三次治愈。

附：颈椎疾患亦可引起胃下垂，钩活术治疗可参考颈段脊柱相关疾病。

8. 其他治疗

药物内服法、中药外用法、推拿、针灸、小针刀疗法、手术疗法。

手法治疗：由于胃下垂由多种原因造成，故临床上应寻找病因，对于排除其他原因后的胃下垂且伴有脊柱失稳症状者，可行脊柱手法治疗，纠正棘突偏歪，解除压迫及刺激。

附方：
（1）实证：

平胃散(《简要济众方》)化裁:

柴胡10g,苍术15g,桃仁6g,红花6g,陈皮15g,川芎9g,葛根15g,炙甘草6g,羌活9g,升麻6g。

(2) 虚证:

补中益气汤(《内外伤辨惑论》)化裁:

川芎10g,甘草6g,柴胡3g,升麻13g,陈皮15g,人参10g,黄芪20g,白术10g。

### 十二、糖尿病

定义:糖尿病是一组以慢性血糖水平增高为特征的代谢性内分泌系统的疾病,也为内分泌-代谢障碍性疾病。它以体内胰岛素的绝对或相对分泌不足而引起的糖代谢紊乱为特征。主要临床表现为多饮、多食、多尿,疲乏,消瘦,精神倦怠,尿糖以及血糖升高。严重时可致蛋白质、脂肪、水及电解质的代谢也相继紊乱,尤其是脂肪代谢紊乱可引起酮症酸中毒、失水、昏迷等。由脊柱力学平衡改变即脊源性因素而引起的糖尿病症状在临床上偶可见到。

中医学很早就有对本病的记载和论述,根据本病的临床证候特点,把它归属于"消渴"(消渴是善食、消瘦而渴的意思)或"消瘅"的范畴。如《金匮要略》中说:"男子消渴,小便反多,以饮一斗,小便亦一斗。"《外台秘要》中说:"虽能食多,小便多,渐消瘦。"《古今录验》中说:"渴而饮水多,小便数,有脂似麸片甘者,皆是消渴病也。"由此可见,中医文献中早就把本病的特征:"三多一少"及糖尿都描绘出来了。此外,关于病因、临床表现、并发症、治疗等方面也都有许多的论述记载。如《千金要方》中说:"消渴之人,愈与未愈,常须虑有大痈。"《河间六书》中又说:"夫消渴者,多变聋盲目疾。"

1. 中医病因病机

消渴病的病因比较复杂,禀赋不足、饮食失节、情志失调、劳欲过度等原因均可导致消渴,消渴病变的脏腑主要在肺、胃、肾,其病机主要在于阴液亏损,燥热偏胜,而以阴虚为本,燥热为标,两者互相因果。①禀赋不足:《灵枢·五变》说"五脏皆柔弱者,善病消瘅"。其中尤以阴虚体质最易罹患。②饮食失节:长期过食肥甘厚味,辛辣刺激,损伤脾胃,致脾胃运化失职,积热内蕴,化燥伤津,消谷耗液,发为消渴。③情志失调:长期过度的精神刺激,如郁怒伤肝,肝气郁结,或劳心竭虑,营谋强思等,以致郁久化火,火热内燔,消灼肺胃阴津而发为消渴。④劳欲过度:房事不节,肾精亏损,虚火内生,则火因水竭益烈,水因火烈而益干,终致肾虚肺燥胃热俱现,发为消渴。

2. 西医病因病理

本病的病因目前尚未阐明,但多数学者认为本病不是单一病因所致,而是复合因素的综合反映。它的发病可能与遗传、自身免疫及环境因素等有关。胰岛B细胞合成和分泌胰岛素,经血液循环到达体内各组织器官的靶细胞,与特异性受体结合,引发细胞内物质代谢的效应,在这整个过程中任何一个环节发生异常均可导致糖尿病。糖尿病分原发性和继发性两种,原发性在临床上占绝大多数,但其病因迄今不清。检查原发性成年型非胰岛素依赖型糖尿病患者,其血浆胰岛素正常,甚至偏高,但经葡萄糖刺激后胰岛素分泌反应较迟钝，提示胰岛素储备功能低下，在此基础上若遇：①多食而肥胖者，更加重胰岛的负担；②重度精神刺激和脊柱失稳患者，可影响高级神经功能及神经中枢的功能失调而发生糖代谢紊乱。以上皆可导致相对性胰岛素分泌不足而诱发糖尿病。

胰岛素分泌的绝对或相对不足，以及对抗胰岛素作用的激素分泌过于旺盛都是糖尿病发生的重要环节。胰腺中有很多胰岛，胰岛中的B细胞能分泌胰岛素，帮助葡萄糖分子通过细胞膜进入肌细胞进行糖酵解，增加组织利用葡萄糖的能力，使葡萄糖氧化完全；同时还能促进葡萄糖合成糖原，增加肝脏和肌肉中的糖原储存；并拮抗胰高血糖素及肾上腺素的作用，达到抑制肝糖原的分解和异生；此外还能促进胰脂和蛋白质的合成而抑制其分解。以上作用可使血糖降低。当前述原因使胰岛素分泌不足时发生本病。

中医学认为该病的形成与肺、胃、肾三经有关，其病理变化是阴虚和燥热。由于人体的阴液主要来源于肾，肾阴不足可以导致肺、胃燥热，故阴虚的病变重点在肾，燥热的病变重点在肺、胃，两者又可互相影响和互为因果。肺、胃燥热，消耗津液，可引起肾阴的不足，肾阴不足又可使肺、胃燥热进一步加重，如病程日久，阴损及阳，最后并可导致肾阴阳两虚，因而出现多食、多饮、多尿、消瘦疲乏等糖尿病症状。所以阴虚燥热（阴虚而阳偏盛）是发病的根本。

从脊柱力学平衡的角度来看，支配胰、肝、胆的交感神经节前纤维发自第4~10胸髓侧角，支配胰脏的交感神经主要由第7~8胸神经支配。当胸中段之胸椎解剖位置发生微细的解剖位置改变（错缝）时，即可刺激或压迫椎旁交感神经节，使胰腺分泌减少，导致胰岛素分泌不足而诱发糖尿病。

3. 诊断

（1）症状：

轻度的糖尿病，并无任何症状，往往在尿糖检查时才被发现尿糖增高，餐后血糖常高于11.1mmol/L，2小时后仍不回复正常，此时称无症状期糖尿病。典型的自觉症状是"三多"，即多饮、多食、多尿；"一少"，即体重减少。

①多尿：最常见，尿量增多，每天3000~4000ml，甚至多达10000ml以上，小便次数亦多，一日可达20余次。多尿的产生是由于血糖过高，当超过肾阈时（11.1mmol/L），糖就排入尿中，产生糖尿，使尿的渗透压增高，肾小管的再吸收减少，有多数的水分排出，产生多尿。血糖越高，排泄的尿糖也增多，则尿量也越多，尿比重往往亦增高。

②多饮：口渴喜饮，是因为多尿大量失水，使体内水分减少，血浆浓缩，渗透压上升，引起细胞脱水，刺激口渴中心，产生口渴多饮。一般饮水量与失水量大致相平衡。

③多食：善饥多食。由于大量尿糖丢失，失糖使糖分未能充分利用，能量丢失伴以高血糖刺激胰岛素分泌，引起代偿性食欲亢进，但仍不足以抵偿机体所消耗，便产生饥饿贪食，一般需日餐5~6次，食量与尿糖成正比。但食量增加，使血糖升得更快，糖尿更多，而产生恶性循环。

④消瘦：因患者体内糖代谢失调，能量利用减少，机体只能动用贮存的脂肪和组

织蛋白来维持正常生理及日常活动所需，因而使体重减轻，出现消瘦，即为"一少"。患者常感疲乏、虚弱等。

⑤其他：皮肤瘙痒，以女性阴部瘙痒多见，还可引起四肢疼痛或麻木，视物不清等。因与营养障碍、维生素B族缺乏有关。还可有阳痿不育、月经失调、腰背疼痛等症状。

⑥颈椎及胸背部症状：可有颈项僵硬，颈部疼痛，头晕，头痛，心慌，心律失常，上肢麻木、无力，出虚汗，胸背部疼痛等，有的可出现肋间神经痛等。

（2）舌脉：舌红、苔黄，脉滑实或细数。

（3）体征：胸部僵硬、肌紧张、活动受限，部分棘突压痛，或椎旁压痛可向远隔部位放射。

（4）影像学检查：胸椎X线平片可显示生理曲度消失、反张，椎间隙狭窄；胸椎多表现为棘突偏移，脊柱侧弯。CT及MRI检查符合胸椎病的表现。

（5）排除其他病：综合判断排除其他原因引起的"三多一少"症状。

符合以上5条并排除其他疾病即可确诊为脊源性消渴。

包括现代医学的胸椎病。

诊断要点：在影像学检查结果的支持下，有胸椎病的症状，有"三多一少"症状，"三多一少"症状为主，但是随胸椎病症状的加重"三多一少"症状也同时加重。

4. 鉴别诊断

（1）甲状腺功能亢进：是由于甲状腺合成释放过多的甲状腺激素造成机体代谢亢进和交感神经兴奋，也有进食和排便增多和体重减少的症状，同时伴有心悸、出汗、血压升高等症状，很少出现血糖升高，临床不难鉴别。

（2）干燥症：是一个主要累及外分泌腺体的慢性炎症性自身免疫病，临床因唾液腺和泪腺受损，出现口干、眼干等症，患者多因口干而出现饮水过多，实验室检查可鉴别。

（3）肝硬化：患者常有糖代谢异常，典型者空腹血糖正常或偏低，餐后血糖迅速上升。病程长者空腹血糖也可升高，B超、CT、MRI可鉴别。

（4）胸部肿瘤：有上述症状，并且出现痿证现象，或消耗性全身症状，通过影像学检查可以鉴别。

5. 分型辨证

（1）中消：多食易饥，口渴，尿多，上肢麻木，心悸，形体消瘦，大便干燥。

（2）下消：多食，多饮，小便量多，腰膝酸软，头晕耳鸣，口干唇燥，皮肤瘙痒。

6. 钩活术分型治疗

（1）选穴：

主穴：根据支配胰脏的交感神经主要由第7~8胸神经支配选择相应穴位组合。

穴位组合（$T_6$穴+$T_7$穴较多）是根据影像学和临床症状而定的，与证型无关。

配穴：实证：胰俞（微内板2.5）　脾俞（微内板2.5）　足三里（微内板2.5）
　　　　　　三阴交（微内板2.5）　激发点（微内板2.5）

　　　虚证：胰俞（微内刃2.5）　脾俞（微内刃2.5）　足三里（微内刃3.5）
　　　　　　三阴交（微内刃2.5）

以上配穴根据具体情况,取双侧穴或单侧穴,单侧取患侧穴位点。

方义提要:局部取穴和循经取穴。局部取穴,以胸背部新夹脊穴($T_6$穴+$T_7$穴)为所取穴位点。循经取穴主要根据疾病所在的经络循行部位选穴,旨在益气健脾,升阳举陷。并针对糖尿病的性质进行补泻。实证取胰俞、脾俞、足三里、三阴交、激发点用微内板泻法,虚证取胰俞、脾俞、足三里、三阴交用微内刃补法。

(2)分型选钩:

实证:重度糖尿病,精神好,选巨类内板颈胸型钩鍉针;中度糖尿病,精神好,选中类内板2.5钩鍉针;轻度糖尿病,或无症状型糖尿病,精神好,选微类内板2.5钩鍉针。

虚证:重度糖尿病,精神极差,选巨类内刃肛门型钩鍉针,此类情况较少;中度糖尿病,精神差,选中类内刃2.5钩鍉针;轻度糖尿病,或无症状型糖尿病,精神尚可,选微类内刃2.5钩鍉针。

(3)分型钩法:

实证和虚证钩法相同,都是浅单软钩法:浅、慢、少为特点。这是由于胸椎的特殊结构所决定的,倒八字钩法自上而下倾斜逐渐变为垂直的方向。在针具型号方面体现补泻。

(4)钩治步骤:

常规九步钩活法,无菌操作,动作灵巧。

(参考附录11钩活术的操作步骤)

7. 病案举例

[多饮多食 背痛]

陈某某,女,47岁,石家庄人,个体。

初诊:2012年7月22日。

主诉:多饮多食、消瘦1年,背痛2年,加重1个月。

现病史:2年前因交通事故背部外伤住院治疗,出院后背痛反复发作,时轻时重,1年前出现多饮、多食、多尿、消瘦伴全身无力,外院诊断为糖尿病,经口服药物、控制饮食治疗,血糖不稳,时高时低。近1个月因劳累背痛加重,消渴症状加重,血糖持续增高,烦躁不安,狂饮暴食,经人介绍于2012年7月22日来本院求治。

既往史:2年前有背部外伤史。

分析:患者,女性,47岁,个体,背痛,血糖不稳,时高时低,近1个月因劳累背痛加重,消渴症状加重,血糖持续增高,烦躁不安,狂饮暴食,此糖尿病符合中医实证型消渴的发病过程。

检查:$T_{4,5}$棘突偏歪,棘上、椎旁压痛,血糖25.6mmol/L,尿糖(++++),脉搏80/分,血压120/70mmHg,体重60kg,心、肺、腹无异常。舌淡、苔薄白,脉滑。

辅助检查:血常规、尿常规、心电图、血糖检查无异常。

影像学检查:X线(图3-34)(图3-35)。

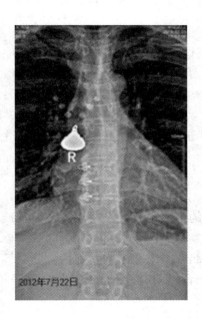 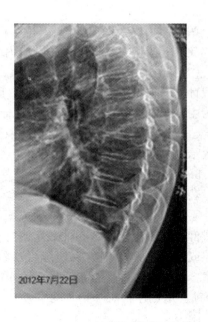

图3-34　X线正位片　　　　　　　图3-35　X线侧位片

X线表现：胸椎序列尚整齐，生理曲度过大，$T_{4~5}$棘突偏歪，各椎间隙未见变窄，$T_{10~12}$椎体前缘轻度唇样变，椎旁软组织未见异常。

印象：胸椎病

诊断：实证型消渴（中医）

　　　糖尿病（西医）

治则：通利关节，疏通经脉。

治法：钩活术疗法。

选穴：主穴：$T_9$穴＋$T_8$穴（巨类颈胸型钩鍉针）

　　　配穴：胰俞（微内板2.5）以泻法为主

　　　　　　脾俞（微内板2.5）以泻法为主

常规钩活：利用中度单软钩活法，常规九步钩活逐一完成。

10分钟钩活术，患者自述背痛减轻，10日后复诊。

二诊：2012年8月1日，患者自述背痛、多饮、多尿好转，愿做第二次钩活术治疗。

选穴：主穴：$T_9'$穴＋$T_8'$穴（中类内板2.5型钩鍉针）

　　　配穴：三阴交（微内板3.5）以泻法为主

常规钩活：利用中度单软钩活法，常规九步钩活逐一完成。

10分钟钩活术，患者自述无不适，10日后复诊。

三诊：2012年8月11日，患者自述背痛明显减轻，多饮、多尿、多食好转，愿做第三次钩活术治疗。

选穴：主穴：$T_7$穴＋$T_{10}$穴（中类内板2.5型钩鍉针）

　　　配穴：足三里（微内板3.5）以泻法为主

常规钩活：利用轻度单软钩活法，常规九步钩活逐一完成。

10分钟钩活术，患者自述无不适，15天后复诊。

四诊：2012年8月26日，患者自述背痛消失，多饮、多尿、多食基本消失。

随访：2013年8月26日电话随访，2个月后体重增加3kg，上述症状无反复。

【按语】此病例系湿热郁滞中焦，狂饮暴食。采用新夹脊$T_9$穴+$T_8$穴（巨类颈胸型钩鍉针），辅配胰俞（微内板2.5）、脾俞（微内板2.5）、三阴交（微内板3.5）以泻法为主。常规两次钩活，狂饮暴食，明显好转，实祛大半。第三次采用$T_7$穴+$T_{10}$穴（中类内板2.5型钩鍉针）轻度单软钩法，辅配足三里（微内板2.5）以泻法为主，故三次治愈。

### 8. 其他治疗

药物内服法、中药外用法、推拿、针灸、小针刀疗法、手术疗法。

手法治疗：在手法放松颈项或胸背部软组织的情况下，颈椎采用坐位定点旋转复位或仰卧位侧扳复位，胸椎采用俯卧位双手按压复位手法，以纠正偏歪之颈椎棘突及位移或紊乱之胸椎小关节，然后按揉、理顺颈项部软组织并沿胸背部两侧膀胱经推擦数遍，以透热为度。再用拇指点压或按揉胰俞、肝俞、胆俞、三阴交、足三里等穴3~5分钟。重点在胰俞（第8胸椎旁1.5寸）。

附方：

（1）中消：

玉女煎（《景岳全书》）化裁：

生石膏15g，知母6g，黄连6g，栀子9g，当归9g，玄参9g，麦冬9g，葛根15g，牛膝9g，炙甘草6g，天麻6g。

（2）虚证：

六味地黄丸（《小儿药证直诀》）化裁：

熟地20g，山药20g，山萸肉10g，五味子15g，枸杞子10g，川牛膝12g，茯苓12g，泽泻10g，丹皮9g，黄芪15g。

## 第五节　康复预防

胸段脊柱相关疾病的治疗很重要，而康复治疗应该说是治疗的延续。在消除症状、功能康复等方面，康复治疗显得极为重要，尤其是慢性胃炎、肠易激综合征、功能性便秘、慢性非特异性溃疡性结肠炎、胃下垂、糖尿病等。任何疾病的预防应该说是治疗疾病的前提，因为预防到位就能防止疾病的发生，或防止疾病的演变，所以防重于治是科学的。

### 一、康复

#### 1. 调畅情志

胸段脊柱相关疾病出现急性胃炎、胃下垂、呕吐和胃、十二指肠溃疡、糖尿病反复发作时，患者往往会认为自己患有不治之症，常有较大的情绪改变。或忧思或悲观，致使心情抑郁，影响了病证的康复。必须配合心理治疗，方能奏效。要分散他们的注意力，不要让其整日考虑自己的病情，而应开拓其思路。根据患者具体情况选用歌舞、绘画、聊天、练功等各种有益的文娱活动，使其思想焦点转移到他处。对有些患者尚可适当改变其居住环境，到风景优美之处，通过观赏风景，以转移情志，调畅气机，达到《临证指南医案》所说的"情志之郁，由于隐情曲意不伸……郁症全在病者能移情易性"，从而使患者从某种不良的情绪中解脱出来，改变其错误的认识，排除其不良的杂念，增强战胜疾病的信心。

2. 导引

胸段脊柱相关疾病在康复治疗时可选用通督法练筑基功，具体方法如下。

（1）直立，两足分开，与肩等宽，舌抵上颚，百会上顶，两眼轻轻闭合，意想自己顶天立地，体内虚空，身轻欲飞。

（2）双手转掌向前，腹前抱球（两手指尖距离10cm左右），意想两掌同有一团发光发热的气在旋转鼓荡，意守约3～5分钟，然后意想自己的脊柱在自己的体前，脊柱下部的尾骨、骶骨正好在两手中间发光发热的气团中。

（3）双手抱住发光发热的气团，从尾骨开始，自下而上上行，意随气动（手中气），仔细观看（用意）在气团中淋浴，照耀中的白色透明的脊柱各部的形状。同时随其气团所达部位默念："尾骨、腰椎、胸椎、颈椎、颅骨。"静守片刻。

（4）从颅骨开始，自上而下行，意随气动（手中气），仔细观看（用意），在气团淋浴照耀中的白色、透明的脊柱各部的形状。同时随气团所达部位默念："颅骨、颈椎、胸椎、腰椎、骶骨、尾骨。"一上一下为一遍。可做九遍或十八遍。亦可多做。

（5）收功：转掌心向内，男左手在内，右手在外（女右手在内，左手在外），双手重叠在肚脐上，意念气归丹田。静守片刻，两手分开，慢慢睁开眼睛。

3. 医疗体育

胸段脊柱相关疾病的患者可选用五禽戏进行锻炼，以促成康复。五禽戏是汉华佗所创。具体做法如下。

（1）虎形：闭气，低头捻拳，战如虎威式，两手如提千斤，轻轻起来，莫放气，平吞，吞气入腹，使神气上而复下，觉腹内如雷鸣，或七次。如此运动，一身气脉调和，百病不生。

（2）熊形：如熊身侧起，左右摆脚腰，后立定，使气两旁胁骨关节皆响，亦能动腰力，除肿，或三五次止。能舒肋骨而安，此乃养血之术也。

（3）鹿形：闭气，低头捻拳，如鹿，转头顾尾，平身缩肩，立脚尖，跳跌跟，连天柱，通身皆振动，或三次，每日一次也可，如下床做时一次更妙。

（4）猿形：闭气，如猿爬树，一只手如捻果，一只脚如抬起，一条腿跟转身，更运神气，吞入腹内，觉得汗出方可罢。

（5）鹤形：闭气，如鸟飞起头，吸尾闾气朝顶虚，双手躬前，头要仰起，迎身破顶。

二、预防

1. 未病先防

（1）调摄肾气：注意饮食营养，保持精神舒畅，使气血生化有源，气血畅通可达其所，从而正盛邪不侵。

（2）进行适当的体育锻炼：锻炼胸腰背肌肉使之形成肌肉夹板，对脊柱起保护作用，但切忌劳累及不正当的活动，以免造成进行性损伤。

（3）工作方面：劳逸结合，有切实的工作计划，不可过度紧张、疲劳。不可勉强搬动过重之物体，以免发生损伤。伏案工作及从事站立工作的人要定时更换体位，以免引起劳损。

（4）医疗保健方面：要定期查体，及时发现或防止腰背疼痛的发生发展，一旦发现，应采取积极的治疗措施。

2. 既病防变

（1）早期诊断：详细追问病史，认真仔细地进行临床检查，对确定发病部位在胸椎节段是至关重要的。

（2）早期治疗：确诊后，应积极采取必要的治疗措施，防止疾病进一步演变。症状呈进行性加重者，应立即行减压手术。

（3）先安未受邪之地：对可能引起的胸椎受压所致的严重后果，应行彻底减压的手术治疗，术前术后多行四肢及腰背部肌肉之锻炼。

（4）愈后防变：继续药物治疗，对其"本"进行有效的治疗，如补益肝肾，强壮筋骨，则病从"本"起，难以复发。在日常生活和劳动中改变环境和条件，选择适合生物力学功能条件的体位，防止不合格的超量负荷，在机体发生疲劳时，采取适当的保护和恢复方法。防御风、寒、湿邪之侵袭。进行合理的身体锻炼，增强肌力，促进血液循环，改善或消除组织粘连，增强体质。

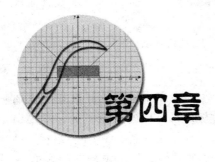

# 第四章 腰骶段脊柱相关疾病

腰骶段脊柱相关疾病是指由于脊柱腰骶段力学不平衡而致肌张力失衡,骨关节轻度位移,刺激、压迫周围的血管神经(尤其是交感神经),引起身体其他系统的相应症状、体征。

## 第一节 病因病机病理

腰骶段脊柱相关疾病的病因病机病理与颈胸段脊柱相关疾病病因病机病理基本类同,只是受损受累的椎体不同而出现相应不同的临床疾病,也是一种多因素、多系统、多脏器互相影响,主要是涉及下腹部脏器的疾病,依然是不断由量的积累到质的改变的复杂病理解剖和病理生理过程。

### 一、病因

病因是指导致疾病发生发展的因素。依然是三因学说为主的病因。

### 二、病机

病机,是指疾病发生、发展、变化及其结局的机理。病机学说在腰骶段脊柱相关疾病的临床应用范围广泛,从整体、系统、器官、组织到细胞,都有其不可或缺的指导价值。在临床常见的病证有痛证、痹证、痿证等,气滞证、血瘀证较少。中医辨证中与肝肾较为密切,因为腰为肾之府,肝主筋。

### 三、病理

病理是对疾病发生、发展与变化机理的研究。腰骶段脊柱相关疾病其病理过程涉及应力集中、平衡失调、代偿紊乱等,脏腑不和、气滞血瘀、痰湿瘀阻相对较少。实际上这几个方面又常互相影响,密切联系。

## 第二节 西医学病因病机与诊断

脊柱腰骶段的疾患除可产生自身功能范围的改变外,还可引起硬脊膜、马尾神经、血管及周围软组织损伤等临床综合征。腰骶段脊柱源性疾患与腰骶椎损伤节段的病理变化有关,尤其是各相关系统脏器的功能紊乱。腰骶段脊柱相关疾病和亚健康状态交互存在,使其临床表现错综复杂,给诊断和鉴别诊断带来一定困难。但也有一定的内在规律可以遵循，比如神经系统疾病的定位诊断就有很重要的参考价值。现就腰骶段的一般临床表现做简要介绍。

腰骶段脊柱相关疾病主要表现为腰腿痛及盆腔脏器的功能紊乱。

## 一、腰段脊柱相关病证发病特点

腰段脊柱的结构特点是稳定性和灵活性的巧妙结合，这方面从杂技演员和举重运动员的功能要求可以得到充分证明。也给在临床这两方面如何把握其质、量、度提出了更高的要求。

下肢的神经节段是 $L_1 \sim S_4$，从腰髓到骶髓的节段逐次下移，其顺序是外侧为 $L_1 \sim L_2 \sim L_3 \sim S_1$ 的放射方向，从大腿前面向下到脚尖；内侧为 $L_1 \sim L_2 \sim L_4$，从大腿至内侧拇趾尖，下肢背侧面则反方向，是从 $L_4$ 或 $L_5 \sim S_1 \sim S_2 \sim S_3 \sim S_4$，即由脚趾经下肢背面上行到达肛门附近。因此，当内脏病变时，刺激冲动的传入部分高于下肢节段时，过敏（或疼痛感觉）从大腿前面放射到足尖；而当内脏感觉传入部位比下肢节段低时，感觉就从小腿背面放射到会阴附近。

## 二、腰段脊柱相关病证的症状体征

### （一）腰痛和腰腿痛

腰椎损伤临床表现为程度不同的腰痛或腰腿痛。轻者表现为局限性腰痛，常不影响日常生活和活动，仅在劳累时症状明显加重。重者卧床不起。常见的疾病有"腰椎后关节紊乱症""腰臀部软组织损伤""腰椎间盘突出症""第三腰椎横突综合征""梨状肌综合征""腰背肌筋膜炎"等。一般临床上先有感觉异常如麻木、疼痛、感觉过敏、感觉减退等改变，进而逐渐出现运动功能的损害，如肌肉无力，肌肉萎缩，膝、踝关节活动受限等。

### （二）相关的腰部体征

腰骶部疼痛性疾病在临床发病率较高，素有患者腰痛医生头痛之说。虽然现在各种现代检查手段日益完善，各种腰痛疾病的诊断更加清楚明确，但腰部体征和病理学检查的临床地位仍然没有丝毫减弱。而且在某些疾病的临床诊断中占有决定性意义。

1. 腰部外形

（1）畸形：肌肉发达的成年人腰背肌轮廓清晰，左右对称。某些脊柱疾病可以引起腰背肌尤其是骶棘肌的轮廓改变。如腰椎有疼痛性疾病时，骶棘肌持续性痉挛而高突。有些腰椎侧凸患者，其侧凸一方的骶棘肌也突起。强直性脊柱炎晚期，骶棘肌可萎缩。在腹外斜肌和背阔肌的边缘，以及髂嵴三者之间形成的三角区域叫腰三角。此处如出现寒性脓肿或窦道，是腰椎结核的重要诊断依据。腰部如有丛毛（Faun丛毛）和脂肪包块是脊柱裂的重要线索。如腰背部发现有较多的皮垂和牛奶咖啡斑则提示神经纤维瘤病。腰背中线处的胎斑或葡萄酒样深红色斑，也常提示脊柱裂。

（2）腰椎前凸畸形：指腰椎前凸的弧度超过了正常的范围。常见原因有腰椎滑脱、双侧先天性髋关节脱位等。

（3）腰椎前凸度减小，变直，甚至反弓畸形：多数的腰部疾病不是引起前凸畸形，而是导致前凸弧度减小。如腰椎骨折、腰部肌肉损伤、腰椎间盘脱出等。由于腰部肌肉痛性痉挛，而引起腰椎生理弧度变直。如果椎体的明显屈曲压缩（骨折或结核），可造成反弓畸形。

腰背部的多种疾病可以造成脊柱的侧弯畸形。根据其原因亦可分为功能性和器质性两大类：功能性者，其侧弯畸形，可以随意纠正，如姿势不良，一侧下肢短缩，一侧腰背肌疼痛性痉挛引起侧弯。器质性者指椎骨、韧带、肌肉等组织发生了器质性的病理变化，故其侧弯不能随意纠正。引起脊柱侧弯畸形最常见的疾病是一种原因不明的原发性脊柱侧凸，占脊柱侧弯的80%~90%。另外，先天性半椎体、婴儿瘫、大脑瘫、神经纤维瘤病等亦可引起器质性的脊柱侧弯。

2. 脊柱定位

腰背部体表骨性标志：

$L_5$棘突：髂嵴最高点连线（于$L_{4~5}$间隙）下一个棘突，或从骶骨向上摸到的第一个完整较大的棘突即为$L_5$棘突。这3个棘突容易摸到，定位准确，常依此推算其他椎骨的序数。胸腰段先找$T_{11}$棘突。下位腰椎先找$L_5$棘突（临床上习惯于从髂嵴连线定$L_{4,5}$间隙）。另外还有一些骨性标志可帮助胸腰椎定位。如肩胛冈平$T_3$棘突，肩胛下角平$T_7$棘突（双臂自然下垂时），胸骨角平$T_4$椎体，胸骨体与剑突交接处平$T_9$椎体，肋弓的最低点（11肋尖）平$L_2$椎体。$L_3$横突较长，瘦弱者也可触及。上述标志有的不衡定，有的不易测量，有的不太好摸，故定位欠准确，只能做大体估计。

肥胖者的脊柱畸形，望诊不易发现，通过每一个棘突触诊，画一连线，可发现轻度的侧弯、后凸腰椎变直等畸形。但应注意腰椎棘突有50%的人可有轻度的偏歪，不能单凭此点断定为异常，还应结合其他临床表现加以判断。两棘突间如呈阶梯状，提示有脊柱滑脱或脱位。如在腰骶间发现棘突缺如则提示脊柱裂。

（三）腰部的压痛点

腰段棘突压痛点：对于腰脊椎有滑脱的患者常可通过该棘突的深压痛来检查。

1. 压痛点

在腰背部的切诊过程中，寻找痛点是重要的检查项目。因为疼痛之处常常就是病变之所在。

（1）棘突压痛：轻压出现浅表疼痛多为棘上韧带炎。重压出现深处疼痛，提示有骨性病变。

（2）棘间压痛：轻压痛，棘间韧带炎；重压痛，提示为棘间韧带损伤。

（3）棘突旁压痛：无明显放射者提示椎间小关节紊乱综合征。向下肢放射者，多为腰椎间盘脱出症。

（4）腰骶间压痛：轻压痛提示棘上韧带炎，重压痛提示腰骶关节损伤。

（5）$L_3$横突尖部压痛：提示腰三横突综合征，正常者重压$L_3$横突尖部也会有轻度的胀痛不适感，应注意比较两侧疼痛的程度和性质。

（6）腰背肌压痛：压痛范围局限者提示局部软组织损伤。范围广泛者则提示为腰背肌筋膜炎或腰肌劳损。

（7）肋脊角压痛：提示肾脏疾病。

2. 叩击痛

有的深部组织病变没有压痛，但可出现叩击痛。如在脊柱上出现叩击痛常提示椎体疾病，如结核、肿瘤等。腰骶部叩击痛并向下肢放射者多为腰椎间盘脱出。脊肋角叩击痛，提示肾脏疾病。

3. 肌肉痉挛

肌肉痉挛是腰背部痛性疾病的一种保护性"静力活动",易在腰部出现,多为一侧。如急性腰扭伤、腰椎间盘脱出等,常出现一侧的骶棘肌痉挛。同时多伴有脊柱侧弯,生理弧度减小或消失。

(四) 腰部特殊检查

1. 拾物试验

主要用于检查小孩弯腰活动是否受限的试验。地上放一物,嘱病儿拾起。正常时是弯腰、屈髋,半屈膝自然协调地去拾起地上之物。如腰部有疼痛性疾病时,患儿则是屈膝、屈髋,腰部僵直,一手撑在膝上,另一手慢慢地去拾,称为拾物试验阳性。

2. 林纳尔（Linder）征

又称屈颈试验。患者坐位或半坐位,两下肢伸直,使坐骨神经处于十分紧张状态,然后被动或自动做屈颈动作。正常时,下巴可触及胸骨,而无明显不适。如引起下肢的放射性疼痛则为阳性。

3. 直腿抬高试验

又称拉赛格（Lasegue）征。患者仰卧,双下肢伸直。检查者一手压住其膝部,一手托住其足跟,将腿徐徐抬起。正常人直腿抬高可达70°~90°不会引起疼痛。如在上抬过程中,出现沿坐骨神经走行的放射性疼痛,为阳性,提示腰椎间盘突出。

4. 直腿抬高加强试验

又称布瑞嘎（Bragard）附加试验。直腿抬高引起下肢放射痛时,将下肢降低少许,到刚使疼痛明显减轻或消失的高度,尽力背屈踝关节,如又引起坐骨神经分布区的放射性疼痛,则为阳性,能进一步证明神经根受压。

5. 健肢抬高试验

又称法捷菲坦（Fajersztain）试验。

患者仰卧,直腿抬高健肢。如患肢出现放射痛则为阳性,提示为腋下型椎间盘脱出或大块椎间盘脱出。

6. 仰卧挺腹试验

患者仰卧,双肘与足跟撑住床面,用力抬臀部和背部,出现患肢放射痛则为阳性,提示有腰椎间盘脱出。

7. Milgam 征

患者仰卧,两腿伸直,同时抬高,离床约2寸。然后尽可能保持这一姿势。观察疼痛出现的时间,正常者可维持30秒钟以上无明显不适。如出现下肢放射痛则为阳性,提示腰椎间盘突出。其阳性率较高,且假阳性较少。

8. Goldthwait 试验

患者仰卧,两腿伸直,检查者一手放在患者的下腰部做触诊,另一手握住患者足跟部做直腿抬高。在抬腿过程中,首先是腘绳肌逐渐被拉紧,随之骨盆旋转,下腰段脊柱发生屈曲运动。如在腰脊柱未运动之前,患者已感觉疼痛,说明病变在腰骶关节。如疼痛发生在腰柱运动之后,则说明病变可能在骶髂关节。

9. 髋膝屈曲试验

患者仰卧,双髋双膝尽量屈曲。检查者可一手按压双膝部,一手托住颈肩部使其胸膝尽量贴紧。此时如出现腰骶部疼痛,提示腰骶关节病变。

10. 儿童腰部伸展试验

检查者握住病儿双足跟上提，正常时腰段前凸增大。如小儿腰椎有病变，骶棘肌痉挛，则腰段脊柱无活动，僵硬平直，随臀部离开床面。

11. 股神经牵拉试验

患者俯卧位，下肢伸直。检查者一手按住臀部，一手托住小腿，上抬下肢使髋关节处于过伸位。出现大腿前方疼痛为阳性，提示 $L_{2,3}$ 或 $L_{3,4}$ 椎间盘脱出。

12. 跟臀试验（Ely征）

患者仰卧，检查者握住其踝部屈曲膝关节，使足跟贴住臀部，然后使筋过伸。如大腿前方出现疼痛者，提示 $L_{3,4}$ 或 $L_{2,3}$ 椎间盘脱出。

13. 骶段相关病证发病特点

直肠、膀胱三角区、前列腺、宫颈和阴道为骶髓副交感性感觉占优势，除牵涉痛发生在相当于 $S_{2\sim5}$ 髓节的会阴部、尿道、肛门附近外，常伴有尿意、尿急、便意、便急、疼痛等超节段反应。

骶段脊柱的相关病证多由于骨盆的相对位置改变或骶髂关节及耻骨联合损伤而刺激、挤压盆腔交感神经或其神经丛，引起盆腔脏器功能紊乱如尿频、尿急、排尿不畅、遗尿、阳痿、下腹疼痛、里急后重感、腹泻、便秘、痛经、月经失调等症状。临床上常诊为"精神性尿频""前列腺炎""阳痿""痉挛性结肠炎"及某些妇科疾患，会阴部的感觉异常等。这类症状的特点是按照原发病的治疗方法治疗效果欠佳，而按照脊柱相关疾病的治疗方法治疗则多能见效。

## 二、骶段相关病证的症状体征

（一）骶髂关节损伤

骶髂关节属于微动关节，凸凹不平的耳状关节面更增加了其稳定性，但由于其处于上肢和躯干重力向下肢传递的部位，所以发生慢性劳损的概率远远高于其他微动关节。一般呈慢性渐进性过程，开始为局部酸痛疲劳，逐渐影响功能活动，臀部和下腰部动则痛甚却很难说出明确的部位，后期可在骶髂关节的体表投影区找到明确的压痛点，骨盆分离和挤压试验呈阳性。

（二）骶部的常见压痛点

1. 髂嵴与骶棘肌交界处压痛（臀上皮神经卡压综合征）

在髂嵴上、骶棘肌与背阔肌之间有3~5mm宽的间隙，由髂嵴和上覆的纤维共同围成一个由前内上向后外下的骨性纤维管。由 $T_{12}\sim L_4$ 的后外侧支重新组合后，穿出骶棘肌后外缘，在骶棘肌筋膜鞘内向下行至髂嵴，臀上皮神经从此纤维管中穿出后至臀部的皮肤，压痛点以髂嵴上缘骶棘肌外侧缘髂嵴附着部位为中心20~25mm的范围内，为浅压痛，有时可触及条索样硬物，按之滚动疼痛。

2. 骶髂关节处压痛点　骶髂关功能紊乱有关。

3. 臀中肌压痛点、骶骨外侧压痛点　多与骶骨的点头位改变以有关。

4. $L_5$、$S_1$ 棘突旁深压痛　与 $L_5$ 脊神经后支及 $L_5$ 横突与骶骨假关节有关。

（三）其他相关体征

1. 骨盆挤压及分离试验

方法：患者仰卧，检查者两手放在患者两侧髂翼上，向中线挤压。或叫患者侧卧，检查者按压上方的髂翼，称为骨盆挤压试验。患者仰卧，检查者双手交叉（亦可不交叉）放在患者两侧髂前上棘处，向外下用力下压称为骨盆分离试验。两个试验常同时做，意义相同。出现疼痛者为阳性，见于骨盆环骨折，或骶髂关节病变。

2. "4"字试验（Feber Palrick 征）

方法：患者仰卧，健肢伸直，患侧髋、膝关节屈曲，髋关节外展，外旋，将足外踝放在健侧大腿上，两腿相交成"4"字。检查者一手放在患者对侧髂翼上以固定骨盆，一手放在患肢膝内侧向下压。正常者可将膝外侧压至床面而不出现疼痛。如在下压过程中诱发出骶髂关节处的疼痛则为阳性。见于骶髂关节的病变，如损伤、结核、类风湿等。

3. 床边试验（骶髂关节扭转试验，Gaenslen 征）

方法：患者仰卧，患侧靠床边，使臀部稍突出，大腿能垂下床边为宜。健肢屈髋屈膝，患者双手抱健膝于胸前。检查者一手按住健肢膝部稳定骨盆和脊柱，另一手按压患侧大腿使髋关节过伸。出现骶髂关节处的疼痛并向大腿放射为阳性。见于骶髂关节病变。

4. 伸髋试验（Yeoman 征，Gittis 征）

方法：患者俯卧，患者屈膝90°，检查者一手按压在无痛的一侧骶髂关节上以固定骨盆，手指放在患侧骶髂关节上进行触诊。另一手握住患侧踝关节向上提，或托住膝部向上抬，使髋关节过伸。如出现骶髂关节处疼痛，则为阳性。见于骶髂关节病变。

5. 斜搬试验或唧筒柄试验

患者仰卧，患肢充分屈髋屈膝，髋内收、内旋。检查者一手按住患侧肩部以固定躯干，另一手按住患侧膝部外侧向对侧推压。如出现骶髂关节处疼痛为阳性。见于骶髂关节病变。

6. 坎贝尔（Compbell 征）

此试验在于确定病变发生在骶髂关节还是腰骶关节。患者取站立或坐位，令其躯干前倾。若骨盆不动，躯干可以前倾，病变可能在骶髂关节；倘若病变位于腰骶关节时。患者可能为骨盆和躯干同时前倾。

### 四、骨盆常见的位移型式

1. 骨盆力线的改变

除骨盆损伤只能在卧位下进行检查外，其余患者均应采取立位以便观察骨盆的外形有无改变，力线是否正常，两侧是否平衡对称等。髂前上棘、髂后上棘、耻骨联合、腰骶部菱形区（Michael 菱形区）即 $L_5$ 棘突、两侧髂后上棘、骶尾关节四点形成的菱形区，是很好的解剖标志。

正常的骨盆入口与地平线形成一定的角度称为骨盆倾角。测量方法不同，其正常值也不相同。临床上一般采用骨盆倾角测量器测量髂后上棘与耻骨联合的连线与水平线形成的夹角，据 Wites 的测量结果，男性平均31°，女性平均28°，柯氏通过 X 线片测量1000 例女性的髂骨与耻骨联合连线与水平线形成的夹角平均为 51.2°。骨盆倾角的增减将影响脊柱矢状面的力线，从而导致下腰部慢性疼痛。骨盆倾角增大，脊柱势必前倾，重心前移，为保持躯干平衡，腰椎必须增加其前凸弧度，使重心后移。这样腰骶关节、下腰椎关节的剪力增大，容易造成慢性损伤，出现下腰疼痛。反之骨盆倾角减少，则可导致腰段脊柱代偿性后凸，形成"平背畸形"，使腰背部肌肉韧带长期受到牵拉，受力不匀，出现腰部软组织劳损，引起腰痛。正常的骨盆是平衡对称的。两侧髂前上棘、髂后上棘、髂嵴的最高点，都在一条水平线上。骨盆的歪斜可造成脊柱的冠状面力线的改变。如骨盆左倾，为了保持躯干平衡，脊柱势必向右弯，造成侧弯畸形。两侧肌肉关节等受力不匀，久之也可引起下腰劳损。骨盆倾斜也可引起两侧骶髂关节的应力不匀，倾斜侧的应力增大，久之也可能出现慢性劳损。造成骨盆倾斜的最常见原因是一侧下肢短缩。骶髂关节脱位，可出现一侧髂骨上移。

2. 局部病变触诊

（1）肿胀、窦道：

骨盆外伤的患者要注意观察局部有无瘀斑和肿胀。阴囊会阴部的肿胀、瘀斑常提示耻骨支、坐骨支骨折；髂前上棘处的肿胀瘀斑提示髂嵴前部骨折；臀部瘀斑提示骶骨骨折。当然，有瘀斑不一定就有骨折，而没有瘀斑也不足以说明无骨折。

骨盆、臀部的某些肿瘤或脓肿，可在体表发现肿块。臀部的肿块多为脂肪瘤、纤维瘤或脓肿。髂窝部肿块多为髂窝脓肿，寒性脓肿提示腰椎结核，热性脓肿提示髂窝部软组织化脓性感染或髂骨骨髓炎。出现窦道者是骨髓炎和骨结核的重要诊断依据。

（2）压痛：

出现压痛的部位多系病变的部位。骨盆骨折时，在骨折处可有明显压痛。做骨盆挤压分离试验时，骨折处也可出现疼痛（详见特殊检查）。耻骨支、坐骨支以及骶髂关节的髂骨翼结构比较薄弱，是骨折的好发部位。疑有骨盆骨折时应重点检查这些部位有无压痛。下腰痛的患者，应检查腰骶关节有无压痛，如在 $L_5$、$S_1$ 棘突之间出现压痛或叩击痛则提示为腰骶关节病变。骶髂关节处出现叩击痛则提示骶髂关节病变。臀肌损伤时，可在骶髂关节的外下缘触及压痛。梨状肌损伤可在臀部中点触及压痛。髂骨骨髓炎也可在两侧髂翼触及深压痛。

（3）肿块：

发现肿块后，还应进一步触诊其大小，有无压痛，软硬度，活动度等，以便进一步确定病变性质。有的肿块位置较深，也要通过切诊才能发现。髂窝部的肿块，多为质软或有波动感的脓肿。如同时有皮肤的红、热及压痛则为软组织的化脓性感染。如没有皮肤的红、热，没有压痛，则提示为腰椎结核引起腰大肌脓肿，或骶髂关节结核引起的冷脓肿。臀部的软组织肿块，质地较软者多为脂肪瘤，或骶骨骨髓炎引起的脓肿。质地较硬者，则考虑为肌纤维瘤。髂骨的骨性肿块多系髂骨肿瘤。坐骨结节处有压痛的囊性包块，提示为坐骨结节滑囊炎。

（4）肛门指检：

患者取膝胸卧位或截石位。检查者右手戴手套，食指上抹少许石蜡油后插入肛门。指腹向后可检查骶、尾骨有无病变。指腹向前可检查前列腺。骶骨和尾骨的病变，做肛门指检常能直接触及患处。尾骨骨折或骶尾关节脱位时，指检不但可触及压痛点，还可触知移位的方向和程度。用食指和拇指捏住尾骨尖轻轻摇动，如骶尾关节损伤则该处出现疼痛。如疼痛出现在拇指捏着处，则考虑尾骨骨折。肛门指检还可帮助判断有无合并直肠损伤。如指套上沾有血迹，则提示有直肠损伤。骶骨肿瘤向前方生长，肛门指诊可触及肿块。发现有转移性骨肿瘤时，应检查前列腺。如前列腺肿大、变硬有结节或压痛，则提示为前列腺癌骨转移。

（5）量诊：

主要是测量两侧髂前上棘与剑突的距离和髂后上棘与 $T_{12}$ 棘突（或其他椎棘突）的

距离是否相等，可判断有无骨盆倾斜和骶髂关节有无脱位。如骨盆左倾，该侧的距离将比右侧长。如左侧骶髂关节脱位，髂骨上移，该侧的距离就比右侧短。

## 第三节 辨病与辨证

腰骶段脊柱相关疾病在临床诊断与治疗上应将西医学的辨病和中医学的辨证相结合，做到明确诊断、明确辨证。有利于选钩、选穴、定位、选手法，准确钩活对症治疗。

### 一、辨病

按照腰骶段脊柱相关疾病的定义准确地辨认其病，为之腰骶段脊柱相关疾病的辨病。首先符合腰骶段脊柱相关疾病的病史、症状、体征、影像学检查，其次是排除其他病即鉴别诊断，为准确治疗打下基础。

### 二、辨证

1. 病因病机辨证

（1）虚实辨证：虚则肝肾虚损、脾胃虚弱、气血两虚，出现腰痛、精子数减少、阳痿早泄、阴茎微小、月经过少、遗尿、尿无力、尿纤细、尿余沥、尿等待、白细胞减少等，舌质淡，脉弱；实则邪气旺盛、气滞血瘀、经络不通，出现腰痛、闭经、月经无规律、痛经等，舌红、苔黄腻，脉实有力。

（2）脏腑辨证：主要是肝肾，肝肾亏损而出现腰痛、精子数减少、阳痿早泄、阴茎微小、月经过多、月经过少、月经无规律、遗尿、尿无力、尿纤细、尿余沥、尿等待、白细胞减少等。

（3）劳损瘀血辨证：劳损：腰痛、精子数减少、阳痿早泄、阴茎微小、月经过多、月经过少、月经无规律、遗尿、尿无力、尿纤细、尿余沥、尿等待、白细胞减少等症状，劳累后加重，休息后减轻；瘀血：腰痛、月经过多、痛经，疼痛如刺，痛有定处，日轻夜重，痛处拒按，甚则皮下瘀斑，面色晦暗，舌质紫暗或有瘀点、瘀斑，脉涩。

2. 经络辨证

该病引起腰痛、精子数减少、阳痿早泄、阴茎微小、月经过多、月经过少、闭经、月经无规律、痛经、遗尿、尿无力、尿纤细、尿余沥、尿等待、白细胞减少与肝肾脾胃等经络有关。

（1）督脉：

循行部位：起于胞中，下出会阴，后行与腰背正中，经项部，进入脑内，属脑。并由项沿头部正中线，经头顶、额部、鼻部、上唇、到上唇系带处。并有支脉络肾，贯心。腰痛、精子数减少、阳痿早泄、阴茎微小、月经过多、月经过少、月经无规律、遗尿、尿无力、尿纤细、尿余沥、尿等待、白细胞减少与督脉有关。

（2）足阳明胃经：

循行部位：足阳明之脉，起于鼻，交頞中，旁纳太阳之脉，下循鼻外，入上齿中，还出挟口，环唇，下交承浆，却循颐后下廉，出大迎，循颊车……其支者，别跗上，入大趾间，出其端。月经过多、月经过少、闭经、月经无规律、白细胞减少与足阳明胃经有关。

(3) 足太阴脾经：

循行部位：脾足太阴之脉，起于大趾之端，循趾内侧白肉际，过跖骨后，上内踝前廉，上踹内，循胫骨后，交出厥阴之前，上膝股内前廉，入腹，属脾，络胃，上膈，挟咽，连舌本，散舌下。其支者，复从胃别上膈，注心中。月经过多、月经过少、月经无规律、遗尿、白细胞减少与足太阴脾经有关。

(4) 足太阳膀胱经：

循行部位：膀胱足太阳之脉，起于目内眦，上额交巅。其支者，从巅至耳上角。其直者，从巅入络脑，还出别下项，循肩膊内，挟脊抵腰中，入循脊，络肾，属膀胱。……其支者，从髆内左右，别下贯胛，挟脊内，过髀枢，循髀外，从后廉下合腘中。以下贯踹内，出外踝之后，循京骨，至小趾外侧。腰痛、精子数减少、阳痿早泄、月经过多、月经过少、月经无规律、痛经、遗尿、尿无力、尿纤细、尿余沥、尿等待与足太阳膀胱经有关。

(5) 足少阴肾经：

循行部位：肾足阴之脉，起于小趾之下，邪走足心，出于然谷之下，循内踝之后，别入跟后，以上踹内，出腘内廉，上股内后廉，贯脊属肾，络膀胱。其直者，从肾上贯肝膈，入肺中，循喉咙，挟舌本。其支者，从肺出络心，注胸中。腰痛、精子数减少、阳痿早泄、阴茎微小、月经过多、月经过少、闭经、月经无规律、痛经、遗尿、尿无力、尿纤细、尿余沥、尿等待与足少阴肾经有关。

(6) 足少阳胆经：

循行部位：胆足少阳之脉，起于目锐眦，上抵头角，下耳后，循颈行手少阳之前，至肩上，却交出手少阳之后，入缺盆。……其支者，别跗上，入大趾之间，循大趾歧骨内出其端，还贯爪甲，出三毛。阳痿早泄、阴茎微小、月经过多、月经过少、闭经、月经无规律、痛经与足少阳胆经有关。

(7) 足厥阴肝经：

循行部位：肝足厥阴之脉，起于大趾丛毛之际，上循足跗上廉，去内踝一寸，上踝八寸，交出太阴之后，上腘内廉，循股阴，入毛中，过阴器，抵小腹，挟胃，属肝，络胆，上贯膈，布胁肋，循喉咙之后，上入颃颡，连目系，上出额，与督脉会于巅。其支者，从目系，下颊里，环唇内。其支者，复从肝，别贯膈，上注肺。腰痛、精子数减少、阳痿早泄、阴茎微小、月经过多、月经过少、闭经、月经无规律、痛经、白细胞减少与足厥阴肝经有关。

3. 分型辨证

(1) 实证型：腰痛、闭经、月经无规律、痛经兼有饮食亢进、烦躁不安、疼痛剧烈等亢进症状。舌淡、苔薄白，脉弦数。

(2) 虚证型：先天不足或慢性劳损或风寒湿侵袭或遭受外伤，久治不愈，腰痛、精子数减少、阳痿早泄、阴茎微小、月经过多、月经过少、月经无规律、遗尿、尿无力、尿纤细、尿余沥、尿等待、白细胞减少。舌淡、苔白，脉虚弱。

4. 分度辨证

(1) 轻度：年龄小，病程短，初次发病，影像学检查仅限于一个椎节或一个椎节的局部退变，不影响正常生活。

(2) 中度：青壮年或中老年，或年龄较小但多次发病，病程相对较长（1~2年），初次或再次发病，影像学检查局限性腰椎管中度退变，影响正常生理情况。

（3）重度：年龄较大，或年龄较小而多次发病，病程长，反复发作，影像学检查局限性或广泛性腰椎退变，严重影响正常生理情况。

## 第四节　中医微创钩活术疗法

利用中医理论将腰骶段脊柱相关疾病的腰痛、男性不育症和性功能障碍、月经失调、痛经、排尿异常、白细胞减少症、前列腺肥大症分为实证型、虚证型，根据中医分型的证候特点选用相应的穴位，运用钩活术的各种手法进行综合治疗。

腰骶段脊柱相关疾病是钩活术的适应证，要排除禁忌证，同时进行相关的各种检查。检查的结果符合腰骶段脊柱相关疾病的诊断，综合辨证分析后确定所选穴位点。

1. 选穴原则

根据影像学检查腰骶段脊柱相关疾病的结果，进行病位选穴，并结合临床症状，二者相符，确定病位，准确选取穴位。（所取穴位的定位主治见附录3）

局部取穴

第一组腰穴

腰1穴 + 腰2穴 = $L_1$穴 + $L_2$穴

腰2穴 + 腰3穴 = $L_2$穴 + $L_3$穴

腰3穴 + 腰4穴 = $L_3$穴 + $L_4$穴

腰4穴 + 腰5穴 = $L_4$穴 + $L_5$穴

腰5穴 + 胸1穴 = $L_5$穴 + $T_1$穴

第二组腰穴

腰3穴 + 骶4穴 = $L_3$穴 + $S_4$穴

腰4穴 + 腰1穴 = $L_4$穴 + $L_1$穴

腰5穴 + 腰2穴 = $L_5$穴 + $L_2$穴

胸1穴 + 腰3穴 = $T_1$穴 + $L_3$穴

第三组腰撇穴

腰1'穴 + 腰2'穴 = $L_1'$穴 + $L_2'$穴

腰2'穴 + 腰3'穴 = $L_2'$穴 + $L_3'$穴

腰3'穴 + 腰4'穴 = $L_3'$穴 + $L_4'$穴

腰4'穴 + 腰5'穴 = $L_4'$穴 + $L_5'$穴

腰5'穴 + 胸1'穴 = $L_5'$穴 + $T_1'$穴

第四组腰撇穴

腰3'穴 + 骶2穴 = $L_3'$穴 + $S_2$穴

腰4'穴 + 腰1'穴 = $L_4'$穴 + $L_1'$穴

腰5'穴 + 腰2'穴 = $L_5'$穴 + $L_2'$穴

胸1'穴 + 腰3'穴 = $T_1'$穴 + $L_3'$穴

第五组骶穴

骶1穴 + 骶2穴 = $S_1$穴 + $S_2$穴

骶2穴 + 骶3穴 = $S_2$穴 + $S_3$穴

骶 3 穴 + 骶 4 穴 = $S_3$ 穴 + $S_4$ 穴

以上穴位点根据具体辨证采用平补平泻（通补兼施），或以泻法为主，或以补法为主。根据具体病证采用巨类、中类、微类钩锃针。

2. 选针注意事项

脊柱相关疾病选针的原则是宁小勿大。

①"巨腰型"代表巨类腰型内板钩锃针；下面出现的"中内板 3.5 双或单，补或泻、平"代表中类内板 3.5cm 型钩锃针双取穴或单取穴，补法或泻法、平补平泻；"微内刃 2.5 双或单，补或泻、平"代表微类内刃 2.5cm 型钩锃针双取穴或单取穴，补法或泻法、平补平泻。"微内板 1.2"代表微类内板 1.2cm 型钩锃针，依此类推。

②使用巨类腰型内板钩锃针，在必要情况下也可以考虑使用肛门型巨类钩锃针，因肛门型巨类钩锃针属巨类内刃，本身就为补法而设计。中微类内板和内刃也可辨证使用。

③腰骶段脊柱相关疾病有虚实之分，根据具体情况，采用平补平泻，或用补法而使用内刃钩锃针，或用泻法使用内板钩锃针。

④腰段可辨证选用巨类、中类、微类钩锃针，骶段可辨证选用中类、微类钩锃针。

3. 选穴注意事项

根据影像学和临床表现综合辨证选取相应穴位组合，由于脊柱的变形在取穴定位时必须使用坐标定位法定位。根据临床症状缓解情况，综合分析酌情做第二次钩活术。第二次钩活术应选取对应的撤穴组合。在特殊情况下，第二、三次钩活术也可选择十二正经腧穴或阿是穴。根据临床情况，如需辅以配穴，选 2~3 穴为宜，四肢穴位点为主，也可不选。

4. 钩治注意事项

钩治时进针的方向，必须是垂直进针和垂直钩提法；钩治的深度宁浅勿深，达到病灶的深度即可，但不能损伤正常组织；钩割的量度宁少勿多，手法轻柔，医者感到钩头部位有紧、困、阻力消失时，即达到了应钩治的量度，可退针。根据具体症状、体征、影像的辨证，采用单软、双软、深双软、重深双软钩法，同时注意补法和泻法的使用。

### 一、腰痛

定义：因脊柱力学平衡失稳引起的急慢性腰痛，表现为腰部活动受限，无明显压痛点，多呈弥散性疼痛，脊椎检查可见有棘突偏歪，椎旁压痛或可触及条索状反应物。单纯腰部治疗效果不明显。

中医认为腰部疼痛与督脉有密切联系。督脉经气阻滞，则脊背出现强直。《灵枢·经脉》载："实则脊强，虚则头重。"《医部全录》载："腰脊者，身之大关节也。故机关不利，而腰不可以转也。"本章节讨论的腰痛是由于脊柱（腰椎）退变或外伤后引起的腰痛。

1. 中医病因病机

腰痛病因为内伤、外感与跌仆损伤，基本病机为筋脉痹阻，腰府失养，内伤多责之禀赋不足，肾亏腰府失养；外感为风、寒、湿诸邪痹阻经脉，或劳力扭伤，气滞血瘀，经脉不通而致腰痛。腰为肾之府，由肾之精气所养，肾与膀胱相表里，足太阳经过之，此外任、督、冲、带诸脉，亦布其间，所以腰痛病变与肾脏及诸经脉相关。实证：①外邪侵袭，多由久居湿地，或冒雨着凉，腰府失护，风、寒、湿、热之邪乘虚侵入，阻滞脉络，气血运行不畅而发腰痛。②跌仆损伤，或体位不正，用力不当，导致腰部经络气血运行不畅，气血阻滞不用，瘀血留着而发生疼痛。虚证：先天禀赋不足，久病体虚，以致肾之精气虚亏，腰府失养，而致腰痛。

2. 西医病因病理　由于脊椎的慢性劳损、退变，造成椎间关节失稳，遇有劳累、外伤，即可使椎间小关节错位，出现腰肌痉挛、局部缺血、代谢产物堆积而引起腰痛。

3. 诊断

（1）症状：腰部疼痛，活动受限，重者可出现脊柱侧弯，行走及翻身困难，咳嗽及增加腹内压时腰部疼痛加剧。

腰痛的诊断有以下特点。

①有腰椎病史，腰痛与腰椎病症状同时发生，或继发于腰椎病之后。

②腰痛症状的轻重与腰椎病的轻重有直接关系。

③内科系统检查，排除其他疾病。

④腰部钩活术或手法治疗后，腰痛症状有所缓解。

（2）舌脉：舌淡、苔薄白，脉沉。

（3）体征：腰肌紧张、活动受限，部分棘突压痛，或椎旁压痛。有时可触及条索状筋结。

（4）影像学检查：腰椎 X 线平片可显示生理曲度改变、椎间隙狭窄及阶梯形变；棘突偏移，椎体侧弯。CT 及 MRI 检查符合腰椎退变的表现。

（5）排除其他病：综合判断排除其他原因引起的腰痛症状。

符合以上 5 条并排除其他疾病即可确诊为脊源性腰痛。

包括现代医学的腰椎间盘突出症引起的腰痛和腰部软组织神经卡压引起的腰痛。

诊断要点：在影像学检查结果的支持下，有腰椎退变性疾病的症状，有腰痛症状，腰痛症状为主，但是随腰椎退变性疾病症状的加重腰痛症状也同时加重。

4. 鉴别诊断

（1）肾炎：是由于免疫介导的、炎症介质参与的最后导致肾固有的组织发生炎性改变，引起不同程度肾功能减退的一组肾脏疾病，临床除腰部疼痛外，伴有乏力、肉眼血尿、水肿、高血压、肾功能异常、尿量减少等，临床不难鉴别。

（2）强直性脊柱炎：是以骶髂关节和脊柱附着点炎症为主要症状的疾病，属风湿病的范畴，病因尚不明确，是以脊柱为主要病变部位的慢性病，累及骶髂关节引起脊柱强直和纤维化，患者除腰痛外，伴有乏力、低热等全身症状，同时关节僵硬，变形，晨僵。临床不难鉴别。

（3）骨结核：是由于感染结核杆菌，导致骨骼系统发生病变，患者会出现腰痛或四肢关节痛，多数伴有低热、乏力、盗汗、消瘦等症状，化验检查常有血沉增快，检查 X 线片、CT、MRI 可鉴别。

（4）腰部肿瘤：有腰痛症状，并且疼痛主要表现为夜间痛和清晨痛，白天多疼痛缓解，或消耗性全身症状，通过影像学检查可以鉴别。

5. 分型辨证

（1）实证：剧烈腰痛，固定不移，拒按，遇冷加重，遇热减轻，舌暗红，脉弦紧。

（2）虚证：腰痛隐隐，酸软无力，反复发作，缠绵难愈，面色㿠白，畏寒肢冷。

6. 钩活术分型治疗

（1）选穴：

主穴：根据影像学检查选择相应穴位组合（见基本公式）。

穴位组合（$L_2$穴+$L_3$穴较多）是根据影像学和临床症状而定的，与证型无关。

配穴：实证：气海俞（微内板3.5）　大肠俞（微内板3.5）
　　　　　　　关元俞（微内刃3.5）　激发点（微内板3.5）
　　　　虚证：气海俞（微内刃3.5）　委中（微内刃2.5）　关元俞（微内刃3.5）

以上配穴根据具体情况，取双侧穴或单侧穴，单侧取患侧穴位点。

方义提要：局部取穴和循经取穴。局部取穴，以腰部新夹脊穴为所取穴位点。循经取穴主要根据疾病所在的经络循行部位选穴，旨在疏通经络，理气止痛。并针对腰痛的性质进行补泻。实证取气海俞、大肠俞、关元俞、激发点用微内板泻法，虚证取气海俞、委中、关元俞用微内刃补法。

（2）分型选钩：

实证：以腰痛为主，症状较重者，选巨类内板腰型钩鍉针；症状中等程度者选中类内板3.5钩鍉针；症状较轻或好转80%以上者选微类内板3.5钩鍉针。

虚证：①以腰酸为主，兼有腰痛，一般的选中类内板3.5钩鍉针；症状较轻者选微类内板3.5钩鍉针。②体质差、病程长、腰酸无力、少气懒言者，可选巨类内刃肛门型钩鍉针，临床应用较少；体质较差、病程长、腰酸无力者，选中类内刃3.5钩鍉针；体质少差、病程长、腰酸者，选微类内刃3.5钩鍉针。

（3）分型钩法（根据五钩法的补泻）：

实证：大部分利用单软钩法。症状较重者选重单软，症状中等程度者中单软，症状较轻者选轻单软，兼有腰椎管狭窄症状者选双软、深双软、重深双软。

虚证：大部分需要轻单软钩法，同时根据体质和病程的长短调整钩进的速度，充分体现"进补"，并以速度和程度相结合体现轻补、中补、重补。但是，兼有腰椎管狭窄症状者综合分析辨证选双软、深双软、重深双软。

（4）钩治步骤：

常规九步钩活法，无菌操作，动作灵巧。

（参考附录11钩活术的操作步骤）

7. 病案举例

[腰痛　活动受限]

布某某，男，31岁，石家庄赵县人，农民。

初诊：2013年1月10日。

主诉：腰痛，活动受限2天。

现病史：2天前沙发上看电视，起身拿茶杯时突然腰痛难忍，固定不移，活动受限，逐渐不敢大声说笑，经口服止痛药无效，经人介绍于2013年1月10日来本院就诊。

既往史：既往体健。

分析：患者男性，31岁，农民，突然腰部扭伤，腰部经络阻滞，不通则痛，中年男性、突然发病、疼痛难忍、固定不移，此腰扭伤符合中医实证型腰痛的发病过程。

检查：$L_{2,3}$棘突左偏，棘上、椎旁压痛，抱膝试验（+），血压120/80mmHg，心、肺、腹无异常。舌淡、苔薄白，脉弦紧。

辅助检查：血常规、尿常规、心电图、血糖检查无异常。

影像学检查：X线（图4-1）（图4-2）。

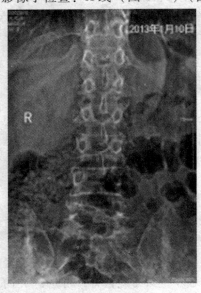

图4-1 X线正位片

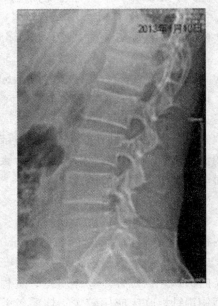

图4-2 X线侧位片

X线表现：腰椎序列欠佳，腰椎轻度尚可，$L_{2-3}$棘突左偏，各椎间隙未见明显变窄，椎旁软组织未见异常影。

印象：腰椎病

诊断：实证型腰痛（中医）

急性腰扭伤（西医）

治则：通利关节，疏通经脉。

治法：钩活术疗法。

选穴：主穴：$L_4$穴+$L_3$穴（巨类腰型内板钩锃针）

配穴：气海俞（微内板3.5）平补平泻法

大肠俞（微内板3.5）平补平泻法

常规钩活：利用中度单软钩法，常规九步钩活逐一完成。

10分钟钩活术，患者自述腰痛好转，10日后复诊。

二诊：2013年1月20日，患者自述腰痛消失，未做其他治疗，嘱其1个月后复诊。

三诊：2013年2月20日，患者自述腰痛消失，无其他不适。

随访：2014年2月20日电话随访，上述症状无反复。

【按语】此病例系腰部扭伤、经络不通所致，腰部筋脉受阻，经络不通，不通则痛。采用新夹脊$L_4$穴+$L_3$穴（巨类腰型内板钩锃针），辅配气海俞（微内板3.5）、大肠俞（微内板3.5）平补平泻，直达病所，筋脉畅通。第一次用中单软钩法疼痛明显好转，复诊症状基本消失，一次治愈。

8. 其他治疗

药物内服法、中药外用法、推拿、针灸、小针刀疗法、封闭、手术疗法。

手法治疗：手法纠正颈、胸、腰椎棘突偏歪，首先松弛肌肉，然后行定点旋转复位法，使偏歪的棘突恢复到原来的位置，达到内外平衡，解除偏歪的关节对硬脊膜的刺激。

附方：

（1）实证：

甘姜苓术汤（《金匮要略》）化裁：

干姜12g，茯苓12g，白术6g，桂枝9g，杜仲12g，桑寄生15g，续断12g，牛膝12g，炙甘草6g。

（2）虚证：

右归丸（《景岳全书》）化裁：

熟地20g，山药20g，山萸肉10g，菟丝子30g，枸杞子10g，川牛膝15g，鹿角胶15g，肉桂9g，附子5g，杜仲12g。

## 二、急性腹痛

定义：腹痛是临床上常见的症状，也是促使病人就诊的原因。引起急性腹痛的原因很多，可大致分为两类：①由于腹内脏器病变所致者；②由于腹外脏器或全身性病变所致者。病变的性质可以是器质性的，也可以是功能性的。引起急性腹痛的疾病很多，其共同特点是发病急、变化快和病情重。本文主要讨论腰椎后关节滑膜嵌顿引起的急性腹痛，即脊源性腹痛。

1. 中医病因病机

中医认为本病多由情志失调，跌仆损伤，外感邪气，阳气不足等所致，因脏腑气机阻滞，气血运行不畅，经脉痹阻，不通则痛；或脏腑经脉失养，不荣则痛。《证治汇补·腹痛》谓："暴触怒气，则两胁先痛而后入腹。"

中医学中腹痛的范围包括：脐腹痛、小腹痛、少腹痛。《黄帝内经》称脐腹痛为"环脐而痛"。《伤寒论》《金匮要略》中的"少腹急结""少腹里结""少腹弦急"等均属于小腹痛的范畴。因此，腹痛是指胃脘以下，耻骨毛际以上的部位发生疼痛而言的，多由脏腑气机不利，经脉失养而成。腹痛可分为寒痛、热痛、实痛、虚痛等四个方面。

2. 西医病因病理

人体随着年龄的增长，椎间盘、韧带、脊椎等组织器官都逐渐发生不同程度的退变，使内平衡稳定性降低，这时，如外平衡未能协调、适应内平衡的变化时，若再遇外力，尤其是在无充分精神准备的情况下，做某些突然的脊柱旋转活动，或腰肌处于松弛状态时，做某些不在意的动作，常因脊柱内外平衡来不及协调、适应或使内平衡缺乏外平衡的保护，着力点的椎体及椎间组织在不稳定状态下承受较大的力量，还有少部分患者因遭受暴力，超出脊椎正常生理承受能力，极易损伤，造成单个（或数个）椎体位移，产生后关节错缝。这是一种微细的解剖位置变化，下关节突与上关节突产生前后、左右或旋转位移，但又没有达到脱位，只引起后关节错缝和椎间软组织损伤，有时在关节开张时，关节滑膜嵌入，即形成后关节滑膜嵌顿。

椎间韧带和后关节囊、硬脊膜等，均为极敏感组织，有脊神经后支发出的脊膜支的神经末梢分布。受到刺激和损伤后，可引起急性腰背痛，疼痛常很剧烈。患者不能翻身，在脊椎后伸时腰背痛明显加重，本病多发生于腰段脊椎。

内脏不仅受交感神经和副交感神经的双重神经支配，而且也有与此相应的双重感觉神经分布。其中走行在交感神经中的内脏感觉纤维的胞体，位于第1胸神经至第3腰神经的脊神经节内，其周围支随交感神经分布到相应脏器。内脏痛觉主要通过交感神经内的感觉纤维传导，当脊柱内外平衡破坏后，必然牵拉着周围的软组织和脊髓，引起充血、水肿的炎症反应。这些内在的变化，在一定条件下影响到脊髓侧角的交感神经内的感觉纤维，而反射性地引起腹腔脏器的血管和平滑肌痉挛、缺血，导致剧烈的腹痛。

3. 诊断

（1）症状：具有明确的外伤史，受伤后在较短时间内出现腰部难以忍受的剧痛，痛点较明确，患者屈髋、屈膝、侧卧，全部腰肌陷于紧张状态，不敢移动，腰部生理弯曲消失，功能活动障碍，并通过脑脊膜返支或交感神经的刺激，产生不同范围的牵涉痛及腹腔脏器缺血痉挛的剧烈腹痛。

一般病人外伤后，先有腰部疼痛，接着发生剧烈腹痛，也有先腰部轻微胀痛，接着发生腹部轻微抽搐痛，1~2天内发作腹部剧痛，接着腰部也发生剧痛。腹痛为痉挛性抽痛，很少有板状腹，但在剧烈抽痛时，腹部常有蠕动性隆起，此起彼伏，腹痛为阵发性，腰痛为触发性。

腰性腹痛的诊断有以下特点。

①有腰椎病史，腹痛症状与腰椎病症状同时发生，或继发于腰椎病之后。

②腹痛症状的轻重与腰椎病的轻重有直接关系。

③消化内科系统检查，排除其他疾病。

④腰部钩活术或手法治疗后，腹痛症状有所缓解。

（2）舌脉：舌淡、苔薄白或黄，脉细弱或细涩。

（3）体征：腰部僵硬、肌紧张、活动受限，部分棘突压痛，或椎旁压痛。腹部触诊无板状腹和反跳痛，无明显压痛点和包块，无腹部移动性浊音。

（4）影像学检查：X线检查脊柱无明显骨性损伤，但两侧关节突关节间隙不对称，有的甚至出现真空征，腹部平片无明显异常。CT及MRI检查符合腰椎病的表现。

（5）排除其他病：综合判断排除其他原因引起的腹痛症状。

符合以上5条并排除其他疾病即可确诊为脊源性腹痛。

诊断要点：在影像学检查结果的支持下，有腰椎病的症状，有腹痛症状，腹痛症状为主，但是随腰椎病症状的加重腹痛症状也同时加重。

4. 鉴别诊断

目前由于对本病的认识不足，易造成误诊，有的行剖腹探查，未查出结果，所以在临床上一定要与以下疾病相鉴别。

（1）急性腹膜炎：此病大多由腹内脏器穿孔、破裂和腹腔内脏器急性感染的蔓延而引起，原发性较少见，通过实验室和物理检查易于和上述腹痛鉴别，另外，急性腹膜炎患者喜欢屈腿仰卧，无腰扭伤史。

（2）急性肠梗阻、肠套叠、肠扭转：这几种疾病常有呕吐、腹部包块和明显的压痛点。

（3）急性血卟啉症：此症腹痛性状极易与胸腰椎后关节滑膜嵌顿引起的腹痛相混淆。但患此症患者的小便放置后变为红色，卟啉胆原阳性。

（4）急性肠炎、急性痢疾：腹部剧痛，但有腹泻和脓血便，粪便镜检有大量脓细胞及红细胞，肠炎每高倍镜下红细胞少于5个，痢疾每高倍镜下红细胞多大于15个。

（5）腹主动脉瘤小破裂、夹层动脉瘤：腹痛剧烈，背部疼痛亦较剧，酷似胸椎小关节滑膜嵌顿引起的腹痛。但腹部触诊，深部可触及肿物，搏动性，有杂音，下肢动脉搏动减弱，脐周围或侧腹壁有瘀血斑，胸腹部CT及MRI检查可发现血管改变。

（6）急性尿中毒：腹痛、腰痛，但常有呕吐，腹泻，意识差，嗜睡，心电图不正常等，可以鉴别。

（7）急性阑尾炎：以转移性右下腹痛为特点，除腹痛外，还有胃肠道及全身症状，腹膜刺激征阳性。实验室检查白细胞计数增高或有核左移。

（8）腹腔脏器破裂出血性疾病：尤其是外伤后引起者，应提高警惕，但均有类似的急性失血性乃至休克表现。

5. 分型辨证
（1）实证：腹痛剧烈，多有外伤史或手术史，痛处固定，恶心呕吐，经久不愈。
（2）虚证：腹痛缠绵难愈，疼痛隐隐，喜暖喜按，形寒肢冷，面色无华。

6. 钩活术分型治疗
（1）选穴：
主穴：根据影像学检查选择相应穴位组合（见基本公式）。
　　　穴位组合（$L_3$穴+$L_4$穴较多）是根据影像学和临床症状而定的，与证型无关。
配穴：实证：气海俞（微内板3.5）　委中（微内板2.5）　肾俞（微内板3.5）
　　　　　　志室（微内板3.5）　腰阳关（微内板3.5）　激发点（微内板3.5）
　　　虚证：气海俞（微内刃3.5）　委中（微内刃2.5）　关元俞（微内刃3.5）
　　　　　　志室（微内刃3.5）　腰阳关（微内刃3.5）

以上配穴根据具体情况，取双侧穴或单侧穴，单侧取患侧穴位点。

方义提要：局部取穴和循经取穴。局部取穴，以腰部新夹脊穴为所取穴位点。循经取穴主要根据疾病所在的经络循行部位选穴，旨在疏通经络，理气止痛。并针对腰痛的性质进行补泻。实证取气海俞、委中、志室、腰阳关、激发点用微内板泻法，虚证取气海俞、委中、志室、腰阳关、关元俞用微内刃补法。

（2）分型选钩：
实证：急性腹痛，疼痛难忍，症状较重者，选巨类内板腰型钩鍉针；症状中等程度者选中类内板3.5钩鍉针；症状较轻或好转80%以上者选微类内板3.5钩鍉针。

虚证：体质差、病程长、脾胃虚弱、少气无力、腹痛绵绵不断者，可选巨类内刃肛门型钩鍉针，临床应用较少；体质差、病程长、精神差、腹痛时隐时现者，选中类内刃3.5钩鍉针；体质差、病程长、精神可、腹痛时隐时现，痛则隐隐者，选微类内刃3.5钩鍉针。

（3）分型钩法（根据五钩法的补泻）：
实证：大部分利用单软钩法。症状较重者选重单软，症状中等程度者中单软，症状较轻者选轻单软，兼有腰椎管狭窄症状者选双软。

虚证：大部分需要轻单软钩法，同时根据体质和病程的长短调整钩进的速度，充分体现"进补"，并以速度和程度相结合体现轻补、中补、重补。兼有腰椎管狭窄症状者根据腹痛情况进行综合辨证选深双软、重深双软。

（4）钩治步骤：

常规九步钩活法，无菌操作，动作灵巧。

（参考附录11 钩活术的操作步骤）

7. 病案举例

[外伤腰痛　腹痛]

霍某某，男，43岁，石家庄元氏人，农民。

初诊：2013年5月16日。

主诉：腰痛、腹痛15天。

现病史：15天前，因交通事故撞击腰部，出现腰痛，固定不移，活动受限，腰部僵直，行走困难，X线检查无骨折，口服活血化瘀、止痛药5天后腰痛稍减轻，但仍活动受限，行走困难，且不明原因出现阵发性左侧腹痛、恶心、呕吐，与体位变化有关，外院检查无急腹症，经人介绍于2013年5月16日来本院求治。

既往史：既往体健。

分析：患者男性，43岁，农民，外伤后脉络损伤，瘀血阻滞，不通则痛，中年男性，突遇外伤，腹部疼痛，痛处固定，痛如针刺，此急性腰扭伤符合中医实证型腹痛的发病过程。

检查：神倦乏力，表情痛苦，腹部平软无压痛，肠鸣音正常，上腰段正中偏左局部皮肤瘀青，$L_{1-2}$棘突右偏，左侧椎旁压痛，伴恶心欲呕，血压120/80mmHg，心、肺无异常。舌暗红、苔薄，脉弦紧。

辅助检查：血常规、尿常规、心电图、血糖检查无异常。

影像学检查：X线（图4-3）（图4-4）。

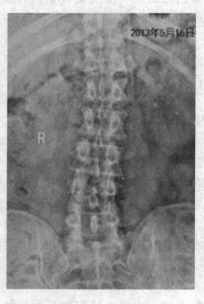 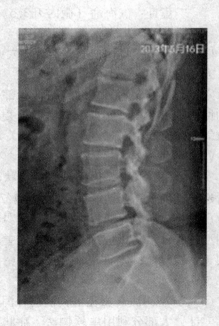

图4-3　X线正位片　　　　　　　　　图4-4　X线侧位片

X线表现：腰椎序列欠佳，腰椎轻度右凸侧弯，$L_{1-2}$棘突右偏，生理前凸尚可，各椎间隙未见明显变窄，关节面模糊，$L_{3-4}$椎体轻度缘唇样变，椎旁软组织未见异常影。

印象：腰椎病

诊断：实证型腹痛（中医）

　　　急性腰扭伤（西医）

治则：通利关节，疏通经脉。

治法：钩活术疗法。

选穴：主穴：$L_4$穴 + $L_5$穴（巨类腰型内板钩锃针）

　　　配穴：肾俞（微内板3.5）以泻法为主

　　　　　　志室（微内板3.5）以泻法为主

常规钩活：利用中度单软钩活法，常规九步钩活逐一完成。腰围保健。

10分钟钩活术，患者自述腹痛减轻，10日后复诊。

二诊：2013年5月26日，患者自述腹痛、恶心、呕吐减轻，愿做第二次钩活术治疗。

选穴：主穴：$L_4'$穴 + $L_5'$穴（巨类腰型内板钩锃针）

　　　配穴：气海俞（微内板3.5）以泻法为主

　　　　　　委中（微内板2.5）以泻法为主

常规钩活：利用中度单软钩活法，常规九步钩活逐一完成。

10分钟钩活术，患者自述无不适，10日后复诊。

三诊：2013年6月5日，患者自述腹痛、恶心、呕吐明显减轻，腰痛明显减轻，愿做第三次钩活术治疗。

选穴：主穴：$L_3$穴 + $T_1$穴（中类内板3.5型钩锃针）

　　　配穴：腰阳关（微内板3.5）平补平泻

常规钩活：利用轻度单软钩活法，常规九步钩活逐一完成。

10分钟钩活术，患者自述无不适，15天后复诊。

四诊：2013年6月20日，患者自述腹痛、恶心、欲呕消失，腰痛明显减轻，查：腰部活动自如，局部瘀青消失，压痛消失。

随访：2014年6月20日电话随访，上述症状无反复。

【按语】此病例系外伤后脉络损伤，瘀血阻滞经络，气血不畅，经络不通所致，腰部筋脉受阻，经络不通，不通则痛。采用新夹脊$L_4$穴 + $L_5$穴，辅配气海俞（微内板3.5）、委中（微内板2.5）平补平泻，直达病灶，筋脉畅通，腹痛症状逐渐减轻。所以第三次钩活术治疗用$L_3$穴 + $T_1$穴（中类内板3.5型钩锃针），辅配腰阳关（微内板3.5）平补平泻法，用轻度单软钩法，故三次治愈。

8. 其他治疗

药物内服法、中药外用法、推拿、针灸、小针刀疗法。

手法治疗：①脊源性腹痛的治疗以手法复位为主，可在放松腰背部软组织的情况下采用定点旋转复位或侧扳复位法，以纠正错位的小关节，从而使患椎恢复原来的解剖位置，以利于被嵌顿之滑膜回位。②因脊源性腹痛同时有剧烈腰痛，急性期可肌内注射强痛定0.1g止痛。③急性期过后可配合理疗及功能锻炼。

附方：

（1）实证：

少府逐瘀汤（《医林改错》）化裁：

延胡索6g，蒲黄9g，桃仁9g，红花9g，当归9g，赤芍9g，川芎9g，小茴香10g，牛膝9g，炙甘草6g，五灵脂9g，香附6g，乌药6g，青皮10g。

（2）虚证：

右归饮（《景岳全书》）化裁：

熟地20g，山药20g，山萸肉10g，枸杞子10g，川牛膝20g，肉桂10g，白芍10g，杜仲10g，附子6g，当归10g。

### 三、男性性功能障碍

定义：脊柱力学平衡改变引起男性不育、早泄、阳痿及性欲减退等症状，目前国内外均有报道。临床经过脊柱力学平衡的治愈，上述症状可随之消失。因此认为有些男子性功能障碍是由脊柱力学平衡改变引起。《黄帝内经》中谈到"丈夫二八肾气盛，天癸至，精气溢出，阴阳和，故能有子；七八肝气衰，筋不能动，天癸竭，精少，肾脏衰；八八……天癸尽矣，故无子耳"。不育症是指夫妇在婚后同居3年未用避孕措施而不孕者。阳痿是指阴茎勃起功能障碍。通常在有性刺激和性欲情况下，阴茎不能勃起或者勃起不坚，勃起时间短促。有几种情况：有的在任何情况下都不能勃起；有的仅在兴奋时不能勃起，但在睡眠或在膀胱充盈时反而不自觉地勃起；又有兴奋开始时勃起良好，但在刚要进行性交时而又软弱无力。早泄是指在同房时男方尚未与女方接触或刚接触便发生射精，以致不能继续正常性生活者。男子的性欲比较强烈，性冲动出现很快，而且一旦出现也易集中在性器官上，完成性交的时间也快；相反，女性的性欲较弱，性冲动出现较慢，因此男女之间性过程有一个很明显的时间上的差别，如不掌握其规律，必然会出现男方性冲动已消退而女方性冲动刚起尚未进入高潮的现象，这是一个性生活和谐与否的问题，不能与早泄混淆。至于新婚第1次性交发生早泄，这是正常现象。本章节讨论的阳痿、早泄是由于脊柱（腰椎）退变或外伤引起的阳痿、早泄，因而影响受精卵的形成造成男性不育症。

1. 中医病因病机

中医认为本病多与肝肾有关，累及心脾，经脉空虚，经络阻滞，致宗筋失养而发阳痿；肾失封藏，而发早泄。病因多为劳倦内伤、饮食不节、七情所伤。①禀赋不足或恣情纵欲，房事过度，或手淫、早婚均可使精气虚损，命门火衰或肾气不足，肾失封藏而发本病。②情志不遂，思虑过度，忧思郁怒，则肝失疏泄，宗筋所聚无能，或忧思过度，损伤心脾，气血不足，宗筋失养；或大惊卒恐，伤于心肾，气机逆乱，气血不达宗筋，不能作强，而发阳痿早泄。③嗜食醇酒厚味，脾胃运化失常，聚湿生热，湿热下注肝肾，络脉阻滞，气血不荣宗筋，而发病。

2. 西医病因病理

（1）阴茎的海绵体内有与动脉相通的血窦，当动脉扩张时，一方面由于流入阴茎的血液增多，并充满于血窦内，使阴茎体积增大而勃起；另一方面，由于静脉被胀大的海绵体压迫而使静脉血回流受阻，进一步促进勃起。阴茎内的小动脉同时受盆内脏神经（副交感神经）和腹下神经（交感神经）支配，盆内脏神经兴奋，血管扩张，引起勃起，腹下神经兴奋，则血管收缩，阴茎变软。脊髓的勃起中枢在骶髓1～3节段，并受大脑皮质的控制。腰椎病由于刺激和压迫交感神经，反射性地使大脑皮质中枢受到抑制而引起。另外，颈椎病造成高级神经功能及神经中枢的功能失调，使内分泌功能紊乱，抑制垂体的促性腺激素分泌造成睾丸生精减退。

（2）脊柱力学平衡失稳可造成各级性控制中枢兴奋性增高与降低。阳痿与早泄是各级性控制中枢兴奋与抑制两方面协调失平衡的两种表现，很可能是性兴奋性一度增高，于是各中枢负担加重，最终导致衰竭而进入抑制状态。

3. 诊断

（1）症状：

性欲减退，阴茎痿而不举，举而不坚，腰背酸痛，头晕，失眠，记忆力减退，心慌等。在女性颈椎病患者中，也有出现性欲减退者。性功能障碍，是一个相当复杂的生理改变，男性不育的原因很多，因此必须详细询问病史，经泌尿生殖系统的全面检查，以排除其他原因。对于脊柱力学平衡失稳引起者，同时伴有相应部位的症状。如在颈段，则表现为颈椎病症状；若在胸腰段，则表现为胸腰段相应部位的症状；如胸椎小关节紊乱、腰骶关节错位、腰椎小关节紊乱等对交感神经的刺激，同时可以刺激脊神经根，而出现肢体麻木、疼痛，肌肉痉挛、萎缩等，也可有自主神经功能紊乱的症状。患者在以骨科病就诊时，不向医生述说性功能障碍的症状，因此要仔细认真询问病史和脊柱疾病的关系，以及患者的精神状态和思想情况。

腰性男性不育症和性功能障碍的诊断有以下特点。

①有腰椎病史，阳痿、早泄症状与腰椎病症状同时发生，或继发于腰椎病之后。

②阳痿、早泄症状的轻重与腰椎病的轻重有直接关系。

③泌尿外科系统检查，排除其他疾病。

④腰部钩活术或手法治疗后，阳痿、早泄症状有所缓解。

（2）舌脉：舌淡、苔薄白或薄黄，脉细弱或滑数。

（3）体征：腰部僵硬、肌紧张、活动受限，部分棘突偏歪压痛，或椎旁压痛。

（4）影像学检查：腰椎X线平片可显示生理曲度改变、椎间隙狭窄、棘突偏歪，重则脊柱偏歪，椎体后缘有骨赘形成。CT及MRI检查符合腰椎病的表现。

（5）排除其他病：综合判断排除其他原因引起的阳痿、早泄和男性不育。

符合以上5条并排除其他疾病即可确诊为脊源性男性性功能障碍。

包括现代医学的腰椎病引起的男性性功能障碍。

诊断要点：在影像学检查结果的支持下，有腰椎病的症状，有阳痿、早泄症状，阳痿、早泄症状为主，但是随腰椎病症状的加重阳痿、早泄症状也同时加重。

4. 鉴别诊断

（1）阴茎结核：临床少见，是泌尿生殖系结核继发，一般有生殖系结核症状如尿频、尿急、尿痛。可有腹股沟淋巴结肿大，龟头、系带、冠状沟处出现硬性结节、红色斑块及溃疡经久不愈，同时伴有阳痿、早泄甚至血精的症状，抗结核治疗有效。

（2）神经衰弱：多是指长期处于紧张和压力下，出现精神易兴奋和脑力易疲乏现象，有时也会出现阳痿、早泄的症状，同时伴有情绪烦躁、易激惹、睡眠障碍等症状，经休息或心理治疗后可明显好转。

（3）前列腺肿瘤：有阳痿、早泄症状，并且出现进行性排尿困难，尿线细、大便困难等症状，或消耗性全身症状，通过影像学检查可以鉴别。

5. 分型辨证

(1) 实证：阳痿、早泄，阴囊潮湿，瘙痒坠胀，口苦口干，胸胁胀闷。

(2) 虚证：阳痿、早泄，神疲乏力，失眠多梦，面色萎黄，腹胀便溏，心悸怔忡。

6. 钩活术分型治疗

(1) 选穴：

主穴：根据影像学检查的结果、脊髓的勃起中枢在骶髓 1~3 节段、受大脑皮质的控制，选择相应穴位组合：

$L_5$穴+$L_4$穴、$T_1$穴+$T_2$穴、腰椎组合、颈椎组合等，与证型无关。

配穴：局部选穴：$S_3$穴+$S_4$穴（微内板或微内刃 3.5）

  实证：肾俞（微内板 3.5） 气海俞（微内板 3.5） 关元俞（微内板 3.5）
     命门（微内板 3.5） 腰阳关（微内板 3.5） 激发点（微内板 3.5）

  虚证：肾俞（微内刃 3.5） 气海俞（微内刃 3.5） 关元俞（微内刃 3.5）
     命门（微内刃 3.5） 腰阳关（微内刃 3.5） 三阴交（微内刃 3.5）

以上配穴根据具体情况，取双侧穴或单侧穴，单侧取患侧穴位点。

方义提要：局部取穴和循经取穴。局部取穴，以腰部新夹脊穴为所取穴位点。循经取穴主要根据疾病所在的经络循行部位选穴，旨在疏通经络，益肾助育。并针对腰性阳痿、早泄的性质进行补泻。实证取肾俞、气海俞、关元俞、命门、腰阳关用微内板泻法，虚证取肾俞、气海俞、关元俞、命门、腰阳关、三阴交用微内刃补法。

(2) 分型选钩：

实证：湿热症状较重者，选巨类内板腰型钩鍉针；症状中等程度者选中类内板 3.5 钩鍉针；症状较轻或好转 80% 以上者选微类内板 3.5 钩鍉针，但实证较少。在骶部穴位组合中偏实者选微类内板 3.5 钩鍉针（骶穴只用微类）。

虚证：阳痿早泄，甚至每日遗精滑精，腰酸腿软，影响休息，影响工作，精神极差，病程长者，可选巨类内刃肛门型钩鍉针，临床应用较少；阳痿早泄，腰酸腿软，不影响休息和工作，精神尚可，病程长者，选中类内刃 3.5 钩鍉针；阳痿早泄，腰酸腿软，正常休息和工作，精神好，病程长者，选微类内刃 3.5 钩鍉针，虚证较多。在骶部穴位组合中偏虚者选微类内刃 3.5 钩鍉针（骶穴只用微类）。

(3) 分型钩法（根据五钩法的补泻）：

实证：大部分利用单软钩法。症状较重者选重单软，中等程度者中单软，症状较轻者选轻单软。

虚证：大部分需要轻单软钩法，同时根据体质和病程的长短调整钩进的速度，充分体现"进补"，并以速度和程度相结合体现轻补、中补、重补。但是，兼有腰椎管狭窄症状者根据症状综合辨证选双软、深双软、重深双软。

(4) 钩治步骤：

常规九步钩活法，无菌操作，动作灵巧。

（参考附录 11 钩活术的操作步骤）

7. 病案举例

[阳痿 腰痛]

孙某某，男，36 岁，石家庄栾城人，农民。

初诊：2011 年 9 月 11 日。

主诉：阳痿1年，腰痛2年，加重10天。

现病史：2年前因高处坠落腰部外伤住院治疗，CT、X线未见异常，出院后腰痛绵绵、时轻时重。1年前出现阴茎举而不坚、早泄、性欲明显减退，失眠多梦，曾口服中药治疗无效。10天前因劳累后腰痛、阳痿加重，经人介绍于2011年9月11日来本院求治。

既往史：2年前有腰部外伤史。

分析：患者男性，36岁，农民，腰部外伤后脉络损伤，瘀血阻滞，气血不荣宗筋，阳气不能自守，而早泄阳痿，失眠多梦，外伤病史，劳累后加重，此男性性功能障碍符合中医虚证型阳痿的发病过程。

检查：$L_1$棘突右偏，棘上、椎旁压痛，生殖器外观无异常，血压120/80mmHg，心、肺、腹无异常。舌紫暗，脉弦。

辅助检查：血常规、尿常规、心电图、血糖检查无异常。

影像学检查：X线（图4-5）（图4-6）。

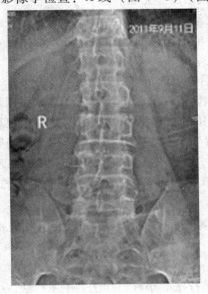

图4-5 X线正位片

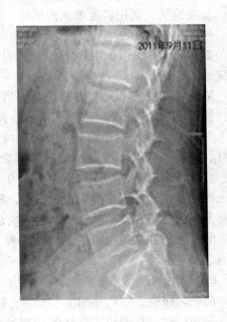

图4-6 X线侧位片

X线表现：腰椎序列欠佳，腰椎轻度左凸侧弯，$L_{1-2}$棘突右偏，生理前凸尚可，$L_{4-5}$椎间隙变窄，$L_{4-5}$椎体髓核压迹后移加深，关节面模糊，椎旁软组织未见异常影。

印象：腰椎病

诊断：虚证型阳痿（中医）

男性性功能障碍（西医）

治则：通利关节，疏通经脉。

治法：钩活术疗法。

选穴：主穴：$L_4$穴+$L_5$穴（巨类腰型内板钩鍉针）

配穴：肾俞（微内刃3.5）以补法为主

气海俞（微内刃3.5）以补法为主

常规钩活：利用中度单软钩活法，常规九步钩活逐一完成。

10分钟钩活术，患者自述腰痛减轻，10日后复诊。

二诊：2011年9月21日，患者自述腰痛减轻，愿做第二次钩活术治疗。

选穴：主穴：$L_4'$穴 + $L_5'$穴（巨类腰型内板钩鍉针）

配穴：关元俞（微内刃3.5）以补法为主

三阴交（微内刃2.5）以补法为主

常规钩活：利用中度单软钩活法，常规九步钩活逐一完成。

10分钟钩活术，患者自述无不适，10日后复诊。

三诊：2011年10月1日，患者自述腰痛明显减轻，失眠多梦明显好转，性欲较治疗前好转，愿做第三次钩活术治疗。

选穴：主穴：$L_5$穴 + $T_1$穴（中类内板钩鍉针）

配穴：命门（微内刃3.5）平补平泻法

腰阳关（微内刃3.5）平补平泻法

常规钩活：利用轻度单软钩活法，常规九步钩活逐一完成。

10分钟钩活术，患者自述无不适，15天后复诊。

四诊：2011年10月16日，患者自述腰痛基本消失，性欲明显好转，性生活基本能完成。

随访：2012年10月16日电话随访，2个月后性生活正常，上述症状无反复。

【按语】此病例系腰部外伤后脉络损伤，瘀血阻滞，气血不荣宗筋所致。采用新夹脊$L_4$穴 + $L_5$穴，虽然是虚证，但瘀血内存，所以第一次钩活术治疗用巨类内板腰型钩鍉针，辅配肾俞（微内刃3.5）、气海俞（微内刃3.5）以补为主，直达病灶，筋脉畅通，症状逐渐缓解。第三次采用新夹脊$L_5$穴 + $T_1$穴，虽然是虚证，但瘀血依存，所以第三次钩活术治疗用中类内板钩鍉针，辅配命门（微内刃3.5）、腰阳关（微内刃3.5）平补平泻法，用轻度单软钩法，故三次治愈。

附：颈椎和胸椎也可引起男性不育及性功能障碍，参照颈段和胸段脊柱相关疾病的治疗。

8. 其他治疗

药物内服法、中药外用法、推拿、针灸、熏蒸疗法、小针刀疗法、手术疗法。

手法治疗：首先纠正脊柱的偏歪棘突，复位后在相应部位行分筋、理筋等手法治疗。腹部取穴：神阙、气海、关元、中极，用掌施按揉法，以小腹部有温热感为度。腰背部取穴：肾俞、命门、阳关、次髎、中髎，用按、揉、点法。对性功能障碍者，要认真进行思想工作，消除顾虑，使其正确对待疾病。

附方：

（1）实证：

龙胆泻肝汤(《医林改错》) 化裁：

柴胡9g，枳壳6g，黄芩12g，生地15g，车前草9g，泽泻9g，木通9g，当归10g，牛膝12g，炙甘草6g，香附9g。

（2）虚证：

归脾汤(《景岳全书》) 化裁：

熟地20g，茯苓12g，远志10g，阳起石15g，枣仁15g，补骨脂12g，香附12g，人参10g，黄芪20g，白术12g，当归10g，金樱子12g，山茱萸10g。

### 四、排尿异常

定义：排尿异常是临床的常见症状，是由于尿路上皮对细菌侵入导致的炎症反应，中医把本病称之为"淋证"，《金匮要略·消渴小便不利病脉证并治》中对本病的症状做了描述"淋之为病，小便如粟状，小腹弦急，痛饮脐中"。说明淋证是以小便淋沥不爽、尿道刺痛为主证。由脊柱（腰椎）力学平衡改变引起遗尿、多尿、尿频、尿急、尿失禁等，即脊源（腰椎）性排尿异常。

1. 中医病因病机

淋证的成因有内、外因之分，但其主要病机为湿热蕴结下焦，肾与膀胱气化不利，其病位在膀胱与肾。肾者主水，维持机体水液代谢。膀胱者州督之官，有贮藏尿液与排尿功能。两者脏腑表里相关，经脉相互络属，共主水道，司决渎。①因下阴不洁，秽浊之邪从下侵入机体，上犯膀胱，或由小肠邪热、心经火热等他脏外感之热邪传入膀胱，发为淋证。②多食辛热肥甘之品，或嗜酒太过，脾胃运化失常，积湿生热，下注膀胱，乃成淋证。③情志不遂，肝气郁结，膀胱气滞，或气郁化火，气火郁于膀胱，导致淋证。④禀赋不足，或久病缠身，劳伤过度，房事不节，多育多产，耗伤正气，膀胱容易感受外邪。

2. 西医病因病理

排尿的反射中枢位于骶段脊髓，但受高级中枢控制，高级中枢位于大脑皮质旁中央小叶、丘脑下部、脑干、脊髓与周围神经。正常情况下，大脑皮质的排尿中枢对脊髓的低级排尿中枢主要起抑制作用。由于颈椎病造成椎动脉缺血，丘脑下部、脑干及高位脊髓供血不足，引起中枢性排尿异常。颈交感神经受刺激，压迫造成反射性的排尿异常。颈、胸、腰椎错位的小关节或增生的骨赘直接或间接刺激或压迫高位脊髓中枢，中断或减弱了脊髓低级中枢与高级中枢之间的联系，高级中枢对膀胱的反射抑制作用减弱，而出现尿急、尿频。若排尿活动完全由脊髓反射所控制，则出现排尿困难，尿失禁。

3. 诊断

（1）症状：

①遗尿：有正常排尿，但在夜间或某种情况下出现不随意的排尿，不伴有其他排尿异常。

②多尿：指尿量增多，24小时尿量达数千毫升。

③尿频：指排尿次数增加，但每次尿量少，应与多尿区别，正常人排尿白天2～4次，夜间睡眠中不排尿，或仅1次，而脊源性尿频，轻者5～6次，重者十几次或几十次不等。

④尿急：排尿时迫不及待。经常因来不及而尿裤子。

⑤尿失禁：尿液不能控制，自动流出者称为尿失禁，轻者仅在夜间膀胱胀满时出现失禁，重者尿液持续不断地流出或滴出。

⑥排尿困难：排尿时不能立即将尿排出，必须经一定的时间如数秒或数分钟后才引起排尿，这种现象也叫排尿延迟，有时排尿需多次用力，尿线呈断续状。

除有以上各种排尿障碍外，均伴有颈、胸、腰部症状及自主神经功能紊乱的其他症状。在临床上对于脊源性排尿异常患者，需认真、仔细询问病史及体格检查，以排除其他器质性病变引起的排尿异常。另外，对于确诊为脊源性排尿异常的患者，可以做诊断性治疗。若经纠正脊柱力学平衡的治疗，排尿异常减轻或消失，证明排尿异常系由脊源性引起，反之，则要系统检查。

腰性排尿异常的诊断有以下特点。

①有腰椎病史，尿频、尿急等症状与腰椎病症状同时发生，或继发于腰椎病之后。
②尿频、尿急等症状的轻重与腰椎病的轻重有直接关系。
③泌尿外科系统检查，排除其他疾病。
④腰部钩活术或手法治疗后，尿频、尿急等症状有所缓解。

（2）舌脉：舌淡、苔黄腻，脉滑数或细弱。

（3）体征：腰部僵硬、肌紧张、活动受限，部分棘突压痛，或椎旁压痛可向远隔部位放射。

（4）影像学检查：腰椎 X 线平片可显示生理曲度改变、椎间隙狭窄及阶梯形变；棘突偏移，椎体侧弯；椎体后缘有骨赘形成，斜位片除骨质增生外、椎间孔矢径与上下径均减小，其部位与临床表现相一致。CT 及 MRI 检查符合腰椎病的表现。

（5）排除其他病：综合判断排除其他原因引起的尿频、尿急等症状。

符合以上 5 条并排除其他疾病即可确诊为排尿异常。

包括现代医学的其他型腰椎病。

诊断要点：在影像学检查结果的支持下，有腰椎病的症状，有尿频、尿急等症状，尿频、尿急等症状为主，但是随腰椎病症状的加重尿频、尿急等症状也同时加重。

4. 鉴别诊断

（1）肾衰竭：是各种慢性肾脏疾病发展到后期引起的肾功能部分或者全部丧失的一种病理状态，临床除小便异常外，还伴有蛋白尿、高血压、肾功能异常。X 线及实验室检查可有助于鉴别。

（2）糖尿病：是一组以高血糖为特征的代谢性疾病，临床典型症状多饮、多食、多尿、消瘦，同时伴有血糖、尿糖的异常，实验室检查可鉴别。

（3）膀胱肿瘤：有尿频、尿急等症状，并且多伴有血尿，或消耗性全身症状，通过影像学检查可以鉴别。

5. 分型辨证

（1）实证（热淋）：小便频数短涩，灼热刺痛，少腹胀痛，腰痛拒按，口苦心烦。

（2）虚证（劳淋）：小便淋沥不止，溺痛不甚，遇劳即发，腰膝酸软，神疲乏力。

6. 钩活术分型治疗

（1）选穴：

主穴：根据影像学检查的结果，选择相应穴位组合

$L_5$穴 + $L_4$穴、$T_1$穴 + $T_2$穴、腰椎组合、颈椎组合等，与证型无关。

配穴：局部选穴：$S_3$穴 + $S_4$穴（微内板或微内刃3.5）

   实证：肾俞（微内板3.5） 气海俞（微内板3.5） 关元俞（微内板3.5）
     气海（微内板3.5） 关元（微内板3.5） 激发点（微内板3.5）
   虚证：肾俞（微内刃3.5） 气海俞（微内刃3.5） 关元俞（微内刃3.5）
     气海（微内刃3.5） 关元（微内刃3.5） 三阴交（微内刃3.5）

以上配穴根据具体情况，取双侧穴或单侧穴，单侧取患侧穴位点。

方义提要：局部取穴和循经取穴。局部取穴，以脊柱新夹脊穴为所取穴位点。循

经取穴主要根据疾病所在的经络循行部位选穴，旨在疏通经络，益肾通淋。并针对腰性排尿困难的性质进行补泻。实证取肾俞、气海俞、关元俞、气海、关元、激发点用微内板泻法，虚证取肾俞、气海俞、关元俞、气海、关元、三阴交用微内刃补法。

（2）分型选钩：

实证：在颈、胸、腰部组合中，尿闭不通、瘀阻症状较重、精神很好者，选巨类内板腰型钩锃针；精神很好而排尿异常中等程度者，选中类内板3.5钩锃针；精神很好而症状较轻或好转80%以上者选微类内板3.5钩锃针。在骶部穴位组合中偏实者选微类内板3.5钩锃针（骶穴只用微类）。

虚证：在颈、胸、腰部组合中，体质差、病程长、年老体弱、精神差、尿失禁者，可选巨类内刃肛门型钩锃针，临床应用较少；体质差、病程长、排尿异常者，选中类内刃3.5钩锃针；体质较差、病程长、排尿异常者，选微类内刃3.5钩锃针。在骶部穴位组合中偏虚者选微类内刃3.5钩锃针（骶穴只用微类）。

（3）分型钩法（根据五钩法的补泻）：

实证：大部分利用单软钩法。症状较重者选重单软，症状中等程度者中单软，症状较轻者选轻单软，兼有腰椎管狭窄症状者选双软。

虚证：大部分需要轻单软钩法，同时根据体质和病程的长短调整钩进的速度，充分体现"进补"，并以速度和程度相结合体现轻补、中补、重补。但是，兼有腰椎管狭窄症状者综合辨证选深双软、重深双软。

（4）钩治步骤：

常规九步钩活法，无菌操作，动作灵巧。

（参考附录11钩活术的操作步骤）

注：对于明确诊断的排尿异常，首先针对病因治疗。纠正偏歪棘突，恢复脊柱内外平衡，解除对神经、血管的刺激或压迫。对于脊髓型颈椎病直接压迫高位脊髓中枢，或胸腰椎管狭窄，要针对病情，首先钩活术治疗，不用手法治疗，防止损伤脊髓。若经钩活术治疗，效果仍不缓解者，可考虑手术治疗，胸或腰骶椎病变造成低级排尿中枢病变，根据病因采取不同的治疗措施。

7. 病案举例

［尿频尿急　腰痛］

李某某，女，41岁，石家庄藁城人，农民。

初诊：2013年1月11日。

主诉：尿频尿急、腰痛1年，加重15天。

现病史：1年前因骑车跌倒后腰部外伤住院治疗，腰椎MRI示局部软组织肿胀，X线未见异常，出院后逐渐出现小便频数，时有遗尿。15天前因劳累扭伤后尿频尿急加重，腰痛，痛有定处，拒按，经人介绍于2013年1月11日以腰痛来本院就诊。

既往史：1年前有腰部外伤史。

分析：患者，女性，41岁，农民，腰部外伤史，瘀血阻滞脉道，经络失养，膀胱瘀滞，气血不荣膀胱，尿频、尿急，劳累扭伤后加重，此排尿异常符合中医实证型淋证的发病过程。

检查：$L_1$棘突右偏，棘上、椎旁压痛，生殖器外观无异常，尿常规无异常，血压120/80mmHg，心、肺、腹无异常。舌紫暗，脉弦。

辅助检查：血常规、尿常规、心电图、血糖检查无异常。
影像学检查：X线（图4-7）（图4-8）。

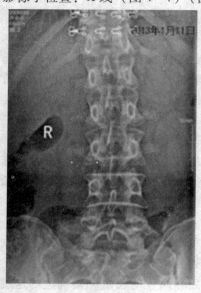

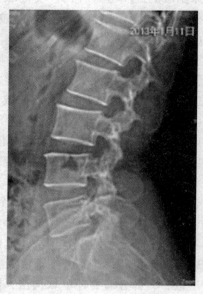

图4-7　X线正位片　　　　　　　　　　图4-8　X线侧位片

X线表现：腰椎序列欠佳，腰椎轻度左凸侧弯，$L_{1~2}$棘突右偏，生理前凸尚可，关节面模糊，$L_{1~5}$椎体缘唇样变，椎旁软组织未见异常影。

印象：腰椎病
诊断：实证型淋证（中医）
　　　排尿异常（西医）
治则：通利关节，疏通经脉。
治法：钩活术疗法。
选穴：主穴：$L_4$穴+$L_5$穴（巨类腰型内板钩鍉针）
　　　配穴：肾俞（微内板3.5）以泻法为主
　　　　　　气海俞（微内板3.5）以泻法为主
常规钩活：利用中度单软钩活法，常规九步钩活逐一完成。
10分钟钩活术，患者自述腰痛减轻，10日后复诊。
二诊：2013年1月21日，患者自述腰痛减轻，尿急好转，愿做第二次钩活术治疗。
选穴：主穴：$L_4'$穴+$L_5'$穴（巨类腰型内板钩鍉针）
　　　配穴：关元俞（微内板3.5）以泻法为主
　　　　　　三阴交（微内板3.5）以泻法为主
常规钩活：利用中度单软钩活法，常规九步钩活逐一完成。
10分钟钩活术，患者自述无不适，10日后复诊。
三诊：2013年1月31日，患者自述腰痛基本消失，尿频尿急明显好转，愿做第三次钩活术治疗。
选穴：主穴：$L_5$穴+$T_1$穴（中类内板3.5型钩鍉针）

配穴：气海（微内板 3.5）平补平泻
　　　关元（微内板 3.5）平补平泻

常规钩活：利用轻度单软钩活法，常规九步钩活逐一完成。

10 分钟钩活术，患者自述无不适，15 天后复诊。

四诊：2013 年 2 月 15 日，患者自述腰痛消失，尿频尿急基本消失，遗尿消失。

随访：2014 年 2 月 15 日电话随访，上述症状无反复。

【按语】此病例系外伤后瘀血阻滞经络，新血不生，膀胱瘀滞所致。采用新夹脊 $L_4$ 穴 + $L_5$ 穴，第一次用巨类腰型内板钩锃针，辅配肾俞（微内板 3.5）、气海俞（微内板 3.5），直达病灶，筋脉畅通，尿频、尿急症状逐渐好转。第三次采用新夹脊 $L_5$ 穴 + $T_1$ 穴，用中类内板钩锃针，辅配气海（微内板 3.5）、关元（微内板 3.5）平补平泻，用轻度单软钩法，故三次治愈。

8. 其他治疗

药物内服法、中药外用法、推拿、针灸、小针刀疗法、手术疗法。

手法治疗：对于明确诊断的排尿异常，首先针对病因治疗。纠正偏歪棘突，恢复脊柱内外平衡，解除对神经、血管的刺激或压迫。对于脊髓型颈椎病直接压迫高位脊髓中枢，要针对病情，首先采用手法治疗，若经手法保守治疗，效果仍不缓解者，可考虑手术治疗，胸或腰骶椎病变造成低级排尿中枢病变，根据病因采取不同的治疗措施。

手法纠正偏歪棘突后，可配合在小腹中极、气海、关元等穴用摩、揉、按法顺时针方向治疗 6~8 分钟。

附方：

（1）实证：

八正散(《太平惠民和剂局方》)化裁：

瞿麦 10g，萹蓄 10g，车前子 10g，滑石 9g，萆薢 9g，大黄 5g，黄柏 9g，蒲公英 12g，紫花地丁 9g，黄芩 9g，柴胡 9g。

（2）虚证：

无比山药丸(《备急千金要方》)化裁：

莲子肉 12g，山药 15g，山萸肉 10g，菟丝子 15g，枸杞子 10g，茯苓 12g，泽泻 15g，党参 10g，黄芪 15g，扁豆 10g，芡实 10g，金樱子 10g，牡蛎 15g。

**五、前列腺肥大症**

定义：前列腺肥大（增生）是中老年男性常见疾病之一，随全球人口老龄化发病日渐增多，但前列腺肥大有时不一定有明显的临床症状，临床包括储尿期症状，排尿期症状以及排尿后症状，病情发展缓慢。中医把本病归属于"癃闭"，小便不畅，点滴而短少，病势较缓者为癃；小便闭塞，点滴不通，病势较急者为闭。《证治准绳·闭癃》说："闭癃合而言之一病也，分而言之有暴久之殊。盖闭者暴病，为溺闭，点滴不出，俗名小便不通是也；癃者久病，溺癃淋沥，点滴而出，一日数十次或百次。"由此可见癃与闭都是指排尿困难，二者只是在程度上有差别，因此多合称为癃闭。本章节讨论的前列腺肥大是由于脊柱（腰椎）退变或外伤引起的腰性前列腺肥大症。

1. 中医病因病机

中医认为本病的基本病机为膀胱气化功能失调。癃闭的形成，主要病变在膀胱，如《素问·灵兰秘典论》指出："膀胱者，州都之官，津液藏焉，气化则能出矣。"《素问·宣明五气》指出："膀胱不利为癃，不约为遗溺。"这都说明膀胱气化不利可导致本病的发生。①下阴不洁，湿热秽浊之邪上犯膀胱，膀胱气化不利则为癃闭；或湿热毒邪犯肺，热邪壅滞，肺气闭塞，水道通调失司，不能下输膀胱；亦有因燥热犯肺，肺燥津伤，水源枯竭，而成癃闭。②嗜食辛辣肥甘，或嗜酒，导致脾胃运化功能失常，内湿自生，酿湿生热，阻滞于中，下注膀胱，气化不利，乃成癃闭。③惊恐、忧思、郁怒引起肝气郁结，疏泄失司，从而影响三焦水液的运送及气化功能，导致水道通调受阻，形成癃闭。④年老体弱或久病体虚，可致肾阳不足，命门火衰，致膀胱气化无权，而溺不得生；或因久病，耗损津液，导致肾阴不足，致水府枯竭而无尿。

2. 西医病因病理

有关前列腺肥大的发病机制研究颇多，但病因至今仍未能阐明。目前已知前列腺增生必须具备有功能的睾丸及年龄增长两个条件。近年来也注意到吸烟、肥胖及酗酒、家族史、人种及地理环境与本病的关系。腰椎病引起前列腺肥大，是什么机制引起此种改变，目前不清。但经过对腰椎病的治疗，这种现象得以改善，因此认为是由腰椎病而引起。

3. 诊断

（1）症状：

①储尿期症状：尿频、尿急、尿失禁。尿频为早期症状，先为夜尿次数增加，但每次尿量不多，膀胱逼尿肌失代偿后，发生慢性尿潴留，膀胱的有效容量因而减少，排尿间隔时间更为缩短。

②排尿期症状：排尿困难，随着腺体增大，机械性梗阻加重，排尿困难加重，下尿路梗阻的程度与腺体大小不成正比。由于尿道阻力增加，患者排尿起始延缓，排尿时间延长、射程不远、尿线细而无力，小便分叉，有排尿不尽的感觉。

③排尿后症状：尿不尽、残余量增多，残余尿是膀胱逼尿肌失代偿的结果。

④其他症状：血尿、泌尿系感染、膀胱结石、肾功能损害。

腰性前列腺肥大症的诊断有以下特点。

①有腰椎病或腰椎间盘突出症史，前列腺肥大的症状与腰椎病症状同时发生，或继发于腰椎病之后。

②前列腺肥大症状的轻重与腰椎病或腰椎间盘突出症的轻重有直接关系。

③泌尿外系统检查，排除其他疾病。

④腰部钩活术或手法治疗后，前列腺肥大的症状有所缓解。

（2）舌脉：舌淡、苔薄，脉细涩或沉细。

（3）体征：腰部僵硬、肌紧张、活动受限，部分棘突压痛，或椎旁压痛。

（4）影像学检查：腰椎 X 线平片可显示生理曲度改变、椎间隙狭窄，棘突偏移、椎体侧弯，椎体后缘有骨赘形成。CT 及 MRI 检查符合腰椎病或腰椎间盘突出的表现。B 超检查前列腺的大小超过正常数值。

（5）排除其他病：综合判断排除其他原因引起的前列腺肥大的症状。

符合以上 5 条并排除其他疾病即可确诊为前列腺肥大症。

包括现代医学的腰椎病或腰椎间盘突出症。

诊断要点：在影像学检查结果的支持下，有腰椎病或腰椎间盘突出症的症状，有前列腺肥大的症状，前列腺肥大的症状为主，但是随腰椎病或腰椎间盘突出症症状的加重前列腺肥大的症状也同时加重。

4. 鉴别诊断

（1）无力性膀胱：表现为尿潴留、下尿路排尿异常，大量残留尿，排除损伤、炎症、糖尿病等因素，通过尿流动力学检查，尿道压力图可鉴别。

（2）神经性膀胱、逼尿肌括约肌协同失调：常表现为下尿路排尿异常，尿失禁等表现。检查有无提肛反射，应依靠尿流动力学检查与之鉴别。

（3）前列腺肿瘤：多以下尿路梗阻为首发症状，有的伴有血尿，多伴有消耗性全身症状，直肠指检或影像学检查可以鉴别。

5. 分型辨证

（1）实证：小便不通或通而不爽，尿细如线，甚则阻塞不通，小腹胀满疼痛。

（2）虚证：小便不通或点滴不爽，排出无力，腰膝酸软，畏寒肢冷，面色㿠白。

6. 钩活术分型治疗

（1）选穴：

主穴：根据影像学检查的结果，选择相应穴位组合

$L_5$穴＋$L_4$穴、$T_1$穴＋$T_2$穴、腰椎组合、颈椎组合等，与证型无关。

配穴：局部选穴：$S_3$穴＋$S_4$穴（微内板或微内刃3.5）

实证：肾俞（微内板3.5）　气海俞（微内板3.5）　关元俞（微内板3.5）
　　　气海（微内板3.5）　关元（微内板3.5）　激发点（微内板3.5）

虚证：肾俞（微内刃3.5）　气海俞（微内刃3.5）　关元俞（微内刃3.5）
　　　气海（微内刃3.5）　关元（微内刃3.5）　三阴交（微内刃2.5）

以上配穴根据具体情况，取双侧穴或单侧穴，单侧取患侧穴位点。

方义提要：局部取穴和循经取穴。局部取穴，以脊柱新夹脊穴为所取穴位点。循经取穴主要根据疾病所在的经络循行部位选穴，旨在疏通经络，益肾通淋。并针对腰性排尿困难的性质进行补泻。实证取肾俞、气海俞、关元俞、气海、关元、激发点用微内板泻法，虚证取肾俞、气海俞、关元俞、气海、关元、三阴交用微内刃补法。

（2）分型选钩：

实证：瘀阻明显，癃闭症状较重者，在腰部穴位组合中选巨类内板腰型钩鍉针；中等程度者选中类内板3.5钩鍉针；症状较轻或好转80%以上者选微类内板3.5钩鍉针；在骶部穴位组合中偏实者选微类内板3.5钩鍉针（骶穴只用微类）。

虚证：体质差病程长症状较重者，可选巨类内刃肛门型钩鍉针，临床应用较少；体质较差、病程长、排尿无力者，选中类内刃3.5钩鍉针；体质稍差、病程长、排尿力量稍差者，选微类内刃3.5钩鍉针。在骶部穴位组合中偏虚者选微类内刃3.5钩鍉针（骶穴只用微类）。

（3）分型钩法（根据五钩法的补泻）：

实证：大部分利用单软钩法。症状较重者选重单软，症状中等程度者中单软，症状较轻者选轻单软，兼有腰椎管狭窄症状者选双软、深双软、重深双软。

虚证：大部分需要轻单软钩法，同时根据体质和病程的长短调整钩进的速度，充分体现"进补"，并以速度和程度相结合体现轻补、中补、重补。但是，兼有腰椎管狭窄症状者综合辨证选双软、深双软、重深双软。

（4）钩治步骤：

常规九步钩活法，无菌操作，动作灵巧。

（参考附录11钩活术的操作步骤）

7. 病案举例

[小便不利　点滴不畅]

白某某，男，61岁，石家庄高邑人，农民。

初诊：2011年5月10日。

主诉：小便不利，点滴不畅5年。

现病史：5年前因交通事故损伤腰部住院治疗，出院3个月后逐渐出现小便不利，排尿不畅，淋沥不尽，腰膝酸软，精神萎靡，食欲不振，经某医院诊断为前列腺肥大，口服中西药治疗无好转，经人介绍于2011年5月10日以腰痛来本院就诊。

既往史：5年前有腰部外伤史。

分析：患者男性，61岁，农民，腰部外伤史，经络受损，阳气不得宣通，膀胱气化不利，开合失常，小便不通。此前列腺肥大症符合中医虚证型癃闭的发病过程。

检查：面色㿠白，腰部平直，$L_{1,2}$棘上、椎旁压痛，生殖器外观无异常，尿常规无异常，血压120/80mmHg，心、肺、腹无异常。舌淡、苔薄白，脉沉细。

辅助检查：血常规、尿常规、心电图、血糖检查无异常。

影像学检查：X线（图4-9）（图4-10）。

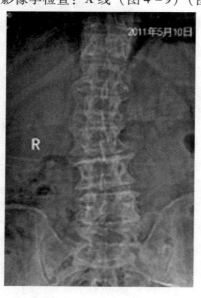

图4-9　X线正位片

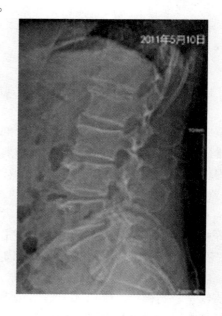

图4-10　X线侧位片

X线表现：腰椎序列欠佳，腰椎上段轻度右凸侧弯，$L_{1,2}$棘突左偏，生理前凸尚可，$L_{2\sim3}$椎间隙变窄，关节面模糊，$L_{1\sim5}$椎体缘唇样变，椎旁软组织未见异常影。

印象：腰椎病

诊断：虚证型癃闭（中医）

　　　前列腺肥大（西医）

治则：通利关节，疏通经脉。
治法：钩活术疗法。
选穴：主穴：$L_4$穴 + $L_5$穴（巨类肛门型钩鍉针）
　　　配穴：肾俞（微内刃 3.5）以补法为主
　　　　　　气海俞（微内刃 3.5）以补法为主
常规钩活：利用中度单软钩活法，常规九步钩活逐一完成。
10 分钟钩活术，患者自述无不适，10 日后复诊。
二诊：2011 年 5 月 20 日，患者自述排尿不畅好转，愿做第二次钩活术治疗。
选穴：主穴：$L_4'$穴 + $L_5'$穴（巨类肛门型钩鍉针）
　　　配穴：关元俞（微内刃 3.5）以补法为主
　　　　　　三阴交（微内刃 2.5）以补法为主
常规钩活：利用中度单软钩活法，常规九步钩活逐一完成。
10 分钟钩活术，患者自述无不适，15 日后复诊。
三诊：2011 年 6 月 5 日，患者自述排尿不畅明显好转，愿做第三次钩活术治疗。
选穴：主穴：$T_1$穴 + $L_5$穴（中类内刃 3.5 型钩鍉针）
　　　配穴：气海（微内刃 3.5）以补法为主
　　　　　　关元（微内刃 3.5）以补法为主
常规钩活：利用轻度单软钩活法，常规九步钩活逐一完成。
10 分钟钩活术，患者自述无不适，15 天后复诊。
四诊：2011 年 6 月 20 日，患者自述小便不畅、淋沥不尽基本消失。
随访：2012 年 6 月 20 日电话随访，上述症状无反复。
【按语】此病例系外伤后损伤经络，阳气不得宣发，膀胱气化不利。采用新夹脊 $L_4$穴 + $L_5$穴，第一次用巨类肛门型钩鍉针，辅配肾俞（微内刃 3.5）、气海俞（微内刃 3.5）以补法为主，直达病灶，筋脉畅通，排尿不畅症状逐渐好转。第三次采用新夹脊 $L_5$穴 + $T_1$穴，用中类内刃钩鍉针，辅配气海（微内刃 3.5）、关元（微内刃 3.5）以补法为主，用轻度单软钩法，故三次治愈。

8. 其他治疗
药物内服法、中药外用法、推拿、针灸、小针刀疗法、手术疗法。
手法治疗：首先针对病因纠正偏歪棘突，恢复脊柱内外平衡，解除对神经、血管的压迫。
附方：
（1）实证：
代抵当丸（《证治准绳》）化裁：
山甲 15g，莪术 12g，桃仁 10g，大黄 5g，芒硝 3g，当归 9g，郁金 9g，肉桂 9g，车前子 12g，桂枝 12g。
（2）虚证：
济生肾气丸（《济生方》）化裁：
附子 5g，肉桂 10g，桂枝 10g，熟地黄 15g，山药 15g，山萸肉 10g，车前子 10g，茯苓 12g，泽泻 10g。

## 第五节 康复预防

腰骶段脊柱相关疾病治疗后，症状得到了缓解或部分缓解，需要进一步康复，康复过程中还要进行预防疾病的反弹，所以治疗后的康复和预防十分重要。

### 一、康复

1. 心理康复治疗

在心理治疗方面，主要是使病人对本病有正确的认识，积极调动、发挥病人的主观能动性，配合治疗，以取得满意疗效。对患者进行腰骶段脊柱相关疾病的知识教育，使患者了解经过科学的治疗后，腰骶段脊柱相关疾病是能够好转或痊愈的，以消除恐惧心理。对情绪悲观的患者，帮助病人克服急躁心理，稳定情绪，树立战胜疾病的信心，消除其忧虑。

2. 药物、推拿、针灸的康复疗法

腰骶段脊柱相关疾病经过一段时间的临床治疗后，其致病因素多可以消除或得到控制，但病理变化很难得以根除，需要一个较长的治疗和恢复过程，如遗留腰部隐痛，双下肢酸软无力，腰部和肢体功能受限，在某些诱因的作用下，旧病仍有复发的可能，此时的康复要以扶正固本、扶正祛邪为基本原则，重在补肾，同时祛风除湿，使之扶正而不恋邪。使用药物时，不宜使用峻猛性烈之品，如祛风通络药不宜用蜈蚣、全蝎、川乌、草乌之类；针灸治疗选穴和手法上以补为主，同时补泻结合；推拿治疗中，手法应轻巧，不宜使用过重的手法，重在疏通经络，行气活血。

3. 饮食疗法

腰骶段脊柱相关疾病的患者在治疗过程中，可根据不同的体质和病情，选择不同性质的食物进补，其中具有增补肝肾、强化筋骨之类的饮食尤其常用，这类饮食能够强筋健骨，增强体力。常用的强筋骨类食物有栗子、酸枣肉、黄鳝、羊脊骨、山药、枸杞、黑豆、羊肾、蹄筋。

4. 医疗体育

通过医疗体育的各种锻炼，增强腰背部肌肉的力量，从而增加脊柱的稳定性，调整整个机体，促使气血充盈，肝血肾精旺盛，筋骨劲强，利于本病的康复。

### 二、预防

1. 未病先防

腰骶段脊柱相关疾病的发病主要是在肾气亏虚、腰椎间关节广泛退变的基础上，在风寒湿邪和劳损的作用下而发病的，腰骶段脊柱相关疾病的预防注重调养肾气和防止外邪侵袭、劳损这两个方面。包括调养肾气、运动锻炼、劳逸结合、劳力适度。

2. 既病防变

（1）早期诊断，早期治疗：腰骶段脊柱相关疾病，一般来说，病程长者病情较重，疗效较差，而病程短者病情较轻，疗效较好。早期明确诊断后，早期采取科学合理的治疗，这两方面无论对临床疗效和预后都是非常重要的。

（2）先安未受邪之地：医者应全面了解本病的发生、发展规律，对可能出现的病变采取必要的预防性措施从而截断本病发生、发展的环节，起到积极的预防作用。腰骶段脊柱相关疾病常在腰椎间周围韧带、小关节退变的基础上发生，退变又可使脊柱失稳，脊柱失稳又可增加退变，形成恶性循环，医生应采取各种措施，保护脊柱稳定机制，从而阻断形成本病。

（3）愈后防变：腰骶段脊柱相关疾病在经过积极治疗后，各种临床症状得以改善或消失，但其病理学基础没有得到根本性改变，在一定诱因作用下，仍有复发的可能，所以治愈后，仍应采取防治措施。本病治愈后还应加强对"本"的治疗，如补益肝肾、强筋壮骨的中药防治，也可配合推拿、按摩、针灸等，防止外邪侵袭。同时还应进行劳动保护，进行科学合理的体育锻炼等。

# 附录 1

## 钩活术所治脊柱相关疾病

### 一、颈段

1. 颈性视力障碍
2. 屈光不正
3. 上睑下垂
4. 耳鸣
5. 耳聋
6. 嗅觉异常
7. 失音
8. 咽部异物感
9. 吞咽困难
10. 舌下神经麻痹
11. 呃逆
12. 慢性咽炎
13. 梅尼埃病
14. 头痛
15. 偏头痛
16. 三叉神经痛
17. 眩晕
18. 霍纳综合征
19. 血管神经性水肿
20. 脑外伤综合征
21. 面神经麻痹
22. 晕厥
23. 睡眠障碍
24. 精神分裂症
25. 排汗异常
26. 震颤
27. 癫痫
28. 小舞蹈病
29. 颈性类冠心病
30. 颈性心律失常
31. 血压异常
32. 单纯性甲状腺肿
33. 甲状腺功能亢进
34. 瘫痪

35. 肩周炎
36. 网球肘
37. 抑郁症

二、胸段

1. 胸痛胸闷
2. 背痛
3. 慢性胃炎
4. 急性胃炎
5. 胃、十二指肠溃疡
6. 腹泻
7. 肠易激综合征
8. 功能性便秘
9. 慢性非特异性溃疡性结肠炎
10. 胆囊炎
11. 胃下垂
12. 糖尿病

三、腰段

1. 腰痛
2. 急性腹痛
3. 男性性功能障碍
4. 排尿异常
5. 前列腺肥大

共54种病。

# 附录2

## 脊柱相关疾病中脊柱节段定位及相关病证诊断

### 一、枕骨至颈段病变

颈椎相关疾病以头面五官症状、颈肩背及上肢症状为主,兼有呼吸、消化、泌尿、循环、运动等系统病证。

枕骨:位于顶骨与双侧颞骨后下方,出现病变时,易发生头痛、头晕、视力及语言障碍等。

第1颈椎:其横突位于颞骨乳突下一横指,临床上可确定颈一位置,若出现病变,易发生眩晕、后头痛、视力下降、失眠及面瘫等症状。

第2颈椎:其棘突位于两下颌角连线与后正中线交点,临床常作为脊柱节段定位标志,若出现病变时,易出现眩晕、偏头痛、耳鸣、失眠、视力下降等症状。

第3颈椎:其横突位于颈2横突下1~1.5cm处,相当于舌骨水平,病变时,易导致咽喉部异物感、颈痛、牙痛、甲亢、低热等交感系统病变。

第4颈椎:其横突位于胸锁乳突肌后缘中点,相当于甲状软骨上缘,出现病变时,易出现咽喉部异物感、胸闷、肩痛、牙痛、甲亢、耳聋等。

第5颈椎:其横突位于胸锁乳突肌后缘与颈外静脉交叉点稍下方,出现病变时,易出现眩晕、视力下降、心律异常、上臂痛或下肢瘫软、神经衰弱等症状。

第6颈椎:其横突位于胸锁乳突肌后缘最明显、最突出的骨突,相当于环状软骨水平,若出现病变,心律失常(过速或过缓)、血糖不稳、血压不稳及上肢外侧痛。

第7颈椎:其棘突位于低头时隆起于颈下交界处正中的突出骨突,触诊转颈时其棘突会随之出现转动。出现病变时,易发生心律失常(过缓或过速),血压不稳,血糖不稳,上肢后侧、尺侧麻痛等症状。

人体各关节都有一定的功能活动范围,颈椎也不例外。当患者颈椎出现疾患时,其活动度亦随之变小,故此,可以根据颈椎活动情况进行疾病诊断。正常头颈屈曲时,下颌可接近或贴胸,即前屈可达45°,后伸时额和鼻近乎水平位,即后伸可达45°;头向两侧转时,下颌骨可接近同侧肩约80°;头向两侧屈时,可达45°。

### 二、胸椎病变

由于肋骨的固定,使胸椎的活动范围很小,但它的异常并不少见,却很少引起人们的注意,恰恰是胸椎给我们带来的病痛更加隐蔽、对健康影响更大,因为管理我们内脏的自主神经中枢就在胸椎两旁和胸椎管内,胸椎的异常,不仅引起背部酸痛,还会影响附近的自主神经而引起许多慢性内脏病证,胸脊神经激惹症状——胸、季肋部放射性或局限性的疼痛、麻木。

第1胸椎:其棘突位于$C_7$棘突下方,低头或转动时不能随之活动,当发生病变时,出现上臂后侧痛、肩胛部疼痛、气喘、咳嗽等症状。

第2胸椎:其棘突位于双肩胛内上角水平线旁5.5~6cm,当出现病变时,易上臂后侧痛、气喘、咳嗽等症状。

第3胸椎：其棘突位于直立位时，两上肢自然下垂时，两侧肩胛冈连线与后正中线交点。出现病变时，出现上臂后侧痛、肩胛部疼痛、气喘、咳嗽等症状。

第4胸椎：其棘突下缘位于胸骨角水平，发生病变时，出现心慌、心悸、胸闷、左上胸痛等症状。

第5胸椎：其棘突位于$T_4$棘突下缘1~1.5cm处，发生病变时，易出现左上胸痛、气喘、心慌、心悸及乳房痛等。

第6胸椎：其棘突位于$T_5$棘突下缘1cm处，发生病变时，易出现左上胸痛、胃痛、肝区痛、上腹胀、肋间痛、心慌及心悸等症状。

第7胸椎：其棘突位于双肩胛下角水平线处，发生病变时，出现肝区痛、胆囊炎、胆石痛及肋间痛等疾病。

第8胸椎：其棘突位于$T_7$棘突下缘1cm处，发生病变时，出现肝区痛、胆囊炎、胆石痛及肋间痛等与$T_7$病变时同类疾病。

第9胸椎：其棘突位于胸骨体与剑突交接处水平，发生病变时，出现慢性胃炎、胃溃疡、肝区痛及上腹胀痛等病变。

第10胸椎：其棘突位于剑突水平处，$T_9$棘突下1~1.5cm处，出现病变，易引起慢性胃炎、胃溃疡、腹胀及糖尿病等。

第11胸椎：其棘突位于第12肋骨水平，沿第12肋骨从两边体侧向肋中线触摸，终点交汇处，发生病变时，易出现胃脘痛、胰腺炎、糖尿病、肾区痛、排尿异常及尿路结石等疾患。

第12胸椎：其棘突位于$T_{11}$棘突下缘1~1.5cm处，其发生病变时，易出现肾炎、肾结石及排尿异常等。

胸椎活动范围变小，颈肩部活动受限。疼痛可因活动、深呼吸、咳嗽、打喷嚏等加剧。慢性者觉有背部钝痛，不耐劳，稍长时间的坐、站、弯腰便酸痛难忍，天气变化时可诱发或加剧病情，活动度缩小。

### 三、腰椎病变

腰椎病变主要由于腰部外伤、劳损、手术等引起的腰椎出现病理性改变，引起腰部不适，同时可表现为臀及下肢症状，临床中可结合影像学进行确诊。

第1腰椎：其棘突位于$T_{12}$棘突下缘1~1.5cm左右，出现病变时，易出现排尿异常、大腿前侧痛等。

第2腰椎：其椎体位于第12肋尖交点上1cm，其水平线与后正中线交点，发生病变时，易出现腹胀、便秘及下肢前侧麻痛等症状。

第3腰椎：其横突位于竖棘肌外缘与肚脐环状水平线后中线的交点，发生病变时，出现双侧腰痛、腹痛等病变。

第4腰椎：其棘突位于双髂嵴连线与后中线交点，出现病变时，易出现排便异常、腹部胀痛等。

第5腰椎：其棘突位于$L_4$棘突下缘1~1.5cm处，出现病变时，易出现下肢后侧麻痛、下腹痛、遗精、月经不调及性功能减退等。

正常人可做腰前屈90°，后伸30°，左右侧屈20°~30°及旋转30°。当腰椎有病变时，腰部除疼痛外，变得僵硬、活动范围变小，活动时可加重腰部疼痛。

### 四、骨盆病变

骨盆的前后、上下移位可引起下肢关节变长或缩短。这些改变有时不一定明显，但在日常生活、动作中会出现一系列有密切相关的变化。

腰骶部有菱形窝，是骶部4个小窝组成的菱形四边形，其上角的小窝为$L_5$棘突所在处，约在两髂后上棘连线中点与两髂嵴连线中点之间；两侧角的小窝在髂后上嵴处；其下角在臀沟上端终点处，相当于骶尾关节处。其上角为直角，下角为锐角，两侧角为钝角。菱形窝两侧角的连线为菱形窝横径，正常平均为9.4cm；上下角连线为竖径，正常平均为10.5cm。正常菱形左右两半对称。当骨盆移位后，左右两半就失去对称关系，脊柱随之侧凸。

骨盆移位，除可引起盆腔脏器功能紊乱症状外，由于骨盆内外平衡失调，进一步导致脊柱结构力学失稳，出现腰椎侧凸。而腰椎的力学失稳，又可以导致胸椎及颈椎失稳。故慢性的骨盆移位还会出现颈椎、胸椎及腰椎相关病证的症状。

骶骨（骶骨三角区）：骶髂关节上部，位于两髂后上棘水平线，出现病变时，易出现盆腔炎、痛经、闭经、月经不调、不孕、遗精、早泄及阳痿等疾患。

尾骨：位于骶骨的下方，肛门的后上方，于臀沟内可触及一个三角形的小骨块，出现尾骨错位时，易发生男性阳痿、性欲低下、女性不孕症、月经不调及肛肠病等疾患。

骶髂关节是微动关节，是脊柱和下肢联系的枢纽，是重力传递的环节。当骶髂关节发生错位后，该关节出现承重功能障碍，活动也出现明显变化：卧位时翻身困难，常取健侧卧位，患侧在上身时疼痛加剧。站立时以健肢负重，坐位时健侧臀部触椅，腰椎侧弯畸形。骨盆移位后，错位一侧的下肢肌力也相应发生改变。正常人仰卧位时，双下肢伸直，两侧足呈对称外翻状。当一侧骶髂关节向前或向后移位时，该侧足便呈外旋或内旋状。使已外旋（或内旋）的足作内旋（或外旋）会感困难。

### 与之对应的九大区

1. 脑病区

病变节段：上至上项线、枕骨面、寰枕关节、寰枢关节，以及$C_{1-3}$周围软组织损伤，小关节错位以后所致的症状。

2. 交感病区

病变节段：主要为$C_{3-7}$小关节错位。

3. 肺病区

病变节段：主要为$T_{1-3}$小关节错位。

4. 心病区

病变节段：$T_{3-6}$损伤引起。

5. 肝胆病区

病变节段：主要为$T_{7-9}$小关节错位。

6. 胃病相关诊疗区

病变节段：主要为$T_{9-12}$小关节错位。

7. 肾病相关诊疗区

病变节段：胸腰关节、$T_{11-12}$、$L_{1-2}$、肋脊角周围。

8. 肠道疾病相关诊疗区

病变节段：$L_{3-5}$软组织损伤、小关节错位。

9. 生殖病相关诊疗区

病变节段：主要$L_5$以下至尾椎，外至骶髂关节周围。

钩活术微创术

在以上各区周围或各脊椎棘突旁及上下寻找敏感点，利用钩鍉针的微内板（泻法）或微内刃（补法），常规九步钩活，达到脊柱左右、上下、内外的平衡，从而达到治疗脊柱相关疾病的目的。

## 附录3

## 脊柱相关疾病所取新夹脊穴的定位和主治

(2015年国家中医药管理局针灸学会标准化办公室钩活术操作规范中通过)

1. 骶一脊穴（$S_1$穴）The first point of sacroiliac joint

   [定位] 第四骶椎棘突下的两侧骶中间嵴在骶后体表投影点。

   [解剖] 在臀大肌起始部；骶外侧动、静脉后支；布有第四骶神经后支。

   [主治] 腰骶疼痛、白带、腹痛、泄泻、遗尿、痔疾、遗精。遗尿、妇科慢性炎症、精神性遗精、内外混合痔、脊柱相关疾病等。

   注：微类钩鍉针慎钩治。距第四骶神经后支，动、静脉后支很近。

2. 骶一脊撇撇穴（$S_1''$穴）The first point of sacroiliac joint Double apostrophe

   [定位] 第四骶椎棘突的两侧骶中间嵴在骶后体表投影点。

   [解剖] 在臀大肌起始部；骶外侧动、静脉后支；布有第四骶神经后支。

   [主治] 同骶一穴主治，用于局部穴位注射时使用的穴位点，骶一穴主治疾病的再治疗或巩固治疗。

   注：只注药，不钩治。距第四骶神经后支，动、静脉后支很近，容易误伤。

3. 骶二脊穴（$S_2$穴）Sacroiliac joint second points

   [定位] 第三骶椎棘突下的两侧骶中间嵴在骶后体表投影点。

   [解剖] 在臀大肌起始部；骶外侧动、静脉后支；布有第三骶神经后支。

   [主治] 腰骶疼痛、痛经、泄泻、遗尿。经前期综合征、前列腺炎、脊柱相关疾病等。

   注：微类钩鍉针慎钩治。距第三骶神经后支，动、静脉后支很近。

4. 骶二脊撇撇穴（$S_2''$穴）Sacroiliac joint second points Double apostrophe

   [定位] 第三骶椎棘突的两侧骶中间嵴在骶后体表投影点。

   [解剖] 在臀大肌起始部；骶外侧动、静脉后支；布有第三骶神经后支。

   [主治] 同骶二穴主治，用于局部穴位注射时使用的穴位点。骶二穴主治疾病的再治疗或巩固治疗。

   注：只注药，不钩治。距第三骶神经后支，动、静脉后支很近，容易误伤。

5. 骶三脊穴（$S_3$穴）Sacroiliac joint third points

   [定位] 第二骶椎棘突下的两侧骶中间嵴在骶后体表投影点。

   [解剖] 在臀大肌起始部；骶外侧动、静脉后支；布有第二骶神经后支。

   [主治] 腰骶疼痛、小便不利、遗尿、泄泻。慢性结肠炎、骶尾韧带炎、脊柱相关疾病等。

   注：微类钩鍉针慎钩治。距第二骶神经后支，动、静脉后支很近。

6. 骶三脊撇撇穴（$S_3''$穴）Sacroiliac joint third points Double apostrophe

   [定位] 第二骶椎棘突的两侧骶中间嵴在骶后体表投影点。

[解剖] 在臀大肌起始部；骶外侧动、静脉后支；布有第二骶神经后支。

[主治] 同骶三穴主治，用于局部穴位注射时使用的穴位点。骶三穴主治疾病的再治疗或巩固治疗。

注：只注药，不钩治。距第二骶神经后支，动、静脉后支很近，容易误伤。

### 7. 骶四脊穴（$S_4$穴）Sacroiliac joint fourth points

[定位] 第一骶椎棘突下的两侧骶中间嵴在骶后体表投影点。

[解剖] 在骶棘肌起始部、臀大肌起始部；骶外侧动、静脉后支；布有第一骶神经后支。

[主治] 腰骶疼痛、遗尿、遗精、月经不调、白带。腰椎间盘突出症、遗尿、骶髂融合（强直性脊柱炎）、骶髂退变性疾病。

注：微类钩鍉针慎钩治。距第一骶神经后支，动、静脉后支很近。

### 8. 骶四脊撇撇穴（$S_4''$穴）Sacroiliac joint fourth points Double apostrophe

[定位] 第一骶椎棘突的两侧骶中间嵴在骶后体表投影点。

[解剖] 在骶棘肌起始部、臀大肌起始部；骶外侧动、静脉后支；布有第一骶神经后支。

[主治] 同骶四穴主治，用于局部穴位注射时使用的穴位点。骶四穴主治疾病的再治疗或巩固治疗。

注：只注药，不钩治。距第一骶神经后支，动、静脉后支很近，容易误伤。

### 9. 腰一脊穴（$L_1$穴）The first point of lumbar

[定位] 第五腰椎棘突旁，两侧下关节突在腰后的体表投影点。

[解剖] 骶棘肌、腰最下动、静脉后支的内侧支；布有第五腰神经后内侧支。

[主治] 下肢小腿外侧冷、麻、凉、胀、痛、痹、痿；腰痛、腿痛、放射痛。腰椎间盘突出症、腰椎退变性疾病、腰椎管狭窄症、强直性脊柱炎、脊柱相关疾病等（骶髂腰段）。

### 10. 腰一脊撇穴（$L_1'$穴）The first point of lumbar apostrophe

[定位] 骶一棘突旁，两侧椎板在腰后的体表投影点。

[解剖] 同腰一穴解剖位置。

[主治] 同腰一穴主治，用于腰一穴主治疾病的再治疗或巩固治疗。

### 11. 腰一脊撇撇穴（$L_1''$穴）The first point of lumbar Double apostrophe

[定位] 在腰一穴和腰一撇穴体表连线的中点。

[解剖] 同腰一穴解剖位置。

[主治] 同腰一穴主治，用于局部穴位注射时使用的穴位点。腰一穴主治疾病的再治疗或巩固治疗。

注：只注药，不钩治，防止损伤关节囊或神经血管。

### 12. 腰二脊穴（$L_2$穴）Lumbar second points

[定位] 第四腰椎棘突旁，两侧下关节突在腰后的体表投影点。

[解剖] 腰背筋膜、骶棘肌；有第四腰动、静脉后支；布有第四腰神经后内侧支。

[主治] 下肢痛、下肢痿痹，腰痛。腰椎间盘突出症、腰椎退变性疾病、腰椎管狭

窄症、强直性脊柱炎、脊柱相关疾病等（骶髂腰段）。

### 13. 腰二脊撇穴（$L_2'$穴）Lumbar second points apostrophe

［定位］腰五椎棘突旁，两侧椎板在腰后的体表投影点。

［解剖］同腰二穴解剖位置。

［主治］同腰二穴主治，用于腰二穴主治疾病的再治疗或巩固治疗。

### 14. 腰二脊撇撇穴（$L_2''$穴）Lumbar second points Double apostrophe

［定位］在腰二穴和腰二撇穴体表连线的中点。

［解剖］同腰二穴解剖位置。

［主治］同腰二穴主治，用于局部穴位注射时使用的穴位点。腰二穴主治疾病的再治疗或巩固治疗。

注：只注药，不钩治，防止损伤关节囊或神经血管。

### 15. 腰三脊穴（$L_3$穴）Lumbar third points

［定位］第三腰椎棘突旁，两侧下关节突在腰后的体表投影点。

［解剖］腰背筋膜、骶棘肌；第三腰动、静脉后支；布有第三腰神经后内侧支，深层为腰丛。

［主治］腰痛、下肢痛、下肢痿痹。腰椎间盘突出症、腰椎退变性疾病、腰椎管狭窄症、腰段强直性脊柱炎、脊柱相关疾病等。

### 16. 腰三脊撇穴（$L_3'$穴）Lumbar third points apostrophe

［定位］腰四椎棘突旁，两侧椎板中间点在腰后的体表投影点。

［解剖］同腰三穴解剖位置。

［主治］同腰三穴主治，用于腰三穴主治疾病的再治疗或巩固治疗。

### 17. 腰三脊撇撇穴（$L_3''$穴）Lumbar third points Double apostrophe

［定位］在腰三穴和腰三撇穴体表连线的中点。

［解剖］同腰三穴解剖位置。

［主治］同腰三穴主治，用于局部穴位注射时使用的穴位点。腰三穴主治疾病的再治疗或巩固治疗。

注：只注药，不钩治，防止损伤关节囊或神经血管。

### 18. 腰四脊穴（$L_4$穴）Lumbar fourth points

［定位］第二腰椎棘突旁，两侧下关节突在腰后的体表投影点。

［解剖］腰背筋膜、骶棘肌；第二腰动、静脉后支；布有第二腰神经后内侧支，深层为腰丛。

［主治］腰痛、腰酸、腰部不适。腰椎间盘突出症、腰椎退变性疾病、腰椎管狭窄症、腰段强直性脊柱炎、脊柱相关疾病等。

### 19. 腰四脊撇穴（$L_4'$穴）Lumbar fourth points apostrophe

［定位］腰三椎棘突旁，两侧椎板在腰后的体表投影点。

［解剖］同腰四穴解剖位置。

［主治］同腰四穴主治，用于腰三穴主治疾病的再治疗或巩固治疗。

20. **腰四脊撇撇穴**（$L_4''$穴）Lumbar fourth points Double apostrophe

［定位］在胸腰四穴和腰四撇穴体表连线的中点。

［解剖］同腰四穴解剖位置

［主治］同腰四穴主治，用于局部穴位注射时使用的穴位点。腰四穴主治疾病的再治疗或巩固治疗。

注：只注药，不钩治，防止损伤关节囊或神经血管。

21. **腰五脊穴**（$L_5$穴）Lumbar fifth points

［定位］第一腰椎棘突旁，两侧下关节突在腰后的体表投影点。

［解剖］腰背筋膜、骶棘肌；第一腰动、静脉后支；深层为第一腰神经后内侧支。

［主治］腰背强痛、腹胀、泄泻、便秘、水肿。腰椎间盘突出症、腰椎退变性疾病、腰椎管狭窄症、腰段强直性脊柱炎、神经性腹泻、神经性便秘。

22. **腰五脊撇穴**（$L_5'$穴）Lumbar fifth points apostrophe

［定位］腰二椎棘突旁，两侧椎板在腰后的体表投影点。

［解剖］同腰五穴解剖位置。

［主治］同腰五穴主治，用于腰五穴主治疾病的再治疗或巩固治疗。

23. **腰五脊撇撇穴**（$L_5''$穴）Lumbar fifth points Double apostrophe

［定位］在胸腰五穴和腰五撇穴体表连线的中点。

［解剖］同腰五穴解剖位置。

［主治］同腰五穴主治，用于局部穴位注射时使用的穴位点。腰五穴主治疾病的再治疗或巩固治疗。

注：只注药，不钩治，防止损伤关节囊或神经血管。

24. **胸一脊穴**（$T_1$穴）The first point of thoracic vertebrae

［定位］第十二胸椎脊突旁，两侧下关节突在背后的体表投影点。

［解剖］腰背筋膜、骶棘肌；布用肋下动、静脉后支；深层为第十二胸神经后内侧支。

［主治］胸胁痛、胃脘痛、呕吐、腹胀、肠鸣。胸椎退变性疾病（胸椎脊神经受累）、脊源性慢性结肠炎、胸段强直性脊柱炎、脊柱相关疾病等。

25. **胸一脊撇穴**（$T_1'$穴）The first point of thoracic vertebrae apostrophe

［定位］第一腰椎棘突旁，两侧椎板在背后的体表投影点。

［解剖］同胸一穴解剖位置。

［主治］同胸一穴主治，用于胸一穴主治疾病的再治疗或巩固治疗。

26. **胸一脊撇撇穴**（$T_1''$穴）The first point of thoracic vertebrae Double apostrophe

［定位］在胸一穴和胸一撇穴体表连线的中点。

［解剖］同胸一穴解剖位置。

［主治］同胸一穴主治，用于局部穴位注射时使用的穴位点。胸一穴主治疾病的再治疗或巩固治疗。

注：只注药，不钩治，防止损伤关节囊或神经血管。

**27. 胸二脊穴（$T_2$穴）** Thoracic in second points

［定位］第十一胸椎棘突旁，两侧下关节突在背后的体表投影点。

［解剖］背阔肌、骶棘肌；第十一肋间动、静脉后支；深层为第十一胸神经后内侧支。

［主治］胸胁痛、腹胀、黄疸、呕吐、泄泻。

胸椎退变性疾病（胸椎脊神经受累）、脊源性慢性结肠炎、脊源性慢性胆囊炎、胸段强直性脊柱炎、脊柱相关疾病等。

**28. 胸二脊撇穴（$T_2'$穴）** Thoracic in second points apostrophe

［定位］第十二胸椎棘突旁，两侧椎板在背后的体表投影点。

［解剖］同胸二穴解剖位置。

［主治］同胸二穴主治，用于胸二穴主治疾病的再治疗或巩固治疗。

**29. 胸二脊撇撇穴（$T_2''$穴）** Thoracic in second points Double apostrophe

［定位］在胸二穴和胸二撇穴体表连线的中点。

［解剖］同胸二穴解剖位置。

［主治］同胸二穴主治，用于局部穴位注射时使用的穴位点。胸二穴主治疾病的再治疗或巩固治疗。

注：只注药，不钩治，防止损伤关节囊或神经血管。

**30. 胸三脊穴（$T_3$穴）** Thoracic in third points

［定位］第十胸椎棘突旁，两侧下关节突在背后的体表投影点。

［解剖］背阔肌、骶棘肌；有第十肋间动、静脉后支；深层为第十胸神经后内侧支。

［主治］胸胁痛、黄疸、口苦。胸椎病退变性疾病（胸椎脊神经受累）、脊源性慢性胆囊炎、胸段强直性脊柱炎、脊柱相关疾病等。

**31. 胸三脊撇穴（$T_3'$穴）** Thoracic in third points apostrophe

［定位］第十一胸椎棘突旁，两侧椎板在背后的体表投影点。

［解剖］同胸三穴解剖位置。

［主治］同胸三穴主治，用于胸三穴主治疾病的再治疗或巩固治疗。

**32. 胸三脊撇撇穴（$T_3''$穴）** Thoracic in third points Double apostrophe

［定位］在胸三穴和胸三撇穴体表连线的中点。

［解剖］同胸三穴解剖位置。

［主治］同胸三穴主治，用于局部穴位注射时使用的穴位点。胸三穴主治疾病的再治疗或巩固治疗。

注：只注药，不钩治，防止损伤关节囊或神经血管。

**33. 胸四脊穴（$T_4$穴）** Thoracic in fourth points

［定位］第九胸椎棘突旁，两侧下关节突在背后的体表投影点。

［解剖］背阔肌、骶棘棘；有第九肋间动、静脉后支；深层为第九胸神经后内侧支。

［主治］脊背痛、胁痛、黄疸、呕血。胸椎退变性疾病（胸椎脊神经受累）、脊源

性慢性胆囊炎、脊源性慢性胃炎、脊源性慢性胰腺炎、胸段强直性脊柱炎、脊柱相关疾病等。

34. **胸四脊撇穴**（$T_4'$穴）Thoracic in fourth points apostrophe

[定位] 第十胸椎棘突旁，两侧椎板在背后的体表投影点。

[解剖] 同胸四穴解剖位置。

[主治] 同胸四穴主治，用于胸四穴主治疾病的再治疗或巩固治疗。

35. **胸四脊撇撇穴**（$T_4'''$穴）Thoracic in fourth points Double apostrophe

[定位] 在胸四穴和胸四撇穴体表连线的中点。

[解剖] 同胸四穴解剖位置。

[主治] 同胸四穴主治，用于局部穴位注射时使用的穴位点。胸四穴主治疾病的再治疗或巩固治疗。

注：只注药，不钩治，防止损伤关节囊或神经血管。

36. **胸五脊穴**（$T_5$穴）Thoracic in fifth points

[定位] 第八胸椎棘突旁，两侧下关节突在背后的体表投影点。

[解剖] 背阔肌、骶棘肌；有第八肋间动、静脉后支；深层为第八胸神经后内侧支。

[主治] 脊背痛、胁痛、黄疸、呕血、胃痛、腹胀、腹泻。胸椎退变性疾病（胸椎脊神经受累）、脊源性慢性胆囊炎、脊源性慢性胃炎、脊源性慢性胰腺炎、胸椎强直性脊柱炎、脊柱相关疾病等。

37. **胸五脊撇穴**（$T_5'$穴）Thoracic in fifth points apostrophe

[定位] 第九胸椎棘突旁，两侧椎板在背后的体表投影点。

[解剖] 同胸五穴解剖位置。

[主治] 同胸五穴主治，用于胸五穴主治疾病的再治疗或巩固治疗。

38. **胸五脊撇撇穴**（$T_5''$穴）Thoracic in fifth points Double apostrophe

[定位] 在胸五穴和胸五撇穴体表连线的中点。

[解剖] 同胸五穴解剖位置。

[主治] 同胸五穴主治，用于局部穴位注射时使用的穴位点。胸五穴主治疾病的再治疗或巩固治疗。

注：只注药，不钩治，防止损伤关节囊或神经血管。

39. **胸六穴**（$T_6$穴）Thoracic in sixth points

[定位] 第七胸椎棘突旁，两侧下关节突在背后的体表投影点。

[解剖] 斜方肌下缘、背阔肌、骶棘肌；布有第七肋间动、静脉后支；深层为第七胸神经后内侧支。

[主治] 胁痛、胸痛、腹胀、腹泻。胸椎退变性疾病（胸椎脊神经受累）、脊源性结肠炎、胸椎强直性脊柱炎、脊柱相关疾病等。

40. **胸六脊撇穴**（$T_6'$穴）Thoracic in sixth points apostrophe

[定位] 第八胸椎棘突旁，两侧椎板在背后的体表投影点。

[解剖] 同胸六穴解剖位置。

[主治] 同胸六穴主治，用于胸六穴主治疾病的再治疗或巩固治疗。

### 41. 胸六脊撇撇穴（$T_6''$穴）Thoracic in sixth points Double apostrophe

[定位] 在胸六穴和胸六撇穴体表连线的中点。

[解剖] 同胸六穴解剖位置。

[主治] 同胸六穴主治，用于局部穴位注射时使用的穴位点。胸六穴主治疾病的再治疗或巩固治疗。

注：只注药，不钩治，防止损伤关节囊或神经血管。

### 42. 胸七脊穴（$T_7$穴）Thoracic in seventh points

[定位] 第六胸椎棘突旁，两侧下关节突在背后的体表投影点。

[解剖] 斜方肌下缘，背阔肌肌腱、骶棘肌；布有第六肋间动、静脉后支，深层为第六胸神经后内侧支。

[主治] 胁痛、脊背痛、胃痛、腹胀。胸椎退变性疾病（胸椎脊神经受累）、脊源性胃病、脊源性肠炎、胸椎强直性脊柱炎、脊柱相关疾病等。

### 43. 胸七脊撇穴（$T_7'$穴）Thoracic in seventh points apostrophe

[定位] 第七胸椎棘突旁，两侧椎板在背后的体表投影点。

[解剖] 同胸七穴解剖位置。

[主治] 同胸七穴主治，用于胸七穴主治疾病的再治疗或巩固治疗。

### 44. 胸七脊撇撇穴（$T_7''$穴）Thoracic in seventh points Double apostrophe

[定位] 在胸七穴和胸七撇穴体表连线的中点。

[解剖] 同胸七穴解剖位置。

[主治] 同胸七穴主治，用于局部穴位注射时使用的穴位点。胸七穴主治、疾病的再治疗或巩固治疗。

注：只注药，不钩治，防止损伤关节囊或神经血管。

### 45. 胸八脊穴（$T_8$穴）Thoracic in eighth points

[定位] 第五胸椎棘突旁，两侧下关节突在背后的体表投影点。

[解剖] 斜方肌、菱形肌、深层为骶棘肌；第五肋间动、静脉后支；深层为第五胸神经后内侧支。

[主治] 背痛、心痛、惊悸。胸椎退变性疾病（胸椎脊神经受累）、脊源性心绞痛、脊源性冠心病、胸椎强直性脊柱炎、脊柱相关疾病等。

### 46. 胸八脊撇穴（$T_8'$穴）Thoracic in eighth points apostrophe

[定位] 第六胸椎棘突旁，两侧椎板在背后的体表投影点。

[解剖] 同胸八穴解剖位置。

[主治] 同胸八穴主治，用于胸八穴主治疾病的再治疗或巩固治疗。

### 47. 胸八脊撇撇穴（$T_8''$穴）Thoracic in eighth points Double apostrophe

[定位] 在胸八穴和胸八撇穴体表连线的中点。

[解剖] 同胸八穴解剖位置。

[主治] 同胸八穴主治，用于局部穴位注射时使用的穴位点。胸八穴主治疾病的再治疗或巩固治疗。

注：只注药，不钩治，防止损伤关节囊或神经血管。

**48. 胸九脊穴（$T_9$穴）** Thoracic in ninth points

［定位］第四胸椎棘突旁，两侧下关节突在背后的体表投影点。

［解剖］斜方肌、菱形肌、深层为骶棘肌；第四肋间动、静脉后支；深层为第四胸神经后内侧支。

［主治］背痛、乳房胀痛、乳房肿块、乳房硬结、心痛、胸闷。胸椎退变性疾病（胸椎脊神经受累）、脊源性乳腺增生症、脊源性冠心病、胸椎强直性脊柱炎、脊柱相关疾病等。

**49. 胸九脊撇穴（$T_9'$穴）** Thoracic in ninth points apostrophe

［定位］第五胸椎棘突旁，两侧椎板在背后的体表投影点。

［解剖］同胸九穴解剖位置。

［主治］同胸九穴主治，用于胸九穴主治疾病的再治疗或巩固治疗。

**50. 胸九脊撇撇穴（$T_9''$穴）** Thoracic in ninth points Double apostrophe

［定位］在胸九穴和胸九撇穴体表连线的中点。

［解剖］同胸九穴解剖位置。

［主治］同胸九穴主治，用于局部穴位注射时使用的穴位点。胸九穴主治疾病的再治疗或巩固治疗。

注：只注药，不钩治，防止损伤关节囊或神经血管。

**51. 胸十脊穴（$T_{10}$穴）** Thoracic in tenth points

［定位］第三胸椎棘突旁，两侧下关节突在背后的体表投影点。

［解剖］斜方肌、菱形肌，深层为骶棘肌；第三肋间动、静脉后支；深层为第三胸神经后内侧支。

［主治］肩背痛、鼻塞、流涕、头疼、咳嗽、气喘。胸椎退变性疾病（胸椎脊神经受累）、脊源性鼻炎、脊源性支气管炎、胸椎强直性脊柱炎、脊柱相关疾病等。

**52. 胸十脊撇穴（$T_{10}'$穴）** Thoracic in tenth points apostrophe

［定位］第四胸椎棘突旁，两侧椎板在背后的体表投影点。

［解剖］同胸十穴解剖位置。

［主治］同胸十穴主治，用于胸十穴主治疾病的再治疗或巩固治疗。

**53. 胸十脊撇撇穴（$T_{10}''$穴）** Thoracic in tenth points Double apostrophe

［定位］在胸十穴和胸十撇穴体表连线的中点。

［解剖］同胸十穴解剖位置。

［主治］同胸十穴主治，用于局部穴位注射时使用的穴位点。胸十穴主治疾病的再治疗或巩固治疗。

注：只注药，不钩治，防止损伤关节囊或神经血管。

**54. 胸十一脊穴（$T_{11}$穴）** Thoracic in eleventh points

［定位］第二胸椎棘突旁，两侧下关节突在背后的体表投影点。

［解剖］斜方肌、菱形肌、上后锯肌，深层为骶棘肌；第二肋间动、静脉后支；深层为第二胸神经后内侧支。

［主治］胸背痛、咳嗽、发热、喘憋、头痛。胸椎退变性疾病（胸椎脊神经受累）、脊源性支气管炎、脊源性哮喘、胸段强直性脊柱炎、脊柱相关疾病等。

### 55. 胸十一脊撇穴（$T_{11}'$穴）Thoracic in eleventh points apostrophe

［定位］第三胸椎棘突旁，两侧椎板在背后的体表投影点。
［解剖］同胸十一穴解剖位置。
［主治］同胸十一穴主治，用于胸十一穴主治疾病再治疗或巩固治疗。

### 56. 胸十一脊撇撇穴（$T_{11}''$穴）Thoracic in eleventh points Double apostrophe

［定位］在胸十一穴和胸十一撇穴体表连线的中点。
［解剖］同胸十一穴解剖位置。
［主治］同胸十一穴主治，用于局部穴位注射时使用的穴位点。胸十一穴主治疾病的再治疗或巩固治疗。

注：只注药，不钩治，防止损伤关节囊或神经血管。

### 57. 胸十二脊穴（$T_{12}$穴）Thoracic in twelfth points

［定位］第一胸椎棘突旁，两侧下关节突在背后的体表投影点。
［解剖］斜方肌、菱形肌、上后锯肌，深层为骶棘肌；第一肋间动、静脉后支；深层为第一胸神经后内侧支。
［主治］肩背痛、臂痛、指麻、咳嗽、吐痰、气短、鼻塞、发热。颈椎病（臂丛神经受累）、胸椎退变性疾病（胸椎脊神经受累）、脊源性支气管炎、脊源性鼻炎、胸段强直性脊柱炎、脊柱相关疾病等。

### 58. 胸十二脊撇穴（$T_{12}'$穴）Thoracic in twelfth points apostrophe

［定位］第二胸椎棘突旁，两侧椎板在背后的体表投影点。
［解剖］同胸十二穴解剖位置。
［主治］同胸十二穴主治，用于胸十二穴主治疾病再治疗或巩固治疗。

### 59. 胸十二脊撇撇穴（$T_{12}''$穴）Thoracic in twelfth points Double apostrophe

［定位］在胸十二穴和胸十二撇穴体表连线的中点。
［解剖］同胸十二穴解剖位置。
［主治］同胸十二穴主治，用于局部穴位注射时使用的穴位点。胸十二穴主治疾病的再治疗或巩固治疗。

注：只注药，不钩治，防止损伤关节囊或神经血管。

### 60. 颈一脊穴（$C_1$穴）The first point of cervical spine

［定位］第七颈椎棘突旁，两侧下关节突在颈后体表的投影点。
［解剖］斜方肌、菱形肌、上后锯肌、项韧带、头夹肌、颈夹肌、深层为骶棘肌、半棘肌、多裂肌和回旋肌；椎动脉、椎静脉；深层为第八颈神经后内侧支。
［主治］上肢痛、肩背痛、指痛、咳嗽、气喘、发热、头痛、项强、外感、鼻塞、流涕。颈椎病（以臂丛神经受累为主）、颈段强直性脊柱炎、脊柱相关疾病等。

### 61. 颈一脊撇穴（$C_1'$穴）The cervical vertebra first points apostrophe

［定位］第一胸椎棘突旁，两侧椎板在颈后的体表投影点。
［解剖］同颈一脊穴解剖位置。

［主治］同颈一脊穴主治，用于颈脊一穴主治疾病的再治疗或巩固治疗。

**62. 颈一脊撇撇穴（$C_1'''$穴）** The cervical vertebra first points Double apostrophe

［定位］在颈一脊穴和颈一脊撇穴体表连线的中点。

［解剖］同颈一脊穴解剖位置。

［主治］同颈一脊穴主治，用于局部穴位注射时使用的穴位点。颈一脊穴主治疾病的再治疗或巩固治疗。

注：只注药，不钩治，防止损伤关节囊或神经血管。

**63. 颈二脊穴（$C_2$穴）** The cervical vertebra second points

［定位］第六颈椎棘突旁，两侧下关节突在颈后体表的投影点。

［解剖］斜方肌、菱形肌、上后锯肌、项韧带、头夹肌、颈夹肌，深层为骶棘肌、半棘肌、多裂肌和回旋肌；椎动脉、椎静脉；深层为第七颈神经后内侧支。颈椎病（以臂丛神经、交感神经受累为主）、颈段强直性脊柱炎、脊柱相关疾病等。

［主治］上肢痛、肩背痛、指痛、头晕、头痛、恶心、呕吐、项强、咽部异物感、咳喘、心悸。

**64. 颈二脊撇穴（$C_2'$穴）** The cervical vertebra second points apostrophe

［定位］第七颈椎棘突旁，两侧椎板在颈后的体表投影点。

［解剖］同颈二脊穴解剖位置。

［主治］同颈二脊穴主治，用于颈二脊穴主治疾病的再治疗或巩固治疗。

**65. 颈二脊撇撇穴（$C_2''$穴）** The cervical vertebra second points Double apostrophe

［定位］在颈二脊穴和颈二撇穴体表连线的中点。

［解剖］同颈二脊穴解剖位置。

［主治］同颈二脊穴主治，用于局部穴位注射时使用的穴位点。颈二脊穴主治疾病的再治疗或巩固治疗。

注：只注药，不钩治，防止损伤关节囊或神经血管。

**66. 颈三脊穴（$C_3$穴）** The cervical vertebra third points

［定位］第五颈椎棘突旁，两侧下关节突在颈后体表的投影点。

［解剖］斜方肌、项韧带、头夹肌、颈夹肌，深层为骶棘肌、半棘肌、多裂肌和回旋肌；椎动脉的横突部与该部椎静脉的丛环；深层为第六颈神经后内侧支。

［主治］臂痛、肩背痛、指痛、颈痛、颈僵、项强、头晕、头痛、失眠、健忘、不寐。颈椎病（以臂丛神经、交感神经受累为主）、颈段强直性脊柱炎、脊柱相关疾病等。

**67. 颈三脊撇穴（$C_3'$穴）** The cervical vertebra third points apostrophe

［定位］第六颈椎棘突旁，两侧椎板在颈后的体表投影点。

［解剖］同颈三脊穴解剖位置。

［主治］同颈三脊穴主治，用于颈三脊穴主治疾病的再治疗或巩固治疗。

**68. 颈三脊撇撇穴（$C_3''$穴）** The cervical vertebra third points Double apostrophe

［定位］在颈三脊穴和颈三撇穴体表连线的中点。

［解剖］同颈三脊穴解剖位置。

［主治］同颈三脊穴主治，用于局部穴位注射时使用的穴位点。颈三脊穴主治疾病的再治疗或巩固治疗。

注：只注药，不钩治，防止损伤关节囊或神经血管。

**69. 颈四脊穴（$C_4$穴）The cervical vertebra fourth points**

［定位］第四颈椎棘突旁，两侧下关节突在颈后体表的投影点。

［解剖］斜方肌、项韧带、头夹肌、颈夹肌，深层为骶棘肌、半棘肌、多裂肌和回旋肌；椎动脉的横突部与该部椎静脉的丛环；深层为第五颈神经后内侧支。

［主治］项强、项痛、头晕、头痛、呕吐、鼻塞、流涕、胸闷、失眠。颈椎病（以颈丛神经、交感神经受累为主）、颈段强直性脊柱炎、脊柱相关疾病等。

**70. 颈四脊撇穴（$C_4'$穴）The cervical vertebra fourth points apostrophe**

［定位］第五颈椎棘突旁，两侧椎板在颈后的体表投影点。

［解剖］同颈四脊穴解剖位置。

［主治］同颈四脊穴主治，用于颈四脊穴主治疾病的再治疗或巩固治疗。

**71. 颈四脊撇撇穴（$C_4''$穴）The cervical vertebra fourth points Double apostrophe**

［定位］在颈四脊穴和颈四撇穴体表连线的中点。

［解剖］同颈四脊穴解剖位置。

［主治］同颈四脊穴主治，用于局部穴位注射时使用的穴位点。颈四脊穴主治疾病的再治疗或巩固治疗。

注：只注药，不钩治，防止损伤关节囊或神经血管。

**72. 颈五脊穴（$C_5$穴）The cervical vertebra fifth points**

［定位］第三颈椎棘突旁，两侧下关节突在颈后体表的投影点。

［解剖］斜方肌、项韧带、头夹肌、颈夹肌，深层为骶棘肌、半棘肌、多裂肌和回旋肌；椎动脉的横突部与该部椎静脉的丛环；深层为第四颈神经后内侧支。

［主治］头项痛、项强、眩晕、耳鸣、目痛、鼻塞。颈椎病（以颈丛神经受累为主）、颈段强直性脊柱炎、脊柱相关疾病等。

**73. 颈五脊撇穴（$C_5'$穴）The cervical vertebra fifth points apostrophe**

［定位］第四颈椎棘突旁，两侧椎板在颈后的体表投影点。

［解剖］同颈五脊穴解剖位置。

［主治］同颈五脊穴主治，用于颈五脊穴主治疾病的再治疗或巩固治疗。

**74. 颈五脊撇撇穴（$C_5''$穴）The cervical vertebra fifth points Double apostrophe**

［定位］在颈五脊穴和颈五撇穴体表连线的中点。

［解剖］同颈五脊穴解剖位置。

［主治］同颈五脊穴主治，用于局部穴位注射时使用的穴位点。颈五脊穴主治疾病的再治疗或巩固治疗。

注：只注药，不钩治，防止损伤关节囊或神经血管。

**75. 颈六脊穴（$C_6$穴）The cervical vertebra sixth points**

［定位］第二颈椎棘突旁，两侧下关节突在颈后体表的投影点。

［解剖］斜方肌、项韧带、头夹肌、颈夹肌，深层为骶棘肌、半棘肌、多裂肌和回

旋肌;椎动脉的横突部与该部椎静脉的丛环;深层为第三颈神经后内侧支。

[主治] 颈痛、头项痛、项强、眩晕、耳鸣、目痛、鼻塞。颈椎病（以颈丛神经受累为主）、颈段强直性脊柱炎、脊柱相关疾病等。

### 76. 颈六脊撇穴（$C_6'$穴）The cervical vertebra sixth points apostrophe

[定位] 第三颈椎棘突旁，两侧椎板在颈后的体表投影点。

[解剖] 同颈六脊穴解剖位置。

[主治] 同颈六脊穴主治，用于颈六脊穴主治疾病的再治疗或巩固治疗。

### 77. 颈六脊撇撇穴（$C_6''$穴）The cervical vertebra sixth points Double apostrophe

[定位] 在颈六脊穴和颈六脊撇穴体表连线的中点。

[解剖] 同颈六脊穴解剖位置。

[主治] 同颈六脊穴主治，用于局部穴位注射时使用的穴位点。颈六脊穴主治疾病的再治疗或巩固疗。

注：只注药，不钩治，防止损伤关节囊或神经血管。

### 78. 颈七脊穴（$C_7$穴）The cervical vertebra seventh points

[定位] 寰椎后结节旁，两侧下关节面后缘在颈后体表的投影点。

[解剖] 斜方肌、项韧带、头夹肌、颈夹肌，深层为骶棘肌、半棘肌、多裂肌和回旋肌;椎动脉的横突部与该部椎静脉的丛环;深层为第二颈神经。

[主治] 头项痛、项强、眩晕、耳鸣、目痛、鼻塞、癫、狂、痫、热病。颈椎病（以颈丛神经受累为主）、颈段强直性脊柱炎、脊柱相关疾病等。

注：慎钩治，因没有椎弓下椎间孔，第二颈神经裸露在寰椎后结节旁，如钩治只选微类内板1.2型钩鍉针。不安全，最好不钩。

### 79. 颈七脊撇穴（$C_7'$穴）The cervical vertebra seventh points apostrophe

[定位] 枢椎棘突旁，两侧上关节面后缘在颈后体表的投影点。

[解剖] 同颈七脊穴解剖位置。

[主治] 同颈七脊穴主治，用于颈七脊穴主治疾病的再治疗或巩固治疗。

注：只注药，不钩治（两侧寰枢关节囊后缘下方有椎动脉第二颈神经通过，如果钩治容易误伤椎动脉、脊神经或关节囊）。

### 80. 颈七脊撇撇穴（$C_7''$穴）The cervical vertebra seventh points Double apostrophe

[定位] 在颈七脊穴和颈七脊撇穴体表连线的中点。

[解剖] 同颈七脊穴解剖位置。

[主治] 同颈七脊穴主治，用于局部穴位注射时使用的穴位点。颈七脊穴主治疾病的再治疗或巩固疗。

注：只注药，不钩治（两侧寰枢关节囊后缘下方有椎动脉第二颈神经通过，如果钩治容易误伤椎动脉、脊神经或关节囊）。

### 81. 颈八脊穴（$C_8$穴）The cervical vertebra eighth points

[定位] 寰椎后结节旁，两侧枕骨髁后缘在枕后部投影。

[解剖] 斜方肌、项韧带、头夹肌，深层为骶棘肌、半棘肌、椎枕肌、椎动脉的环椎部，椎内静脉丛和来自颈深部小静脉;深层为第一颈神经。

［主治］头晕、目眩、耳鸣、头疼、失眠、多梦、心悸、健忘、精神抑郁、胆怯、烦躁、热病、癫、狂、痫。颈椎病（以椎动脉受累为主）、寰枢关节紊乱综合征、脊柱相关疾病等。

注：慎钩治，因没有椎弓下椎间孔，第一颈神经裸露在寰椎后结节旁，如钩治只选微类内板 1.2 型钩锃针。不安全，最好不钩。

### 82. 颈八脊撇穴（$C_8'$穴）The cervical vertebra eighth points apostrophe

［定位］寰椎后结节旁，寰椎两侧上关节凹后缘在颈后部体表投影点。
［解剖］同颈八脊穴解剖位置。
［主治］同颈八脊穴主治，用于颈八穴主治疾病的再治疗或巩固治疗。

注：只注药，不钩治（寰椎后结节两侧上关节面后缘下方有椎动脉、第一颈神经通过，如果钩治容易误伤椎动脉、脊神经）。

### 83. 颈八脊撇撇穴（$C_8''$穴）The cervical vertebra eighth points Double apostrophe

［定位］在颈八脊穴和颈八撇穴体表连线的中点。
［解剖］同颈八脊穴解剖位置。
［主治］同颈八脊穴主治，用于局部穴位注射时使用的穴位点。颈八穴主治疾病的再治疗或巩固疗。

注：只注药，不钩治（两侧寰枕关节囊后缘下方有椎动脉、第一颈神经通过，如果钩治容易误伤椎动脉、脊神经或关节囊）。

**注解：**

①穴位按骶、腰、胸、颈椎椎骨的序数呈倒序排列。
②脊穴：脊柱两侧枕骨髁后缘、寰椎下关节面后缘、$C_2 \sim L_5$ 椎骨的下关节突、各骶骨棘突下与两侧中间嵴交点在正后部的体表投影点，称脊穴。与下个椎骨的脊撇穴为同一序数对应穴，为钩活术的主穴（第一、二、三、四骶椎脊穴和第七、八颈脊穴慎钩）。共 29 个穴位。
③脊撇穴：脊柱两侧寰椎上关节面后缘、枢椎上关节面后缘、$C_2 \sim L_5$ 椎体下方椎体的椎板，各骶椎棘突与两侧中间嵴交点在正后部的体表投影点，称脊撇穴。与上个椎骨的下关节突或相当于下关节突形成的脊穴为同一序数对应穴，为钩活术的主穴（第颈七、八脊撇穴不钩治）。共 25 个穴位。
④脊撇撇穴：脊柱两侧同一序数脊穴与撇穴在体表连线的中点，为同一序数的脊撇撇穴（只注药，不钩治，防止损伤关节囊或神经血管）。共 29 个穴位。
⑤同一序数的脊穴、脊撇穴、脊撇撇穴在同一条直线上。
⑥新夹脊穴椎体侧摆、旋转，脊柱侧弯按坐标定位法定位。

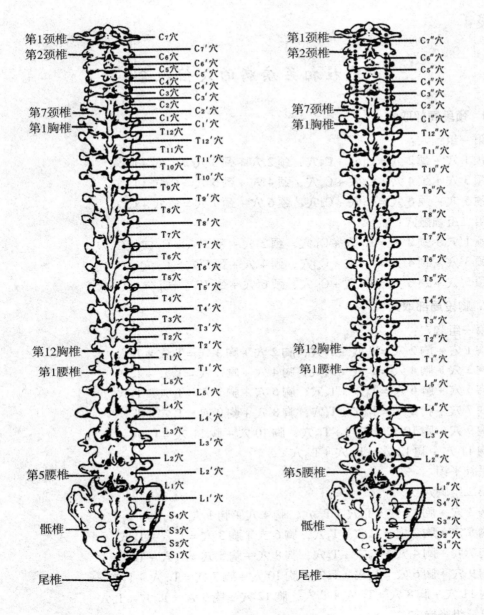

C:颈　T:胸　L:腰　S:骶
$C_1$穴:颈1穴　　$C_1'$穴:颈1撇穴

附录4

# 脊柱相关疾病的穴位组合

## 1. 颈段局部取穴

第一组颈穴：

颈1穴 + 颈2穴 = $C_1$穴 + $C_2$穴，颈2穴 + 颈3穴 = $C_2$穴 + $C_3$穴

颈3穴 + 颈4穴 = $C_3$穴 + $C_4$穴，颈4穴 + 颈5穴 = $C_4$穴 + $C_5$穴

颈5穴 + 颈6穴 = $C_5$穴 + $C_6$穴，颈6穴 + 颈7穴 = $C_6$穴 + $C_7$穴

第二组颈撇穴：

颈1'穴 + 颈2'穴 = $C_{1'}$穴 + $C_{2'}$穴，颈2'穴 + 颈3'穴 = $C_{2'}$穴 + $C_{3'}$穴

颈3'穴 + 颈4'穴 = $C_{3'}$穴 + $C_{4'}$穴，颈4'穴 + 颈5'穴 = $C_{4'}$穴 + $C_{5'}$穴

颈5'穴 + 颈6'穴 = $C_{5'}$穴 + $C_{6'}$穴，颈6'穴 + 颈7'穴 = $C_{6'}$穴 + $C_{7'}$穴

## 2. 胸段局部取穴

第一组胸穴：

胸1穴 + 胸2穴 = $T_1$穴 + $T_2$穴，胸2穴 + 胸3穴 = $T_2$穴 + $T_3$穴

胸3穴 + 胸4穴 = $T_3$穴 + $T_4$穴，胸4穴 + 胸5穴 = $T_4$穴 + $T_5$穴

胸5穴 + 胸6穴 = $T_5$穴 + $T_6$穴，胸6穴 + 胸7穴 = $T_6$穴 + $T_7$穴

胸7穴 + 胸8穴 = $T_7$穴 + $T_8$穴，胸8穴 + 胸9穴 = $T_8$穴 + $T_9$穴

胸9穴 + 胸10穴 = $T_9$穴 + $T_{10}$穴，胸10穴 + 胸11穴 = $T_{10}$穴 + $T_{11}$穴

胸11穴 + 胸12穴 = $T_{11}$穴 + $T_{12}$穴

平补平泻

第二组胸穴：

胸3穴 + 胸12穴 = $T_3$穴 + $T_{12}$穴，胸4穴 + 胸1穴 = $T_4$穴 + $T_1$穴

胸5穴 + 胸2穴 = $T_5$穴 + $T_2$穴，胸6穴 + 胸3穴 = $T_6$穴 + $T_3$穴

胸7穴 + 胸4穴 = $T_7$穴 + $T_4$穴，胸8穴 + 胸5穴 = $T_8$穴 + $T_5$穴

胸9穴 + 胸6穴 = $T_9$穴 + $T_6$穴，胸10穴 + 胸7穴 = $T_{10}$穴 + $T_7$穴

胸11穴 + 胸8穴 = $T_{11}$穴 + $T_8$穴，胸12穴 + 胸9穴 = $T_{12}$穴 + $T_9$穴

第三组胸撇穴：

胸1穴 + 胸2穴 = $T_1$穴 + $T_2$穴，胸2穴 + 胸3穴 = $T_2$穴 + $T_3$穴

胸3穴 + 胸4穴 = $T_3$穴 + $T_4$穴，胸4穴 + 胸5穴 = $T_4$穴 + $T_5$穴

胸5穴 + 胸6穴 = $T_5$穴 + $T_6$穴，胸6穴 + 胸7穴 = $T_6$穴 + $T_7$穴

胸7穴 + 胸8穴 = $T_7$穴 + $T_8$穴，胸8穴 + 胸9穴 = $T_8$穴 + $T_9$穴

胸9穴 + 胸10穴 = $T_9$穴 + $T_{10}$穴，胸10穴 + 胸11穴 = $T_{10}$穴 + $T_{11}$穴

胸11穴 + 胸12穴 = $T_{11}$穴 + $T_{12}$穴

平补平泻

第四组胸撇穴：

胸3穴 + 胸12穴 = $T_3$穴 + $T_{12}$穴，胸4穴 + 胸1穴 = $T_4$穴 + $T_1$穴

胸5穴 + 胸2穴 = $T_5$穴 + $T_2$穴，胸6穴 + 胸3穴 = $T_6$穴 + $T_3$穴

胸7穴 + 胸4穴 = $T_7$穴 + $T_4$穴，胸8穴 + 胸5穴 = $T_8$穴 + $T_5$穴
胸9穴 + 胸6穴 = $T_9$穴 + $T_6$穴，胸10穴 + 胸7穴 = $T_{10}$穴 + $T_7$穴
胸11穴 + 胸8穴 = $T_{11}$穴 + $T_8$穴，胸12穴 + 胸9穴 = $T_{12}$穴 + $T_9$穴

3. 腰段局部取穴

第一组腰穴：
腰1穴 + 腰2穴 = $L_1$穴 + $L_2$穴
腰2穴 + 腰3穴 = $L_2$穴 + $L_3$穴
腰3穴 + 腰4穴 = $L_3$穴 + $L_4$穴
腰4穴 + 腰5穴 = $L_4$穴 + $L_5$穴
腰5穴 + 胸1穴 = $L_5$穴 + $T_1$穴

第二组腰穴：
腰3穴 + 骶4穴 = $L_3$穴 + $S_4$穴
腰4穴 + 腰1穴 = $L_4$穴 + $L_1$穴
腰5穴 + 腰2穴 = $L_5$穴 + $L_2$穴
胸1穴 + 腰3穴 = $T_1$穴 + $L_3$穴

第三组腰撇穴：
腰1′穴 + 腰2′穴 = $L_1$′穴 + $L_2$′穴
腰2′穴 + 腰3′穴 = $L_2$′穴 + $L_3$′穴
腰3′穴 + 腰4′穴 = $L_3$′穴 + $L_4$′穴
腰4′穴 + 腰5′穴 = $L_4$′穴 + $L_5$′穴
腰5′穴 + 胸1′穴 = $L_5$′穴 + $T_1$′穴

第四组腰撇穴：
腰3′穴 + 骶2穴 = $L_3$′穴 + $S_2$穴
腰4′穴 + 腰1′穴 = $L_4$′穴 + $L_1$′穴
腰5′穴 + 腰2′穴 = $L_5$′穴 + $L_2$′穴
胸1′穴 + 腰3′穴 = $T_1$′穴 + $L_3$′穴

第五组骶穴：
骶1穴 + 骶2穴 = $S_1$穴 + $S_2$穴
骶2穴 + 骶3穴 = $S_2$穴 + $S_3$穴
骶3穴 + 骶4穴 = $S_3$穴 + $S_4$穴

## 附录5

## 脊柱相关疾病所取配穴的定位和主治

### 1. 风池
[定位] 在项部,当枕骨之下,与风府相平,胸锁乳突肌与斜方肌上端之间的凹陷处。

[解剖] 皮肤→皮下组织→斜方肌和胸锁乳突肌之间→头夹肌→头半棘肌→头后大直肌与头上斜肌之间。深层布有枕小神经和枕动、静脉的分支或属支。深层有枕下神经。

[主治] 头痛,眩晕,颈项强痛,目赤肿痛,鼻渊,耳鸣,中风,口眼㖞斜,疟疾,感冒,瘿气,热病。

### 2. 风府
[定位] 后发际正中直上1寸,枕外隆凸直下凹陷中。

[解剖] 在枕骨和第1颈椎之间;有枕动、静脉的分支及棘突间静脉丛;布有第3枕神经和枕大神之分支。

[主治] 头痛,眩晕,项强,咽喉肿痛,中风,癫狂,失音。

### 3. 大椎
[定位] 在后正中线上,第七颈椎棘突下凹陷中。

[解剖] 皮肤→皮下组织→棘上韧带→棘间韧带。浅层主要分布着第八颈神经后支的内侧支和棘突间皮下静脉丛,深层有棘突间的椎外(后)静脉丛和第八颈神经后支的分支。

[主治] 热病,疟疾,头痛,颈项强痛,感冒,咳嗽,气喘,骨蒸潮热,风疹,癫痫。

### 4. 睛明
[定位] 目内眦旁0.1寸。

[解剖] 在眶内缘睑内侧韧带中,深部为眼内直肌;有内眦动、静脉和滑车上下动、静脉,深层上方有眼动、静脉本干;布有滑车上、下神经,深层为眼神经,上方为鼻睫神经。

[主治] 目赤肿痛,流泪,视物不明,目眩,近视,夜盲,色盲。

### 5. 鱼腰
[定位] 眉毛的中心。

[解剖] 在眼轮匝肌中;有额动、静脉外侧支;布有眶上神经,面神经的分支。

[主治] 眉棱骨痛,眼睑瞤动,眼睑下垂,目赤肿痛,目翳。

### 6. 四白
[定位] 目正视,瞳孔直下,当眶下孔凹陷中。

[解剖] 在眶下孔处,当眼轮匝肌和上唇方肌之间;有面动、静脉分支,眶下动、静脉;布有面神经分支,当眶下神经处。

[主治] 目赤痛痒，目翳，眼睑瞤动，口眼㖞斜，头痛眩晕。

7. 阳白

[定位] 目正视，瞳孔直上，眉上1寸。

[解剖] 在额肌中；有额动、静脉外侧支；布有额神经外侧支。

[主治] 头痛，目痛，视物模糊，眼睑瞤动。

8. 听宫

[定位] 耳屏前，下颌骨髁状突的后缘，张口呈凹陷处。

[解剖] 有颞浅动、静脉的耳前支；布有面神经及三叉神经的第三支的耳颞神经。

[主治] 耳鸣，耳聋，齿痛，癫狂痫。

9. 翳风

[定位] 乳突前下方，平耳垂后下缘的凹陷中。

[解剖] 有耳后动、静脉，颈外浅静脉；布有耳大神经，深层为面神经干从茎乳突出处。

[主治] 耳鸣，耳聋，口眼㖞斜，牙关紧闭，齿痛，颊肿，瘰疬。

10. 听会

[定位] 耳屏间切迹前，下颌骨髁状突的后缘，张口有孔。

[解剖] 有颞浅动脉耳前支，深部为颈外动脉及面后静脉；布有耳大神经，皮下为面神经分支。

[主治] 耳鸣，耳聋，齿痛，口㖞。

11. 肺俞

[定位] 正坐或俯卧。在背部，第三胸椎棘突下，旁开1.5寸。

[解剖] 皮肤→皮下组织→斜方肌→菱形肌→上后锯肌→竖脊肌。浅层布有第三、四胸神经后支的内侧皮支和伴行的肋间后动、静脉背侧支的内侧皮支。深层有第三、四胸神经后支的肌支和相应的肋间后动、静脉背侧支的分支或属支。

[主治] 咳嗽，气喘，胸满，骨蒸潮热，盗汗。

12. 迎香

[定位] 鼻翼外缘中点，旁开0.5寸，当鼻唇沟中。

[解剖] 在上唇方肌中，深部为梨状孔的边缘；有面动、静脉及眶下动、静脉分支；布有面神经与眶下神经的吻合丛。

[主治] 鼻塞，口㖞，面痒，胆道蛔虫症。

13. 口禾髎

[定位] 水沟穴旁0.5寸，当鼻孔外缘直下，与水沟穴相平处取穴。

[解剖] 在上颌骨犬齿窝部，上唇方肌止端；有面动、静脉的上唇支；布有面神经、三叉神经第二支下支与眶下神经的吻合丛。

[主治] 鼻塞，口㖞，口噤。

14. 廉泉

[定位] 舌骨体上缘的中点处。

[解剖] 在舌骨上方，左右颏舌骨肌之间；有颈前浅静脉；布有颈皮神经的分支，

深层为舌根,有舌下神经及舌咽神经的分支。

[主治] 舌下肿痛,舌缓流涎,舌强不语,吞咽困难。

### 15. 合谷

[定位] 侧腕对掌,自然半握拳。在手背,第一、二掌骨间,第二掌骨桡侧的中点处。以一手的拇指指骨关节横纹,放在另一手拇、食指之间的指蹼缘上,当拇指尖下是穴。

[解剖] 皮肤→皮下组织→第一骨间背侧肌→拇收肌。浅层布有桡神经经浅支,手背静脉网的桡侧部和第一掌背动、静脉的分支或属支。深层有尺神经深支的分支等结构。

[主治] 头痛,眩晕,鼻衄,齿痛,面肿,口眼㖞斜,痄腮,指臂痛,上肢不遂,腹痛,便秘,发热,无汗,瘾疹,滞产。

### 16. 人迎

[定位] 喉结旁1.5寸,当颈总动脉之后,胸锁乳突肌前缘。

[解剖] 有颈阔肌,在胸锁乳突肌前缘与甲状软骨接触部;有甲状腺上动脉;当颈内、外动脉分歧处,有颈前浅静脉,外为颈内静脉;布有颈皮神经,面神经颈支,深层颈动脉球,最深层为交感神经干,外侧有舌下神经降支及迷走神经。

[主治] 咽喉肿痛,气喘,瘰疬,瘿气,高血压。

### 17. 天突

[定位] 胸骨上窝正中。

[解剖] 在胸骨切迹中央,左右胸锁乳突肌之间,深层为胸骨舌骨肌和胸骨甲状肌;皮下有颈静脉弓,甲状腺下动脉分支,深部为气管,向下胸骨柄后方为无名静脉肌主动脉弓;布有锁骨上神经前支深部神经。

[主治] 咳嗽,气喘,胸痛,咽喉肿痛,瘿气,梅核气。

### 18. 通里

[定位] 腕横纹上1寸,尺侧腕肌腱的桡侧。

[解剖] 在尺侧腕屈肌与指纹屈肌之间,深层为指深屈肌;有尺动脉通过;布有前臂内侧皮神经,尺侧为尺神经。

[主治] 心悸,舌强不语,腕臂痛。

### 19. 膈俞

[定位] 在背部,当第7胸椎棘突下,旁开1.5寸。

[解剖] 皮肤→皮下组织→斜方肌→背阔肌→骶棘肌。浅层布有第七、八胸神经后支的内侧皮支和伴行的动、静脉。深层有第七、八胸神经后支的肌支和相应肋间后动、静脉背侧支的分支或属支。

[主治] 背痛,脊强,胃痛,呕吐,呃逆,气喘,吐血,炒热,盗汗。

### 20. 内关

[定位] 当曲泽与大陵的连线上,腕横纹上2寸,掌长肌腱与桡侧腕屈肌腱之间。

[解剖] 皮肤→皮下组织→指浅屈肌→桡侧腕屈肌腱与掌长伸肌腱→指浅屈肌→指深屈肌→旋前方肌。浅层布有前臂内侧皮神经,前臂外侧皮神经的分支和前臂正中静

脉。深层在指浅屈肌肉、拇长屈肌和指深屈肌三折之间有正中神经伴行动、静脉。在前臂骨间膜的前方有骨间前动、静脉和骨间前神经。

21. 肝俞

［定位］当第九胸椎棘突下，旁开1.5寸。

［解剖］穴下为皮肤→皮下组织→斜方肌→背阔肌→竖脊肌。浅层布有第九、十胸神经后支的皮支及伴行的动、静脉。深层有第九、十胸神经后支的肌支和相应的肋间后动、静脉的分支或属支。

［主治］脊背痛，胁痛，目赤，目视不明，夜盲，眩晕，吐血，癫狂，痫证。

22. 太阳

［定位］在颞部，当眉梢与目外眦之间，向后约一横指的凹陷处。

［解剖］皮肤→皮下组织→眼轮匝肌→颞筋膜→颞肌。布有颧神经的分支颧面神经，面神经的颞支和颧支，下颌神经的颧神经和颞浅动、静脉的分支或属支。

［主治］头痛，目持肿痛，目眩，目涩，口眼㖞斜，牙痛。

23. 列缺

［定位］桡骨茎突上方，腕横纹上1.5寸。

［解剖］在肱桡肌腱与拇长展肌腱之间，桡侧腕长伸肌腱内侧；有头静脉；桡动、静脉分支；布有前臂外侧皮神经和桡神经浅支的混合支。

［主治］伤风，头痛，项强，咳嗽，气喘，咽喉肿痛，口眼歪斜，齿痛。

24. 下关

［定位］颧弓下缘，下颌骨髁状突之前方，切迹之间凹陷中。合口有孔，张口即闭。

［解剖］当颧弓下缘，皮下有腮腺，为咬肌起始部；有面横动、静脉，最深层为上颌动、静脉；正当面神经颧眶支及耳颞神经分支，最深层为下颌神经。

［主治］耳聋，耳鸣，齿痛，口噤，口眼歪斜。

25. 颊车

［定位］下颌角前上方一横指凹陷中，咀嚼时咬肌隆起最高点处。

［解剖］在下颌角前方，有咬肌；有咬肌动、静脉；布有耳大神经，面神经及咬肌神经。

［主治］口歪，齿痛，颊钟，口噤不语。

26. 曲池

［定位］屈肘成直角，在肘横纹外侧端与肱骨外上髁连线中点。完全屈肘时，当肘横纹外侧端处。

［解剖］皮肤→皮下组织→桡侧腕长伸肌和桡侧腕短伸肌→肱桡肌，浅层布有头静脉的属支和前臂后皮神经。深层有桡神经、桡侧返动、静脉和桡侧副动、静脉间的吻合支。

［主治］热病，咽喉肿痛，齿痛，瘰疬，瘾疹，手臂肿痛，上肢不遂，腹痛，吐泻，痢疾，要血压，癫狂。

27. 阴陵泉

［定位］在消退内侧，当胫骨内侧髁后下方凹陷处。

[解剖] 皮肤→皮下组织→半腱肌腱→腓肠肌内侧头。浅层布有隐神经的小腿内侧皮支，大隐静脉和膝降动脉分支。深层有膝下内侧动、静脉。

[主治] 膝痛，腹胀，泻泄，黄疸，水肿，小便不利或失禁。

28. 丰隆

[定位] 在小腿前外侧，外踝尖上8寸，条口外，距胫骨前缘二横指。

[解剖] 皮肤→皮下组织→趾长伸肌→长伸肌→小腿骨间膜→胫骨后肌。浅层布有腓肠外侧皮神经。深层有胫动、静脉的分支或属支和腓深神经的分支。

[主治] 下肢痿痹，痰多，哮喘，咳嗽，胸痛，头痛，眩晕，癫狂，痫证。

29. 肾俞

[定位] 在腰部，当第2腰椎棘突下，旁开1.5寸。

[解剖] 皮肤→皮下组织→斜方肌→背阔肌腱膜和胸腰筋膜浅层→竖脊肌。浅层布有第二、三腰神经后支的皮支和伴行的动、静脉。深层有第二、三腰神经后支的肌支和相应腰动、静脉背侧支的分支或属支。

[主治] 腰痛，耳鸣，耳聋，遗精，阳痿，遗尿，月经不调，白带，咳喘少气。

30. 足三里

[定位] 在小腿前外侧，当犊鼻下3寸，距胫骨前缘一横指。

[解剖] 皮肤→皮下组织→胫骨前肌→小腿骨间膜→胫骨后肌。浅层布有腓肠外侧皮神经。深层有胫前动、静脉的分支或属支。

[主治] 膝胫酸痛，下肢不遂，胃痛，呕吐，腹胀，肠鸣，泄泻，便秘，痢疾，水肿，咳喘痰多，乳痛，头晕，耳鸣，心悸，癫狂，中风，痔疾，体虚羸瘦。

31. 三阴交

[定位] 在小腿内侧，当足内踝尖上3寸，胫骨内侧缘后方。

[解剖] 皮肤→皮下组织→趾长屈肌→胫骨后肌→长屈肌。浅层布有隐神经的消退内侧皮支，大隐静脉的属支。深层有胫神经和胫后动、静脉。

[主治] 下肢痿痹，脚气，肠鸣腹胀，泄泻，月经不调，带下，经闭，痛经，阴挺，不孕，滞产，小便不利，遗尿，遗精，阳痿，疝气，失眠。

32. 角孙

[定位] 当耳尖处的发际。

[解剖] 在耳郭根上缘，耳上肌中；有颞浅动、静脉的耳前支；布有耳颞神经的分支。

[主治] 颊肿，目翳，齿痛，项强。

33. 率谷

[定位] 耳尖直上，入发际1.5寸。

[解剖] 在颞肌中，有颞浅动、静脉顶支；布有耳颞神经和枕大神经会合支。

[主治] 偏头痛，眩晕，小儿急、慢惊风。

34. 地仓

[定位] 口角旁0.4寸。巨髎穴直下取之。

[解剖] 在口轮匝肌中，深层为颊肌；有面动、静脉；布有面神经和眶下神经分

支，深层为颊肌神经的末支。

［主治］口歪，眼睑瞤动。

### 35. 水沟

［定位］在面部，当人中沟的上 1/3 与中 1/3 交点处。

［解剖］皮肤→皮下组织→口轮匝肌。布有眶下神经的分支和上唇动、静脉。

［主治］中风，口喎，面肿，腰背强痛，昏迷，晕厥，癫狂痫。

### 36. 太冲

［定位］在足背侧，当第一、二跖骨间隙的后方凹陷处。

［解剖］皮肤→皮下组织→拇长伸肌腱与趾骨长伸肌腱之间→拇短伸肌腱的外侧→第一骨间背侧肌。浅层布有足背静脉网，足背内侧皮神经等。深层有腓深神经和第一趾骨背动、静脉。

［主治］足跗肿，下肢痿痹，头痛，疝气，月经不调，小儿惊风，胁痛，呕逆，目赤肿痛，眩晕，癃闭，癫痫。

### 37. 神庭

［定位］前发际正中直上 0.5 寸。

［解剖］在左右额肌交界处；有额动、静脉分支；布有额神经分支。

［主治］头痛，眩晕，失眠鼻渊，癫痫。

### 38. 头维

［定位］在头侧部，当额角发际上 0.5 寸，头正中线旁 4.5 寸。

［解剖］皮肤→皮下组织→颞肌上缘的帽状腱膜→腱膜疏松结缔组织→颅骨外膜。布有耳颞神经的分支，面神经的颞支，颞浅动、静脉的额支等。

［主治］头痛，眼痛，目眩，迎风流泪，眼睑瞤动。

### 39. 百会

［定位］在头部，当前发际正中直上 5 寸，或两耳尖连线的中点处。

［解剖］皮肤→皮下组织→帽状腱膜→腱膜下疏松组织。额神经的分支和左、右颞浅动、静脉及枕动、静脉吻合网。

［主治］头痛，眩晕，不寐，健忘，中风失语，偏瘫，泄泻，痢疾，脱肛，痔漏，阴挺，尸厥，癫狂痫。

### 40. 四神聪

［定位］在头顶部，当百会前后左右各 1 寸，共 4 个穴位。

［解剖］皮肤→皮下组织→帽状腱膜→腱膜下疏松结缔组织。布有枕动、静脉，颞浅动、静脉顶支和眶上动、静脉的吻合网。

［主治］头痛，眩晕，失眠，健忘，偏瘫，癫狂，痫证。

### 41. 强间

［定位］脑户穴直上 1.5 寸。

［解剖］在矢状缝和人字缝交界处，帽状腱膜中，有左右枕动、静脉吻合网；布有枕大神经分支。

［主治］头痛，目眩，项强，癫狂。

### 42. 后顶

［定位］强间穴直上 1.5 寸。
［解剖］在帽状腱膜中，有左右枕动、静脉吻合网，布有枕大神经分支。
［主治］头痛，眩晕，癫狂。

### 43. 天柱

［定位］后发际正中旁开 1.3 寸，当斜方肌外缘凹陷中。
［解剖］在斜方肌起部，深层为头半棘肌；有枕动、静脉干；布有枕大神级干。
［主治］头痛，项强，鼻塞，癫狂，肩背痛，热病。

### 44. 心俞

［定位］在背部，当第五胸椎棘突下，旁开 1.5 寸。
［解剖］皮肤→皮下组织→斜方肌→菱形肌下缘→竖脊肌。浅层布有第五、六胸神经后支的内侧皮支及伴行的动、静脉。深层有第五、六胸神经后支的肌支和相应肋间后动、静脉背侧支的分支或属支。
［主治］胸痛，心痛，惊悸，咳嗽，盗汗，健忘，失眠，梦遗，癫狂，痫证。

### 45. 膻中

［定位］在胸部，当前正中线上，平第四肋间，两乳头连线的中点。
［解剖］皮肤→皮下组织→胸骨体。主要布有第四肋间神经前皮支和胸廓内动、静脉的穿支。
［主治］胸闷，胸痛，咳嗽，气喘，心悸，呕吐，噎膈，，产妇乳少，乳痈。

### 46. 公孙

［定位］第一跖骨基底部的前下缘，赤白肉际。
［解剖］在拇展肌中；有跗内侧动脉分支及足背静脉网；布有隐神经及腓浅神经分支。
［主治］胃痛，呕吐，腹痛，泄泻，痢疾。

### 47. 天鼎

［定位］扶突穴直下 1 寸，胸锁乳突肌后缘。
［解剖］在胸锁乳突肌下部后缘，浅层为颈阔肌，深层为中斜角肌起点；有颈外浅静脉；为副神经、颈皮神经在胸锁乳突肌后缘穿出处，深层为膈神经的起点。
［主治］咽喉肿痛，瘰疬，瘿气。

### 48. 扶突

［定位］喉结旁开 3 寸，当胸锁乳突肌的胸骨头与锁骨头之间。
［解剖］在胸锁突肌胸骨头间颈阔肌中，深层为肩胛提肌起始点；深层内侧有颈升动脉；布有耳大神经，颈皮神经，枕小神经及副神经。
［主治］咳嗽，气喘，咽喉肿痛，瘰疬，瘿气。

### 49. 委中

［定位］在腘横纹中点，当股二头肌腱与半腱肌肌腱的中间。
［解剖］皮肤→皮下组织→腓肠肌内、外侧头之间。浅层布有股后皮神经和小隐静脉。深层有胫神经，腘动、静脉和腓肠动脉等。

[主治] 背痛，胸胁肿痛，饮食不下，呕吐，泄泻。

### 50. 肩贞

[定位] 在肩关节后下方，臂内收时，腋后纹头上1寸（指寸）。

[解剖] 皮肤→皮下组织→三角肌后份→肱三头肌长头→大圆肌→背阔肌腱。浅层有第二肋间神经的外侧皮支和臂外侧上皮神经分布。深层有桡神经。

[主治] 肩臂麻痛，耳鸣，耳聋，瘰疬。

### 51. 肩井

[定位] 正坐、俯伏或俯卧。在肩上，前直乳中，当大椎与肩峰端连线的中点上。

[解剖] 皮肤→皮下组织→斜方肌→肩胛提肌。浅层布有锁骨上神经及颈浅动、静脉的分支或属支。深层有颈横动、静脉的分支或属支和肩胛背神经的分支。

[主治] 肩背痹痛，上肢不遂，颈项强痛，瘰疬，乳痈，乳汁不下，中风，难产。

### 52. 天宗

[定位] 肩胛骨冈下窝的中央。

[解剖] 在冈下窝中央冈下肌中；有旋肩胛动、静脉肌支；布有肩胛上神经。

[主治] 肩胛疼痛，气喘，乳痈。

### 53. 肩髃

[定位] 在肩部，三角肌上，臂外展，或向前平伸时，当肩峰前下方凹陷处。

[解剖] 皮肤→皮下组织→三角肌→三角肌下囊→冈上肌腱。浅层有锁骨上外侧神经，臂外侧上皮神经分布。深层有旋肱后动、静脉和腋神经的分支。

[主治] 肩臂疼痛，半身不遂，瘾疹，瘰疬，瘿气。

### 54. 肩髎

[定位] 正坐或俯卧、侧卧位。在肩髃后方，当臂外展时，于肩峰后下方呈现凹陷处。

[解剖] 皮肤→皮下组织→三头肌→小圆肌→大圆肌→背阔肌腱。浅层布有锁骨下外侧神经。深层有腋神经和旋肱后动、静脉。

[主治] 肩臂挛痛不遂。

### 55. 臑俞

[定位] 正坐，自然垂臂。在肩部，当腋后纹头直上，肩胛冈下缘凹陷中。

[解剖] 皮肤→皮下组织→三角肌→冈下肌。浅层布有锁骨上外侧神经。深层有肩胛上动、静脉的分支或属支，旋肱后动、静脉的分支或属支。

[主治] 肩臂疼痛，肩肿，瘰疬。

### 56. 尺泽

[定位] 肘横纹中，肱二头肌腱桡侧缘。

[解剖] 在肘关节，当肘二头肌腱之外方，肱桡肌起始部；有桡侧返动、静脉分支及头静脉；布有前臂外侧皮神经，直下为桡神经。

[主治] 咳嗽，气喘，咳血，潮热，胸部胀满，咽喉肿痛，小儿惊风，吐泻，肘臂挛痛。

## 57. 肘髎

[定位] 屈肘，曲池穴外上方1寸，肱骨边缘。

[解剖] 在桡骨外上髁上缘肱肌起始部，肱三头肌外缘；有桡侧副动脉；布有前臂背侧皮神经及桡神经。

[主治] 肘臂部酸痛、麻木、挛急。

## 58. 手三里

[定位] 侧腕对掌，伸前臂。在前臂背面桡侧，当阳溪与曲池连线上，肘横纹下2寸。

[解剖] 皮肤→皮下组织→桡侧腕长伸肌→桡侧腕短伸肌→指伸肌的前方→旋后肌。浅层布有前臂外侧皮神经，前臂后神经。深层有桡侧返动、静脉的分支或属支以及桡神经深支。

[主治] 齿痛，颊肿，手臂麻痛，肘挛不伸，上肢不遂，腹胀，吐泻。

## 59. 手五里

[定位] 正坐，自然垂上臂。在臂外侧，当曲池与肩髃连线上，曲池上3寸处。

[解剖] 皮肤→皮下组织→肱肌。浅层有臂外侧下皮神经和前臂后皮神经。深层有桡侧副动、静脉和桡神经。

[主治] 肘臂挛急、疼痛，瘰疬。

## 60. 膻中

[定位] 在胸部，当前正中线上，平第四肋间，两乳头连线的中点。

[解剖] 皮肤→皮下组织→胸骨体。主要布有第四间神经前皮支和胸廓内动、静脉的穿支。

[主治] 胸闷，胸痛，咳嗽，气喘，心悸，呕吐，噎膈，，产妇乳少，乳痈。

## 61. 内关

[定位] 当曲泽与大陵的连线上，腕横纹上2寸，掌长肌腱与桡侧腕屈肌腱之间。

[解剖] 皮肤→皮下组织→指浅屈肌→桡侧腕屈肌腱与掌长伸肌腱→指浅屈肌→指深屈肌→旋前方肌。浅层布有前臂内侧皮神经，前臂外侧皮神经的分支和前臂正中静脉。深层在指浅屈肌肉、拇长屈肌和指深屈肌三折之间有正中神经伴行动、静脉。在前臂骨间膜的前方有骨间前动、静脉和骨间前神经。

## 62. 心俞

[定位] 在背部，当第五胸椎棘突下，旁开1.5寸。

[解剖] 皮肤→皮下组织→斜方肌→菱形肌下缘→竖脊肌。浅层布有第五、六胸神经后支的内侧皮支及伴行的动、静脉。深层有第五、六胸神经后支的肌支和相应肋间后动、静脉背侧支的分支或属支。

[主治] 胸痛，心痛，惊悸，咳嗽，盗汗，健忘，失眠，梦遗，癫狂，痫证。

## 63. 膈俞

[定位] 在背部，当第7胸椎棘突下，旁开1.5寸。

[解剖] 皮肤→皮下组织→斜方肌→背阔肌→骶棘肌。浅层布有第七、八胸神经后支的内侧皮支和伴行的动、静脉。深层有第七、八胸神经后支的肌支和相应肋间后动、

静脉背侧支的分支或属支。

[主治] 背痛,脊强,胃痛,呕吐,呃逆,气喘,吐血,炒热,盗汗。

### 64. 神门

[定位] 在腕部,腕掌侧横纹尺侧端,尺侧腕屈肌腱的桡侧凹陷处。

[解剖] 皮肤→皮下组织→尺侧腕屈肌腱桡侧缘。浅层有前臂内侧皮神经,贵要静脉属支和尺神经掌支等。深层有尺动静脉和尺神经。

[主治] 心痛,心烦,心悸怔忡,健忘失眠,胸胁痛,痴呆,癫狂,癫证,腕痛。

### 65. 少海

[定位] 屈肘,当肘横纹内端与肱骨内上髁连线之中点

[解剖] 有旋前圆肌,肱肌;有贵要静脉,尺侧上下副动脉,尺返动脉;布有前臂内侧皮神经,外前方有正中神经。

[主治] 心痛,肘臂挛痛,瘰疬,头项痛,腋痛。

### 66. 督俞

[定位] 第六胸椎棘突下,旁开1.5寸。

[解剖] 有斜方肌,背阔肌肌腱,最长肌;有第六肋间动、静脉后支,颈横动脉降支;布有肩胛背神经,第六或第七胸神经后支的皮支,深层为第六胸神经后支外侧支。

[主治] 心痛,胸闷,腹痛,寒热、气喘。

### 67. 天宗

[定位] 肩胛骨冈下窝的中央。

[解剖] 在冈下窝中央冈下肌中;有旋肩胛动、静脉肌支;布有肩胛上神经。

[主治] 肩胛疼痛,气喘,乳痈。

### 68. 灵台

[定位] 俯卧或俯伏坐位。在背部,当后正中线上,第六胸椎棘突下凹陷中。

[解剖] 皮肤→皮下组织→棘上韧带→棘间韧带。浅层主要布有第六胸神经后支的内侧皮支和伴行的动、静脉。深层有棘突间的椎外(后)静脉丛,第六胸神经后支的分支和第六肋间后动、静脉背侧支的分支或属支。

[主治] 咳嗽,气喘,背痛,项强,疔疮,疟疾。

### 69. 至阳

[定位] 俯卧或俯伏坐位。在背部,当后正中线上,第七胸椎棘突下凹陷中。

[解剖] 皮肤→皮下组织→棘上韧带→棘间韧带。浅层主要布有第七胸神经后支的内侧皮支和伴行的动、静脉。深层有棘突间的椎外(后)静脉丛,第七胸神经后支的分支和第七肋间后动、静脉背侧支的分支或属支。

[主治] 黄疸,胸胁胀痛,咳喘,脊强,背痛。

### 70. 脾俞

[定位] 在背部,当第十一胸椎棘突下,旁开1.5寸

[解剖] 皮肤→皮下组织→背阔肌→下后锯肌→竖脊肌。浅层布有第十一、十二胸神经后支的皮支和伴行各动、静脉。深层有第十一、十二胸神经后支的肌支和相应的肋间、肋下动、静脉的分支或属支。

[主治] 背痛，腹胀，呕吐，泄泻，完谷不化，黄疸，水肿。

### 71. 胃俞

[定位] 在背部，当第十二胸椎棘突下，旁开1.5寸。

[解剖] 皮肤→皮下组织→背阔肌→下后锯肌→竖脊肌。浅层有肋下动、静脉后支；布有第十二胸神经后支的皮支。深层有第十二胸神经后支外侧支。

[主治] 胸胁痛，胃脘痛，肠鸣，呕吐，腹胀。

### 72. 中脘

[定位] 在上腹部，前正中线上，当脐中上4寸。

[解剖] 皮肤→皮下组织→腹白线→腹横筋膜→腹膜外脂肪→壁腹膜。布有第七肋间神经前支的内侧皮支。

[主治] 胃痛，呕吐，吞酸，腹胀，泄泻，黄疸，癫痫。

### 73. 天枢

[定位] 仰卧位。在下腹部，脐旁2寸。

[解剖] 皮肤→皮下组织→腹白线→腹横筋膜→腹膜外脂肪→壁腹膜。有第九肋间动、静脉分支及腹壁下动、静脉分支。布有第十肋间神经分支。

[主治] 腹胀肠鸣，绕脐痛，泄泻，便秘，痢疾，月经不调，癥瘕。

### 74. 足三里

[定位] 在小腿前外侧，当犊鼻下3寸，距胫骨前缘一横指。

[解剖] 皮肤→皮下组织→胫骨前肌→小腿骨间膜→胫骨后肌。浅层布有腓肠外侧皮神经。深层有胫前动、静脉的分支或属支。

[主治] 膝胫酸痛，下肢不遂，胃痛，呕吐，腹胀，肠鸣，泄泻，便秘，痢疾，水肿，咳喘痰多，乳痈，头晕，耳鸣，心悸，癫狂，中风，疝疾，体虚羸瘦。

### 75. 气海

[定位] 仰卧位。在下腹部，前正中线上，当脐下1.5寸。

[解剖] 皮肤→皮下组织→腹白线→腹横筋膜→腹膜外脂肪→壁腹膜。有腹壁浅动、静脉的分支及腹壁下动、静脉分支。布有十一肋间神经前支的内侧皮支。

[主治] 腹痛，泄泻，疝气，遗精，遗尿，便秘，月经不调，经闭，虚脱。

### 76. 上脘

[定位] 在上腹部，前正中线上，当脐中上5寸。

[解剖] 皮肤→皮下组织→腹白线→腹横筋膜→腹膜外脂肪→壁腹膜。浅层主要布有第七胸神经前支的前皮支和腹壁浅静脉属支。深层主要有第七胸神经前支的分支。

[主治] 胃痛，呕吐，反胃，腹胀，泄泻，癫痫。

### 77. 下脘

[定位] 在上腹部，前正中线上，当脐中上2寸。

[解剖] 皮肤→皮下组织→腹白线→腹横筋膜→腹膜外脂肪→壁腹膜。浅层主要布有第九胸神经前支的前皮支和腹壁浅静脉的属支。深层有第九胸神经前支的分支。

[主治] 腹胀，腹痛，肠鸣，泄泻，呕吐，食谷不化，痞块。

## 78. 关元

[定位] 仰卧位。在下腹部，前正中线上，当脐下3寸。

[解剖] 皮肤→皮下组织→腹白线→腹横筋膜→腹膜外脂肪→壁腹膜。浅层主要有十二胸神经前支的前皮支和腹壁浅动、静脉的分支或属支。深层有十二胸神经前支的分支。

[主治] 少腹疼痛，呕吐，泄泻，疝气，遗精，阳痿，遗尿，尿闭，尿频，月经不调，痛经，带下，不孕，中风脱证，虚劳羸瘦。

## 79. 曲池

[定位] 屈肘成直角，在肘横纹外侧端与肱骨外上髁连线中点。完全屈肘时，当肘横纹外侧端处。

[解剖] 皮肤→皮下组织→桡侧腕长伸肌和桡侧腕短伸肌→肱桡肌，浅层布有头静脉的属支和前臂后皮神经。深层有桡神经、桡侧返动、静脉和桡侧副动、静脉间的吻合支。

[主治] 热病，咽喉肿痛，齿痛，瘰疬，瘾疹，手臂肿痛，上肢不遂，腹痛，吐泻，痢疾，要血压，癫狂。

## 80. 大肠俞

[定位] 在腰部，当第4腰椎棘突下，旁开1.5寸。

[解剖] 皮肤→皮下组织→背阔肌腱膜和胸腰筋膜浅层→竖脊肌。浅层布有第四、五腰神经后支的皮支和伴行的动、静脉。深层有第四、五腰神经后支的肌支和相应腰动、静脉背侧支的分支或属支。

[主治] 腰痛，腹痛，腹胀，泄泻，便秘，痢疾。

## 81. 三阴交

[定位] 在小腿内侧，当足内踝尖上3寸，胫骨内侧缘后方。

[解剖] 皮肤→皮下组织→趾长屈肌→胫骨后肌→长屈肌。浅层布有隐神经的消退内侧皮支，大隐静脉的属支。深层有胫神经和胫后动、静脉。

[主治] 下肢痿痹，脚气，肠鸣腹胀，泄泻，月经不调，带下，经闭，痛经，阴挺，不孕，滞产，小便不利，遗尿，遗精，阳痿，疝气，失眠。

## 82. 肝俞

[定位] 当第九胸椎棘突下，旁开1.5寸。

[解剖] 穴下为皮肤→皮下组织→斜方肌→背阔肌→竖脊肌。浅层布有第九、十胸神经后支的皮支及伴行的动、静脉。深层有第九、十胸神经后支的肌支和相应的肋间后动、静脉的分支或属支。

[主治] 脊背痛，胁痛，目赤，目视不明，夜盲，眩晕，吐血，癫狂，痫证。

## 83. 期门

[定位] 乳头直下，第六肋间隙。

[解剖] 在腹内、外斜肌腱膜中，有肋间肌；第六肋间动、静脉；布有第六肋间神经。

[主治] 胸胁胀痛，腹胀，呕吐，乳痈。

## 84. 章门

[定位] 第十一肋端。

[解剖] 腹内外斜肌及腹横肌中,有第十肋间动脉末支;布有第十、十一肋间神经。

[主治] 腹胀,泄泻,胁痛,痞块。

## 85. 足临泣

[定位] 在第四、五跖骨结合部前方,小趾伸肌腱外侧凹陷中。

[解剖] 有足背动、静脉网,第四跖背侧动、静脉;布有足背中间皮神经。

[主治] 目赤肿痛,胁肋疼痛,月经不调,遗溺,乳痈,瘰疬,疟疾,足跗疼痛。

## 86. 梁门

[定位] 脐上4寸,前正中线旁开2寸。

[解剖] 当腹直肌及其鞘处,深层为腹横肌;有第七肋间动、静脉分支及腹壁上动、静脉当第八肋间神经分支处。

[主治] 胃痛,呕吐,食欲不振,腹胀,泄泻。

## 87. 上巨虚

[定位] 在小腿前外侧,当犊鼻下6寸,距胫骨前缘一横指。

[解剖] 皮肤→皮下组织→胫骨前肌→小腿骨间膜→胫骨后肌。浅层布有腓肠外侧皮神经。深层有胫前动、静脉和腓深神经。如深刺可能刺中胫后动、静脉和胫神经。

[主治] 下肢痿痹,脚气,腹痛,肠鸣,痢疾,泄泻,便秘,肠痈。

## 88. 鸠尾

[定位] 在剑突下,脐上7寸。

[解剖] 有腹壁上动、静脉分支;布有第六肋间神经前支的内侧皮支。

[主治] 胸痛,腹胀,癫狂痫。

## 89. 膈俞

[定位] 俯卧或俯伏坐位。在背部,当后正中线上,第七胸椎棘突下,旁开1.5寸。

[解剖] 在斜方肌下缘,有背阔肌,最长肌;布有第七肋间动、静脉后支;布有第七或第八胸神经后支的皮支,深层为第七胸神经后支外侧支。

[主治] 呕吐,呃逆,气喘,咳嗽,吐血,潮热,盗汗。

## 90. 气海俞

[定位] 在下腹部,前正中线上,当脐中下1.5寸。

[解剖] 皮肤→皮下组织→腹白线→腹横筋膜→腹膜外脂肪→壁腹膜。浅层主要布有地十一胸神经前支的前皮支和脐周静脉网。深层主要有第十一胸神经前支的分支。

[主治] 腹痛,便秘,泄泻,癃闭,遗尿,疝气,阳痿,月经不调,经闭,不孕,阴挺,中风脱证。

## 91. 委中

[定位] 在腘横纹中点,当股二头肌腱与半腱肌肌腱的中间。

[解剖] 皮肤→皮下组织→腓肠肌内、外侧头之间。浅层布有股后皮神经和小隐静

脉。深层有胫神经，腘动、静脉和腓肠动脉等。

　　［主治］背痛，胸胁肿痛，饮食不下，呕吐，泄泻。

### 92. 关元

　　［定位］仰卧位。在下腹部，前正中线上，当脐下3寸。

　　［解剖］皮肤→皮下组织→腹白线→腹横筋膜→腹膜外脂肪→壁腹膜。浅层主要有十二胸神经前支的前皮支和腹壁浅动、静脉的分支或属支。深层有十二胸神经前支的分支。

　　［主治］少腹疼痛，呕吐，泄泻，疝气，遗精，阳痿，遗尿，尿闭，尿频，月经不调，痛经，带下，不孕，中风脱证，虚劳羸瘦。

### 93. 大肠俞

　　［定位］在腰部，当第4腰椎棘突下，旁开1.5寸。

　　［解剖］皮肤→皮下组织→背阔肌腱膜和胸腰筋膜浅层→竖脊肌。浅层布有第四、五腰神经后支的皮支和伴行的动、静脉。深层有第四、五腰神经后支的肌支和相应腰动、静脉背侧支的分支或属支。

　　［主治］腰痛，腹痛，腹胀，泄泻，便秘，痢疾。

### 94. 肾俞

　　［定位］在腰部，当第2腰椎棘突下，旁开1.5寸。

　　［解剖］皮肤→皮下组织→斜方肌→背阔肌腱膜和胸腰筋膜浅层→竖脊肌。浅层布有第二、三腰神经后支的皮支和伴行的动、静脉。深层有第二、三腰神经后支的肌支和相应腰动、静脉背侧支的分支或属支。

　　［主治］腰痛，耳鸣，耳聋，遗精，阳痿，遗尿，月经不调，白带，咳喘少气。

### 95. 志室

　　［定位］俯卧。在腰部，当第二腰椎棘突下，旁开3寸。

　　［解剖］皮肤→皮下组织→背阔肌腱膜→竖脊肌→腰方肌。浅层布有第一、二腰神经后支的外侧皮支和伴行的动、静脉。深层有第一、二腰神经后支的肌支和相应的腰动、静脉背侧支的分支或属支。

　　［主治］腰脊强痛，遗精，阳痿，阴肿，小便不利，水肿。

### 96. 腰阳关

　　［定位］在腰部，当后正中线上，第四腰椎棘下凹陷中。

　　［解剖］皮肤→皮下组织→棘上韧带→棘间韧带→弓间韧带。浅层主要布有第四腰神经后支的内侧支和伴行的动、静脉。深层有棘突间的椎外（后）静脉丛，第四腰神经后支的分支和第四腰动、静脉的背侧支的分支或属支。

　　［主治］腰骶疼痛，下肢痿痹，月经不调，遗精，阳痿。

### 97. 关元俞

　　［定位］仰卧位。在下腹部，前正中线上，当脐下3寸。

　　［解剖］皮肤→皮下组织→腹白线→腹横筋膜→腹膜外脂肪→壁腹膜。浅层主要有十二胸神经前支的前皮支和腹壁浅动、静脉的分支或属支。深层有十二胸神经前支的分支。

［主治］腰痛，腹胀，泄泻，小便不利，遗尿，消渴。

## 98. 命门

［定位］俯卧位。在腰部，当后正中线上，第二腰椎棘突下凹陷中。

［解剖］皮肤→皮下组织→棘上韧带→棘间韧带→弓间韧带。浅层主要布有第二腰神经后支的内侧支和伴行的动、静脉。深层有棘突间的椎外（后）静脉丛，第一腰神经后支的分支和第一腰动、静脉背侧支的分支或属支。

［主治］腰酸背痛，遗尿，尿频，泄泻，遗精，阳痿，带下，月经不调。

## 99. 三阴交

［定位］在小腿内侧，当足内踝尖上3寸，胫骨内侧缘后方。

［解剖］皮肤→皮下组织→趾长屈肌→胫骨后肌→长屈肌。浅层布有隐神经的消退内侧皮支，大隐静脉的属支。深层有胫神经和胫后动、静脉。

［主治］下肢痿痹，脚气，肠鸣腹胀，泄泻，月经不调，带下，经闭，痛经，阴挺，不孕，滞产，小便不利，遗尿，遗精，阳痿，疝气，失眠。

# 附录6

## 脊柱相关疾病的基本分型

### 1. 虚证型

素体虚弱，肝肾亏虚，气血不足，腠理开泄，外伤后风寒湿邪乘虚侵入，阻滞局部筋脉气血，筋络不通，所致的局部疼痛，活动受限或僵硬不适，有神经或脊髓损伤时，可伴有受累部位麻木，疼痛，四肢困重，损伤平面以下感觉障碍，大小便功能异常等表现，若损伤逐渐加重，会出现截瘫的症状日益加重等。遇冷加重，遇热缓解，与天气变化有关，舌淡苔白，脉虚弱。

虚证为主的脊柱相关疾病包括颈性视力障碍、上睑下垂、耳鸣、咽部异物感、舌下神经麻痹、慢性咽炎、眩晕、霍纳综合征、血管神经性水肿、面神经麻痹、睡眠障碍、震颤、颈性心律失常、甲状腺功能亢进、瘫痪、抑郁症、慢性胃炎、胃、十二指肠溃疡、腹泻、功能性便秘、胃下垂、糖尿病、男性性功能障碍、排尿异常。

### 2. 实证型

外伤瘀血，劳损瘀滞，经络不通而影响气血运行，出现饮食亢进、烦躁不安、疼痛剧烈、固定不移、拒揉拒按等亢进症状。舌淡、苔薄白、脉弦数。

实证为主的脊柱相关疾病包括屈光不正、耳聋、嗅觉异常、失音、吞咽困难、呃逆、梅尼埃病、头痛、偏头痛、三叉神经痛、脑外伤综合征、晕厥、精神分裂症、排汗异常、癫痫、小舞蹈病、颈性类冠心病、血压异常、单纯性甲状腺肿、肩周炎、网球肘、胸痛胸闷、背痛、急性胃炎、肠易激综合征、慢性非特异性溃疡性结肠炎、胆囊炎、腰痛、急性腹痛、前列腺肥大。

## 附录7

# 特殊配方索引

### 1. 脊柱相关疾病防粘混合液

配方：牛痘疫苗致炎兔皮提取物注射液（1×3ml）3ml + 500μg 维生素 $B_{12}$ 注射液（1×1ml）0.5ml + 维生素 $B_1$ 注射液（100mg×2ml）0.5ml = 钩活防粘混合液。

方法及注意：根据钩治穴位点的不同，每个针孔酌情使用钩活防粘活血混合液 0.8~0.9ml，此混合液的特点是加用了营养神经的维生素 $B_1$ 注射液，深度为钩活治疗的深度。在无菌操作前提下，排出针管内的空气，进入相应的深度，抽无回血方可注药。注射的部位必须在钩治的穴位孔内，不能注射于周围组织。在操作过程中要注意三慢：慢进针、慢推药、慢退针，严防注射于其他部位，造成误伤。

使用范围：用于脊柱相关疾病钩活后的脊穴及脊撒穴。

### 2. 脊柱相关疾病由痹证症状的经络支线穴位用药

配方：红花注射液（1×5ml）1ml + 国产复方风湿宁注射液（1×4ml）4ml + 2% 利多卡因注射液（1×5ml）1ml = 局部穴位营养活血通络混合液。

方法及注意：根据注射穴位点的不同，每个穴位点酌情使用营养活血液 0.1~1.5ml。如下肢营养活血液的使用：承山 0.1ml 混合液、委中 0.1ml 混合液、殷门 1ml 混合液、承扶 2ml 混合液、环跳 3ml 混合液，但总量不超过 6ml。肌肉丰满处和肌肉薄弱处根据具体情况按此实例调整混合液的用量，以局部穴位能够吸收的剂量为用量原则。根据穴位点的不同，酌情考虑进针深度；在无菌操作前提下，排出针管内的空气，进入相应的深度，抽无回血方可注药。注射的部位必须在穴位孔内，在操作过程中要注意三慢：慢进针、慢推药、慢退针，严防注射于其他部位，造成误伤。注意各种药物的过敏现象。

使用范围：包括新夹脊撒撒穴，十二正经可针刺的腧穴，奇经八脉可针刺的腧穴，可针刺的经外奇穴、阿是穴。

### 3. 脊柱相关疾病由痿证症状的经络支线穴位用药

配方：牛痘疫苗致炎兔皮提取物注射液（1×3ml）3ml + 500μg 维生素 $B_{12}$ 注射液（1×1ml）0.5ml + 维生素 $B_1$ 注射液（100mg×2ml）1ml + 2% 利多卡因注射液（1×5ml）1ml = 局部穴位营养活血通络混合液，配方基本同痿证型局部针孔用药。但是局部针孔用药和经络支线穴位用药的总和：神经妥乐平不超过 6ml（2支）、维生素 $B_{12}$ 不超过 500μg（1支），维生素 $B_1$ 注射液不超过 100mg（1支）。

方法及注意参考脊柱相关疾病由痹证症状的经络支线穴位用药。

使用范围：包括新夹脊撒撒穴，十二正经可针刺的腧穴，奇经八脉可针刺的腧穴，可针刺的经外奇穴、阿是穴。

### 4. 脊柱相关疾病由寒冷症状的经络支线穴位用药

局寒型局部寒凉为主要症状，在正文中包含在痹证型范围内，由于症状的特殊性在药物配伍上也随之有特殊性，症状主要出现在下肢的小腿外侧（痿证型腰椎病出现较多)。

配方：庆大霉素注射液（4万×2ml）1ml + 盐酸山莨菪碱注射液（5mg×1ml）0.5ml + 2%利多卡因注射液（1×5ml）1ml = 局部穴位营养活血通络混合液。

方法及注意：此配方主要针对局部冷凉而设定，症状越重效果越明显。重点利用山莨菪碱的扩张血管作用，加强局部血液循环而祛除寒邪。根据穴位点的不同，酌情考虑进针深度。在无菌操作前提下，排出针管内的空气，进入相应的深度，抽无回血方可注药。注射的部位必须在穴位孔内，注射的剂量应根据局部穴位的组织结构而定，参考痹证型配方的使用剂量。在操作过程中要注意三慢：慢进针、慢推药、慢退针，严防注射于其他部位，造成误伤。注意各种药物的过敏反应。

使用范围：包括新夹脊撒撒穴，十二正经可针刺的腧穴，奇经八脉可针刺的腧穴，可针刺的经外奇穴、阿是穴，患侧足三里、上巨虚、下巨虚为常用穴位点。

## 附录8

## 特殊检查索引

### 1. 颈脊神经检查

（1）臂丛神经刺激试验：臂丛神经刺激试验是有选择性地刺激臂丛神经的不同部位，如组成臂丛神经的神经根部位、椎间孔、斜角肌间隙和肋锁间隙等，并观察神经受刺激后的反应，借以判定臂丛神经何部位受到刺激的方法。

（2）臂丛神经牵拉试验：又称 Eaten 氏试验。检查时嘱患者颈部前屈，检查者一手放于头部患侧，一手握住患肢腕部，向下牵引，同时放于头部的手向对侧推，使神经根受到牵拉（图8-1），若患肢出现疼痛、麻木，或原有症状加重为试验阳性，提示臂丛神经受到刺激。在牵拉同时使患肢内旋，称为 Eaten 加强试验，意义同前。

（3）头部叩击试验：又称铁砧试验。患者端坐，检查者一手平置于患者头部，掌心向下，一手握拳叩击放于头顶部的手背（图8-2）。若叩击时患者感到颈部不适、疼痛，或有臂丛神经刺激征为试验阳性，提示臂丛神经受到刺激，临床见于颈椎病和颈椎间盘突出。

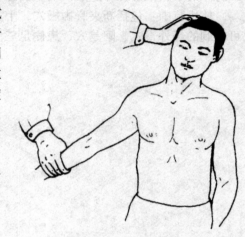

图8-1 臂丛神经牵拉试验
（Eaten 氏试验）

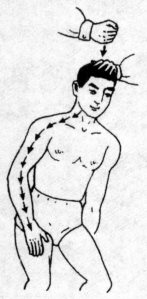

图8-2 头部叩击试验
（铁砧试验）

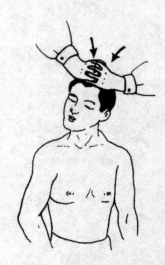

图8-3 椎间孔挤压试验
（Spurling 氏试验）

(4) 椎间孔挤压试验：又称 Spurling 氏试验。患者坐位，头微向患侧弯曲，检查者立于患者后方，用手按住患者头顶一侧向下挤压（图8-3）。若挤压时患肢出现放射性疼痛为试验阳性，临床见于颈椎间盘突出症，臂丛神经在椎间孔受到刺激。

(5) 压顶试验：又称 Jackson 试验。患者坐立，头位于中立位，检查者双手交叉，从患者头顶部垂直向下压，然后嘱患者头后伸，再顺颈椎纵轴向下按压。挤压时患肢出现放射性疼痛或原有症状加重为试验阳性。临床意义同上。

(6) 抬头试验：患者慢慢地抬头（图8-4），至最大幅度，同时观察病人的局部和四肢反应，如果头部在抬高过程中由于抬头的压迫而局部和四肢症状加重者为阳性。

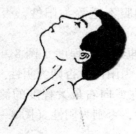
图8-4 抬头试验

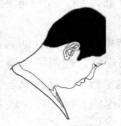
图8-5 低头试验

(7) 低头试验：患者头部慢慢地低下，至最大幅度，同时观察病人的局部和四肢症状，如果头部在低下过程中由于低头的压迫而症状加重者为阳性（图8-5）。

2. 头颈部其他检查

(1) 风府穴按压试验：取坐位，用医者的左手固定于前额（图8-6），右手的大拇指按揉风府穴，然后猛然松开，病人如果出现眼睛发亮，眼目清晰为之阳性，否则为之阴性。原理是用医者的大拇指按揉基底动脉的根部，马上松开后相对调理了小脑和大脑的后三分之一的供血，因眼睛是对供血最敏感的器官，所以眼目有清晰感，在脑供血不足的情况下，感觉比较灵敏，阳性反应，有基底动脉供血不足的可能，可作为钩治风府穴的依据。

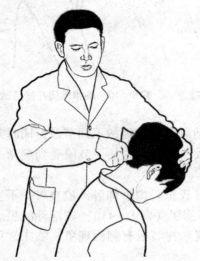
图8-6 风府穴按压试验

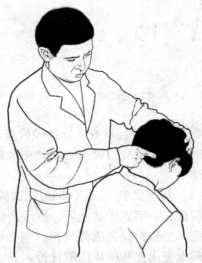
图8-7 风池穴按压试验

(2) 风池穴按压试验：取坐位，用医者的左手固定于前额（图 8-7），右手的大拇指和食指按揉双风池穴，然后猛然松开，病人如果出现头脑清晰，或头痛缓解，或头脑较前舒适为之阳性，否则为之阴性。原理是通过医者的大拇指和食指对枕大、枕小神经根部的刺激来判断腧穴瘀滞所在，可作为钩治风池穴的依据。

(3) 椎动脉扭曲试验：又称旋转试验。患者头部略后仰，然后自主的向左右旋转，若出现头晕、恶心、呕吐、晕厥、猝倒等椎动脉供血不足的表现即为阳性。

3. 胸脊神经检查

(1) 胸椎前屈试验胸椎前屈试验：病人站立位，使胸椎尽量前屈到最大程度，引起或加重背部疼痛，或引起两胁胀痛、放射痛，或胸腹不适等为阳性，否则为阴性（图 8-8）。

(2) 胸椎后伸试验：病人站立位，使胸椎尽量后伸到最大程度（图 8-9），引起或加重背部疼痛，或两胁胀痛、放射痛，或胸腹不适等为阳性，否则为阴性。

(3) 胸椎椎间孔挤压试验：病人站立位，嘱其向左或向右最大程度的侧屈，引起或加重背部疼痛，两胁痛、放射痛或腰腹部不适为阳性，否则为阴性（图 8-10）。

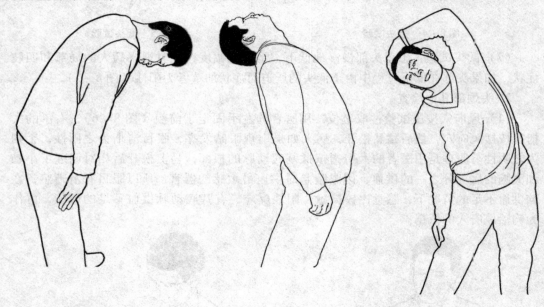

图 8-8　胸椎前屈试验　　　　图 8-9　胸椎后伸试验　　　图 8-10　胸椎椎间孔挤压试验

4. 腰骶脊神经检查　脊神经检查是有选择性地刺激脊神经的不同节段，同时观察患者对刺激的反应，借以确定脊神经是否受到刺激和脊神经的某一节段受到刺激的诊断方法。

(1) 屈颈试验：又称 Hepu 氏试验、Soto - Hall 氏征。患者仰卧，检查者一手置于患者胸前，一手置于其枕后，然后徐徐用力使头部前屈（图 8-11）。若活动时患者出现腰痛、坐骨神经痛或臂丛神经痛为试验阳性，提示神经根有刺激现象，临床常见于腰椎间盘突出症和椎体压缩骨折。

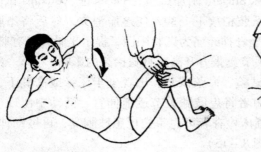
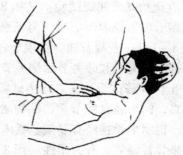

图 8-11　屈颈试验（Hepu 氏试验）

（2）仰卧挺腹试验：患者仰卧，两手置于腹部或身侧，嘱患者以枕部及两足为着力点，将腹部及骨盆用力和向上挺起（图 8-12）。若活动中出现腰痛及下肢放射痛为试验阳性。挺腹试验阴性者可嘱其保持挺腹姿势，深吸气后停止呼吸，腹部用力鼓气，约 30 秒后出现下肢放射疼痛同样为试验阳性。挺腹屏气后不出现坐骨神经痛者，可嘱患者用力咳嗽，或检查者用两手压迫两侧颈静脉，观察其是否出现坐骨神经痛。以上操作一般依次进行。出现试验阳性后不再进行下一步试验。

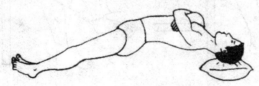

图 8-12　仰卧挺腹试验

（3）直腿抬高试验：患者仰卧，两腿伸直，检查者一手放在膝上部，一手放在跟腱部，缓慢直腿抬高（图 8-13）。正常时，两下肢抬高 80℃以上无疼痛感，若一侧下肢抬高幅度降低，同时下肢出现放射性疼痛为试验阳性，提示坐骨神经有刺激现象。试验时应注意排除腘绳肌和膝关节后关节囊张力增高的影响，并记录左右抬高的度数。与次类似的检查是 Laseque 征，其先屈膝屈髋 90℃，然后再逐步伸膝，出现坐骨神经痛者为阳性。

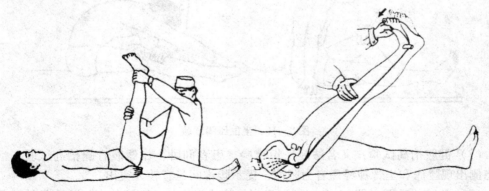

图 8-13　直腿抬高试验　　　　图 8-14　直腿抬高加强试验
　　　　　　　　　　　　　　　　　　　（Bragard 附加试验）

(4) 直腿抬高背屈踝试验：又称 Bragard 附加试验、Sicads 征、Cukaps 试验等。在直腿抬高到出现坐骨神经痛时，将下肢稍放下一些，使疼痛消失，然后将患肢踝关节背屈（图8-14）。若踝背屈时出现坐骨神经痛为试验阳性，提示坐骨神经有刺激现象。本试验能排除腘绳肌和膝关节后侧关节囊张力升高对直腿抬高的影响。

(5) 坐位伸膝试验：又名床边试验、弓弦试验。患者坐于床缘或高凳下，头及腰部保持正直，两小腿自然下垂，嘱患者将患肢膝关节逐渐伸直，活动中出现坐骨神经痛者阳性，提示坐骨神经有刺激。临床检查者可先手按压患肢腘窝，再被动伸直患膝，观察有无坐骨神经痛，有为阳性（图8-15）。

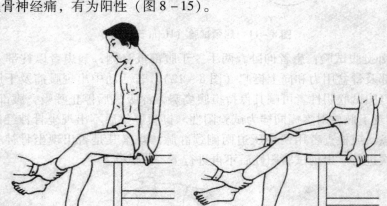

图8-15 坐位伸膝试验

(6) 坐位压膝试验：又名别赫节列夫征。嘱患者双方膝伸直坐于床上，对不能伸直的膝，用手向下按压，按压时出现坐骨神经痛者为阳性，提示坐骨神经受到刺激（图8-16）。

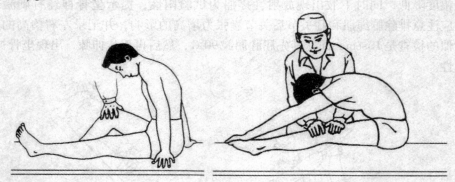

图8-16 坐位压膝试验

(7) 健肢抬高试验：又名法捷斯坦试验。患者仰卧，作健肢直腿抬高试验，活动中患侧出现腰痛和坐骨神经痛者为阳性，提示腰椎间盘有较大突出。

(8) 林纳尔氏征：即 Lindner 征。患者坐位或半坐位，两腿伸直，使坐骨神经处于十分紧张状态，再嘱其主动屈颈或使其被动屈颈，活动过程中出现患肢疼痛者即为阳性，提示坐骨神经受到刺激。

(9) 胸腹部垫枕试验：患者俯卧，双上肢伸直置于身旁，全身放松。检查者在患者椎板间线上进行深压痛检查。确定压痛点后,将患者胸部用垫枕垫高约30cm,使腰过伸,然后在痛点上加压,同时了解有无疼痛、放射痛;胸部垫高检查后将垫枕移到腹部,再进行同样检查。腹部垫枕后,患者腰过伸时(胸部垫枕)出现的症状消失或基本消失,提示病变位于椎管内;腹部垫枕后,原有症状有所减轻,提示病变位于椎管内和椎管外;腹部垫枕后,原有症状无改善,提示椎管内无病变。

(10)股神经牵拉试验:又称 Wasserman 征。患者俯卧,检查者一手固定患者骨盆,一手握住患肢小腿下端,使膝关节伸直或屈曲,大腿强力后伸(图8-17)。若出现大腿前方放射性疼痛为试验阳性,提示有股神经($L_{2-4}$)刺激现象。

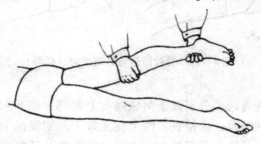

图8-17 股神经牵拉试验(Wasserman 征)

(11)展髋试验:患者健侧卧位,双下肢伸直,检查者将患侧下肢抬起使髋关节外展,活动中出现大腿前侧疼痛为阳性,提示股神经受到刺激。

(12)屈膝试验:又称跟臀试验。患者俯卧位,双下肢伸直。检查者一手按于其骶髂关节部,一手握住患侧踝部,并将小腿向上提起,使足跟接近臀部(图8-18)。活动中出现腰部和大腿前侧放射性疼痛为试验阳性,提示股神经受到刺激,并可根据起始位置判断受损部位。

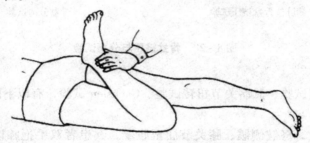

图8-18 屈膝试验(跟臀试验)

5. 强直性脊柱炎相关的特殊检查

强直性脊柱炎的特殊性,所以针对强直性脊柱炎有其特殊的检查方式,早期诊断和鉴别诊断具有非常重要的意义,包括骶髂关节检查、附丽性病变的检查、中轴关节检查。

(1)骶髂关节检查

大多数的强直性脊柱炎的发病是从骶髂关节开始,逐渐沿脊柱向上发展,所以骶髂关节的检查对于强直性脊柱炎的早期诊断有重要的指导意义。

1)骨盆挤压实验

患者仰卧位,检查者用双手挤压患者的两侧髂嵴(图8-19);或患者侧卧,检查者挤压其上方的髂嵴（图8-20）；也可采取俯卧位，检查者向下压迫骶骨。挤压试验系采用外力挤压骨盆时，将力传导到骨盆环状体的各部，并促使骶髂关节分离，若有病损，患处则出现疼痛，即为骨盆挤压试验阳性，提示有骨盆骨折或骶髂关节病变。

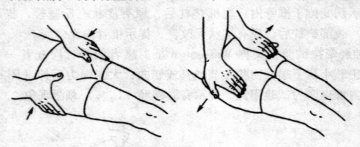

图8-19 骨盆挤压与分离试验（仰卧）

2）骨盆分离试验

患者仰卧位，检查者两手分别置于两侧髂前上棘部（图8-20），两手同时向外推按髂骨翼，使之向两侧分开；或检查者两手交叉置于两侧髂前上棘部（图8-19），两手同时向外下方推按髂骨翼。若骶髂关节处出现疼痛则为阳性，提示骶髂关节病变。

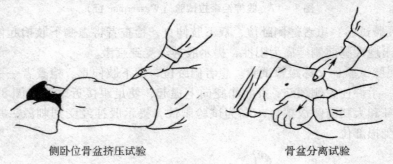

侧卧位骨盆挤压试验　　　　　　　　骨盆分离试验

图8-20 骨盆挤压与分离试验

3）分腿试验

又称床边伸腿试验、骶髂关节扭转试验、Gaenslen试验，有以下两种检查方法：

①仰卧位法

患者卧于床边，将健侧髋、膝关节屈至腹壁，嘱患者双手抱膝以固定骨盆，让患侧下肢垂于床边，检查者一手推按健侧膝部协助髋、膝关节屈曲，另一手按压患侧大腿，使髋关节尽量后伸，若该侧骶髂关节出现疼痛，即为阳性，表示骶髂关节病变（图8-21）。

②侧卧位法

患者侧卧于床边，背对检查者。患者健侧在下，并将健侧髋、膝关节极度屈曲，嘱患者双手抱膝以固定骨盆，检查者一手持患腿踝部，使膝关节屈曲90°，作过伸髋关节动作，另一手推压骶部，即产生骶髂关节向后扭转的动作，若有疼痛即为阳性，提示骶髂关节有病变。

4）骶髂关节分离试验

又称法伯-帕切克（Faber-Patrick）试验、Patrick试验、"4"字试验。患者仰卧位，被检查一侧下肢膝关节屈曲、髋关节屈曲、外展、外旋，将足架在另一侧膝关节

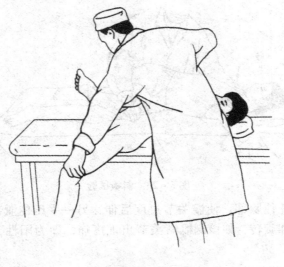

图 8-21 床边试验

上,双下肢呈"4"字形;检查者一手置于屈曲的膝关节内侧,另一手置于对侧髂前上棘的前面,然后两手向下按压,如果被检查侧骶髂关节处出现疼痛,则此试验为阳性,说明骶髂关节有病变(图 8-22)。

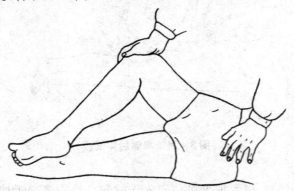

图 8-22 "4"字试验(Patrick 试验)

5) 斜扳试验

有下面两种检查方式:

①斜扳试验 I 式

患者侧卧位,下面的腿伸直,上面的腿屈曲,检查者一手将骨盆推向腹侧,另一手将肩部推向背侧,以旋转躯干,若发生疼痛,则病变可能位于骶髂关节或下腰部(图 8-23)。

②斜扳试验 II 式

当完成斜扳试验 I 式后,嘱咐患者将双下肢充分屈曲,头部尽量前倾,使下颌抵于胸骨柄,再进行 I 式法斜扳,此时因脊柱已完全屈曲而被锁滞,如再发生疼痛,则来自骶髂关节。

6) 单髋后伸试验

又称提腿试验、杨门(Yeomen)试验。患者俯卧位,两下肢并拢伸直,检查者一

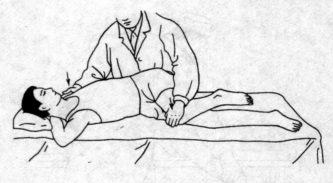

图8-23 斜扳试验

手握住患侧踝部或托住膝部，使髋关节过度后伸，另一手压住骶部，此时股四头肌紧张，髂骨发生前倾和旋转，如该侧骶髂关节出现疼痛，即为阳性，提示骶髂关节病变（图8-24）。

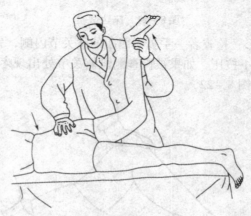

图8-24 单髋后伸试验

7) 叩筒柄试验

又称屈腿压缩试验。患者取仰卧位，先作健侧，检查者一手握小腿，并尽量屈曲髋、膝关节，另一手按压同侧肩部以固定躯干，然后将大腿尽量内收，使腰骶和骶髂关节发生旋转。用同法再作患侧，若骶髂关节出现疼痛，即为阳性，说明痛侧骶髂关节有病变。

8) 莱格（Laquerre）试验

又称盘腿试验。此试验与"4"字试验相似，力量加于髋关节，患者用力使检查侧膝关节屈曲，并外展，外旋髋关节，若引起骶髂关节或髋关节疼痛，即为阳性，表示骶髂关节或髋关节有病变。

9) 单腿跳跃试验

先作健侧，若腰部无病损，健侧持重单腿跳跃应无疼痛。后作患侧，若患侧单腿持重跳跃试验时，骶髂关节有疼痛或不能跳起者，即为阳性。在排除髋关节、膝关节、脊柱等病变影响后，多为骶髂关节病变。

10) 骨盆旋转试验

患者坐位，检查者面对患者，以两腿挟持患者两膝，以固定骨盆，再用两手扶持患者双肩，使躯干作左、右旋转活动，若某侧骶髂关节有疾患，则出现疼痛，即为阳性。

11）海得曼（Haldeman）试验

又称索-霍（Soto-Hall）试验，骶髂封闭试验。患者俯卧位，注射1%利多卡因溶液2~4ml于每侧骶髂关节处，5~10分钟后观察，如为骶髂关节疾患，则阳性体征消失。

12）拉瑞（Larry）试验

又称之为手撑试验、蹲坐试验。让患者坐在床边或板凳上，以两手撑起躯干，再突然放手坐下，若骶髂关节因震动而引起疼痛者，即为阳性，提示骶髂关节病变。

13）吉利斯（Gillis）试验

患者俯卧位，检查者以手掌按其无痛一侧的骶髂关节，以固定骶骨，手指放在待查的骶髂关节上进行触摸，另一手持病侧下肢作过伸髋关节动作，若该侧有炎性病变，在过伸过程中，会感到疼痛加重、加剧，即为阳性。

14）骶髂关节定位试验

患者仰卧，检查者右手抱住患者双膝下部，使髋关节屈曲至直角位，小腿自然地搁在检查者右臂上，检查者左手压住膝部，使骨盆紧贴检查台，令病人肌肉放松，以双大腿为杠杆，将骨盆向右和向左挤压（图8-25）。若受挤压时疼痛较轻，而拉开时疼痛明显，则提示骶髂关节炎性改变。

15）骶髂关节压迫试验

由于髂骨比较突出，又存在支持关节的韧带，因此骶髂关节一般触摸不到。但两侧髂后上棘连线相当于第2骶骨水平，通过骶髂关节中心，可以作为定位的参考。直接按压骶髂关节（图8-26），若局部出现疼痛，提示该关节受累。

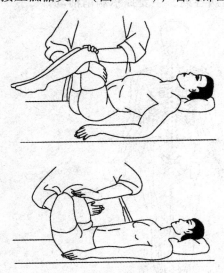

图8-25 骶髂关节定位试验

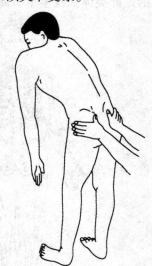

图8-26 骶髂关节压迫试验

16）骶髂关节推压试验

患者仰卧位，检查者双手置于患者髂嵴部，拇指置于髂前上棘处，手掌按髂结节，用力推压骨盆，若骶髂关节周围疼痛，提示该关节可能病变（图8-27）。

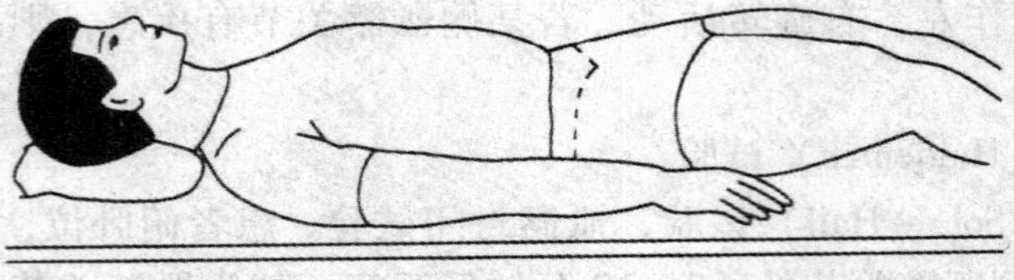

图 8-27 骶髂关节推压试验

17) 悬腿推膝试验

患者仰卧位,双腿悬空,一腿屈髋屈膝,一腿直髋屈膝。检查者一手扶上抬之腿的膝下部向肩方面推;另一手按另一腿膝关节上面向下压(图 8-28),若骶髂关节病变,则出现疼痛。

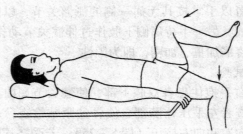

图 8-28 悬腿推膝试验

(2) 附丽性病变的检查

由于肌腱、韧带骨附着点炎症,早期还可发现坐骨结节、大转子、脊柱骨突、肋软骨、肋胸关节,以及髂嵴、跟腱、胫骨前粗隆和耻骨联合等部位压痛(图 8-29)。值得注意的是此类体征发生率不高,且可见于疾病各期,主要提示病情活动。

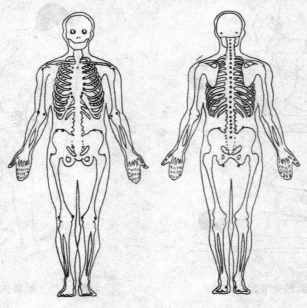

图 8-29 附丽性病变的检查

(3) 中轴关节检查

表现为颈椎、胸椎、腰椎和肋椎关节不通程度的受累。

1) 颈椎（枕-墙距）

颈部受累可引起活动受限进行性加重，颈部被迫俯屈，通过患者靠墙测量其枕骨和墙之间的距离来评价。正常为0，如大于0则为异常（图8-30）。

2) 呼吸方式

肋椎关节和横突关节受累引起扩胸和呼吸受限，呼吸渐变成主要靠膈肌运动维持。但很少出现肺通气功能明显受限。正常女性以胸式呼吸为主，正常男性的呼吸方式为胸式呼吸和腹式呼吸相结合，晚期的强直性脊柱炎患者，由于胸肋关节固定，胸腔在呼吸时不能活动，因此只存在腹式呼吸。

3) 胸肋关节（胸廓活动度）

患者直立，测量第4肋水平（男性乳头水平，女性乳房下缘）深呼气和深吸气的胸围差，正常为6~9cm，许多患者小于2.5cm（图8-31）。

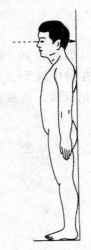
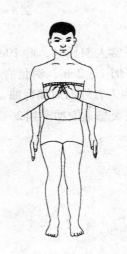

图8-30 枕-墙试验　　图8-31 胸廓活动度检查

4) 腰椎

疾病早期，体征可能很轻微，常易在伸展、过度侧弯或旋转时发现腰椎有某些程度的活动受限，单靠完全伸膝时以手指触地的能力不能用来评估脊柱的活动度，因为良好的髋关节功能可以代偿腰椎活动的明显受限，而Schober试验能较准确地反映腰椎前屈运动受限的程度，随着疾病的发展，腰椎前凸会逐渐丧失。

①Schober试验

患者直立位在腰骶交界处作一标志，然后在此标志中线上10cm和其下5cm各作一标志，让患者最大限度向前弯腰（图8-32），正常时腰椎运动两点之间的距离至少增加5cm。

②改良Schober试验

在两髂后上棘连线的中点与其上10cm处的一点相连作一垂线，测量弯腰前屈时两

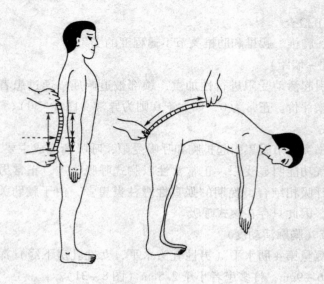

图 8-32 Schober 试验

点的延伸距离。正常人前屈时，此 10cm 距离可延伸至总长度为 16~22cm，重型强直性脊柱炎患者只增加 1~2cm，测量脊柱侧弯程度，可在腋中线平剑突处向下划一长 20cm 的直线，令病人脊柱向对侧弯曲，测量此线延伸后的长度，正常人总长度为 25~32cm，强直性脊柱炎患者增加不到 2~3cm。

附录9

# 钩锃针的分类

钩锃针的分类是参考古九针和新九针的分类原则而分类的。

其演变过程，古九针最早的记载是夏朝时期，经过两千多年的演变至1986年全部革新为新九针，新九针中的锋勾针是巨钩针的基础，又以巨钩针的外形为基础研发出系列钩锃针。钩锃针共分4类，63型。

1. 钩针大小及功能分类

根据钩弧外形和大小不同，功能随之不同，所以分为巨类、中类、微类和水液类四大类。

2. 钩头外形不同而分型

根据钩弧外形和治病特点的不同在巨类中又分为九型：即颈胸型（JX—J1）、腰型（Y—J2）、肩关节型（JGJ—J3）、肘关节型（ZGJ—J4）、膝关节型（XGJ—J5）、穴位型（XW—J6）、汗腺型（HX—J7）、深软型（SR—J8）、肛门型（GM—J9）。

3. 钩刃变化而分型

根据弧内面的板、刃之不同分为内板型和内刃型。

4. 钩身长短而分型

根据钩身长短的不同，又分为9个不同的型号，所以钩锃针，又称"钩九针"。

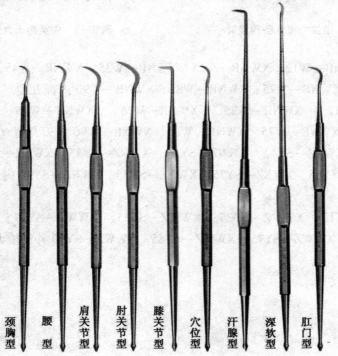

图9-1 巨类钩锃针（有方向柄）

巨类 JX-J1、Y-J2 两型（图9-1）

中类　XWNB—Z12、XWNB—Z25、XWNB—Z35、XWNB—Z45、XWNB—Z55、XWNB—Z65、XWNB—Z75、XWNB—Z85、XWNB—Z90 内板九型（图9-2）

XWNR—Z12、XWNR—Z25、XWNR—Z35、XWNR—Z45、XWNR—Z55、XWNR—Z65、XWNR—Z75、XWNR—Z85、XWNR—Z90 内刃九型（图9-3）

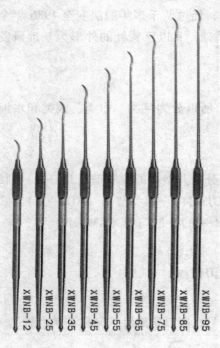 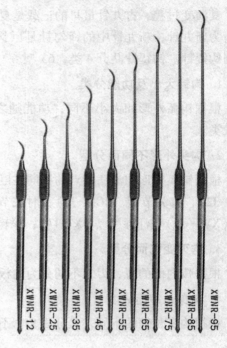

图9-2　中类内板九型钩锟针　　　　图9-3　中类内刃九型钩锟针

微类　XWNB—W12、XWNB—W25、XWNB—W35、XWNB—W45、XWNB—W55、XWNB—W65、XWNB—W75、XWNB—W85、XWNB—W90 内板九型（图9-4）

XWNR—W12、XWNR—W25、XWNR—W35、XWNR—W45、XWNR—W55、XWNR—W65、XWNR—W75、XWNR—W85、XWNR—W90 内刃九型（图9-5）

水液类　XWNZ—SY12、XWNZ—SY25、XWNZ—SY35、XWNZ—SY45、XWNZ—SY55、XWNZ—SY65、XWNZ—SY75、XWNZ—SY85、XWNZ—SY90 内注液九型（图9-6）

XWWZ—SY12、XWWZ—SY25、XWWZ—SY35、XWWZ—SY45、XWWZ—SY55、XWWZ—SY65、XWWZ—SY75、XWWZ—SY85、XWWZ—SY90 外注液九型（图9-7）

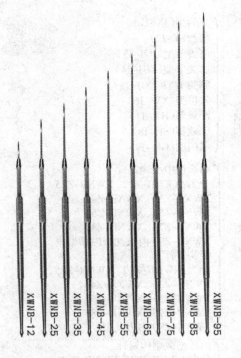

图9-4 微类内板九型钩锃针

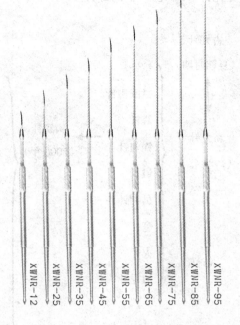

图9-5 微类内刃九型钩锃针

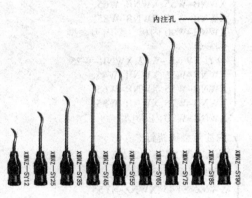

图9-6 水液类内注九型钩锃针对照图

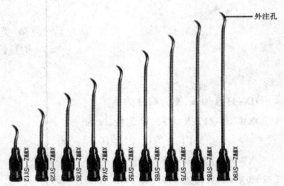

图9-7 水液类外注九型钩锃针对照图

　　正确的分型有利于指导临床使用，每个类别各有其特点，每个类别中的每一型都有其各自的优越性，中类、微类、水液类钩身长短不同，分为不同规格，能有效地针对深浅不同的穴位，指导临床医生合理使用，增加其临床的安全系数，提高治疗效果。（图9-8，图9-9）

古九针　新九针　钩鍉针

古九针（夏朝时期） ⇅ 新九针（1986年）

{ 镵针、磁圆梅针、鍉针、锋勾针、铍针、员利针、毫针、火针、梅花针 } → 钩鍉针（2006年）

巨类钩鍉针：
- 颈胸型（JX-J1）
- 腰型（Y-J2）
- 肩关节型（JGJ-J3）
- 肘关节型（ZGJ-J4）
- 膝关节型（XGJ-J5）
- 穴位型（XW-J6）
- 汗腺型（HX-J7）
- 深软型（SR-J8）
- 肛门型（GM-J9）

中类钩鍉针：
内板型中型钩鍉针
分为：XWNB-Z12、XWNB-Z25、XWNB-Z35、XWNB-Z45、XWNB-Z55、XWNB-Z65、XWNB-Z75、XWNB-Z85、XWNB-Z90 内板九型 内韧型中型钩鍉针
分为：XWNR-Z12、XWNR-Z25、XWNR-Z35、XWNR-Z45、XWNR-Z55、XWNR-Z65、XWNR-Z75、XWNR-Z85、XWNR-Z90 内刃九型

微类钩鍉针：
内板型微型钩鍉针
分为：XWNB-W12、XWNB-W25、XWNB-W35、XWNB-W45、XWNB-W55、XWNB-W65、XWNB-W75、XWNB-W85、XWNB-W90 内板九型 内刃微型钩鍉针
分为：XWNR-W12、XWNR-W25、XWNR-W35、XWNR-W45、XWNR-W55、XWNR-W65、XWNR-W75、XWNR-W85、XWNR-W90 内刃九型

水液类钩鍉针：
内注液型钩鍉针
分为：XWNZ-SY12、XWNZ-SY25、XWNZ-SY35、XWNZ-SY45、XWNZ-SY55、XWNZ-SY65、XWNZ-SY75、XWNZ-SY85、XWNZ-SY90 内注液九型
外注液型钩鍉针
分为：XWWZ-SY12、XWWZ-SY25、XWWZ-SY35、XWWZ-SY45、XWWZ-SY55、XWWZ-SY65、XWWZ-SY75、XWWZ-SY85、XWWZ-SY90 外注液九型

注：
（一）JX-J1：J 为颈，X 为胸，J 为巨。
（二）XWNB-Z12：X 为穴，W 为位，N 为内，B 为板，Z 为中。
XWNR-Z12：R 为刃。
（三）WXNB-W12：X 为穴，W 为位，N 为内，B 为板，W 为微。
XWNR-W12：R 为刃。
（四）WXWZ-SY12：X 为穴，W 为位，W 为外，Z 为注，SY 为水液。
XWNZ-SY12：N 为内。

图 9-8　钩□针共 63 型

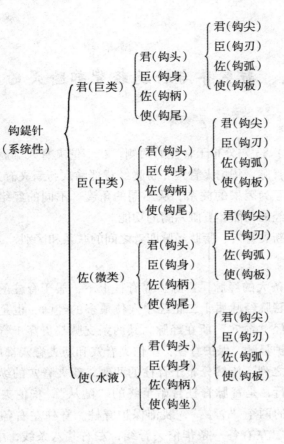

图9-9　钩锃针整体配伍系统图谱

## 附录10

# 督脉、华佗、新夹脊与膀胱经背部腧穴的关系

## 一、腧穴关系

新夹脊穴（魏氏夹脊）83穴分布于脊柱的两侧，在华佗夹脊穴和膀胱经的背部腧穴之间，在督脉的两侧。督脉、华佗夹脊穴、膀胱经背部腧穴与新夹脊穴是相邻关系，四者之间具有相互协调，互为因果的关系，从不同的角度、不同的经络、不同的部位调节脊柱的功能、十二正经的功能和五脏六腑的功能。

督脉、华佗夹脊穴、新夹脊穴、膀胱经脉四者之间的联系和区别

### 1. 位置的区别与联系

督脉和膀胱经脉是两条大的经脉，督脉贯穿脊柱上下，居于脊柱的中央，为阳脉之首，属奇经八脉之一。膀胱经脉属十二正经中穴位最多的经脉，也是背部腧穴最多的经脉，同时又是十二正经"俞穴"所在经脉，其两条支脉都贯穿于脊柱的两侧，就像督脉的两条护卫线，保护督脉，保护脊柱；华佗夹脊穴和新夹脊穴都属于经外奇穴，不在十二正经和奇经八脉之列，依然分布于脊柱的两侧，新夹脊穴的纵行连线，从上而下顶天立地，与脊柱并行，是督脉脊柱自始至终的"随从"，华佗夹脊穴的纵行连线，紧贴脊柱，就像脊柱的两个"背翼"，装饰保护脊柱。脊柱左右各两条膀胱经脉线、左右各一条新夹脊线、左右各一条华佗夹脊线，左右共八条线，中间是督脉线，八线中央是脊柱。

### 2. 经脉腧穴的区别与联系

手太阳经腧穴后溪通于督脉；督脉之别，名曰长强，挟脊上项，散头上，下行肩胛左右，别走太阳，入贯膂。实，则脊强；虚，则头重，高摇之。挟脊之有过者，取之所别也。别络进入脊旁的肌肉组织，督之络脉上行路线，即是新夹脊穴的连线，新夹脊穴全部腧穴都在这条督脉上行的络脉路线上。四者之间的腧穴是逐层向外扩展，形成层层腧穴、层层哨兵、层层保护的网络体系。

### 3. 所治疾病的区别与联系

四者腧穴所治疾病都属于同系统疾病，但每个腧穴都有各自所治特长，腧穴和腧穴之间互相联系，互为因果，在治疗方面也同样是互为所用，互相补充，如腰一穴治疗小腿痛，同时又治疗腰痛和遗尿，与之相邻的关元俞主治遗尿和腰痛，又治腿痛等等。

钩活术是利用钩鍉针的钩尖、钩刃、钩弧、钩板四个不同的部位同居于钩头，直接刺入穴位点，进行钩提，发挥钩治法、割治法、挑治法、针刺法、放血法五法并用之作用，因钩头形态的不同，治疗的疾病也不同。

魏氏夹脊穴在椎体的正X光片的边沿部分形成一条线，左右对称。

华佗夹脊穴在椎体的正位X光片的椎板部分形成一条线，左右各一。

督脉经络线在椎体的正位X光片的棘突部分形成一条线，位于棘突与棘突的连线上。

0.督脉经络线
1.华佗夹脊线
2.魏氏夹脊线
3.膀胱经经络线
4.膀胱经支脉线

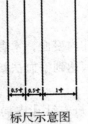

标尺示意图

魏氏夹脊穴位置关系图

附录 11

# 钩活术的操作步骤

根据骨性标志采用适宜的体位,准确定位后,术野充分消毒,在选定的穴位点局部麻醉后进行钩治,按无菌操作进行,具体步骤如下:

第一步:局部消毒

根据骨性标志,确定相应腧穴位置,对腧穴局部进行常规局部消毒。

第二步:局部麻醉,用0.25%~0.50%的盐酸利多卡因局部浸润麻醉,视穴位点的深浅,每个穴位点局部应用稀释后的麻药2~4ml,3~5分钟后即可操作,同时注意观察有无过敏反应。

第三步:无菌操作

按照常规无菌操作技术戴无菌帽及口罩,常规刷手,穿无菌衣,戴无菌手套,打开手术包,常规铺盖洞巾,准备钩活操作。

第四步:进入皮肤

在无菌操作的前提下,左手固定腧穴局部皮肤,确保刺入的准确位置,右手持已消毒后的钩鍉针,使钩鍉针的钩尖垂直穿透表皮真皮,进入皮下组织,然后使钩鍉针直立做好钩提准备。

第五步:进行钩治

对于进入皮下组织的钩鍉针,做钩提动作,边钩提边深入,使腧穴的局部基本畅通,为之钩度,其深度视相应腧穴而定,之后即可退针。钩提之外的手法,按要求采用其他手法。

第六步:退出皮肤

手法完成后,左手固定腧穴局部皮肤,使钩鍉针在皮肤内稳定的按照进针路线原路返回,退出皮肤表面。

第七步:排出瘀血(放血疗法)

对于钩治后的腧穴,采取放血疗法,排出局部针孔内瘀血,术者双手"倒八字法"挤压腧穴周围的组织,使腧穴针孔内的所有瘀血排出,达到瘀血祛新血生的目的。

第八步:局部注药

排出瘀血后,针孔内局部注射防粘活血混合液,每一针孔内局部穴位注射0.5~1ml混合液,达到防粘、活血、营养、防栓塞的有效作用。

第九步:无菌包扎

对排出瘀血和局部注射防粘混合液的针孔进行局部加压包扎,加强局部药物吸收和局部组织修复,防止渗血和局部血肿形成。4天后去除局部敷料,中间不用换药。之后热敷局部针孔即可。

# 参考文献

1. 王国强主编．2013普及版中医医疗技术手册［S］．北京：国家中医药管理局中医医疗技术协作组，2013．
2. 魏玉锁著．中华钩活术［M］．北京：中医古籍出版社，2009．
3. 伊智雄主编．实用中医脊柱病学［M］．北京：人民卫生出版社，2002．
4. 于文明主编．中医临床基层适宜技术手册［S］．长春：吉林科学技术出版社，2009．
5. 王国强主编．基层中医药适宜技术手册［S］．北京：国家中医药管理局，2010．
6. 董福慧主编．脊柱相关疾病［M］．北京：人民卫生出版社，2006．
7. 韦贵康主编．手法治疗脊柱相关疾病［M］．北京：人民卫生出版社，2007．
8. 魏玉锁著．中华钩活术治疗脊柱骨关节病及脊椎管狭窄症［M］．北京：中医古籍出版社，2013．
9. ［M］．北京：北京科学技术出版社，2002．
10. 徐恒泽主编．针灸学［M］．北京：人民卫生出版社，2002．
11. 魏玉锁著．中华钩活术治疗颈胸椎退变性及软组织疾病［M］．北京：中医古籍出版社，2012．
12. 王和鸣主编．中医骨伤科学［M］．北京：中医中医药出版社，2007．
13. 陈廷明，刘怀清，闵苏主编．颈肩腰背痛非手术治疗［M］．北京：人民卫生出版社，2006．
14. 魏玉锁著．中华钩活术治疗腰骶椎退变性及软组织疾病［M］．北京：中医古籍出版社，2012．
15. 孙树椿，孙之镐主编．临床骨伤科学［M］．北京：人民卫生出版社，2006．
16. 伦新，易玮主编．经络腧穴学［M］．北京：科学技术文献出版社，2006．
17. 魏玉锁著．中华钩活术治疗脊柱损伤及强直性脊柱炎［M］．北京：中医古籍出版社，2014．
18. 郭世绂主编．临床骨科解剖学［M］．天津：人民科技出版社，1988．
19. 张学林主编．影像断层解剖学［M］．北京：人民卫生出版社，2000．
20. 龙层花，等．牵引下正骨法与GK-3型牵引椅．按摩与引导，1986（1）：30．
21. 冯天有．损失性脊柱疾病发病学探讨．中西医结合杂志，1983（4）：243．

# 相 关 论 文

1. 股骨头缺血性坏死晚期钩活术治疗
《中国保健营养》（2011年第15期第73-75页）
2. 股骨头缺血性坏死中期钩活术治疗
《大家健康》（2011年第6期第30-31页）
3. 股骨头缺血性坏死早期钩活术治疗
《社区医学杂志》（2011年第16期第40页）
4. 局部麻醉在钩活术中的应用
《社区医学杂志》（2010年第13期第88页）
5. 钩活术防粘活血药物应用的临床研究
《中国保健营养》（2010年第14期第186-188页）
6. 钩活术治疗轻度膝关节骨性关节炎65例疗效观察
《社区医学杂志》（2010年9月第17期第87-88页）
7. 钩活术治疗中度膝关节骨性关节炎60例
《中国中医基础医学杂志》（2010年第10期第921-922页）
8. 钩活术治疗重度膝关节骨性关节炎临床观察
《世界中西医结合杂志》（2010年第10期第889-891页）
9. 中药加手法治疗肩周炎98例
《社区医学杂志》（2008年第22期第56-57页）
10. 中药加局部阻滞治疗肩周炎110例
《临床医学学刊》（2008年第20期第136-137页）
11. 钩活术治疗肩周炎180例
《中国临床医生》（2009年第4期第53-54页）
12. 钩活术治疗带状疱疹后遗神经痛
《针灸临床杂志》（2008年第12期第30-31页）
13. 钩活术加神经妥乐平椎旁阻滞治疗带状疱疹后遗神经痛疗效观察
《社区医学杂志》（2008年第18期第35-36页）
14. 神经妥乐平椎旁阻滞治疗带状疱疹后遗神经痛临床观察
《社区医学杂志》（2008年第14期第14页）
15. 钩活术加椎旁神经阻滞治疗带状疱疹后遗神经痛
《中国临床医生》（2006年第12期第45-46页）
16. 钩活术治疗神经根型颈椎病
《中国民间疗法》（2008年第1期第15-16页）
17. 慢性过敏性鼻炎行钩活术52例报道
《按摩与导引》（2007年第11期第16-17页）
18. 纯中药治疗慢性过敏性鼻炎

《医药月刊》（2007年第10期第191-192页）

19. 纯中药加穴位阻滞治疗慢性过敏性鼻炎
《社区医学杂志》（2007年第20期第63-64页）

20. 钩活术治疗腰椎手术失败综合征228例临床观察
《医药月刊》（2006年第10期第56-58页）

21. 钩活术治疗腰椎间盘突出症1例报道
《社区医学杂志》（2006年第6期第48-50页）

22. 钩活术与椎旁注射治疗突出型腰椎间盘突出症临床疗效对比观察
《社区医学杂志》（2006年第2期第47-49页）

23. 钩活术治疗腰椎间盘膨隆型突出症300例临床观察
《中国社区医师》（2005年第14期第40页）

24. 颈部软组织劳损钩活术32例报道
《中国临床医生》（2005年第4期第35-37页）

25. 钩活术治疗腰椎管狭窄症1例报道
《中华脊柱医学》（2005年第3期第58页）

26. 钩针松解术微创治疗腰椎间盘突出症
《中国临床医生》（2004年第4期第43-44页）

27. 自定颈三穴钩针治疗颈椎病
《中国临床医生》（2003年第11期第44-46页）

# 魏氏颈保健操

## 魏玉锁

姿势：两脚分开与肩等宽，两臂自然下垂，闭眼，均匀呼吸，全身放松。

1. 前俯后仰

缓慢地抬头到最大幅度，复位。缓慢地低头到最大幅度，复位。

2. 左右摆头

头向左侧歪至45°左右，复位。头向右侧歪至45°左右，复位。

3. 左顾右盼

头向左侧旋转最大的幅度，复位。头向右侧旋转最大幅度，复位。

4. 左右天地

头向左侧45°，缓慢地抬头到最大幅度，复位。缓慢地低头到最大幅度，复位；头向右侧45°，缓慢地抬头到最大幅度，复位。缓慢地低头到最大幅度，复位。

5. 摇头晃脑

头缓慢地以最大的幅度顺时针旋转3圈，复位。再缓慢地以最大的幅度逆时针旋转3圈，复位。

6. 缩头耸肩

头向下缩，双肩向上耸，同时双上肢屈曲，肘部用力向上向前最大的幅度划圆3次，复位。收操。

注：

①颈保健操每日1~2次为宜，其动作的幅度应因人而异。健康的人群其幅度可较大；颈椎病患者幅度应较小，也可循序渐进；颈椎管狭窄症患者其幅度应更小，防止损伤。大手术后（100天）颈椎病患者其幅度同颈椎管狭窄症患者，对术后有外固定装置的患者其幅度应最小，避免影响外固定装置。钩活术4天内不宜做颈保健操，4天后其幅度根据个人情况而定。

②只有颈保健操，无腰保健操。因为保健颈椎时通过脊柱和肌肉的传导而保健了腰椎及髋关节。

③颈保健操保护颈椎是通过松弛颈部肌群而达到解除疲劳、保健颈椎的目的，但是颈保健操对颈椎的曲度没有任何影响，所以应配合颈保健枕的使用，以保持和恢复正常的生理曲度，二者结合。白昼颈保健操1~2次，夜晚正确使用保健枕。阴阳结合，相得益彰，既保健了颈椎又保健了脊柱。

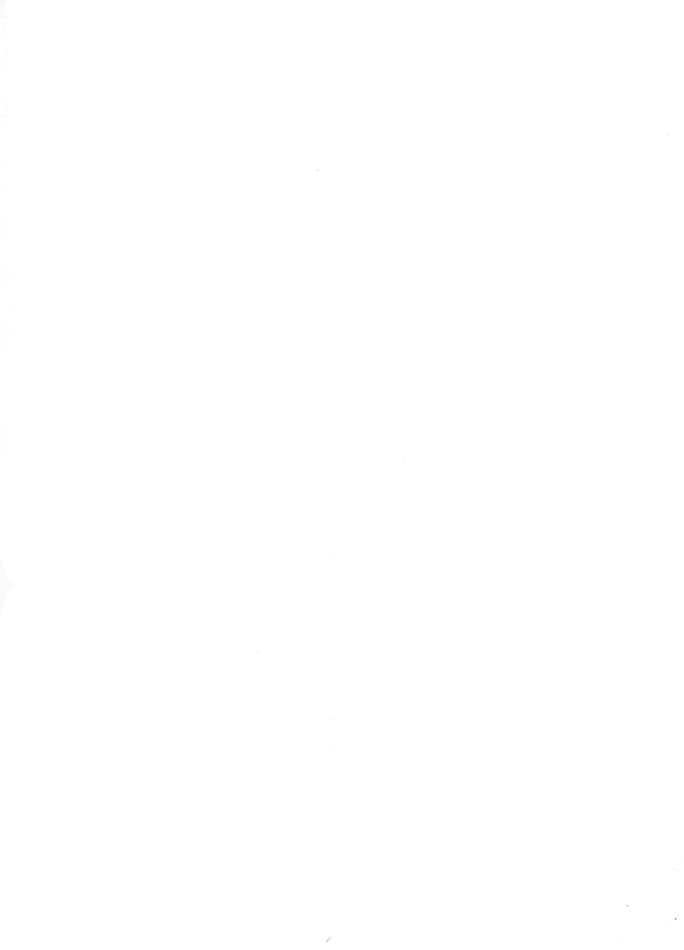